성인병과 자기요법

磁 氣 療 法

김선영 편저

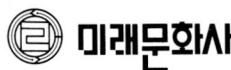
미래문화사

성인병과 자기요법

김선영 편역

미래문화사

머리말

'돈을 잃으면 조금 잃는 것이요, 명예를 잃으면 많이 잃는 것이요, 건강을 잃으면 전부를 잃는 것이다.'

이러한 글귀가 있는 것처럼 우리는 자신들의 건강을 유지하기 위하여 온갖 노력을 다하고 있다. 자신의 건강을 스스로 관리해야 하기 때문에 운동이나 식생활 또는 식사 등 건강을 위해서 어떤 것이 좋고 어떤 방법이 가장 효율적인가 하는 것을 잘 알고 있다.

요사이는 건강에 대해서 경험자나 잡지, 라디오, TV 등을 통해서 많은 정보를 얻으므로 우리의 건강에 대한 지식은 상당한 수준에 있다. 그러나 이런 것이 건강을 유지하는 유일한 길은 아니다. 건강의 균형이 어긋나지 않도록 미리 예방하는 것이 최상책이다.

최근 각종 성인병 치료와 예방에 특효로 미국·일본 등 선진국에서 폭발적으로 인기를 끌고 있는 자기 요법과 치료 기계가 최근 국내에서도 개발돼 성인병 등 각종 질병환자는 물론 학계에서도 큰 관심을 모으고 있다.

인류가 태어나서 생활하다 죽는 생활의 터전인 지구는 거대한 자석으로 돼 있다. 그리고 인류는 피부로 느낄 수는 없으나 그러한 자장 속에서 태어나 성장하였다가 죽어 간다. 그러므로 지자기에 어떠한 변화가 일어나면 인간생활에도 반드시 어떤 영향을 끼친다고 한다. 즉 지자기가 해를 거듭할수록 감소하고 있어, 우리 인체에 어떤 원인 모를 병들을 유발하는 원인이 되고 있는 것으로 임상실험 결과 밝혀지고, 현대의학으로 규명하기 힘든 각종 난치병을 치료하는 데 자기 건강요법을 적극 권하고 있다.

자기치료의 원리는 인체에 필요한 자력을 인공적인 방법으로 보충하는 것으로 자력과 생체는 아주 밀접한 관계에 있는 것이다.

우리는 일상적으로 최근 시멘트 구조로 된 주택에서 생활하고 철로 구성된 버스나 전철, 승용차를 이용하고 있다. 또한 시멘트로 구성된 곳에서 수면을 취한다.

일반적으로 철이 자력을 흡수한다는 사실은 쉽게 이해가 가는 물리학적 현상이다. 즉 인체는 자기가 부족할 때 어떠한 변화를 나타내는데 이러한 현상을 의학계에서는 소위 '자기결핍증후군'이라는 병으로 규명짓고 있다.

현대인 중에서 반건강인(건강인도 아니고 병자도 아닌)의 환자가 점차 증가한다. '왠지 피곤하고 온몸이 쑤시고, 잠을 편히 잘 수가 없다. 그리고 불안하고, 초조하고……'인 상태가 바로 반건강인의 병적 상태이다.

이러한 많은 증상들이 자기결핍에 의한 병이라고 단정지을 수는 없으나, 임상 결과 이런 증세에 자기치료를 했더니 유효한 효과가 있었기 때문에 귀납적으로 결론을 내릴 수 있었다는 게 학계의 보고이다. 그러므로 자기치료에 대한 일반적인 지식이 대중에게 이해되어질 수 있는 인식의 기회가 주어져야 한다. 다소나마 이러한 걱정을 덜어 주기 위해서 필자의 경험과 지식을 활용하여 이 책을 집필하였다.

모쪼록 이 책이 독자들의 건강과 치료에 도움이 되었으면 하는 게 필자의 소망이며 짧은 시간에 집필을 끝내느라 내용에 미진함을 느낀다.

끝으로 이 책을 만드는 데에 많은 수고를 하여 주신 관계 여러분들과 출판에 많은 협조를 아끼지 않으신 미래문화사 임종대 사장님과 (주)I.N.T 서영완 사장님께 진심으로 감사드린다.

독자들의 성원과 질책을 바라면서…

<건강을 유지하기 위한 오쾌칙>
1. 쾌침 : 잠은 기분이 상쾌할 정도로 잔다.
2. 쾌변 : 변은 상쾌하게, 1일 1회 배설하도록 한다.
3. 쾌식 : 식사는 유쾌하고 즐겁게 한다.
4. 쾌담 : 이야기는 거리낌없이 시원하게 한다.
5. 쾌소 : 웃음은 시원스럽고 즐겁게 웃는다.

1993년 4월
서재에서

추 천 사

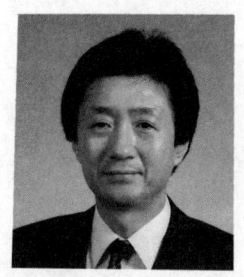

현대는 환경오염이 심각하게 대두되고 있다. 따라서 환경오염에서 오는 일반인들의 건강에 대한 인식도 날로 높아지고 있다. 우리나라도 이에 예외는 아니어서 많은 기업들이 건강산업에 비상한 관심을 기울이고 있는 실정이다.

특히 우리나라 사람들은 다른 나라 사람들보다 건강에 대해서는 타의 추종을 불허할 정도로 많은 관심을 가지고 있다. 그러나 건강에 대한 올바른 지식을 가지고 있는 사람은 드물다. 이러한 상황에서 건강에 대한 바른 인식이 전달되어야 한다는 것은 필수불가결한 요소이다. 그러나 이렇듯 관심이 높은데도 현대인들에게 있어서 수많은 병들이 발생하여 병상에서 신음하는 사람들이 늘어가고 있다.

최근에 선진국에서 각종 성인병의 예방과 치료에 인기를 끌고 있는 자기치료기가 개발되어 학계와 일반인들에게도 큰 반응을 불러일으키고 있기에 저자가 열처리를 연구하면서 얻은 경험과 최근 자기치료에 관한 연구성과를 수렴 종합하여 자기치료에 관한 책을 엮어 내놓게 되어 다행이다. 이 책이 자기치료에 관한 개념과 자기가 인간에게 왜 필요한가 하는 원인을 매우 간략하게 그리고 구체적으로 정리하여 그 구조를 규명하여 줌으로써 체계적으로 이해할 수 있게 해놓은 점이 크게 호감이 간다.

또한 자기치료를 하는 데 있어서 반드시 주의해야 할 점과 그에 관한 인식을 과학적인 접근법으로 제시하여 사고할 수 있게 유도하였음을 높이 평가하여 마지않는다.

저자가 정성을 다해서 책을 엮어 놓았기에 자기치료 분야에서 관계하는 분들과 특히 자기치료를 구조적으로 이해하고 보다 체계적으로 심화시켜 보고자 하는 분들께 옥고가 되리라 믿는다. 자기치료에 관심 있는 많은 분들에게 반드시 필요할 것으로 사료되어 감히 일독을 권하면서 추천하는 바이다.

1993년 5월
숭민그룹 회장
(주)숭민산업 代表理事 이광남

추 천 사

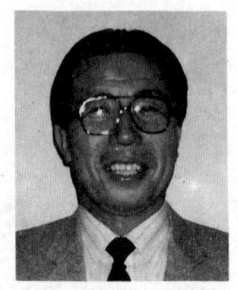

인간은 태어나면서 부모로부터 받은 건강은 자기가 소중하게 지켜나가야 한다. 그러나 살다 보면 여러가지 이유로 인하여 소중한 건강을 잃어 가게 된다. 여기에 우리들은 있는 지혜와 방법을 동원하여 주어진 건강을 지키려고 애쓰고 있다. 그리하여 건강에 좋다는 것은 다 시도해 보기도 하지만 결과는 영 신통치 않다. 이런 즈음 건강에 관한 구체적이고 정확한 정보지가 마땅히 필요한데도 그런 매체가 없는 게 안타까운 현실이었다.

그러던 차에 우리나라와 선진국에서 자기치료에 관한 요법이 성행되고 있는데 때맞춰 그에 관한 내용을 정리하여 내놓게 되었다. 그 동안 여기에 관한 정확한 지식과 치료방법이 과학적으로 이루어지지 않아 남용되고 있는 실정에서 저자가 자기치료에 관한 책을 펴내게 되어 건강산업에서 일하는 한 사람으로서 여간 다행으로 생각하지 않는다.

저자가 집필한 이 책이 자기치료에 관한 일반인들의 인식을 높이는 데 크게 이바지하리라 믿는다. 더구나 학술적으로 깊게 그리고 체계적으로 쉽게 풀이해 놓은 것을 높이 사고 싶다.

이것을 계기로 자기치료 분야가 더욱더 발전하여 많은 사람들에게 자기치료에 대한 인식을 새롭게 할 수 있을 것으로 사료되어 추천하는 바이다.

SMK 디스트리뷰터 윤리 위원장
황현수

차 례

- ■머리말……………………………………………… 3
- ■추천사……………………………………………… 5

제 I 편 환경오염

제1장 대기오염 ………………………………………15
제2장 수질오염 ………………………………………21
제3장 토양오염 ………………………………………28
제4장 쓰레기 …………………………………………30
제5장 살충제오염 ……………………………………33
제6장 소음 ……………………………………………34
제7장 오존층파괴 ……………………………………48

제 II 편 혈액

제1장 혈액의 구성……………………………………53
  (1) 혈구………………………………………………53
  (2) 혈장(Plasma) …………………………………58
  (3) 혈구와 혈장 ……………………………………60
  (4) 생체전기(生體電氣) ……………………………61
  (5) 혈전(핏덩어리)의 생성과 혈구의 역할 ………68
제2장 혈액의 순환경로………………………………90
  (1) 심장………………………………………………91
  (2) 혈관………………………………………………94
  (3) 혈액의 순환경로…………………………………95
  (4) 고혈압과 저혈압…………………………………99
  (5) 혈관의 경화와 콜레스테롤 ……………………102
제3장 혈액의 기능 …………………………………107
  (1) 운반작용 ………………………………………107
  (2) 조절작용(항상성유지) …………………………114

제III편 지구의 자성

제1장 지구의 자성 ································· 131
  (1) 지구의 자장 ································· 131
  (2) 자기학의 발달 ······························ 139
  (3) 자석의 종류 ································ 139
제2장 지구자성의 기원 ··························· 140
  (1) 영구자석설 ··································· 140
  (2) 지구자기의 원리(다이나모이론) ········· 150
  (3) 다이나모이론의 종류 ······················ 153
  (4) 태양의 자기장 ······························ 155
  (5) 지구에 있어서 핵내의 발전기이론 ······ 165
제3장 지구자장의 변화 ··························· 171
  (1) 지구자장의 내부에 의한 변화 ············ 171
  (2) 지구자장의 외부에 의한 변화 ············ 174
  (3) 자기권과 반알렌대현상 ···················· 176
  (4) 오로라현상 ··································· 180
제4장 한국에 있어서 자석의 역사 ············ 189
제5장 페라이트 조직 ······························ 192

제IV편 수면과 침구

제1장 충분한 수면 ································· 199
제2장 편안한 침구 ································· 202
  (1) 메트리스와 이불 ···························· 202
  (2) 베개 ·· 205
제3장 디스크 질병 ································· 208
  (1) 척수신경 ······································ 210
  (2) 인대(근육) ··································· 215
  (3) 디스크의 손상(파열) ······················ 217
  (4) 침대와 요의 사용으로 인한 디스크 질병 ········ 218

제Ⅴ편 성인병

제1장 성인병의 정의 …………………………………… 225
제2장 성인병의 특징 …………………………………… 225
제3장 성인병의 위험인자 …………………………… 226
제4장 주요 성인병 ……………………………………… 227
 (1) 동맥경화증 ……………………………………… 227
 (2) 신장병 …………………………………………… 231
 (3) 뇌졸중 …………………………………………… 234
 (4) 심장병 …………………………………………… 237
 (5) 치 질 …………………………………………… 240
 (6) 변비증 …………………………………………… 240
 (7) 건선과 여드름 ………………………………… 241
 (8) 습진과 무좀·두통 …………………………… 241
 (9) 기침이나 천식 ………………………………… 242
 (10) 고혈압과 저혈압 ……………………………… 242
 (11) 당뇨병 ………………………………………… 242
제5장 암질환 …………………………………………… 243
 (1) 암이란 …………………………………………… 243
 (2) 암을 일으키는 자극 원인 …………………… 243
 (3) 한국인의 암 발생의 특성 …………………… 244
 (4) 위 암 …………………………………………… 244
 (5) 폐 암 …………………………………………… 246
 (6) 간 암 …………………………………………… 248
 (7) 유방암 …………………………………………… 250
 (8) 자궁암 …………………………………………… 252
 (9) 대장 및 직장암 ………………………………… 254

제Ⅵ편 자기치료

제1장 자기치료의 원리 ……………………………… 259
 (1) 자기치료법의 변천 과정 …………………… 260

(2) 자기에 의한 콜레스테롤과 혈전 ·················262
　　(3) 자기에 의한 골절치료 ·························264
　　(4) 생체전기와 자기······························266
　　(5) 효소에 자기가 미치는 영향 ···················269
　　(6) 혈액에 자기가 미치는 영향 ···················273
　　(7) 혈액의 산성화 ·······························275
　　(8) 신경에 자기가 미치는 영향 ···················278
제2장 우리 몸의 환경과 지구 ···························293
제3장 자석의 발달 과정································296
제4장 자장의 종류·····································302
　　(1) 자장의 특성 ·································303
제5장 자장 강도의 분류································304
제6장 의료용 자석의 구비조건··························306
제7장 고보자력성······································208
　　(1) 자화곡선(磁化曲線) ··························309
　　(2) 자구(磁區) ··································310
제8장 자장의 기능·····································313
　　(1) 역학적 인척력 ······························· 313
　　(2) 기전력 효과(起電力效果) ·····················314
　　(3) 와전류 효과(過電流效果) ·····················314
　　(4) 핵자기 공명(核磁氣空鳴) ····················· 315
　　(5) 용해력 증강작용······························319
　　(6) 촉매작용 ···································· 320
제9장 지구의 자력(자기결핍증후군) ···················· 320
　　(1) 자율신경실조증 ······························321
　　(2) 부정수소증후군(不定愁訴症候群)···············324
제10장 자석과 자기장 ································· 324
　　(1) 자석과 자기력 ······························· 324
　　(2) 자기장·······································326

제Ⅶ편 자기치료에 의한 적응증과 금기증

제1장 적응증(適應症) ································· 335
  간경변증/건초염/간염/간장/관상동맥경화증·협심증·심근경색증/기관지천식/규폐증/근시/골관절염/뇌종양/누관협착/누낭염/냉대하증/뇌졸중/대상포진/단독/동상/담석증/담낭염·담관염/월경통(월경곤란증)/유선섬유선종/요추 추간판 탈출증/아토피성 피부염/두드러기(담마진)/원형탈모증/위염/위하수증/위궤양/여드름/적리/좌골신경통/전립선염/중심성 맥락·망막염/장결핵/자반병/만성비후염/무좀/메니에르 증후군/지방종/위·십이지장궤양/암치질(내치핵)/탈항증/시신경 위축/소아 야뇨증/신우신염(신우염)/삼차 신경통/신경염/식도암/파킨슨 증후군/난청/저혈압/편도선(편도염)/혈전 혈관염(폐쇄성 혈전 혈관염)/장 회충증/류머티성 관절염/류머티양 관절염/중이염/손발 저림/요천후 부염좌/피부암/불면증/두통/당뇨병/골수염/가위눌림/경피증(공피증)/건초낭종(건초염 참조)/장유착증/이하선염(유행성 이하선염)/오줌소태/요통/이명/정맥염/치통/뇌순환 장애/전간(간질)/잔뇨감/담도암/부속기염/부정맥/빈뇨증(뇨의 빈삭)/배뇨 곤란/신석증/편도선(구개도)/백반/신염(신장염, 사구체신염)/고혈압성 심장병/판막 질환(류머티스 심장병)

제2장 금기증 ·· 394

- 찾아보기 ·· 397
- 참고문헌 ·· 415

제 I 편
환경오염

고도성장의 시대인 1960년대와 1970년대에는 걱정하지 않았던 물·공기·식품의 질 문제가 89년 8월의 '물파동'과 10월의 '라면파동'으로 국민의 생활환경에 대한 높은 관심도를 보여주었다.

최근 인구의 급격한 증가와 산업의 발달로 인간생활 및 생산활동에서 배출되는 폐기물과 여러 가지 물리적 현상이 자연환경을 오염시키는 원인이 되고 있다.

1989년만 해도 이러한 환경문제는 원자력발전소의 방사능 피해, 식수원 오염, 자몽 논쟁에서 비롯된 농약오염, 골프장, 농약문제, 쇠기름 파문 등이 끊이지 않고 발생하여 공포와 불안으로 여론화시켰다.

일반적으로 생태계 내에 존재하는 각종 오염 물질은 분해자에 의하여 처리되므로, 생태계는 안정된 상태를 유지할 수 있다.

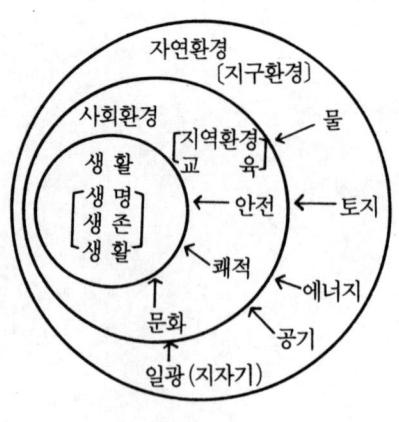

환경을 만드는 요소

그러나 처리할 수 있는 능력 이상으로 오염물질이 생성될 때 이 물질은 생태계의 균형을 파괴하여 인간을 비롯한 모든 생물의 생존에 위협을 가하게 된다. 이러한 현상을 환경오염이라 칭하고, 환경 요소에 따라 대기오염, 수질오염, 토양오염, 쓰레기, 살충제 오염, 소음과 현재 심각하게 전세계를 긴장시키고 있는 오존층 등으로 나눌 수 있다.

제1장 대기오염

대기오염 물질로는 아황산가스, 먼지, 질소 산화물, 오존 방사능 물질, 분진과 오물의 부패 및 비산 등을 꼽을 수 있다.

아황산가스와 먼지는 유류와 석탄의 연소 과정에서 나오는 이른바 '후진국형' 공해물질로 한국에서 가장 큰 문제가 되고 있다. 반면 질소산화물과 오존은 자동차의 증가에 따라 한국에서도 피해가 가시화되고 있는 '선진국형' 공해물질이다 (다음 장의 표 1-1, 1-2, 1-3 참조).

통계에 의하면[1] 서울, 부산, 대구가 장기 환경기준, 즉 세계보건기구(WHO)의 환경기준 0.05ppm[2]에 비추어 볼 때 모두 허용치를 초과하고 있다. 특히 서울은 전국의 대도시 가운데 가장 높음을 알 수 있다.

겨울철 난방연료 사용의 급증에 따라 11월부터 이듬해 3월까지 환경기준을 웃도는 오염도는 이 기간에 집중된다.

〈표 1-4〉 전국 주요도시 아황산가스 월평균 오염도 ('88.10~'89.9)

지역\월	10	11	12	1	2	3	4	5	6	7	8	9	평균
서울	0.066	0.100	0.112	0.112	0.113	0.065	0.057	0.022	0.018	0.014	0.010	0.017	0.059
부산	0.046	0.053	0.099	0.099	0.079	0.064	0.054	0.034	0.028	0.021	0.017	0.023	0.051
대구	0.040	0.071	0.101	0.101	0.079	0.068	0.051	0.027	0.019	0.015	0.010	0.017	0.050
광주	0.020	0.036	0.045	0.045	0.035	0.035	0.030	0.024	0.012	0.006	0.004	0.003	0.006
대전	0.017	0.057	0.070	0.070	0.071	0.048	0.041	0.016	0.007	0.004	0.004	0.017	0.035
울산	0.024	0.039	0.049	0.043	0.049	0.044	0.033	0.023	0.021	0.014	0.010	0.013	0.031

＊출처 : 환경청 자동측정망 자료, 단위 : ppm

〈표 1-5〉의 통계는 전국 주요도시의 매일 매일의 오염도를 측정한 것이다. 이 오염도를 보면 단기 환경기준(하루 평균 0.15ppm 이하)을 웃도는 날이 상

당수 있다. 이러한 단기 환경기준은 급성 환경질환을 막기 위해 설정된 것으로서, 이 농도에서 1시간 동안만 운동을 해도 허파기능의 장애가 올 수 있으며 기관지천식 환자가 발생한다.

〈표 1-5〉 서울시내 지점별 아황산가스 오염도('89.1~7)

지역\월	1	2	3	4	5	6	7	평균
광화문	0.130	0.118	0.069	0.051	0.015	0.025	0.021	0.061
면목동	-	0.129	0.096	0.046	0.019	0.009	0.009	0.051
신설동	0.091	0.099	0.064	0.073	측정기 정비점검			
불광동	0.107	0.103	0.053	0.042	0.014	0.014	0.009	0.049
마 포	0.103	0,106	0.084	0.072	0.026	0.015	0.011	0.060
문래동	0.198	0.210	0.070	0.078	0.036	0.030	0.019	0.092
신림동	0.080	0.083	0.059	측정기 폐기 처분				
대치동	0.086	0.079	0.041	0.040	0.023	0.016	0.011	0.42
잠실동	0.098	0.087	0.053	0.050	0.022	0.016	0.015	0.049

* 출처 : 환경청, 단위 : ppm

최근 폭증하고 있는 자동차가 내뿜는 산화질소물인 NO_2나 NO는 호흡 과정에 유해하며, 오존·탄화수소류·이산화황(SO_2) 등과 함께 공기 중의 수증기와 광화학 반응을 일으키면 스모그현상[3]이 일어난다. 1952년 겨울, 런던에 심한 스모그현상이 1주일 간 계속된 일이 있었다. 이 기간 중 호흡기 질환에 의하여 약 4천 명이 사망하였는데, 기관지염에 의한 사망자 수는 평소의 9배, 폐렴 사망자 수는 4배에 이르렀다. 이것은 스모그 속에 인체에 치명적인 영향을 주는 오염 물질이 다량 함유되어 있기 때문이다.

또 대기오염의 심화에 따라 이를 뚫고 내리는 강수의 오염이 가속돼 산성비의 산성도가 갈수록 높아지고 있다. 1992년 1월 31일 서울 문래동의 산성도[4]는 pH 4.0이었다. 서울시의 자료에 따르면 1991년 한 해 동안 서울에 내린 비의 83%가 산성비였으며, 겨울철 산성비는 종종 정상보다 산성도가 100배나 높다는 보고가 나오고 있다.

일산화탄소(CO)는 사람의 경우 공기 중에 1.16%가 포함되어 있어도 2시간 이내에 사망하며 0.64%가 포함되어 있을 때에는 10~15분 내에 죽는다.

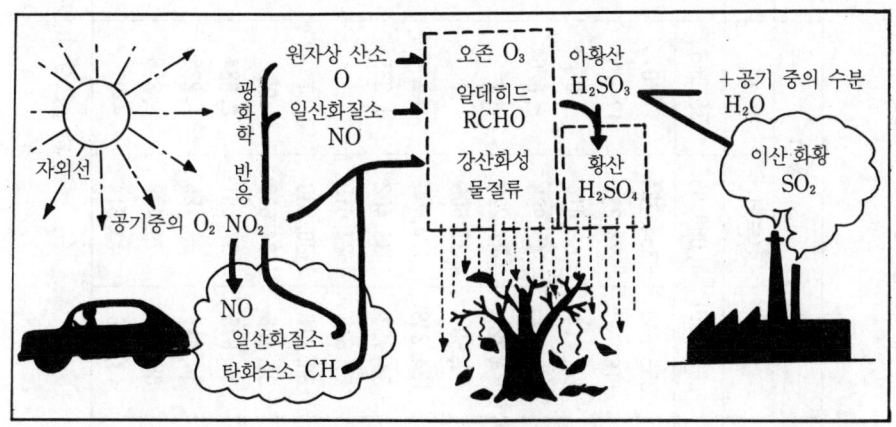

〈그림 1-1〉 스모그 현상

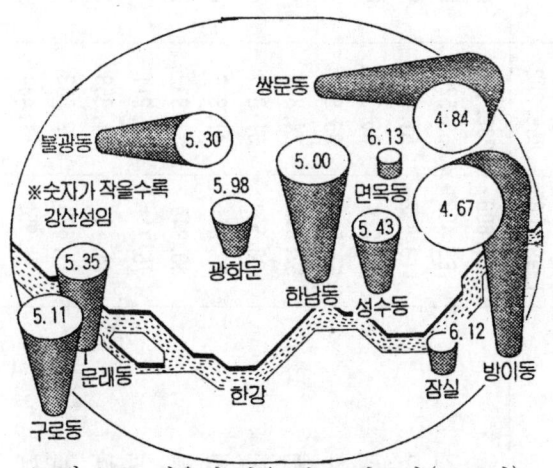

〈그림 1-2〉 서울시 강우 산도 평균치(1992년)

일산화탄소의 중독 현상은 일산화탄소가 헤모글로빈과 결합하여 적혈구의 산소운반을 방해하기 때문에 생긴다. 매년 겨울철에 증가하는 연탄가스 중독 사고도 연탄의 불완전 연소 때 발생하는 일산화탄소에 의하여 일어나는 것이다.

18 성인병과 자기요법

<표 1-1> 시도별 일산화탄소(CO) 배출량

단위 : 톤/년

구 분	계	난 방	산 업	수송 계	수송 자동차	수송 기 타	발 전
계	1,991,065	856,222	27,984	1,099,001	1,063,055	35,946	7,858
서울	639,600	282,042	1,689	355,540	354,754	786	329
부산	183,492	65,526	1,116	116,747	99,237	17,510	103
대구	113,972	51,951	1,607	60,414	60,414	0	0
인천	93,218	36,330	1,112	55,614	49,988	5,626	162
광주	63,506	35,804	477	27,221	27,220	—	4
대전	52,892	24,841	544	27,507	27,506	—	0
경기	198,531	61,317	2,592	134,249	134,242	7	373
강원	79,231	41,930	1,937	34,757	33,402	1,355	607
충북	60,945	31,932	1,397	27,616	27,615	—	0
충남	75,711	42,211	816	30,831	30,830	—	1,853
전북	78,147	41,959	1,188	34,768	34,678	90	232
전남	77,693	32,683	4,421	39,675	37,091	2,584	914
경북	111,969	51,484	6,063	54,411	53,125	1,286	11
경남	143,238	51,366	2,953	85,805	79,439	6,366	3,114
제주	18,920	4,846	72	13,846	13,514	332	156

*자료 : 환경처, 대기보전국

〈표 1-2〉 시도별 질소산화물(NO_2) 배출량

단위 : 톤/년

구 분	계	난 방	산 업	수 송			발 전
				계	자동차	기 타	
계	926,065	58,368	203,193	535,396	412,182	123,214	129,108
서울	128,423	16,874	5,412	99,729	97,190	2,539	6,408
부산	113,281	4,388	5,791	100,872	42,181	58,691	2,230
대구	28,130	4,210	4,523	19,396	19,396	0	—
인천	55,761	2,618	8,564	41,973	21,571	20,402	2,606
광주	13,692	1,757	610	11,321	11,318	3	4
대전	13,150	1,698	1,405	10,047	10,045	2	0
경기	87,446	6,876	16,221	57,379	57,328	51	6,970
강원	52,990	2,374	18,573	20,994	16,935	4,059	11,049
충북	26,979	1,862	11,606	13,510	13,501	9	—
충남	51,033	2,473	3,323	15,530	15,524	6	29,707
전북	26,524	2,267	4,861	16,846	16,511	335	2,550
전남	87,759	1,951	42,049	30,029	21,109	8,920	13,730
경북	98,137	3,065	62,707	32,316	26,839	5,477	49
경남	132,017	5,328	17,277	57,891	36,248	21,643	51,521
제주	10,743	627	271	7,563	6,486	1,077	2,282

* 자료 : 환경처, 대기보전국

〈표 1-3〉 시도별 아황산가스(SO_2) 배출량

단위 : 톤/년

구 분	계	난 방	산 업	수 송 계	자동차	기 타	발 전
계	1,610,960	336,481	805,605	188,907	76,800	112,107	279,967
서 울	138,035	97,513	20,301	17,158	16,969	189	3,063
부 산	90,112	23,873	22,643	39,764	7,754	32,010	3,832
대 구	40,453	22,409	14,233	3,810	3,180	0	—
인 천	86,456	14,032	32,806	35,855	4,052	31,803	3,763
광 주	15,628	11,478	2,038	2,103	2,101	2	9
대 전	16,742	9,645	5,191	1,906	1,905	—	0
경 기	156,374	32,240	94,706	11,454	11,104	350	17,974
강 원	104,701	16,166	62,380	5,533	3,136	2,397	20,622
충 북	56,144	11,653	41,918	2,565	2,533	32	8
충 남	102,812	15,109	24,276	3,038	3,033	5	60,389
전 북	68,821	16,029	44,130	3,782	3,161	621	4,480
전 남	194,473	13,306	128,197	14,952	3,909	11,043	38,018
경 북	251,190	19,802	207,601	23,595	5,261	18,334	192
경 남	277,293	29,687	103,902	21,979	6,825	15,154	121,725
제 주	11,726	3,539	1,283	1,412	1,247	166	5,491

* 자료 : 환경처, 대기보전국

제2장 수질오염

인구증가와 산업화에 따른 수질오염은 공장의 폐수, 가정용수 등에서 나오는 각종 유기물과 중금속류, 농약, 유독물질 등이 하천으로 흘러들어감으로써 일어난다. 적은 양의 유기물이 들어갔을 때는 수중 미생물의 분해작용으로 수질오염은 일어나지 않는다. 즉 물 속에 있는 유기물은 세균이나 곰팡이에 의하여 완전히 무기물로 분해되어 깨끗해지며, 이때 세균이나 곰팡이가 호흡에 사용하는 산소, 즉 물 속에 용존되어 있는 산소[5]가 소비되며, 이것은 물 속에 있는 식물의 광합성 결과 배출된 산소이다. 즉, 하천의 유기물이 미생물에 의하여 깨끗하게 되는 현상을 자정작용이라 한다.

물 속의 산소량은 ppm으로 나타내고 물 속의 오염도는 BOD[6]로 나타내며, 이것은 채취된 물에서 독을 제거하고 pH 7.0으로 유지시켜 산소 포화

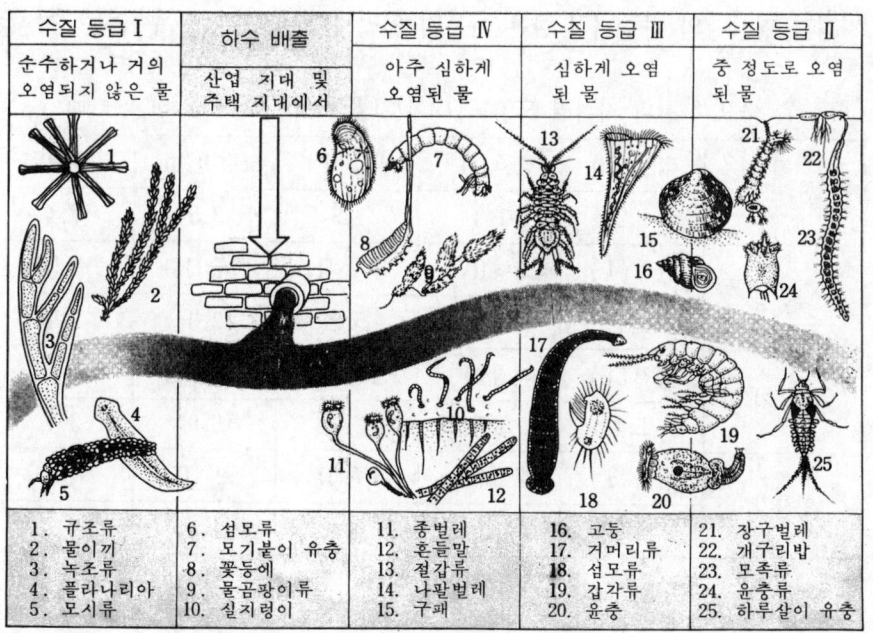

〈그림 I-3〉 수질등급에 따른 서로 다른 종류의 생물의 대표종[7]

수에 희석해서 호기성 세균이 활동하기 쉬운 20℃의 상태로 5일간 보존한다. 5일 후에 산소 용존량을 측정해서 산소 소비량을 산출한다. 수질의 혼탁이 진행될수록 유기물이 많고 세균의 분해에 의한 산소량도 증가하므로 BOD 값은 증가하게 된다.

다음 그림에서 수질 등급 Ⅰ, Ⅱ는 식수로 사용할 수 있으나 Ⅲ, Ⅳ는 약품처리로도 식수 사용이 불가능하다.

가정에서 나오는 생활 하수는 해마다 7%씩, 산업폐수는 20%씩 늘어났다. 폐수와 하수처리장은 절대 부족해 하수처리율은 25%에 지나지 않으며, 수원지의 위락시설이 들어서고 6백80만 두에 이르는 소·돼지 사육 농가는 거의 아무런 처리시설을 하지 않은 채 악성 폐수를 흘려 보내왔다. 건설부에 따르면 1991년에 국민들이 생수를 사 마시는 데 쓴 돈이 82억 원, 수돗물을 끓여 마시느라 소비한 에너지가 600억 원, 그리고 한 해 동안 보급된 정수기는 1백17만 대에 이르렀다.(〈표 1-6〉 참조)

〈표 1-7〉에서는 주요 하천의 대부분 지점에서 환경기준을 넘어서고 있으며 간이정수 처리만 해도 마실 수 있는 수질은 안동호 정도일 뿐, 한강의 가양지점과 영산강의 나주지점 물은 아무리 처리해도 식수로 쓸 수 없는 수질을

〈표 1-7〉 주요 하천의 지점별 오염도(BOD) ('88.10~'89.9 평균) 단위mg/ l

한 강	의암(Ⅰ)	충주(Ⅱ)	팔당(Ⅰ)	노량진(Ⅲ)	가양(Ⅳ)
	1.2	1.3	1.3	3.5	7.1
낙동강	안동(Ⅰ)	고령(Ⅳ)	남지(Ⅱ)	물금(Ⅱ)	구포(Ⅱ)
	0.7	16.4	5.2	3.8	3.9
금 강	옥천(Ⅰ)	대청(Ⅰ)	청원(Ⅲ)	공주(Ⅱ)	부여(Ⅱ)
	1.4	1.6	2.4	3.0	3.4
영산강	담양(Ⅰ)	광주(Ⅱ)	나주(Ⅱ)	무안(Ⅱ)	
	1.8	4.0	6.4	1.4	

* 출처 : 환경청(왼쪽이 상류지점, 괄호 안은 환경기준 등급)
* 환경기준 : 1등급(Ⅰ) : 1mg/ l 이하, 2등급(Ⅱ) : 3mg/ l 이하
3등급(Ⅲ) : 6mg/ l 이하, 4등급(Ⅳ) : 8mg/ l 이하

〈표 1-6〉 수질의 환경기준(하천 및 호소)

단위 : 톤/년

구분	등급	이용 목적별 적용 대상	수소이온 농 도 (pH)	생물화학적 산소요구량 (BOD)(mg/ℓ)	화학적산소 요구량 (COD)(mg/ℓ)	부유물 질량(SS) (mg/ℓ)	용 존 산소량(DO) (mg/ℓ)	대장균 군 수 (MPN/100ml)
생활환경	I	상수원수 1급 자연환경보전	6.5~8.5	1 이하	1 이하	25 이하(1)	7.5 이상	50 이하
	II	상수원수 2급 수산용수 1급 수 영 용 수	6.5~8.5	3 이하	3 이하	25 이하(5)	5 이상	1,000 이하
	III	상수원수 3급 수산용수 2급 공업용수 1급	6.5~8.5	6 이하	6 이하	25 이하(15)	5 이상	5,000 이하
	IV	공업용수 2급 농 업 용 수	6.0~8.5	8 이하	8 이하	100 이하(15)	2 이상	-
	V	공업용수 3급 생활환경보전	6.0~8.5	10 이하	10 이하	쓰레기등이 떠 있지 아니할것	2 이상	-

24 성인병과 자기요법

사 건 강	전	카드뮴(Cd) : 0.01mg/l이하 시안(CN) : 검출되어서는 안됨. 유기인 : 검출되어서는 안됨. 납(Pb) : 0.1mg/l이하 6가크롬(Cr^{+6}) : 0.05mg/l이하	비소(As) : 0.05mg/l이하 수은(Hg) : 검출되어서는 안됨. 포리크로리네이티드비페닐(PCB) : 검출되어서는 안됨.
람 보	수		
이 호	역		

  * 자료 : 환경처, 대기보전국

(주) 1. 호소의 경우 생물화학적 산소요구량 기준은 적용하지 않고, 부유물질 기준은 ( )의 기준을 적용한다.
   2. 수산용수 1급 : 빈부수성 수역의 수산생물용
   3. 수산용수 2급 : 중부수성 수역의 수산생물용
   4. 자연환경보전 : 자연경관 등의 환경보전
   5. 상수원수 1급 : 여과 등에 의한 간이정수 처리 후 사용
   6. 상수원수 2급 : 침전여과 등에 의한 일반적 정수처리 후 사용
   7. 상수원수 3급 : 전처리 등을 겸한 고도의 정수처리 후 사용
   8. 공업용수 1급 : 침전 등에 의한 통상의 정수처리 후 사용
   9. 공업용수 2급 : 약품처리 등 고도의 정수처리 후 사용
  10. 공업용수 3급 : 특수한 정수처리 후 사용
  11. 생활환경보전 : 국민의 일상생활에 불쾌감을 주지 아니할 정도

나타냈다.

공장 폐수로부터 카드뮴(cd)은 물 속에 흘러들어가 식물성 플랑크톤→동물성 플랑크톤→물고기→사람 또는 해조류(미역, 다시마, 김)→사람과 같은 과정을 밟아 사람의 몸 속에 축적되는데, 이것은 배설이 안 될 뿐 아니라 콩팥에서 칼슘(Ca)과 인(P)의 재흡수를 방해하므로 뼛속의 칼슘(Ca) 부족현상으로 인하여 연골화 현상이 나타나게 된다. 이러한 현상이 일본의 해안에서 처음으로 나타나 이따이 이따이병[8]이라 불리우게 되었다. 이와 같이 중금속은 고차 소비자로 올라갈수록 축적현상이 나타난다.

주로 공장 폐수로부터 방출되는 수은(Hg)은 하천이나 바다 밑에서 세균의 작용으로 메틸기를 갖는 메틸수은 화합물로 된다. 이것 역시 식물성 플랑크톤→동물성 플랑크톤→물고기→사람 또는 해조류(미역, 다시다, 김)→사람의 과정을 거쳐 우리 몸 속에 축적되며, 말초신경을 마비시켜 신경장애를 일으키는 병의 원인이 된다. 이것은 처음으로 일본 미나마따 지방에서 발생하여 미나마따병이라 이름짓게 되었다.

〈표 1-7〉에서 낙동강에는 2천25개의 공장에서 버린 폐수가 하루 25만 5천 톤 꼴로 쏟아져 들어온다. '91년 통계를 보면[9] 대구공단의 폐수는 BOD가 174ppm, 사상공단은 195ppm에 이르러 낙동강 오염을 가속화시키고 있다. 이렇듯 공장 폐수와 비닐봉지로부터 지극히 적은 양이 우리 몸 속에 쌓이게 된다. 즉 생물 농축현상을 나타내며 적혈구를 파괴시켜 심한 빈혈현상을 일으킨다.

〈그림 I-4〉 수은의 농축 과정 (스웨덴의 어떤 담수호)

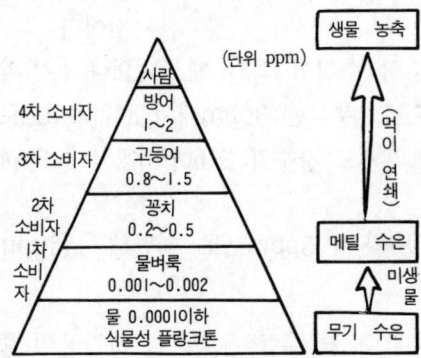

특히 인공호수의 오염으로 가두리양식장과 호수 유역의 축산시설은 호수를 썩이는 '부영양화'를 일으켜 식수원의 큰 위협이 되고 있다. 또한 동해바다의 오염이 심화된 것은 처리되지 않은 수산물 가공 공장 폐수와 하수가 다량 유입되고 방파제를 마구 연장해 바닷물의 순환을 막았기 때문이다.[10]

'93년 4월 낙동강을 비롯한 전국 4대 강의 19개 수질측정 지점 중 12개 지점의 오염도가 '93년 동기에 비해 악화되었다.

특히 8백만 영남권 주민의 젖줄인 낙동강 하류 남지 지점의 BOD가 식수원으로 사용이 불가한 4급수(6ppm 이상) 상태인 7.7ppm을 기록하는 등 낙동강 5개 측정지점 중 4곳의 수질이 급격히 악화되고 있다.

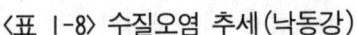

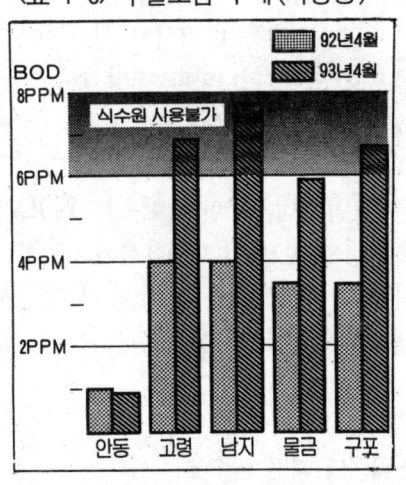

환경처는 이처럼 수질이 악화된 것은 봄 가뭄으로 하천의 유량이 격감하고 계절적으로 수온이 상승한데다 낙동강의 경우 대구시에서 공단 폐수 무단 방류를 제대로 단속하지 못했기 때문에 악화되고 있다고 한다.

① 낙동강=낙동강 5개지점 중 상류지역인 안동의 BOD가 지난해 4월 1ppm에서 올해 0.9ppm으로 약간 개선했을 뿐 고령이 4ppm에서 6.9ppm, 남지 4ppm에서 7.7ppm, 물금 3.5ppm에서 5.9ppm, 구포가 3.5ppm에서 6.7ppm으로 모두 악화됐다.

이 같은 수치는 지난 '88년 이래 가장 나쁜 것이다.

② 금강=청원과 공주의 수질이 약간 개선됐으나 옥천의 BOD는 지난해 1.2ppm에서 1.4ppm으로, 부여는 3ppm에서 3.2ppm으로 나빠졌다.

③ 영산강=나주를 제외하고 광주가 2.6ppm에서 3.6ppm으로 수질이 떨어졌다.

④ 한강=팔당의 BOD가 1.3ppm으로 지난해 1.1ppm에 비해 악화됐다.

팔당과 뚝섬까지 상수원수 2급수를 유지하던 한강물이 중랑천과 청계천이 흘러드는 보광동 지점부터는 고도의 정수처리가 필요한 3급수로 전락한다.

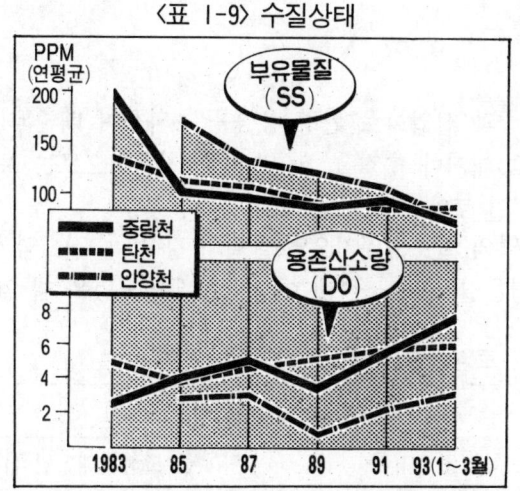

〈표 I-9〉 수질상태

중랑천을 비롯, 탄천·안양천 등 서울 시내 주요 한강 지천의 수질이 크게 개선되고 있다.

서울시가 중랑천 등 시내 3대 한강 지천-하구의 지난 10여 년 간 수질 변화 상태를 분석한 결과에 따르면 중랑천의 경우 '82년 DO(용존산소량) 1.9ppm으로 생물체가 전혀 살 수 없는 상태였으나, 그 뒤 꾸준히 개선돼 1993년에는 1~3월 평균 7.2ppm으로 종전의 3~4배나 상승하였다.

중랑천은 BOD도 '83년 1백8ppm으로 최악의 수치를 기록한 뒤 '88년을 전후해 크게 개선되기 시작해 평균 33.9ppm으로 나아졌으며, 청정도 판단 기준인 부유물질량 역시 '83년 1백42.9ppm에서 22.3ppm으로 맑아진 것으로 나타났다.

탄천은 BOD가 '86년 61ppm에서 올해 33.8ppm으로 두 배 가까이 개선됐으며, 부유물질량 역시 '86년 1백39.2ppm으로 최악의 상태였으나 현재 33.2ppm으로 떨어졌다. 이와 함께 안양천은 '93년 평균 BOD 33.2ppm, 부유물질량 24ppm으로, '84년(1백29ppm 및 1백51ppm)에 비해 각각 3~6배나 좋아진 것으로 나타났다. 1988년에는 생물화학적 산소요구량이 103ppm을 나타낸 안양천 등의 하류에선 4급수로 떨어진다.

제3장 토양오염

　인구의 도시집중과 산업화로 환경 용량을 초과하여 배출되는 각종 오염물질들이 1차적으로 대기나 수질을 오염시키고 최종적으로는 토양에 축적됨으로써 생명의 근원인 토양이 위기를 맞고 있다.
　토양오염은 농약의 살포, 대기오염 물질의 강화, 수질오염 물질의 침착 등 여러 종류의 오염물질이 어느 한계 이상으로 투입되었을 때 일어난다.

〈표 Ⅰ-10〉 세계의 토양자원의 분포도

지구의 육지면적 (1억5천만㎢)			
농 경 지	목 초 지	삼　　림	고산지대·남극대륙·사막지대
9%	21%	27%	43%

　위의 표에서 보는 바와 같이 한정된 토양자원에 50억의 인구가 식량에 의존하고 있다. 그러나 인류학자들이 추산하는 2000년의 61억, 2025년의 82억 인구가 식량을 얻기 위해서는 토양보전이야말로 우리를 살리고 후손을 살리는 가장 중요한 일이다.
　토양오염 물질은 토양미생물을 죽이며, 따라서 토양 생태계의 구조를 변화시키거나 생물군집을 근본적으로 파괴하는 결과를 초래한다.
　토양이란 하나밖에 없는 지구의 옷(표토)이며 한번 벗겨지고 나면 다시 이 옷을 입기까지는 2천년 이상 걸리는 자연물이라 할 수 있다. 토양은 암석이 풍화된 무기물과 동·식물의 유체가 혼합된 수많은 입자로 이루어져 있다. 이곳에 미생물이 서식할 수 있는 방과 산소와 영양분을 공급하는 모세관과 배수로, 이를 저장하는 창고 등이 생성됨으로써 토양은 비옥해진다. 또한 식물이 뿌리를 내리면 토양입자와 뿌리세포를 연결시켜 주는 토양미생물인 마이코리자[11]가 형성되어 토양 중의 영양분과 수분을 식물 뿌리 내부로 공급해 주는 역할을 한다.
　이러한 토양을 물리적으로 파괴하거나 영양분을 과도하게 탈취할 경우 지력이 감퇴하며 이러한 과정이 반복될 경우 토양의 생태계가 파괴되어 점차 불모지로 변한다.
 토양생태계의 파괴 원인을 보면 개간과 경운 및 과도한 경작에 의한 영양분과 표토의 유실, 관개에 의한 염류의 축적, 과다방목에 의한 토양입자의 파괴, 화학비료의 사용으로 인한 토양의 산성화를 들 수 있다. 또한 독성이 강한 난분해성의 중금속이나 합성화학 물질들이 유입되면 토양의 불모화는 더욱 촉진된다.
 개간에 의한 삼림의 벌채는 우선 표토의 유실을 가져오고 이와 함께 토양 중의 영양분이 용탈되어 토양은 점차 불모지화되어 간다. 매년 유실되는 지구상의 표토는 240억 톤이며 면적으로 계산하면 매년 900헥타르(ha : 남한 면적)가 넘는다. 토양 중의 영양분 손실량을 벌채 전과 비교해 질소는 45배, 칼리는 20배, 칼슘은 10배나 증가되어 무자비한 삼림의 벌채는 토양 중의 영양분을 급속히 고갈시킨다.
 소련의 경우 농경지를 개간하기 위하여 삼림을 벌채한 결과 전경작지의 3분의 2에 해당되는 1억 5천만ha가 표토 유실에 시달리고 있으며, 매년 10만ha의 농경지가 황무지로 변하고 있다. 예전에는 울창한 삼림지대였던 레바논은 무분별한 벌채로 인해 현재 헐벗은 바위산만 남아 사막화되었고 지구의 허파라고 불리우는 브라질의 울창한 열대우림지대도 60만km^2 이상이 파괴되었다. 또한 이디오피아도 현재 전국토의 2.5%만이 숲으로 남아 극심한 한발에 시달리고 있다.
 일반 담수에는 200~500ppm의 염분이 있는데 과다한 관개를 한 후 지표면에서 수분이 증발되면 염분만 토양표면에 남게 된다. 또한 토양의 모세관 상승작용으로 인하여 토양 중의 염분도 표토로 올라와 염류의 축적은 더욱 가중된다.
 현재 미국에서는 관개농경지의 25%인 520만ha, 중국에서는 700만ha가 염류 축적으로 생산량이 감소되고 있다. 인도에서는 염류 축적으로 700만ha가 이미 경작이 중단되었다.
 과다방목은 토립을 짓이겨 공기와 수분의 유통을 차단함으로써 토양을 질식시키고 유기물을 고갈시켜 결국은 초지를 사막으로 만든다.
 지구환경보고서에 의하면 이러한 원인으로 인하여 지구의 식량생산능력은 아시아와 아프리카의 경지면적이 1/6, 남미는 1/10이나 감소되어 지구의 식량생산 능력은 2천9백 톤(표토 유실과 염류 축적의 원인으로)에서 연간 1천만 톤의 식량 손실을 겪고 있다고 한다.

이러한 원인으로 화학비료의 사용량이 늘어나므로 강산성 물질인 황산과 염산이 토양 중에 잔류 축적되고, 염기성 물질들이 용탈되어 토양은 자꾸 산성화되어 간다.

최근에 대기오염으로 인한 산성 강우가 내림으로써 염기의 세탈이 더욱 촉진되고 토양의 산성화도 더 심해진다. 토양이 산성화되면 영양분의 보유능력이 감소하고 유용한 미생물을 소멸시켜 병원균이 만연한다. 또 독성이 강한 알루미늄이 녹아 나와 식물 뿌리에 치명적인 피해를 주고 카드뮴과 망간 같은 중금속을 용출시켜 수질환경 속으로 배출함으로써 전생태계를 위협하게 된다(앞의 수질오염편 참조).

제4장 쓰레기

선진국인 미국이나 유럽에서 가장 심각하게 대두된 것은 쓰레기처리 문제이다. 쓰레기 문제는 생활에서 나오는 쓰레기와 산업폐기물 그리고 원전과 같은 핵시설에서 나오는 핵쓰레기 등을 모두 포괄한다.

한국에서의 쓰레기 발생량[12]은 소비생활의 변화와 산업화가 진행됨에 따라 급증하고 있으나 매립 등과 같은 원시적인 처리 방법에 의존하고 있어 매립지 확보 문제는 물론 지하수 오염 등 2차공해를 유발하고 있다.

우리나라 쓰레기 배출량은 경제성장에 따른 생활수준 향상과 비례해 연평균 6~10%씩 증가해 왔다. '91년에도 9.9% 늘었다. 그러나 '92년 하반기부터 상황이 급작스레 반전됐다. 또한 재활용품들의 수거량은 크게 늘고 있는 것으로 통계에 잡히고 있다.

환경처에 따르면 '91년의 하루 쓰레기 배출량은 9만 2천여 t 이었으나 '92년에는 7만 5천 t 으로 18.6%가 줄어들었다. 분기별로 도시 지역의 통계를 작성하고 있는 내무부 자료에 따르면 금년 1분기 중의 하루 쓰레기 배출량은 작년도 같은 기간에 비해 12.8%가 감소된 6만 6천여 t 이었다. 경기도 시흥

제 I 편 환경오염 31

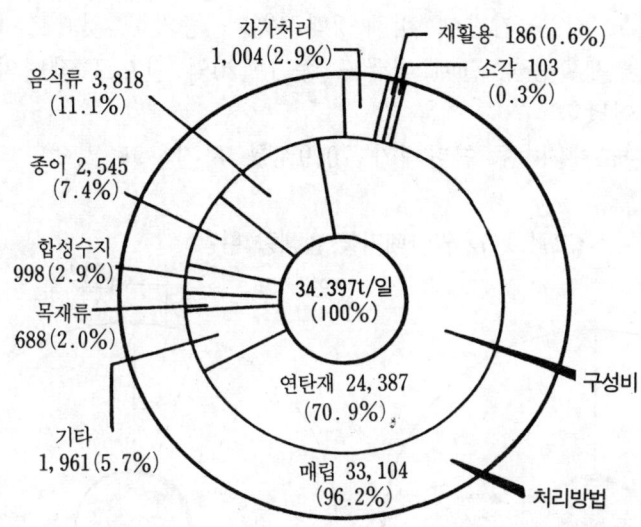

〈그림 I-5〉 도시 쓰레기 종류와 처리 방법 ('81. 환경청 통계)

시의 쓰레기 배출량은 '91년도 8만 7천여 t에서 '92년 4만 5천여 t으로 한 해 동안 무려 48%나 감소된 것으로 나타났다. 하루 1인당 쓰레기 발생량도 '91년의 1.97kg에서 작년에는 1.78kg으로 감소했다. 한편 '92년도 우리나라에서 수집된 재활용품량은 서울 80만 t, 경기 18만 t, 부산 13만 t 등 모두 1백68만 t으로 집계됐다. '92년도 하루 재활용품 수집량은 4천6백t으로, 이는 '91년에 비해 15% 증가한 것이다.
올 1분기만 따져 볼 경우 재활용품은 모두 32만 7천 t (1일 평균 3천7백

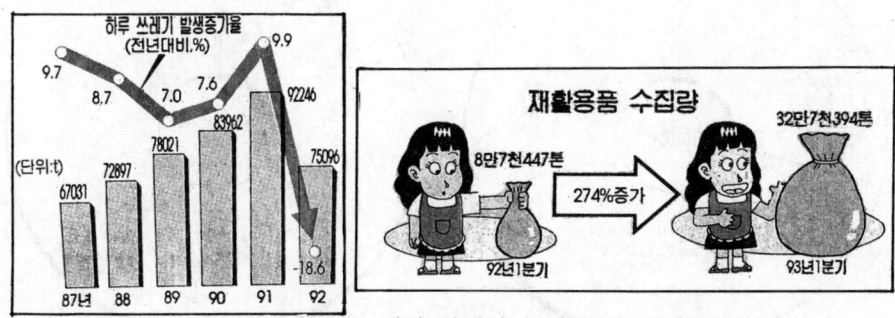

〈그림 I-6〉 쓰레기 발생량과 재활용품 수집량

t)으로 작년도 같은 기간에 비해 2백74%가 증가한 것으로 나타났다. 이에 따라 재활용품 판매 대금도 총 1백20억 원으로 작년의 33억보다 크게 늘어났다.

도시의 생활쓰레기 중 연탄재가 70.9%를 차지하고 있으며 최근엔

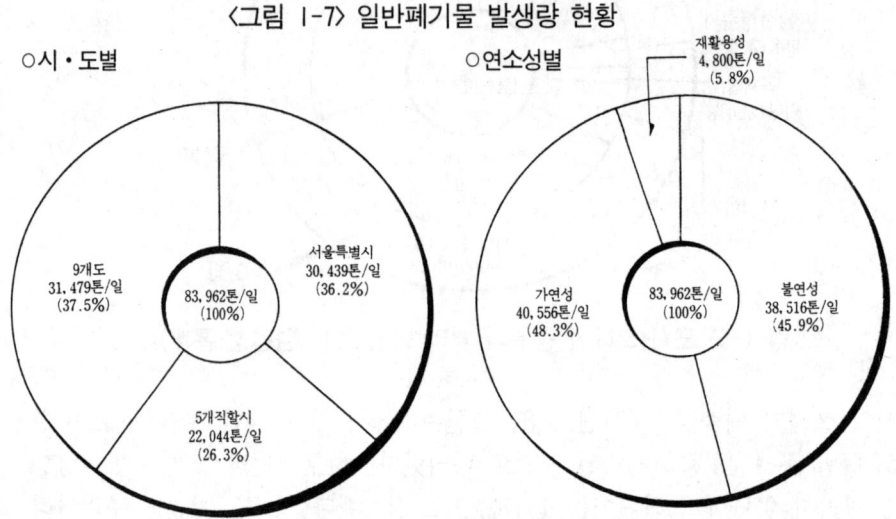

〈그림 I-7〉 일반폐기물 발생량 현황

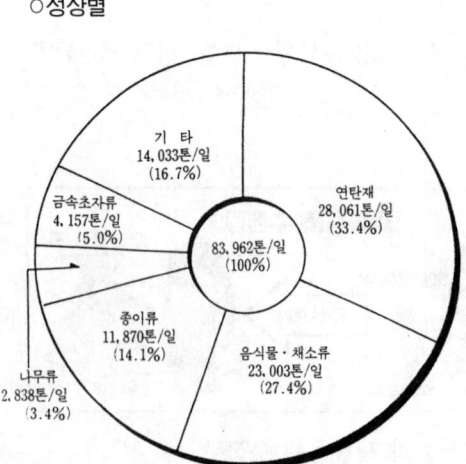

〈그림 I-7〉 일반폐기물 발생량 현황

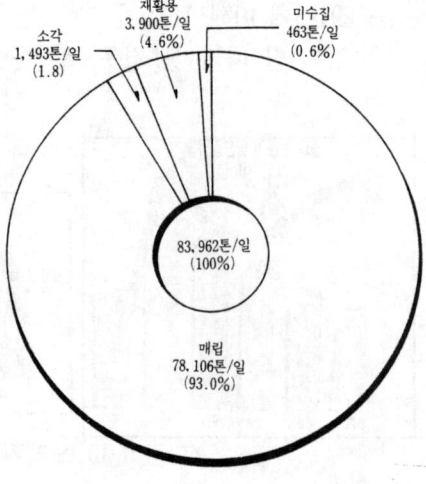

〈그림 I-8〉 일반폐기물 처리방법 현황

인스턴트식품 등에 쓰이는 플라스틱의 비중이 급증하고 있다. 이러한 쓰레기의 절대량도 1970년대의 6배, 1980년대의 2배에 이르고 있다. 더욱이 이러한 쓰레기의 95%가 매립 처분되고 있으므로 좁은 국토의 오염을 부추기고 있다. 산업쓰레기도 예외는 아니어서 불법매립에 의한 2차공해와 매립지 확보문제가 최근 심각하게 대두되고 있다.

제5장 살충제오염

하천이나 토양을 오염시키는 농약 사용량은 한국의 경우 1977년부터 1980년 사이에 1.8배로 증가하였고, 앞으로도 계속 증가될 것이다.

유기 수은제나 DDT[13], BHC[14], PCB 등의 피해에 대해 그 사용을 규제하고 있으나, 농약의 공해는 급성중독의 피해도 문제지만 토양이나 수중에

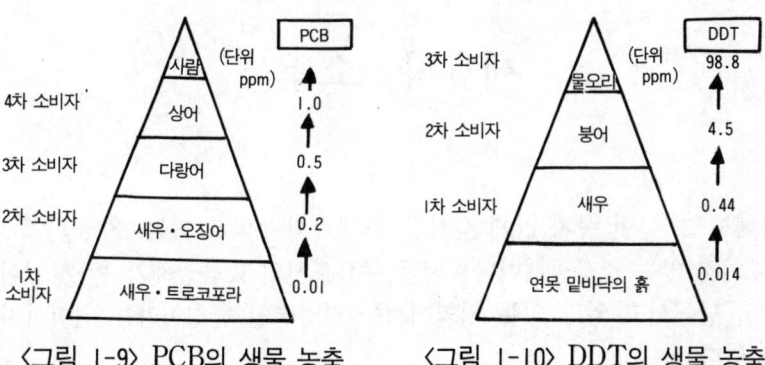

〈그림 I-9〉 PCB의 생물 농축　　〈그림 I-10〉 DDT의 생물 농축

잔류물이 누적되어 먹이 연쇄를 통한 생물농축의 결과 만성적인 장애를 일으킨다.

특히 PCB[15]는 물이나 유기 용매에 녹지 않고 태워야 없어진다. 이것이 체내에 들어오면 신경마비나 근육마비 등의 장애를 일으키며, 역시 생물농축 현상으로 작용을 하여 더욱 해를 끼치게 된다.

<표 1-11> 농수산물 재배를 제한할 수 있는 오염기준

○ 농산물

구분	유해물질의 종류	오 염 기 준
토양 *논의 경우에 한한다.	1. 카드뮴 및 그 화합물(Cd) 2. 동 및 그 화합물(Cu) 3. 비소 및 그 화합물(As)	생산된 현미 중의 카드뮴 함량이 1mg/kg 이상 토양 중의 동 함량이 125mg/kg 이상 토양 중의 비소 함량이 15mg/kg 이상

○ 수산물

구분	유해물질의 종류	오 염 기 준
수역	1. 수은(Hg) 2. 동(Cu) 3. 연(Pb) 4. 6가크롬(Cr^{+6}) 5. 시안화합물(CN)	0.005mg/ℓ 이상 0.01mg/ℓ 이상 0.1mg/ℓ 이상 0.05mg/ℓ 이상 0.1mg/ℓ 이상

제6장 소음

한국에서 그 무엇 못지 않게 심각한 문제로 대두되고 있는 것 중의 하나는 눈에 보이지 않는 소음공해이다. 전국 주요도시의 소음공해가 밤낮 없이 환경기준을 넘어서고 있고 일부 지역에서는 직업병인 난청이라는 위험까지 초래하고 있다.

소음이란 사람이 '원하지 않는 소리'를 총칭하며 귀로 느끼는 감각공해이다.

소음도의 단위는 데시벨(dB)이 사용되는데, 도로상을 주행하는 1대의 자동차 소음도를 70dB라 할 때, 같은 자동차가 같은 속도로 동시에 2대 및 3대가 주행할 경우에는 73 또는 75dB이 되고, 10대가 주행할 때 80dB이 되며 사람의 귀로는 2배 가량 크게 느끼게 된다. 만약 교통소음 수준이 70dB

인 소도시에 사는 사람이 80dB인 대도시를 여행할 경우, 이 사람은 자기가 살던 곳에 비해 10배 가량 높은 소음강도에 접하게 되고 2배 정도의 시끄러움을 느끼게 된다.

〈표 I-12〉 자동차 주행대수의 증가에 따른 데시벨(dB) 및 감각의 변화

대수	데시벨(dB)의 증가량	상대적 느낌	상대적 시끄러움	비 고
2대	+3	약간 크게 느낌	1.2배	1대가 주행할 때를 기준
3대	+5	확실히 크게 느낌	1.4배	1대가 주행할 때를 기준
10대	+10	매우 크게 느낌	2배	1대가 주행할 때를 기준
100대	+20	대단히 크게 느낌	4배	1대가 주행할 때를 기준

건강이란 세계보건기구(WHO) 헌장에 명시한 대로 육체적·정신적·사회적으로 완전히 양호한 상태를 말한다. 따라서 정신적 피해와 생활 방해를 주체로 하는 소음공해는 필연적으로 건강 피해를 조장한다.

〈표 I-13〉 소음원별 소음수준과 그 영향

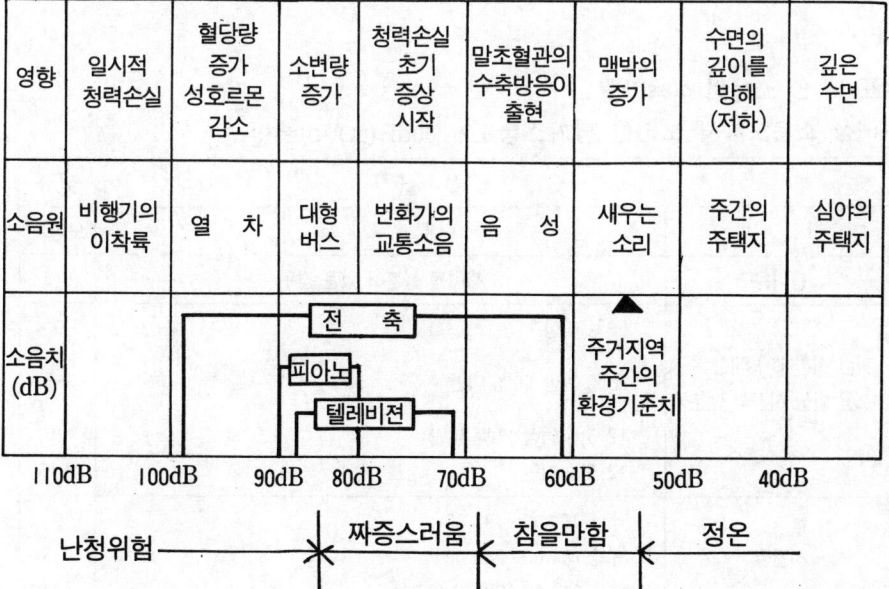

자동차에 의한 도로교통 소음문제는 한국뿐만 아니라 선진 외국에서도 정도의 차이는 있지만 환경개선을 위해 풀어야 할 공통적인 과제다. 선진공업국가의 자동차 소음 실태를 보면, 주간에 주거생활을 영위하면서 피해를 받는 수준인 65dB 이상의 소음에 폭로된 인구비가 구미의 국가들은 10% 내외인 데 비해 일본은 30%를 넘고 있다.

〈표 1-14〉 소음에 폭로된 인구비
('85년 경제협력 개발기구 OECD 발표자료)

소음 수준(dB)	일 본	프랑스	영 국	스위스	서 독	미 국	한 국
75 이상	1.0	0.4	0.6	1	-	0.4	1.0
70 이상	10	4	4	4	3	2	10
65 이상	31	13	11	11	8	7	31

서울의 주거지역 중 도로변의 자동차 소음은 75dB에 이르고 있어 환경기준을 10dB를 초과할 뿐만 아니라 동경에 비해서 2~3dB 정도 높은 실정이다 ('89년 통계자료 비교).

〈표 1-15〉 소음의 허용기준
(대상 소음도에서 보정한 평가소음도가 50dB(A) 이하일 것)

보 정 표		
항 목	내 용	보정치
충격음	충격음 성분이 있을 경우	+5
관련 시간대에 대한 측정 소음 발생 시간의 백분율	50% 이상	0
	25% 이상 50% 미만	-5
	12.5% 이상 25% 미만	-10
	12.5% 미만	-15
시간별	낮 06:00~18:00	0
	저녁 18:00~24:00	+5
	밤 24:00~익일 06:00	+10

지역별	1. 도시지역	0
	• 주거전용지역, 녹지지역, 의료법에 의한 종합병원 및 교육법에 의한 학교의 부지 경계에서 50미터 이내의 지역	
	• 주거지역, 준주거지역	-5
	• 상업지역, 준공업지역	-15
	• 공업지역, 전용공업지역	-20
	2. 산림보전지역, 자연환경보전지역, 관광휴양지역, 취락지역 중 주거지구	0
	3. 취락지역 중 주거지구 이외의 지구, 수산자원보전지역, 경지지역, 개발촉진지역, 유보지역	-10
	4. 공업지역	-20

* (주) 1. 관련시간대에서 낮은 8시간, 저녁은 4시간, 밤은 2시간으로 한다.
2. 지역별 구분은 국토이용관리법에 의하며, 도시지역은 도시계획법에 의한다.

〈표 I-16〉 소음의 허용치(말소리의 청취 방해, 일이나 수면방해 등을 종합적으로 고려하여 방의 종류에 따라 정한 소음의 허용치)

종 류	dB(A)
방송 스튜디오	25
음악 홀	30
병 원	35
극 장(500석 정도)	35
교 실	40
회의실	40
아파트, 호텔	40
주 택	40
영화관	40
도서관	40
사무실(小)	45
레스토랑	50
사무실(大)	50
체육관	55
공 장	60~70

<표 1-17> 소음환경기준

지 역 구 분	적용대상지역	기 준	
		(06:00~22:00)	(22:00~06:00)
일반지역	"가"지역 "A"	50	40
	"나"지역 "B"	55	45
	"다"지역 "C"	65	55
	"라"지역 "D"	70	65
도로변지역	"가" 및 "나"지역 "A" and "B"	65	55
	"다"지역 "C"	70	60
	"라"지역 "D"	75	70

(주) 1. 지역구분별 적용대상지역의 구분은 다음과 같다.
　　가. "가"지역
　　　(1) 국토이용관리법 제6조의 규정에 의한 자연환경보전지역, 관광휴양지역 및 취락지역 중 주거지구
　　　(2) 도시계획법 제17조의 규정에 의한 녹지지역
　　　(3) 도시계획법시행령 제15조의 규정에 의한 전용주거지역
　　　(4) 의료법 제3조의 규정에 의한 종합병원의 부지 경계에서 50미터 이내의 지역
　　　(5) 교육법 제81조의 규정에 의한 학교의 부지 경계에서 50미터 이내의 지역
　　나. "나"지역
　　　(1) 국토이용관리법 제6조의 규정에 의한 취락지역 중 주거지역 외의 지구
　　　(2) 도시계획법시행령 제15조의 규정에 의한 일반주거지역 및 준주거지역
　　다. "다"지역
　　　(1) 도시계획법 제17조의 규정에 의한 상업지역
　　　(2) 도시계획법시행령 제15조의 규정에 의한 준공업지역
　　라. "라"지역
　　　(1) 도시계획법시행령 제15조의 규정에 의한 일반공업지역 및 전용공업지역
　　　(2) 국토이용관리법 제6조의 규정에 의한 공업지역

2. 도로라 함은 1종렬의 자동차(2륜자동차를 제외한 나)가 안전하고 원활하게 주행하기 위하여 필요한 일정 폭의 차선을 가진 2차선 이상의 도로를 말한다.
3. 이 소음환경기준은 항공기소음, 철도소음 및 건설작업 소음에는 적용하지 아니한다.

〈표 1-18〉 소음·진동배출 허용기준
○소음배출 허용기준
대상소음도에서 다음 표에 의하여 보정한 평가소음도가 50dB(A) 이하일 것.

항 목	보 정 표	보정치
	내 용	
충 격 음	충격음 성분이 있을 경우	+5
관련시간에 대한 측정소음 발생 시간의 백분율	50% 이상	0
	25% 이상 50% 미만	-5
	12.5% 이상 25% 미만	-10
	12.5% 미만	-15

* 자료 : 환경처, 대기보전국

〈표 1-19〉 소음·진동 배출허용기준

항 목	보 정 표	보정치
	내 용	
시 간 별	낮 06:00~18:00	0
	저녁 18:00~24:00	+5
	밤 24:00~익일 06:00	+10
지 역 별	가. 도시지역	
	(1) 전용주거지역, 녹지지역	0
	(2) 일반주거지역, 준주거지역	-5
	(3) 상업지역, 준공업지역	-15
	(4) 일반공업지역, 전용공업지역	-20
	나. 산림보전지역, 자연환경보전지역, 관광휴양지역, 취락지역 중 주거지구	0
	다. 취락지역 중 주거지구 외의 지구, 수산자원보전지역, 경지지역, 개발촉진지역, 유보지역,	-10

	미고시지역	
	라. 공업지역	-20
	마. 의료법에 의한 종합병원 및 교육법에 의한 학교의 부지경계선에서 50m 이내의 지역	0

* 비고 : 1. 관련시간대는 낮은 8시간, 저녁은 4시간, 밤은 2시간으로 한다.
   2. 지역별 구분은 국토이용관리법에 의하며, 도시지역은 도시계획법에 의한다.

○ 진동배출허용기준

(대상진동 레벨에서 다음 표에 의하여 보정한 평가진동 레벨이 60dB(V) 이하일 것.)

보 정 표		
항 목	내 용	보정치
관련 시간대에 대한 측정 진동 발생 시간의 백분율	50% 이상	0
	25% 이상 50% 미만	-5
	25% 미만	-10
시 간 별	낮 06:00~22:00	0
	밤 22:00~06:00	+5
지 역 별	가. 도시지역	
	(1) 전용주거지역, 녹지지역	0
	(2) 일반주거지역, 준주거지역	-5
	(3) 상업지역, 준공업지역	-10
	(4) 일반공업지역, 전용공업지역	-15
	나. 산림보전지역, 자연환경보전지역, 관광휴양지역, 취락지역 중 주거지구	0
	다. 취락지역 중 주거지구 외의 지구, 수산자원보전지역, 경지지역, 개발촉진지역, 유보지역, 미고시지역	-5
	라. 공업지역	-15
	마. 의료법에 의한 종합병원 및 교육법에 의한 학교의 부지경계선에서 50m 이내의 지역	0

* 비고 : 1. 관련시간대는 낮은 8시간, 밤은 3시간으로 한다.
   2. 지역별 구분은 국토이용관리법에 의하며, 도시지역은 도시계획법에 의한다.

<표 1-20> 자동차의 소음허용기준

1. 제작자동차

자동차 종류	소음항목 / 적용시간	가속주행소음 (dB(A)) '91.2.2~ '92.12.31	'93.1.1~ '95.12.31	1996년1월 1일이후	배기소음 (dB(A)) '91.2.2~ '92.12.31	'93.1.1~ '95.12.31	1996년1월 1일이후	경적소음 (dB(C)) 1991년2월 2일이후
경자동차	가	78 이하	77 이하	75 이하	66 이하	64 이하	62 이하	115 이하
경자동차	나	80 이하	78 이하	76 이하	66 이하	64 이하	62 이하	
승용자동차		78 이하	77 이하	75 이하	65 이하	63 이하	62 이하	
소형화물자동차		80 이하	79 이하	77 이하	69 이하	66 이하	63 이하	
중량자동차	원동기출력 200마력 초과	85 이하	84 이하	82 이하	75 이하	70 이하	68 이하	
중량자동차	원동력출력 200마력 이하	83 이하	83 이하	81 이하	73 이하	68 이하	66 이하	
이륜자동차	총배기량 125cc 초과	78 이하	76 이하	74 이하	72 이하	71 이하	65 이하	
이륜자동차	총배기량 125cc 이하	75 이하	73 이하	71 이하	68 이하	67 이하	64 이하	

* 비고 : 1. 경자동차 중 ㉮는 주로 사람을 운송하기에 적합하게 제작된 자동차에 적용한다.
2. 경자동차 중 ㉯는 비고 1외의 자동차에 적용한다.

2. 운행자동차

자동차 종류 \ 소음 항목 / 적용기간	배기소음 (dB(A)) '91.2.2~ '95.12.31	1996년1월 1일 이후	경적소음 (dB(C)) 1991년2월 2일 이후
경자동차	105 이하	100 이하	115 이하
승용자동차	105 이하	100 이하	
소형화물자동차	105 이하	100 이하	

자동차 종류 \ 소음 항목 / 적용기간	배기소음 (dB(A)) 1991년2월 2일~'95.12.31	'96.1.1일 이후	경적소음 (dB(C)) '91.2.2. 이후
중량자동차	110 이하	105 이하	115 이하
이륜자동차	115 이하	110 이하	

<표 I-21> 생활소음 규제기준의 범위

1. 허용기준

단위 : dB(A)

대상지역	시간별 대상소음		조석 (05:00~08:00) (18:00~22:00)	주간 (08:00~18:00)	심야 (22:00~05:00)
주거지역, 녹지지역, 취락지역중 주거지구, 관광휴양지역, 자연환경 보전지역, 학교·병원의 부지경계 선으로부터 50m 이내 지역	확성기에 의한 소음	옥외설치	70 이하	80 이하	60 이하
		옥내에서 옥외로 방사되는 경우	50 이하	55 이하	45 이하
	공장 및 사업장의 소음		50 이하	55 이하	45 이하
	공사장의 소음		65 이하	70 이하	55 이하
상업지역, 준공업지역 일반공업지역, 취락지역 중 주거지구 외의 지구	확성기에 의한 소음	옥외설치	70 이하	80 이하	60 이하
		옥내에서 옥외로 방사되는 경우	60 이하	65 이하	55 이하
	공장 및 사업장의 소음		60 이하	65 이하	55 이하
	공사장의 소음		70 이하	75 이하	55 이하

* 비고 : 1. 대상지역의 구분은 국토이용관리법에 의하며, 도시지역은 도시계획법에 의한다.
2. 공사장의 소음의 규제기준은 주간의 경우 소음발생 시간이 1일 2시간 미만일 때는 +10dB, 2시간 이상 4시간 이하일 때는 +5dB를 보정한 값으로 한다.

2. 확성기 사용기준

(옥외에 설치된 확성기의 사용은 1회 2분 이내로 하며, 15분 이상 간격을 두어야 한다.)

제Ⅰ편 환경오염 43

〈표 Ⅰ-22〉 환경오염 피해진정 및 진정서처리 현황

단위 : 건

시도별	계	대기	수질	토양	소음·진동	악취	기타	미결
1981	1,172	303	156	24	476	147	66	22
1982	898	220	132	7	371	115	53	20
1983	1,219	229	110	6	649	166	59	9
1984	1,202	253	155	14	589	143	48	-
1985	1,106	185	136	5	577	139	64	7
1986	1,160	209	138	12	630	141	30	5
1987	1,442	292	248	17	602	203	80	12
1988	1,219	263	169	15	546	159	67	12
1989	1,201	179	163	7	590	148	114	11
1990	1,033	126	151	11	507	137	101	1
서울	549	35	56	-	331	72	55	-
부산	99	14	6	-	51	24	4	-
대구	39	14	1	-	14	7	3	-
인천	14	4	2	-	2	3	3	-
광주	13	-	2	-	10	-	1	-
대전	11	7	-	-	4	-	7	-
경기	130	21	31	7	43	21	7	-
강원	20	6	7	-	3	-	3	1
충북	34	5	5	3	10	2	9	-
충남	16	4	5	-	2	2	2	1
전북	34	4	10	-	13	-	6	1
전남	34	-	16	-	11	4	2	1
경북	19	5	5	-	8	-	1	-
경남	20	6	4	-	5	-	5	-
제주	-	-	1	-	-	-	-	-

* 자료 : 중앙환경분쟁조정위원회 사무국

〈표 I-23〉 환경 관련 예산
○환경 부문 예산 내역

단위: 억원

부서	소계	'83	'84	'85	'86	'87	'88	'89	'90
환경청	소계	207	343	420	433	671	773	645	902
	분뇨 및 오수처리 시설	83	86	95	115	76	85	55	144
	하천정화대책	-	-	-	-	90	72	89	110
	주요상수원 수질보전	-	-	-	-	-	-	-	130
	오염우심지역 특별대책	18	100	125	92	182	89	136	138
	오염측정망 확충	8	9	11	15	15	30	20	21
	대기오염 감시망	-	-	-	12	7	8	5	4
	자동차공해 방지	-	-	-	8	1	2	2	1
	쓰레기처리장 건설	14	-	-	-	-	5	10	10
	특정유해물질 처리시설	-	-	36	24	34	15	3	8
	환경오염 방지기금	-	50	80	100	150	250	16	55
	조사연구	4	4	5	8	9	12	15	12
	자원재생 공사지원	12	10	7	4	19	27	24	34
	환경보전장기종합계획	13	16	14	-	-	-	-	-
	기타	55	68	47	55	138	178	270	235
건설부	소계	131	255	413	533	927	1,200	907	1,239
	하수처리시설	131	173	333	453	623	709	705	1,029
	울산·온산 이주대책	-	82	80	80	304	491	197	180
	금호강 오염방지 조사	-	-	-	-	-	-	5	30
	소계	10	16	16	16	21	69	95	115

제Ⅰ편 환경오염 45

부처	항목								
산림청	산림병충해	7	13	13	13	17	27	57	64
	산화방지 및 도·남벌 방지	2	2	2	2	3	37	36	49
	야생조수보호	1	1	1	1	1	5	2	2
해운	소계	10	7	7	8	5	6	2	5
항만청	석탄부 공해대책	6	5	6	6	1	6	2	5
	항만오염 방제시설	4	2	1	2	4	-	-	-
수산청	수산시험 연구	18	15	21	27	34	62	87	99
상공부	이리 폐수도공사	2	4	-	-	-	-	-	-
교통부	항공기 소음방지	-	-	-	-	-	50	70	20
내무부	맑은물공급 대책	-	-	-	-	-	-	-	144
합계		378	640	877	1,017	1,658	2,160	1,806	2,524
GNP 대비(%)		(0.06)	(0.10)	(0.12)	(0.12)	(0.17)	(0.16)	(0.13)	(0.16)

○ 분야별 환경처 예산 내역

단위 : 백만원

구 분	1983	1984	1985	1986	1987	1988	1989	1990
합 계	20,688(100)	34,311(100)	42,047(100)	43,266(100)	67,081(100)	77,294(100)	64,488(100)	90,214(100)
소 계	17,804(86.1)	34,866(92.9)	39,756(94.6)	40,011(92.5)	62,023(84.1)	65,023(84.1)	52,492(81.4)	76,414(84.7)
기 관 운 영	973(4.7)	661(1.9)	806(1.9)	824(1.9)	7,499(11.2)	1,404(1.8)	2,962(4.6)	4,386(4.9)
환 경 관 리	2,477(12.0)	2,033(5.9)	1,943(4.6)	1,363(3.2)	1,642(2.4)	1,670(2.2)	1,309(2.0)	1,249(1.4)
환 경 홍 보	–	–	–	–	–	423(0.5)	451(0.7)	515(0.6)
대 기 보 전	1,086(5.3)	935(2.7)	1,473(3.5)	3,610(8.3)	2,578(3.8)	2,749(3.6)	1,623(2.5)	1,652(1.8)
수 질 보 전	13,268(64.1)	23,237(67.7)	13,908(33.1)	14,330(33.1)	13,058(19.5)	13,975(18.1)	18,460(28.9)	7,010(7.8)
환경기술자원	–	–	–	–	–	–	–	6,178(6.8)
재 특 (환경오염방지기금)	–	5,000(14.6)	8,000(19.0)	10,000(23.1)	15,000(22.4)	25,000(32.3)	1,617(2.5)	5,500(6.1)
소 계	293(1.4)	769(2.2)	1,116(2.7)	1,259(2.9)	2,063(3.1)	9,210(11.9)	8,226(12.7)	9,573(10.6)
지방울지방환경청	–	–	–	–	–	3,628(4.7)	1,615(2.5)	2,426(2.7)
방부산지방환경청	–	–	–	–	–	1,106(1.4)	1,467(2.2)	2,123(2.7)
환광주지방환경청	–	–	–	–	–	1,050(1.4)	936(1.5)	1,598(1.8)
경대구지방환경청	–	–	–	–	–	2,101(2.7)	1,041(1.6)	1,327(1.5)
청대전지방환경청	–	–	–	–	–	629(0.8)	2,516(3.9)	1,171(1.3)
원주지방환경청	–	–	–	–	–	696(0.9)	651(1.0)	928(1.0)
환 경 연 구	2,591(12.5)	1,676(4.9)	1,175(4.1)	1,996(4.6)	2,433(3.6)	3,061(4.0)	3,770(5.9)	4,227(4.7)

* 자료 : 환경처, 폐기물 처리 사무소

〈표 I-24〉 환경관련예산
○ 환경부문 예산의 연도별 변화   단위 : 억원

연도	국민총생산(GNP:A)		정부예산(B)		환경부문예산(C)		환경처예산(D)		비 율	
	GNP	증가율	예산액	증가율	예산액	증가율	예산액	증가율	GNP 대비 (C/A)	정부예산 대비 (D/B) (%)
1983	589,858	16.3	104,167	8.8	378	32.6	206.9	-0.4	0.064	0.199
1984	664,082	12.6	109,667	5.3	640	69.3	343.1	65.8	0.096	0.313
1985	728,498	9.7	122,751	11.9	877	37.0	420.5	22.6	0.120	0.343
1986	839,758	15.3	138.005	12.4	1.017	16.0	432.7	2.9	0.121	0.314
1987	975,317	16.1	160,596	16.4	1,658	63.0	670.8	55.0	0.170	0.418
1988	1,285,920	31.8	184,291	14.8	2,160	30.3	772.9	15.2	0.164	0.420
1989	1,371,400	6.6	192,284	4.3	1,806	16.4	644.9	-16.6	0.132	0.335
1990	1,526,304	11.3	274,557	42.8	2,524	39.8	902.1	39.9	0.165	0.329

〈표 I-25〉 환경오염 피해보상 현황   단위 : 천원

구 분	총건수	완 결		미 결	
		건 수	금 액	건 수	금 액
1981	61	54	1,099,084	7	1,458,836
1982	32	20	634,280	12	2,195,275
1983	39	30	3,044,702	9	1,011,609
1984	30	28	1,195,388	2	974,524
1985	29	22	1,219,918	7	831,848
1986	17	14	826,616	3	1,282
1987	31	24	5,222,625	7	3,100,871
1988	23	20	1,813,049	3	7,091,000
1989	22	19	2,748,553	3	130,000
1990	15	14	3,492,703	1	13,404,000
피해원인별	15	14	3,492,703	1	13,404,000
대기오염	8	8	3,278,723	-	-
수질오염	5	4	201,980	1	13,404,000
토양오염	-	-	-	-	-
소음·진동	1	1	12,000	-	-

악 취	1	1	-	-	-
기 타	-	-	-	-	-
피해내용별	15	14	3,492,703	1	13,404,000
농 작 물	9	9	716,881	-	-
수 산 물	2	1	34,000	1	13,404,000
생 활 환 경	4	4	2,741,822	-	-
기 타	-	-	-	-	-
구제수단별	15	14	3,492,703	1	13,404,000
분 쟁 조 정	-	-	-	-	-
민 사 소 송	-	-	-	-	-
당사자간 해결	15	14	3,492,703	1	13,404,000

* 자료 : 중앙환경분쟁조정위원회 사무국

제7장 오존층 파괴

최근 남극 상공에 오존 구멍이 점점 넓어져 가고 있다. 미항공우주국의 인공위성이 관측한 남극대륙 상공의 오존층 구멍이 지난해에 비해 15%나 커졌다고 발표하고 난 일주일 후 그 초기가 한반도 크기 이상인 23만km^2로 확대되어서 남미대륙의 남단까지 크게 영향을 미치기 시작하였다.

오존이란 산소원자(O) 3개가 모여 이루어진 불안정한 가스분자로 쉽게 산소분자(O_2) 하나와 산소원자 하나로 분해된다. 여기서 분해된 산소원자는 다른 물질과 결합해 산화작용을 한다.

실내 공간에 오존발생기를 설치해 미량의 오존을 발생시키는 것은 살균작용으로 공기를 정화시키기 때문이다. 그러나 그 양이 많아지면 호흡기관에 들어가 점막에 붙으면 조직을 파괴하여 사람에게 해로운 것이 된다.

자동차 배기가스에도 오존이 포함되어 있어서 대기에 오존량이 많아지면 불쾌지수가 높아지고 호흡기관에 나쁜 영향을 미친다.

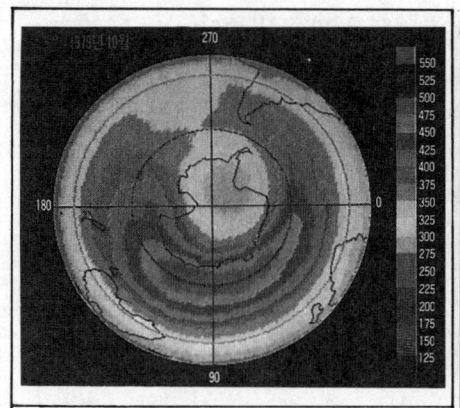
(a) 오존농도(DV) 3000이상

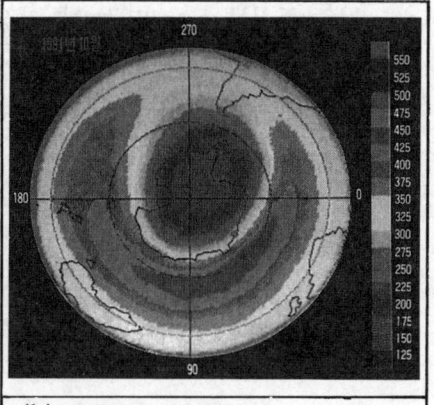
(b) 오존농도 1500이하

〈그림 1-11〉 오존농도도

(1) 오존의 분포

1) 대류권(약15km 상공 이내의 오존의 분포)
   ① 전체 오존량이 10% 존재
   ② 인체(호흡기관)에 나쁜 영향을 미치기 때문에 대류권의 오존량은 적을수록 좋다.
   ③ 자동차가 내뿜는 배기가스 등에 포함된 오존 때문에 산업화 이후 두 배 이상 늘어났다.

2) 성층권(15~50km)
   ① 전체 오존량의 90% 이상 차지
   ② 지구의 자연생태계에 필수적인 역할을 한다.
   ③ 성층권의 오존 농도가 1% 감소하면 피부암 환자가 3% 증가하고 백내장 환자는 0.3% 이상 증가한다.
   ④ 성층권의 오존층을 파괴하는 것은 냉장고의 냉매제, 스프레이 원료, 단열재 등으로 사용하고 있는 프레온가스(CFC)[16]이다.
   ⑤ CFC는 공기중에 방출되어서 분해되지 않고 20년 가량을 머물다가 성층권에 다다르면 오존을 산소로 파괴한다.
   ⑥ 오존층은 태양빛 속에 포함된 강한 자외선을 차단해 인간을 비롯한

각종 동식물이 살아가는 데 지장이 없도록 만들어 준다.
⑦ 오존층이 차단하는 자외선이 곧바로 지구 표면에 도달하게 되면 인간의 피부와 눈에 치명적인 상처를 입히고, 인체의 면역기능을 저하시켜 여러 가지 병에 걸릴 위험이 높아진다.
⑧ CFC가 성층권에 도달하면 강한 자외선에 분해되어서 염소(Cl)가 나온다. 염소는 오존(O_3)의 산소원자 하나와 결합하여서 일산화염소(ClO)가 되고 이는 다시 산소원자와 결합하여 산소분자(O_2)를 생성하는 과정을 반복하면서 오존은 산소로 바뀐다.

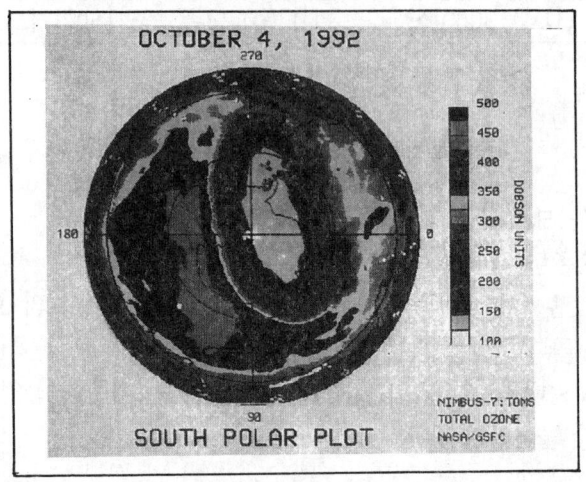

〈그림 1-12〉 미항공우주국(NASA)의 인공위성 님부스가 찍은 남극상공의 오존구멍

제 II 편
혈 액

제1장 혈액의 구성

순환계에 있어서의 수송매체는 혈액이다. 이러한 혈액은 조직과 폐 사이에 산소와 이산화탄소를 운반하고 전신에 다른 여러 가지 물질을 운반한다.

우리 몸을 구성하고 있는 모든 세포들은 그 안에서 대사작용을 일으켜, 그로부터 나오는 에너지를 사용하여 생명활동을 유지시킨다. 그러므로 세포들은 대사작용에 필수적인 양분과 산소를 끊임없이 공급받아야 한다. 단세포 생물들은 세포막을 통해 외부 환경과 물질 교환을 직접 할 수 있으나, 다세포 생물에서 세포들은 그들과 접촉하고 있는 조직액을 통하여 물질을 공급받으며, 대사작용의 결과 만들어진 노폐물을 조직액으로 내보낸다. 따라서 세포 밖의 환경을 일정하게 유지하기 위하여 물질 운반을 담당하는 특별한 기관인 순환기를 갖추게 되었고, 그 속을 흐르는 혈액을 통하여 산소, 영양분, 노폐물, 호르몬을 운반한다. 또한 순환기는 열을 고르게 퍼지도록 하여 체온조절을 도우며, 외부로부터 들어온 병균을 없애는 등 면역작용도 담당한다.

그러므로 혈액을 크게 분류하면 고형성분과 액체성분으로 나눌 수 있다. 여기서 부피의 약 45%는 고형성분으로 되어 있고 나머지 55%는 액체성분으로 되어 있다.

이것을 도식하면 다음과 같다.

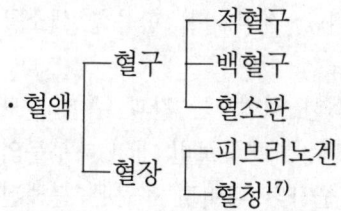

(1) 혈구(血球)

혈액은 액체성 조직이다. 혈액은 혈장이라는 액체성 매질 속에 자유로이

떠 있는 세포 및 세포조각으로 구성되어 있다. 세포와 세포조각은 소위 혈액의 세포 성분을 이룬다. 이들의 크기는 광학현미경으로 충분히 관찰할 수 있을 정도다. 이러한 세포 성분에는 위에서 보았듯이 적혈구와 백혈구, 혈소판과 마이크로파지(대식세포 : 세포의 사체와 이물을 먹는 인체의 청소부)의 3가지로 구성되어 있다.

〈표 2-1〉 혈구의 조성

혈 구	지름(μ)	수(㎟)	주요작용
적 혈 구	7~8	남 500만, 여 450만	산소운반
백 혈 구	9~12	7000~10,000	식균작용
혈 소 판	2~4	30만(유동적)	혈액응고

1) 적혈구(Red Blood Cells)

적혈구는 혈소판과 백혈구 중 가장 많은 양을 차지한다. 적혈구의 모양은 원반형이며 직경은 약 7μm이며, 가장자리의 두께는 2μm이다. 원반의 중앙 부위는 가장자리보다 얇은 편이다(1μm). 그리고 양쪽이 오목한 형태는 세포나 혈장 사이에 가스교환의 속도를 증가시키는 역할을 한다.

정상적인 여자에 있어서 혈액 1㎣ 당 약 450만 개이고, 남자는 500만 개가량 들어 있으며, 몸 전체에는 20조(2×10^{13})라는 엄청난 수가 들어 있다. 그러나 이러한 갯수는 그 개인이 살고 있는 장소의 표고(해발 : 바다의 수준면에서 지표의 어느 지점에 이르는 수직 거리)나 건강상태에 따라서 약간 변동이 있다.[18] 그리고 이것은 헤모글로빈이라는 철(Fe)을 함유한 색소를 가진다.

그리고 적혈구의 수명은 약 120일이다. 노쇠한 적혈구는 간과 주머니 모양의 지라[19]에 있는 탐식세포에 의해서 파괴된다. 헤모글로빈 내의 대부분의 철분은 재생하여 다시 이용되며, 헤모글로빈 분자의 나머지 부분은 분해된다. 어떤 분해산물(담즙색소)은 간에 의해서 담낭 속에 분비되기도 한다.

간과 지라에서는 적혈구가 매초 300만 개가 죽어 없어지는 것으로 추산된다. 계속적인 적혈구의 손실은 골수의 작용에 의해 정상적으로 보상되며, 건강한 골수는 통상 파괴 속도보다 4배 이상의 적혈구를 생산할 수 있다. 그러므로 골수는 심한 출혈 후에도 혈액의 정상 적혈구 함량에 빨리 도달하게 된다.

어떤 상황에서는 적혈구의 소실률이 생성률을 능가한다. 이러한 현상이 일어나면 혈액 속의 적혈구 함량은 감소하여 빈혈 증상을 나타내게 된다.

성인에게 있어서 적혈구는 늑골·흉골·척추 등의 골수에 있는 간세포에서 만들어진다. 등뼈나 갈비뼈, 팔다리뼈 속에는 붉은색을 띤 연한 조직으로 되어 있다. 이것을 골수라고 하는데 적혈구 따위가 여기서 만들어진다. 포유류의 적혈구는 골수 안에 있을 때는 핵이 있으나 피 속에 나왔을 때는 핵이 없어진다.

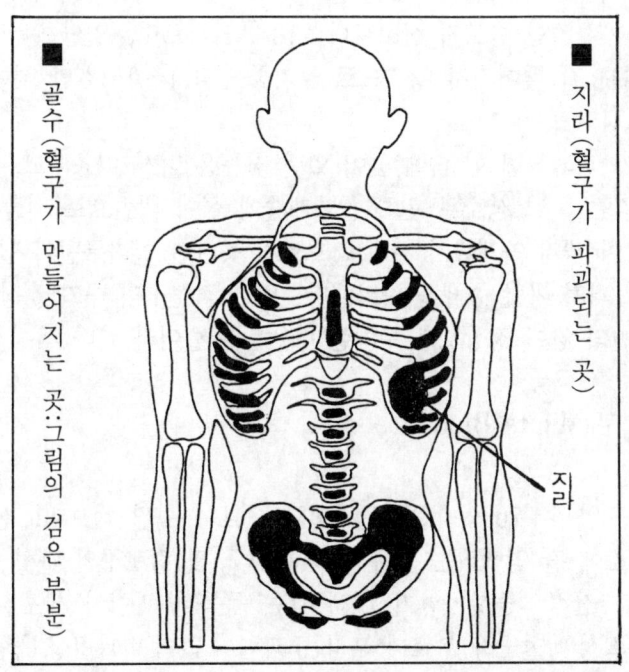

〈그림 2-1〉 혈구를 만드는 곳(골수에서 적혈구와 혈소판을 만든다)

적혈구는 120일 정도 피 속에서 활동한 뒤 간이나 가로막 왼쪽 아래 깊은 곳에 있는 지라에서 파괴된다. 골수에서 만들어진 백혈구도 2~9일간 피 속에서 활동한 뒤 지라와 골수에서 파괴된다. 처음 생성되었을 때에는 적혈구는 핵을 가졌으나 헤모글로빈은 많지 않다. 그러나 성숙해 감에 따라 적혈구 속의 헤모글로빈 양은 분자량이 2억 8,000만 정도가 될 때까지 증가한다. 이 헤모글로빈 합성 과정이 끝날 무렵 핵은 세포 밖으로 밀려 나온다.

헤모글로빈의 가장 중요한 기능은 산소의 운반이다. 산소는 분압이 높은 폐에서 헤모글로빈과 결합하여 산소 헤모글로빈으로 되고, 산소 분압이 낮은 조직에서는 떨어져 조직으로 확산되어 들어간다. 산소는 98.5% 이상이 헤모글로빈과 결합한 상태로 운반되며, 나머지 1.5%가 혈장에 용해되어 운반된다.

그러나 살충제나 배기가스에 포함되어 있는 유독가스들은 헤모글로빈과 쉽게 결합하여 헤모글로빈의 산소운반 작용을 저해한다. 특히 일산화탄소는 헤모글로빈과의 결합 속도가 산소보다 210배나 빠르며, 일단 일산화탄소와 결합한 후에는 잘 떨어지지 않으므로 공기중에 0.1~0.2%만 섞여 있어도 대단히 위험하다.

적혈구가 파괴되면 헴 속에 들어 있던 철분은 다시 이용되고, 나머지는 빌리루빈이라는 노란 색소로 변하여 쓸개즙에 섞여 대변으로 배출된다. 만약, 간에 이상이 생겨 쓸개즙이 제대로 흐르지 못하면 빌리루빈이 혈관으로 들어가 온몸에 퍼져 황달 증세를 나타낸다. 또한 적혈구의 수가 정상보다 적거나 헤모글로빈의 양이 정상보다 부족한 경우를 빈혈이라 한다.

2) 백혈구(White Blood Cells)

백혈구는 약 1:700의 비율로 적혈구 수보다 훨씬 적으며, 산성·중성·염기성 색소에 잘 염색되는 것과 단핵 백혈구 및 림프구의 다섯 종류로 되어 있다. 전자(산성·중성·염기성 색소)는 독특한 과립이 세포질 내에 존재하므로 과립성 백혈구라 부르며 후자는 과립이 없어 비과립성 백혈구라 한다.

백혈구의 크기는 림프구[20]처럼 적혈구보다 별로 크지 않은($10\mu m$) 것에서부터 단핵세포처럼 약 3배의 크기($25\mu m$)를 가진 것까지 있다.

그리고 백혈구의 수는 혈액 1㎣ 당 5,000~18,000개 가량 들어 있으며, 일반적으로 이들은 감염으로부터 몸을 방어하는 기능을 담당한다.

호중성 백혈구와 단핵세포는 몸 안에 들어오는 입자(세균 따위)의 섭식과 내포운동에 의하여 방어작용을 수행한다. 이 기능을 수행하기 위해 백혈구는 추화성[21] 물질을 따라 모세혈관 벽을 뚫고 손상을 입은 조직으로 들어간다. 조직이 한번 풀려 나오면 백혈구는 탐식작용을 시작한다. 세균 또는 그외 입

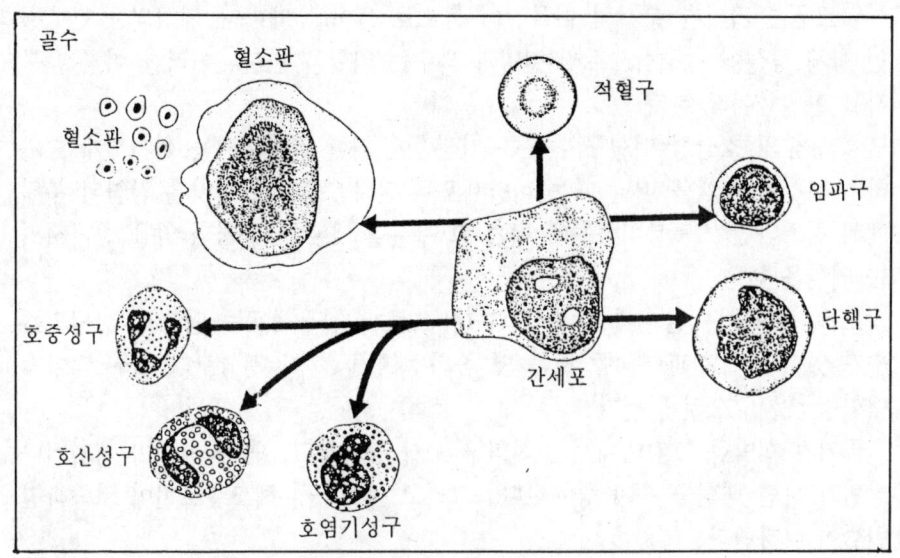

〈그림 2-2〉 혈액의 여러가지 세포

자들은 액포 속에 감싸여진다. 이들은 리소솜(lysosome)[22]과 융합하고 이의 효소는 세균을 파괴한다. 호중성 백혈구의 세포질에 풍부한 과립들은 리소솜이다. 이렇듯 손상을 입은 조직에서 백혈구가 죽음으로써 살갗에 노란 고름이 생기는데 이것은 죽은 백혈구와 파괴된 조직의 덩어리다. 즉 백혈구와 세균이 싸워서 죽어 있는 시체다.

호중성 백혈구의 수명은 우리의 입 속이나 공기, 대장 또는 그외 여러 곳에 항상 살고 있는 세균들을 통제하는 데 지속적으로 종사하고 있기 때문에 건강한 사람이라 할지라도 이것들이 활동을 하지 않으면 수일 내에 죽는다. 이러한 통제작용으로 인하여 우리는 여러 가지 세균들에 대하여 충분한 내성을 갖는다.

그러나 여러 가지 스트레스는 일시적으로 저항성을 약하게 만들며, 이는 세균들이 조직에 침입하는 것을 막지 못한다. 예를 들면 무과립세포증으로서 새로운 백혈구를 만들지 못한다. 백혈구의 생성이 정지됨과 동시에 우리의 몸 속에서 억제되어 있던 세균이 증식하기 시작하여 이틀 후면 입이나 대장

의 궤양 또는 심한 폐감염을 초래하게 된다. 이 감염은 곧 온몸에 퍼져 항생제로 치료하지 않으면 수일 내에 죽음에까지 이르게 된다.

림프구는 거대한 분자의 이물질이 몸으로 들어올 때마다 생성되는 단백질인 항체 형성에 동조함으로써 질병과 싸우는 역할을 한다. 이러한 이물질 분자를 항원[23]이라 한다.

혈액 중의 호산성 백혈구의 수는 기생충에 의한 질병에서는 현저하게 증가하여 이것이 혈액을 떠날 때는 비만세포로 된다. 그리고 이것은 감염된 부위에서 히스타민[24]을 분비하는데 이는 그 부분을 흐르는 혈액의 양을 증가시키는 역할을 한다.

모든 백혈구는 골수에서 생성되는데 드물게 전구세포는 암으로 발병되는 수가 있다. 그 결과 한 종 또는 몇 종의 백혈구 수가 정상보다 훨씬 많아져 백혈병[25]을 일으키게 된다.

공기가 희박한 고지대에서는 적혈구 수가 증가하고, 몸에 염증이 생기거나 상처가 나면 백혈구 수가 증가한다. 그리고 적혈구나 헤모글로빈이 부족하면 빈혈이 나타난다.

3) 혈소판(血小板 : platelets)[26]

혈소판은 골수 속의 거핵세포[27]에 의해서 생긴 세포조각들로서, 혈액 1mm³당 20~30만 개 가량 들어 있으며, 이들의 모양은 불규칙하며 크기는 2~4 μm 정도다. 혈소판은 핏줄 밖에서 파괴되면 트롬보키나아제가 나와 혈액응고에 관여한다.

혈소판은 혈액의 항상성을 유지하는 역할을 한다. 즉 상처받은 부위에서 파괴되어 혈액이 응고되도록 하는 동시에 세로토닌이라는 물질을 분비하여 혈관벽을 수축시켜 출혈을 막는다. 혈소판의 수명은 2~4일 정도이며 간과 지라에서 파괴된다. 그러므로 혈소판은 혈액의 응고작용에 중요하다.

(2) 혈장(plasma)[28]

혈구가 떠 있는 담황색의 액체를 혈장이라 부른다. 혈장의 주성분은 대부분이 물이며, 그 속에는 여러 가지 크기의 분자와 이온이 녹아 있다. 이들 중에는 세포의 주 에너지원이 되는 포도당과 아미노산이 포함되어 있는데,

지방이 많은 음식물을 먹으면 이들은 혈장으로 수송된다. 그리고 혈장에는 영양분과 함께 세포의 대사산물인 노폐물이 들어 있다. 또한 혈액에는 비타민과 호르몬도 들어 있다. 이렇듯 여러 종류의 이온이 들어 있는데, 이들 이온 중에서 나트륨(Na) 이온과 염소(Cl) 이온이 가장 풍부하다. 이러한 물질의 대부분은 혈액에 의해 수송중에 있으며 혈액의 공급처로부터 혈액의 소비처로 수송되고 있는 것이다. 전자(공급처)는 장이나 저장고 또는 비축물 공급기관 따위이다. 예를 들면, 간은 필요한 시기(식사 중간 시간)에 혈액에 방출하기 위하여 글루코스와 비타민 같은 여러 가지 물질을 저장한다. 그러므로 몸 속의 모든 세포는 특정물질의 소비처 구실을 한다. 이에 대하여 소비처 구실을 하는 콩팥과 폐, 피부와 같은 처리기관은 혈액 속의 물질을 제거하는데, 찌꺼기는 외부환경으로 내보낸다.

〈표 2-2〉 혈장의 구성

구성성분	구성비(%)
H_2O	90
염류	1 (이하)
단백질	7
기타 물질들(영양분, 노폐물, 호르몬 등)	2

* 혈청 알부민 4%, 혈청 글로블린 2.7%, 피브리노겐 0.3%

혈장 ┌ 혈청(혈장-피브리노겐)
     └ 피브리노겐 : Ca^{++}가 활성화를 시켜 줘서 피브린(섬유소원)으로 변한다(구조 : 망상구조).

위의 표에서 알 수 있듯이 혈장의 약 7%는 단백질 분자로 구성되어 있다. 이 중에는 피부가 손상당했을 때 혈액응고 과정에 작용하는 피브리노겐이 포함되어 있다. 혈액이 정맥에서 흘러나와 응고하게 된 후에 핏덩어리가 줄어든다. 핏덩어리가 형성됨에 따라 혈청[29]이라 불리는 맑은 액체가 핏덩어리에서 빠져 나온다. 즉 혈청은 혈장에서 피브리노겐을 제외한 것이다. 이것을 도식하면 다음과 같다.

(3) 혈구와 혈장

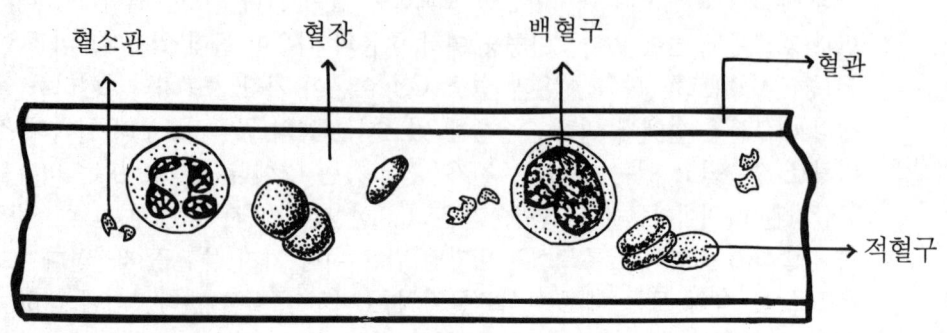

〈그림 2-3〉 혈관에서의 혈구와 혈장

1) 혈장(피브리노겐+혈청)

혈장의 구성성분을 살펴보면 〈표 2-2〉와 같다. 혈장은 피브리노겐과 혈청으로 조성되나, 전자(피브리노겐)는 척추동물의 혈장 및 림프액 속에 있는 글로블린(단백질)의 한 가지인 피브리노겐을 칼슘(Ca) 2원자가 와서 활성화시켜 줘서 피브린(섬유소원)으로 바뀐다. 후자(혈청)는 전자를 제외한 나머지다. 즉 혈액이 엉겨 굳을 때 혈병[30]에서 분리되는 담황색의 투명액체가 혈청이다.

2) 혈구

혈액의 고체성분으로 혈장 속에 부유하는 세포를 말한다. 이 혈액을 원심

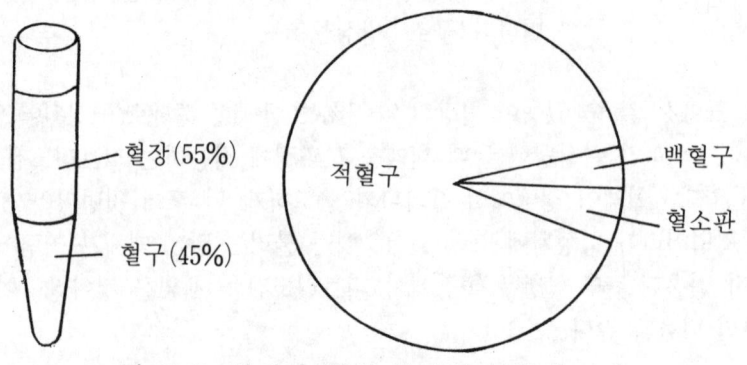

〈그림 2-4〉 혈액의 원심 분리와 구성비

분리하면 다음과 같다.
① 피(혈액)를 뽑는다.
② 뽑은 피를 원심분리기에 넣는다.
③ 원심분리기를 돌린다.
④ 돌리고 나면 무거운 것은 아래로 가라앉고, 가벼운 것(노란 액체)은 위로 뜬다.

즉 이것을 쉽게 이해하려면, 우리가 차를 몰고 커브길을 돌 때 달리는 차는 바깥쪽으로 쏠리게 된다. 이렇게 바깥쪽으로 쏠리는 현상을 원심력이라 하며 이와 반대로 안쪽으로 쏠리는 현상을 구심력이라 한다.

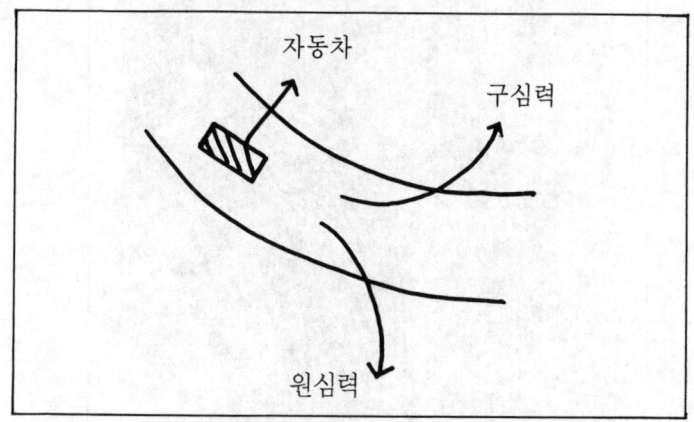

〈그림 2-5〉 커브길에서 달리는 자동차에 일어나는 현상

혈장에서 살펴보았듯이 그 구성원소 중 무기염류(전해질), 즉 에너지원으로는 쓰이지 않으나 동물의 혈액과 조직의 성분이 되며 생리기능을 조절하는 물질이다. 이러한 무기염류는 양이온과 음이온을 띠고 있다. 이렇듯 우리의 몸에는 전기가 흐른다는 것을 알 수 있다. 그런데 이것이 전깃줄에서처럼 흐르는 것이 아니라 우리 몸에서는 녹아 있는 상태, 즉 이온상태로 흐른다. 그러면 우리 몸의 발전(發電: 生體電氣)에 대해 자세하게 알아보기로 하자.

(4) 생체전기(生體電氣)

사람의 몸 속에도 신경이나 근육 등이 흥분하면 전기를 일으키는 기관이

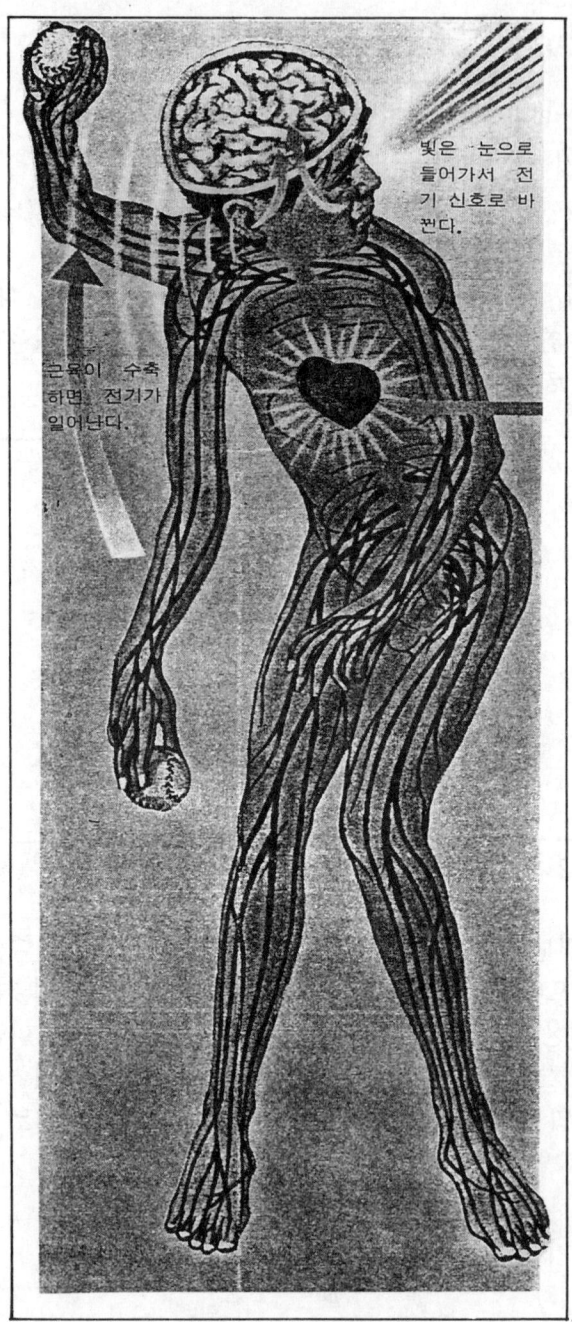

〈그림 2-6〉 인체 속의 전기[31]

있다. 신경은 몸의 안과 바깥에서 생기는 여러 가지 변화를 뇌에 전하기 위해서 전기의 신호를 일으키며, 근육은 수축할 때마다 전기를 발생시킨다. 이와 같이 생물 속에 전기가 일어나는 것은 생물이 생명을 가지고 있기 때문이다. 생물의 전기는 생명의 증거이다.

생물의 몸 속에 있는 전해질은 원형질[31] 속에서 음이온(-)과 양이온(+)으로 전리되기 때문에 전기가 생긴다. 베른슈타인(Bern Stein)에 의하면 살올실과 같이 자극을 받는 것이 반투성인 막으로 싸여져 있고, 그 속에 있는 마이너스(-)와 플러스(+)의 이온 중에서 어떤 종류의 플러스 이온만을 통과할 수 있기 때문에 상처가 나지 않은 살에서는 전기적으로 2중 층을 이루게 된다. 따라서 상처가 나지 않은 살은 어느 부분이나 등전위이고 정지전류는 발생하지 않는다. 다시 말하면 자극을 받은 것의 표면은 등전위적이기는 하나 전기적 2중 층으로 덮여 있는 것이다.

여기에 상처를 주게 되면 2중 층이 깨져서 그림과 같이 상처가 없는 부분에서 상처난 부분으로 전류가 흐르게 된다. 이것을 정지전류라고 말한다. 또 흥분하게 되면 그 흥분한 부분의 막은 투과성이 높아지고 마이너스 이온도 밖으로 나갈 수 있기 때문에 상처가 났을 때와 마찬가지로 정지부에 대해 흥분한 부분은 음성으로 되는데 이것을 활동전류라 말한다. 즉 생체전기에는 정지전류와 활동전류로 대별된다.

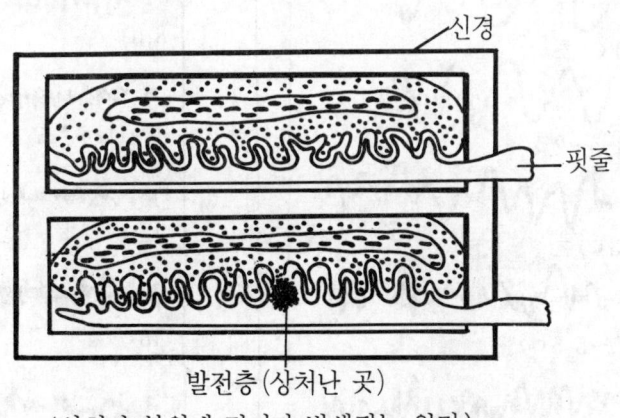

(상처난 부위에 전기가 발생되는 원리)

1) 정지전류(停止電流)

생물체가 특별한 활동을 하지 않고 정적인 상태에 있더라도, 생물체의 각부 조직의 분화와 물질대사의 차이에 의하여 전기가 생긴다. 이러한 전기를 정지전류라 한다.

2) 활동전류(活動電流)

활동부위와 정지부위 사이에 전위차[32]가 생겨 발생되는 전류로서 비교적 강한 전류가 생긴다. 전류의 방향은 정지부(+)에서 활동부(-)로 흐른다.

① 뇌전류

뇌의 활동에 따라 생기는 전류를 말한다. 오시로그래프(Oseillograph)[33]

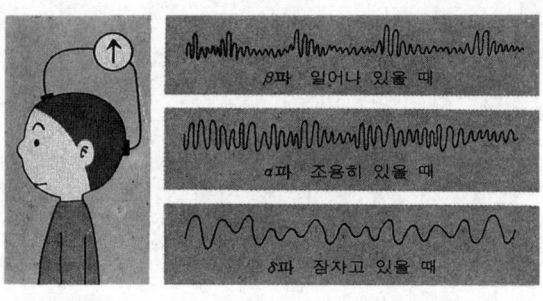

〈그림 2-7〉 뇌파

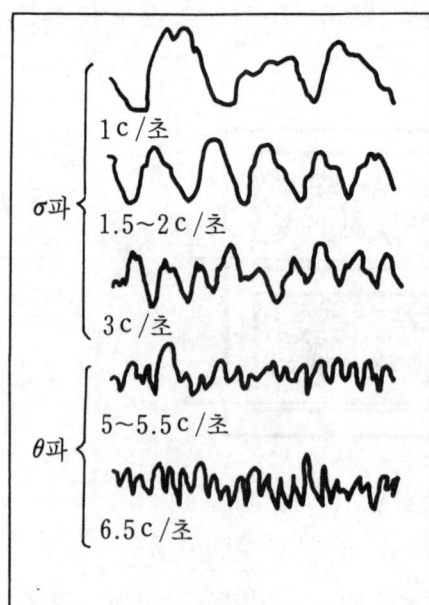
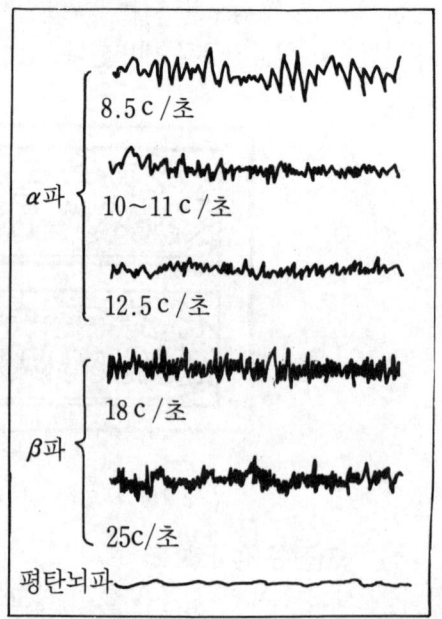

〈그림 2-8〉 뇌파의 종류

로 대뇌피질의 전위변화를 나타낸 곡선을 뇌파[34]라 하는데, 파형은 정신상태에 따라 일정한 특징을 나타내므로 정신진단에 쓰인다. 이러한 뇌파에는 4가지 종류가 있다.

② 염통전류

염통의 박동에 따라 생기는 전류를 말한다. 이 전류의 전위변화를 오시로 그래프로 나타낸 곡선을 심전도[36]라고 하는데, 이것은 보통 12유도(誘導)를 취할 수 있다. 심방의 흥분을 나타내는 작은 파형(p파), 심실의 흥분을 나타내는 뾰족한 가시(QRS파), 그리고 심실의 흥분소퇴를 나타내는 완만한

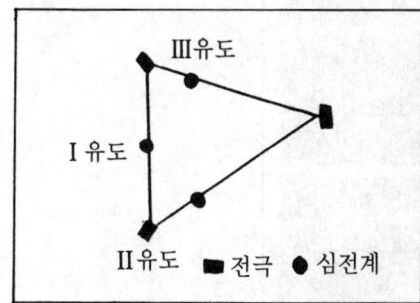

〈그림 2-9〉 심전도의 기록법
(표준지 유도의 예)

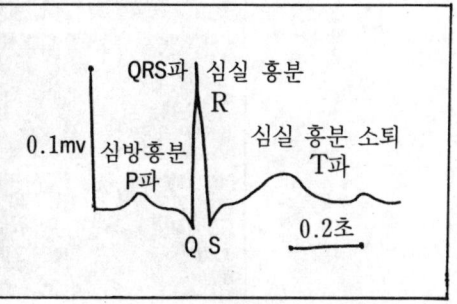

〈그림 2-10〉 심전도 파형
(Ⅰ유도의 정상파형)

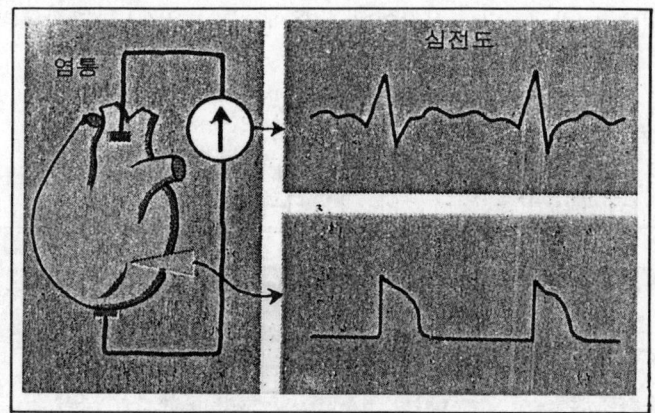

〈그림 2-11〉 심전도

파형(ST, T파)으로 성립된다. 이것은 심장[37]의 어느 부분이 부담을 안고 있는가, 심근의 상태는 어떤가, 부정맥의 분석, 전해질 이상은 없는가 등의 탐색에 쓰인다.

③ 근육에서 일어나는 전기

손[38]과 발에 전극을 이어서 근육을 수축시키면 근육에서 일어나는 전기를 기록하는 것이 근전도(筋電圖)이다. 전기가 일어나는 모양은 근육이 수축하

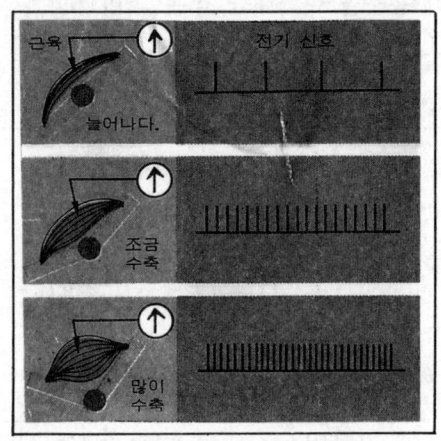

〈그림 2-12〉 근육에서 일어나는 전기

는 상태에 따라 결정된다. 수축이 약할 때는 신호가 적으나 수축이 강하면 많은 전기신호가 발생한다. 신경이나 근육에 병이 있으면 근전도의 상태가 달라지므로 병을 알 수 있다.

④ 신경으로 전해지는 전기 신호

눈이나 귀로부터의 감각을 뇌에 전하는 신경이나 뇌의 명령을 손발에 전하

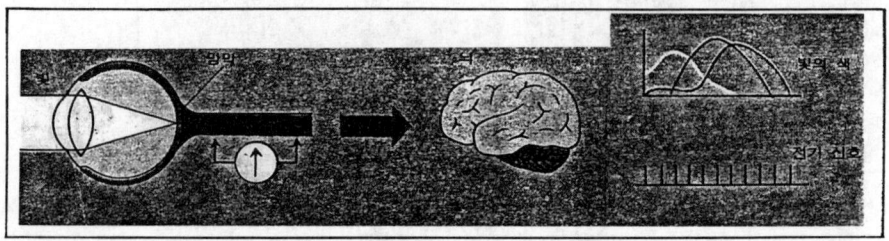

〈그림 2-13〉 신경으로 전해지는 전기 신호

는 신경에는 전기의 신호가 전달되고 있다. 예를 들면 빛이 눈으로 들어가면 망막 속에 있는 많은 신경 세포에 전기 신호가 일어난다. 이 전기는 시신경이라는 신경을 지나 뇌에 보내어진다. 이러한 전기신호는 빛의 세기나 색깔의 종류에 따라 달라진다.

이와 같이 전류가 우리의 몸 속에서는 녹아 있는 상태, 즉 이온상태로 흐르고 있다. 이러한 이온은 양이온(+)과 음이온(-)으로 나뉘며 대표적인 원소는 다음 표와 같다.

〈표 2-3〉 대표적인 무기염류(전해질)[39]

구 분	음 이 온	양 이 온
음이온	Na^+(나트륨)	K^+(칼륨)
양이온	Cl^-(염소)	HCO_3^-(삼산화수소)
중요한무기염류	Ca^{++}, Mg^{++}, F, Cu, I, S, Mn, Zn	

〈표 2-4〉 무기염류의 종류와 기능

종 류	기 능	1일요구량	결 핍 증
나트륨(Na)	체액의 주된 양이온, 삼투압 조절, 완충작용(산, 염기의 조절), 포도당 흡수, 신경과 근육에 자극 전달	6g	탈수, 근육의 경련, 신장기능 마비
칼 륨(K)	세포액의 주된 양이온, 완충작용, 신경과 근육의 기능조절, 단백질 합성, 글리코겐 형성	1~2g	근육수축 장애
칼 슘(Ca)	뼈와 이의 성분, 혈액응고, 근육수축, 신경자극 전달, 세포막 투과성, 효소의 활성화	1g	근육의 경련(테타니병), 뼈의 무기염류 부족
인(P)	뼈의 성분, 핵산·세포막의 성분, 에너지 대사(효소, ATP), 완충작용	1.5g	뼈의 무기염류 부족
염 소(Cl)	체액의 주된 음이온, 완충작용, 삼투압 조절, 위액의 염산 성분	2~3g	체액의 알칼리화, 근육 경련

마그네슘(Mg)	뼈와 이의 성분, 신경과 근육의 기능조절, 효소의 활성화 또는 조효소	13mg	테타니병
황(S)	단백질의 성분, 효소의 활성화	미량	
철(Fe)	헤모글로빈과 시토크롬의 성분	16mg	빈혈
구 리(Cu)	헤모글로빈 합성, 철의 흡수	미량	빈혈
요오드(I)	갑상선 호르몬의 성분	0.1~0.2mg	갑상선 부종, 크레틴병
망 간(Mn)	헤모글로빈 합성, 효소의 활성화	미량	조직호흡 저하
코발트(Co)	헤모글로빈 합성, 비타민 B_{12} 성분	미량	빈혈
아 연(Zn)	효소의 성분	미량	
몰리브덴(Mo)	특수효소의 성분	미량	
불 소(F)	뼈와 이의 경화, 구강 내의 부패 억제	0.7ppm*	이의 부식

* ppm=parts per million(1/100만). mg 이하는 미량 원소(trace minerals)임.

(5) 핏덩어리(혈전)의 생성과 혈구의 역할

앞에서 살펴보았듯이 혈구가 제 역할을 하지 못하면 몸은 저항력이 약해져 병이 들기 시작한다.

1) 혈구의 역할

우리 몸에 상처가 났을 때[40] 피는 어떻게 엉기게 되는지 알아보자.

① 혈관이 상처를 입으면 뒤이어 상처난 부분에 더 이상 피가 나지 않게

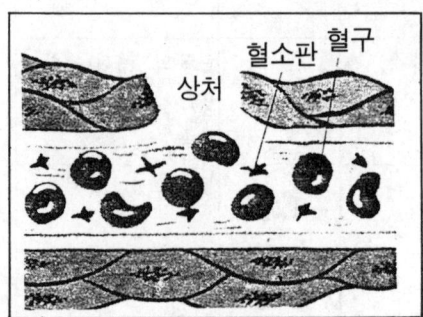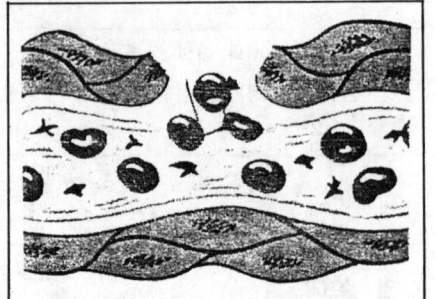

〈그림 2-14〉 상처난 혈관 주위에 혈소판이 모여드는 과정

하기 위해서 혈소판이 모여든다.
② 상처난 혈관 주위에 많은 혈소판이 모여 달라붙게 되고, 이어서 혈소판은 곧 파괴된다. 파괴될 때 트롬보키나제라는 물질이 나오는데, 이 트롬보키나제와 칼슘(Ca)의 작용으로 프로트롬빈이라는 물질에서 트롬빈[41]이라는 효소가 만들어진다.

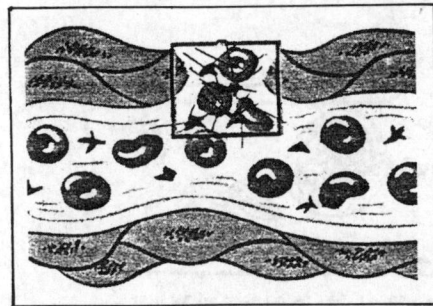 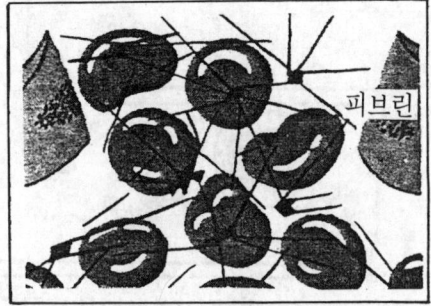

〈그림 2-15〉 트롬빈이 만들어지는 과정 〈그림 2-16〉 피브린이 혈소판을 싸는 과정

③ 이러한 트롬빈의 작용으로 혈장 안의 피브리노겐[42]에서 피브린이란 섬유가 생긴다. 이 섬유가 적혈구와 백혈구 등과 엉겨 붙어 혈구 덩어리를 만들어 혈관 상처에 마개를 씌워 출혈을 멎게 한다.
④ 상처가 아물고 나면 혈소판을 싼 피브린[43]이 용해되지 않으면 혈전이

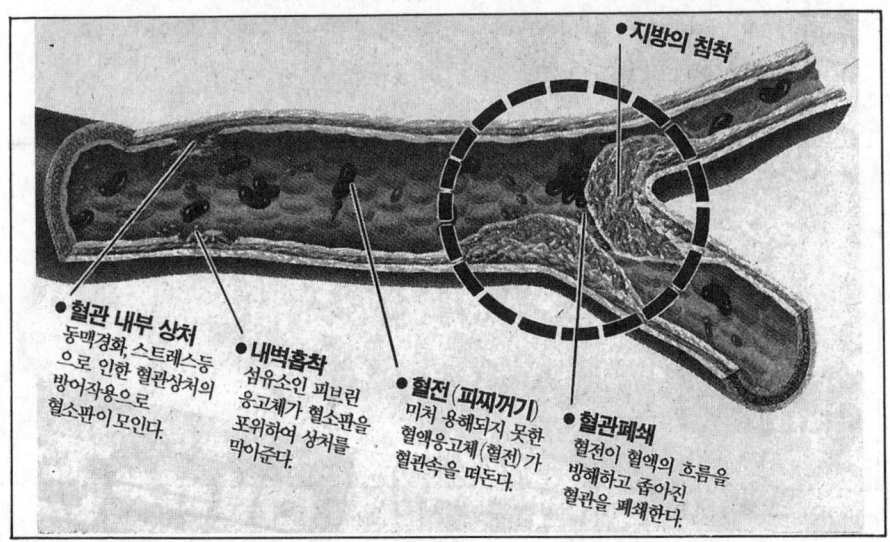

〈그림 2-17〉 혈전이 떠돌아 다니면서 성인병을 유발시키는 과정

되어 떠돌아다닌다. 결국 이것이 떠돌아다니면서 현대인들에게 성인병을 유발한다.
또한 상처가 난 부위에는 항상 균이 침투를 한다. 이러한 상처를 보호하기 위해서 다음과 같은 현상이 진행된다.

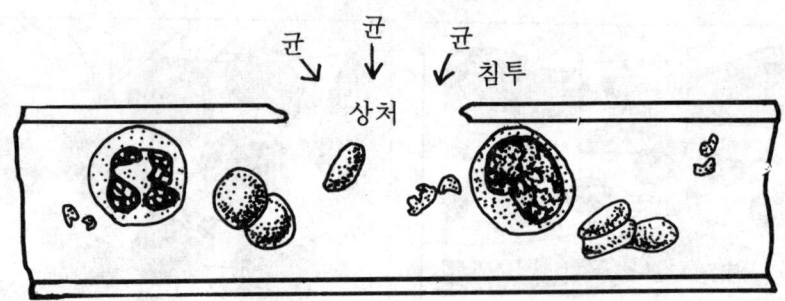

〈그림 2-18〉 상처난 곳으로 균이 침투하는 과정

ⓐ 상처가 났다.
ⓑ 이 상처난 곳으로 균이 침투한다.
ⓒ 상처를 보호하기 위해서, 즉 세균으로부터 상처를 보호하기 위해서 백혈구가 모여든다. 그리고 나서 백혈구가 세균을 잡아먹는다(모세혈관의 세포 사이를 빠져나온 백혈구는 세균을 흡수해서 잡아먹는다).
ⓓ 이렇게 하여 생긴 것이 고름이다(백혈구의 시체).

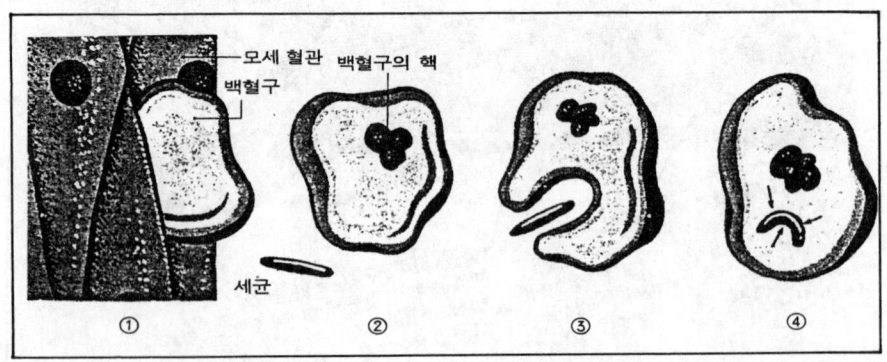

〈그림 2-19〉 백혈구가 세균을 잡아먹는 과정

다시 말하면 몸 안에 세균 같은 병원체나 다른 것이 들어왔을 때, 그것을 잡아먹어 몸을 병으로부터 보호하는 것이다. 세균이 몸 안에 들어오면 백혈구는 아메바처럼 모양을 바꾸어 세균을 에워싸고 삼키듯이 잡아먹는다.

또 백혈구는 모세혈관 벽을 이루고 있는 세포와 세포 사이의 좁은 틈을 빠져나가 핏줄 밖으로 나올 수도 있다. 평소에는 혈관 속을 흐르고 있지만 일단 세균이 몸 안에 침입하면 많은 백혈구가 감염된 부분의 혈관벽을 뚫고 모여들어 세균을 먹어치운다. 상처를 통해 세균이 들어갔을 때 고름이 나오는 일이 있다. 이것은 백혈구가 세균과 싸우다 죽은 것이다. 백혈구는 세균을 잡아먹다 죽기도 하지만 새로운 백혈구가 계속 만들어져 보충이 된다.

백혈구 안에는 세균이나 다른 물질이 들어왔을 때 그것을 죽여서 두번 다시 같은 것이 침입하지 못하도록 항체라는 물질이 만들어지는데, 이와 같은 작용을 면역이라 한다.

혈소판과 백혈구는 세포로 존재하기 때문에 반드시 혈관 속에서도 적혈구가 산소를 공급하여야 한다.

호흡에 의해 산소와 이산화탄소의 교환이 이루어지기 때문에, 허파의 허파

〈그림 2-20〉 외부에서 몸 안으로 세균이 침투하는 과정

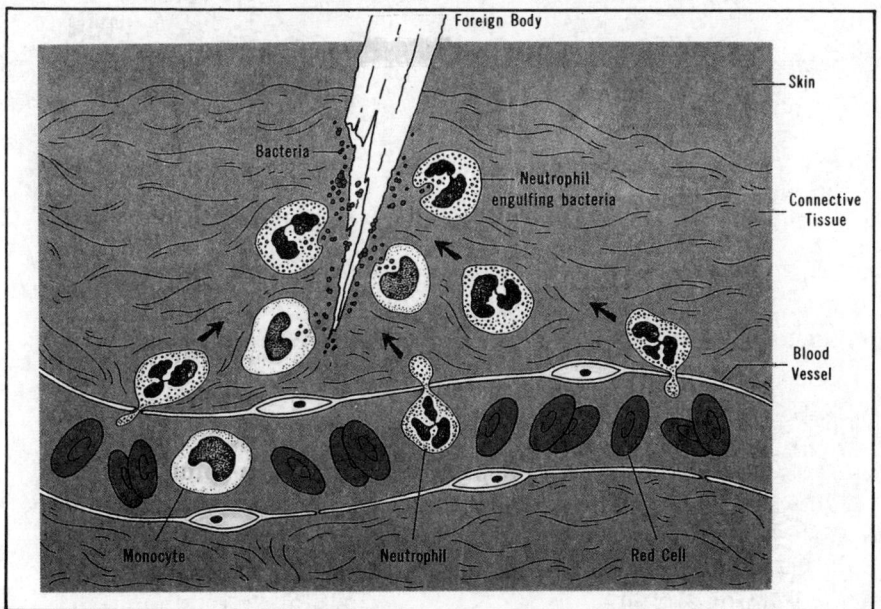

꽈리에 퍼져 있는 모세혈관[44]을 통하여 공기 속의 산소가 정맥피에 녹아든다. 피에 녹아든 산소는 헤모글로빈과 결합하여 동맥피가 되어 심장을 지나 온몸에 흐른다. 헤모글로빈은 몸 구석구석에서 세포활동에 필요한 산소를 공급해 준다.

그러므로 이러한 과정(출혈에서 지혈까지의 과정)을 보면 다음과 같다.

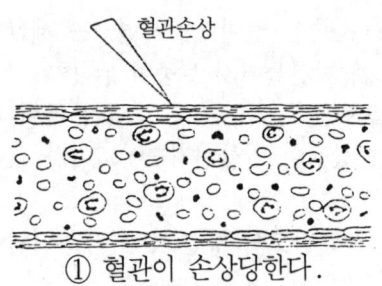
① 혈관이 손상당한다.

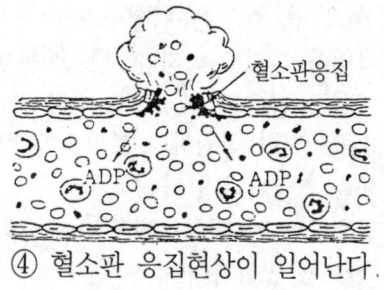
④ 혈소판 응집현상이 일어난다.

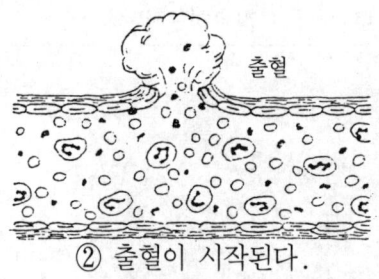
② 출혈이 시작된다.

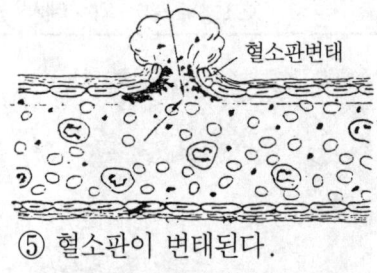
⑤ 혈소판이 변태된다.

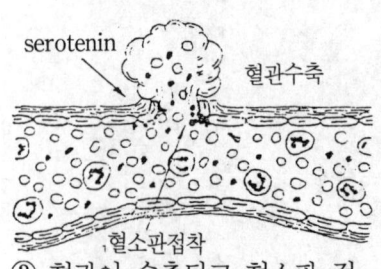
③ 혈관이 수축되고 혈소판 접착현상이 진행된다.

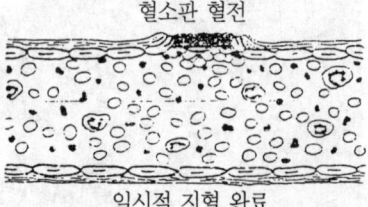
⑥ 혈소판이 변태하여 핏덩어리가 생성되면서 일시적으로 지혈이 된다.

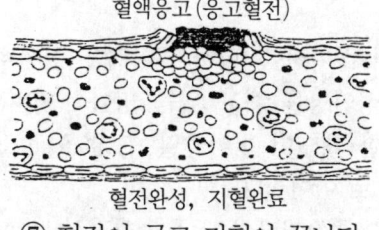
⑦ 혈전이 굳고 지혈이 끝난다.

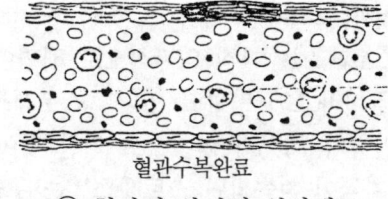
⑨ 혈관이 완전히 원상태로 돌아왔다.

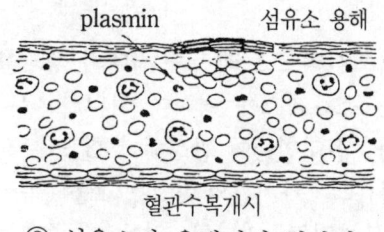
⑧ 섬유소가 용해되어 혈관이 원상태로 복원된다.

<그림 2-21> 상처로 인하여 피가 날 때부터 멎을 때까지의 과정

산소를 내보낸 헤모글로빈은 정맥을 지나고 심장을 거쳐 허파로 가서 다시 산소와 결합한다. 한편, 세포의 활동으로 만들어진 이산화탄소는 모세혈관을 통해 혈장과 적혈구에 녹아든다. 그 일부는 헤모글로빈과도 결합한다. 이산화탄소는 정맥을 지나 허파로 가서 방출된다.

2) 핏덩어리(혈전)의 발생 요인

혈전이 현대인들에게 있어서 잘 생기는 이유는 물질문명의 발달과 의학의 발달로 수명이 연장되고 식생활의 개선으로 육류의 섭취가 많아짐과 더불어 기계적인 충격, 과도한 스트레스, 과로, 흡연, 약물 등에 쉽게 노출되기 때문이다.

이러한 환경과 요인들이, 사람들의 생활이 향상되면서 질병의 양상도 변모되어 영양실조, 전염병, 기생충 같은 감염성 질환에서 탈피하여 만성퇴행성 질환인 성인병이 새로운 질병으로 대두되어 주요한 사망원인이 되고 있다.[45] 이러한 원인들을 세부적으로 살펴보면 다음과 같다.

첫째, 스트레스이다.

스트레스는 아직 의학적으로 해명이 되지 않아서 '감당하기 어려운 정신적 자극'이라고 규명하고 있다. 스트레스는 '성인병을 쥐고 있는 방아쇠'이며, 성인병의 70%가 이것으로 인한 것이며, 한 개인이 받아들일 수 없을 정도의 자극이 지속되면 스트레스[46]는 우울증으로 이어진다.

스트레스의 정신증상으로는 불면증·불안증·긴장성 두통·신경성 고혈압·신경성 대장장애, 성불능증 등이 있으며, 만성화되면 고집불통이나 공격적 성격, 성격장애로까지 진전된다.

스트레스가 반드시 나쁜 것만은 아니다. 최적의 스트레스는 최대의 성과를 낳는다. 그러나 우리의 일상생활에서 겪는 스트레스는 최적이 아니라 너무 높은 수준의 스트레스를 지속적으로 받는다. 현대인들이 관리해야 할 스트레스의 요인은 과다한 정보량·수면부족·컴퓨터·가치관의 변화·교통지옥·상사와의 갈등·단순업무·말 안 듣는 부하직원·과다한 업무량·주택문제·노후 불안 등이다. 이런 환경 속에서 살고 있는 우리에게 성인병의 방아쇠는 언제나 당겨질 수 있는 위험신호이다.[47]

이렇게 스트레스가 중요시되다 보니 이제는 스트레스산업[48]으로 발전하게 되었다. 즉 스트레스 매니지먼트가 정신의학의 울타리를 넘어선 것이다. 이 스트레스산업이 발전하기 시작한 것은 1960년대이다. 즉 미항공우주국(NASA)[49]에서 전 직원들의 건강증진과 질병예방을 위한 프로그램을 실시하면서 대두되었다.

미국의 경우 PAR社는 조사·결과 분석·경영자들의 이용 방법 등을 모두 컴퓨터화한 프로그램을 개발, 기업에 팔고 있다.

일본의 경우 '21세기를 이끌어 갈 유망산업'으로 꼽고 있다. 국내의 스트레스 관리산업은 출발선에 들어선 상태로서 삼성반도체와 호남정유 등 30여 개 업체에 달한다.

다음은 자신의 스트레스를 측정할 수 있는 방법을 소개한다. 각각에서 체크한 자신의 점수를 스트레스 점수표와 비교하여 보라.

(A) 심리상태에 나타나는 스트레스

최근 1개월 동안 아래 항목에 대해 어떻게 느끼고 있습니까? 해당되는 번호에 ○표를 하세요.	항상 느꼈다	자주 느꼈다	가끔 느꼈다	전혀 없었다
① 매우 긴장하거나 불안한 상태가 되었다.	3	2	1	0
② 기분이 매우 동요되었다.	3	2	1	0
③ 사소한 일에 매우 신경질적이 되었다.	3	2	1	0
④ 소모감이나 무기력감이 느껴졌다.	3	2	1	0
⑤ 침착하지 못하고 가만히 있을 수 없었다.	3	2	1	0
⑥ 아침까지 피로가 남고, 일에 기력이 솟지 않았다.	3	2	1	0
⑦ 생각지도 않은 일 때문에 곤욕을 치렀다.	3	2	1	0
⑧ 화가 나서 자신의 감정을 억제할 수 없었다.	3	2	1	0
⑨ 심각한 고민이 머리에서 떠나지 않았다.	3	2	1	0
⑩ 모든 일에 집중할 수가 없었다.	3	2	1	0
⑪ 모든 일이 생각대로 되지 않아 욕구불만에 빠졌다.	3	2	1	0
⑫ 남 앞에 얼굴을 내미는 것이 두려워졌다.	3	2	1	0
⑬ 남의 시선을 똑바로 볼 수 없었다.	3	2	1	0
⑭ 똑같은 실수를 반복했다.	3	2	1	0
⑮ 가족이나 친한 사람과 함께 있는 시간도 편안하지 않았다.	3	2	1	0
합 계				

(B) 신체에 나타나는 스트레스

최근 3개월 동안 다음과 같은 증상이 어느 정도 있습니까?
해당되는 번호에 ○표를 하세요.

	항상 있었다	자주 있었다	가끔 있었다	전혀 없었다
① 불면	3	2	1	0
② 심장이 두근거림	3	2	1	0
③ 얼굴이나 신체 일부의 경련	3	2	1	0
④ 현기증	3	2	1	0
⑤ 땀이 많이 남	3	2	1	0
⑥ 감각예민(몸이 근질거리거나 따끔따끔한 통증을 느낀다.)	3	2	1	0
⑦ 요통	3	2	1	0
⑧ 눈의 피로	3	2	1	0
⑨ 목이나 어깨 결림	3	2	1	0
⑩ 두통	3	2	1	0
⑪ 간염증(감기, 후두염 등)	3	2	1	0
⑫ 변비	3	2	1	0
⑬ 발열	3	2	1	0
⑭ 소화불량	3	2	1	0
⑮ 설사	3	2	1	0
합 계				

* 대체적으로 높은 점수를 받은 사람이 문제지만 합계 점수가 너무 낮아도 주의해야 한다. 자신의 스트레스 증상을 기억하는 것이 필요하다(특히 3점). 후에 이런 증상을 느끼면 잠시 일을 중단하는 것이 좋다.

(C) 생활변화(Life Events)로 본 스트레스

아래 항목 중 당신이 지난 1년 동안 경험한 사건의 번호에 ○표를 하고 해당하는 항목의 점수를 합계해 주세요.

	점수
1. 아내(남편)의 사망	100
2. 이 혼	73
3. 별 거	65

4. 구류(유치장)	63
5. 가족일원의 사망	63
6. 자신의 질병	53
7. 결 혼	50
8. 해 고	47
9. 부부의 화해	45
10. 퇴직, 입사	45
11. 가족일원이 건강을 해침	44
12. 임 신	40
13. 성적곤란	39
14. 새로운 가족성원 증가(출산, 부모와의 동거 등)	39
15. 일의 재적응	39
16. 경쟁상태 변화	38
17. 친우의 사망	37
18. 다른 직업으로의 배치(전임, 전근 등) 전환	36
19. 아내(남편)와의 논쟁 횟수 증가	35
20. 500만 원 이상의 저당이나 빚	31
21. 담보물의 회수권 상실	30
22. 직장내 책임 변화	29
23. 자녀의 출가	29
24. 고부간의 갈등	29
25. 표창 받음	28
26. 아내의 취직 또는 사직	26
27. 자녀의 입학 또는 개학	26
28. 생활상황의 변화	25
29. 습관의 개선	24
30. 상사와의 문제	23
31. 업무 내용의 변화	20
32. 주거의 바뀜	20
33. 자녀의 진학	20
34. 취미·스포츠활동의 변화	19
35. 종교활동의 변화	19
36. 사회활동의 변화	18
37. 500만 원 이하의 저당이나 빚	17

38. 수면습관의 변화		16
39. 가족과 단란하게 보낸 횟수의 변화		15
40. 식생활 습관의 변화		15
41. 휴 가		13
42. 설날(추석)		12
43. 사소한 위반행위		11
	합 계	

* 이 테스트는 미국의 정신의학자 홈즈의 '사회재적응 평가표'다. 여기서 알아두어야 할 것은 슬픈 일뿐만 아니라 즐거운 일도 스트레스의 원인이 된다는 것이다.

(D) 스트레스를 일으키기 쉬운 행동양식

여기에서 좌우에 대응하는 문장은 대조적인 두 가지 행동유형을 나타내고 있습니다. 좌·우 어느쪽도 아니다, 둘다 비슷하다를 기준으로 하여 자신의 행동유형이 좌측에 가까우면 가까울수록 1, 우측에 가까우면 가까울수록 5에 표시하면 됩니다.

① 하던 일을 중단해도 마음에 걸리지 않는다.	1 2 3 4 5	일단 시작한 일은 완성해야만이 개운하다.
② 약속시간이 걱정되어 초조한 적은 없다.	1 2 3 4 5	약속시간은 철저히 지킨다.
③ 주위 사람과 경쟁하지 않는다.	1 2 3 4 5	경쟁심이 강하다.
④ 남의 말을 끝까지 듣는다.	1 2 3 4 5	남의 말을 끝까지 듣지 않고 가로막는 일이 많다.
⑤ 남이 재촉해도 무리하게 서둘지 않는다.	1 2 3 4 5	항상 서둔다.
⑥ 기다리는 것은 괴롭지 않다.	1 2 3 4 5	기다리는 것은 괴롭다.
⑦ 느긋하고 여유 있는 편이다.	1 2 3 4 5	항상 전속력으로 일을 진행한다.
⑧ 한 번에 한 가지 일밖에 하지 않는다.	1 2 3 4 5	한 번에 몇 가지 일을 취급하기를 좋아하고, 다음에 무엇을 할 것인가를 항상 생각한다.
⑨ 천천히 깊이 생각한 후에 차근차근 말한다.	1 2 3 4 5	정력적으로 몸동작을 섞어 말한다.
⑩ 일의 결과에 대해 타인보다는 자신의 만족이 중요하다.	1 2 3 4 5	일의 결과에 대해 타인으로부터 승인을 얻고 싶어한다.

⑪ 모든 일을 천천히 한다.　　　1 2 3 4 5　먹는 것이든 걷는 것이든 뭐든지
　　　　　　　　　　　　　　　　　　　　　빠르다.
⑫ 느긋하게 운전하는 편이다.　　1 2 3 4 5　거칠게 운전하는 편이다.
⑬ 솔직히 감정을 나타낸다.　　　1 2 3 4 5　감정을 속으로 억제한다.
⑭ 흥미를 갖는 일이 일 이외에도　1 2 3 4 5　일 이외에는 거의 관심이 없다.
　　많다.
⑮ 책임을 느끼는 대상은 한정되　1 2 3 4 5　모든 일에 항상 책임을 느낀다.
　　어 있다.
⑯ 성과에 대해 '어느 정도', '몇'　1 2 3 4 5　자주 '어느 정도', '몇'이라는 수량
　　이라는 수량을 나타내는 말로　　　　　　을 나타내는 말로 성과에 대해 평
　　성과에 대해 평가하지 않는다.　　　　　가한다.
⑰ 일에 대해 특별히 정력을 쏟지　1 2 3 4 5　주말에 일을 하거나 집에 일을 가
　　않는다.　　　　　　　　　　　　　　　지고 간다.
⑱ 별로 꼼꼼하지 못하다.　　　　1 2 3 4 5　매우 꼼꼼하며 세심한 곳까지도
　　　　　　　　　　　　　　　　　　　　　주의를 한다.

　　　　　　　　　　　합　계

*점수가 높은 사람을 A형이라 하고 점수가 낮은 사람을 B형이라 한다면, A형의 특징은 매우 공격적이다. 그러나 사람에 따라 A형·B형이 나뉘어지는 것이 아니고 상황에 따라 적절하게 대응한다고 보는 것이 좋다.

(E) 생활습관으로 본 스트레스

다음 항목에 대해 해당되는 번호에 ○표를 하세요.

	자주	때때로	없음
① 단것을 먹는다.	2	1	0
② 과식한다.	2	1	0
③ 술은 얼마나 마시는가? (1단위 ; 소주 1잔, 위스키 1잔, 맥주 1잔)	4단위이상 2	1~3단위 1	1단위미만
④ 다음날 아침까지도 취기가 남아 있다.	2	1	
⑤ 담배는 하루평균 얼마나 피우는가?	20개피 이상 2	1~19개피 1	안 피움
⑥ 커피나 홍차는 하루 평균 몇 잔 마시는가?	6잔 이상 2	3~5잔 1	2잔 이하 0

⑦ 수면부족 현상이 있다.	2	1	0
⑧ 가볍게 땀이 나는 정도의 운동을 1주일에 어느 정도 하는가?	주 2회 2	주 1회 1	월 2회이하 0
합 계			

(F) 가정내의 스트레스

	예	어느쪽도 아니다	아니오
① 부부관계가 원만하지 못하다.	2	1	0
② 가족 중에 오랫동안 병에 걸린 사람이 있다.	2	1	0
③ 가족과의 커뮤니케이션이 없다.	2	1	0
④ 가족들은 나의 직업이나 일하는 방식에 불만을 갖고 있는 것 같다.	2	1	0
⑤ 자녀교육이나 자녀의 학교문제가 걱정된다.	2	1	0
⑥ 어려울 때 의지가 되는 친척이나 친구가 없다.	2	1	0
합 계			

(G) 업무상의 스트레스

	잘 맞는다	약간 맞는다	어느쪽도 아니다	별로 안 맞는다	전혀 아니다
① 야근시간이 너무 길다.	4	3	2	1	0
② 작업량이 너무 많다.	4	3	2	1	0
③ 책임량과 마감시간이 엄격하다.	4	3	2	1	0
④ 대우에 불만이 있다.	4	3	2	1	0
⑤ 지금의 일은 부담감이 너무 크다.	4	3	2	1	0
⑥ 지금의 일은 나의 능력	4	3	2	1	0

을 살릴 수 없다.					
⑦ 일에 자신이 없다.	4	3	2	1	0
⑧ 상사와 부하 사이에 끼여 난처한 경우가 많다.	4	3	2	1	0
⑨ 동료나 부하가 자신의 생각대로 움직여 주지 않는다.	4	3	2	1	0
⑩ 상사가 무능하다.	4	3	2	1	0
⑪ 직장에서는 하고 싶은 말을 할 수 없다.	4	3	2	1	0
⑫ 직장 내의 커뮤니케이션이 잘 이루어지지 않고 있다.	4	3	2	1	0
⑬ 침착하게 일을 할 수 없다.	4	3	2	1	0
⑭ 인사에 불만을 느낀다.	4	3	2	1	0
⑮ 새로운 기술을 따라갈 수 없다.	4	3	2	1	0
⑯ 회사의 장래성에 불안을 느낀다.	4	3	2	1	0
합 계					

둘째, 흡연이다.

흡연이 몸에 해롭다는 사실을 모르는 사람은 없다. 니코틴이라든가 타르·일산화탄소 등이 인체에 미치는 영향도 어느 정도 밝혀져 있다. 따라서 해가 거듭될수록 흡연 인구가 줄어들고 있는 추세다.

흡연은 폐암의 발생과 밀접한 관계가 있는데, 폐암환자의 90% 이상이 현재 흡연을 하고 있거나 과거에 흡연을 했던 사람들이다. 20세 때부터 하루에 한 갑씩 피우면 수명단축이 5년, 폐암에 걸릴 확률은 비흡연자의 12배 이상 발생빈도가 높다고 알려져 있다. 우리나라에서도 최근에 들어 폐암이 급격히 증가하고 있다.

흡연과 폐암 발생과의 관계를 보면 폐암 발생률은 보고자에 따라 다르나

82 성인병과 자기요법

스트레스 점수표							
경고수준	~20	~18	~300	~70	~15	~10	~46
주의수준	13~19	13~17	150~299	55~69	11~14	6~9	36~45
평균수준	6~12	4~12	~149	40~54	8~10	3~5	25~35
평균보다 낮다	~5	~3	~	~39	~7	~2	~24
	A	B	C	D	E	F	G

→ 평균보다 높고 매우 주의가 필요한 수준입니다.

→ 평균보다 조금 높고, 주의가 필요한 수준입니다.

→ 주로 일을 가진 성인 남녀의 평균입니다. 평균치보다 낮습니다. 일반적으로 특별히 문제는 없다고 생각 할 수 있습니다. 단 A와 B에 대해서는 오히려 주의가 필요한 경우도 있습니다.

전반적으로 폐암으로 사망할 확률이, 흡연자가 비흡연자보다 10배 정도 높은 것으로 되어 있다. 특히 궐련(cigarette)인 경우가 씨가(cigar) 또는 파

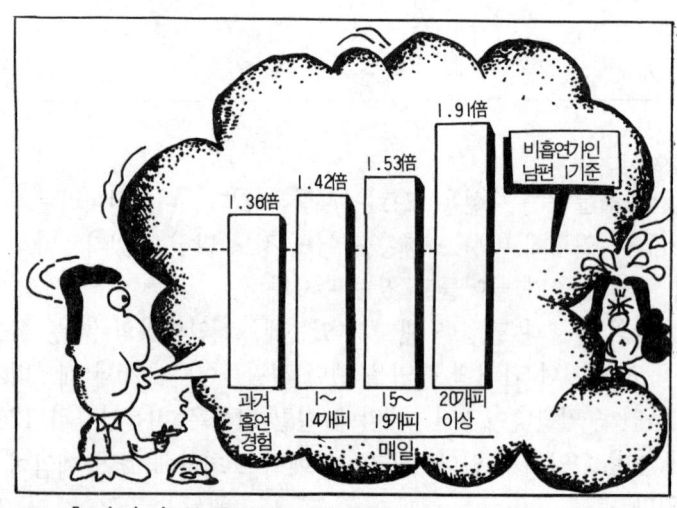

〈그림 2-22〉 흡연가인 남편을 둔 비흡연가인 아내의 폐암발생 위험도[50]

이프 흡연의 경우보다 폐암의 발생 또는 사망률이 훨씬 높다고 알려졌다.
 금연을 할 경우 폐암으로 사망할 확률은 줄어들지만, 완전히 회복하여 비흡연자와 같은 수준이 되기 위해서는 흡연기간·흡연량에 따라 다르지만 약 15년 이상이 경과해야 한다.
 담배를 피우면 주로 니코틴의 작용에 의한 급성 영향이 나타난다. 교감신경이 니코틴으로 자극을 받아 심장 박동수가 증가하고 혈압이 상승하며, 말초혈관이 수축한다. 말초혈관이 수축함으로써 피부의 온도가 내려간다. 니코틴은 혈액을 통해 온몸을 돌아 마지막엔 오줌에 섞여 배출된다. 니코틴은 위액의 분비를 촉진하는 한편, 점막에 영향을 공급하는 혈관을 수축시켜 점막의 저항력을 약화시킨다. 그래서 위·십이지장 궤양을 일으킨다.
 최근 여성의 흡연율이 점점 늘고 있다. 담배는 여성의 미용에 큰 적이다. 흡연은 비타민C를 파괴하고, 니코틴이 혈액순환을 방해하여 살갗이 거칠어

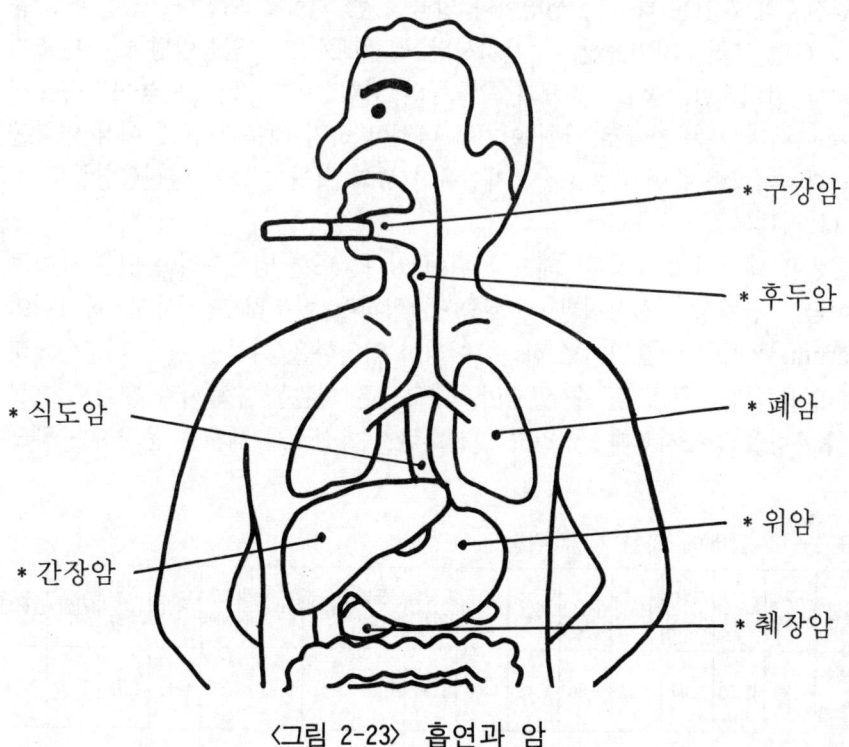

〈그림 2-23〉 흡연과 암

지고, 주름이나 좀 등의 원인이 된다. 비타민C의 하루 필요량은 50mg인데, 담배를 한 개비 피울 때마다 25mg이 상실되어 버린다.

흡연은 임신이나 출산에도 영향을 미친다. 흡연자는 비흡연자에 비해 폐경이 평균 1~2년 빨라지고, 흡연과 필(pill : 경구 피임약)의 복용이 겹치면 허혈성 심장질환이나 지주막 하출혈의 위험성이 높아진다.

〈표 2-5〉 담배에 의한 폐암의 위험도

위험도	1배	3배	4.2배	5.4배
사용량	피우지 않는 사람	1일10개비	1일20개비	1일40개비 이상

임신중의 흡연은 태아의 생명이나 발육에 큰 영향을 미친다. 임신중에 흡연을 하면 조산, 자연유산, 주산기사망(周産期死亡), 임신합병증(태반조기박리), 전치태반, 출혈, 지체파수[51] 등의 위험성이 1.3~2배 높아진다. 태반 속에서 태아는 강제로 담배 연기를 마셔야 하기 때문에 40배 이상 영향을 미친다. 이처럼 흡연자는 조산·자연유산 등의 확률이 높고 임신합병증도 자주 나타난다.

흡연은 태아의 발육지연[52]과도 관련이 있다. 또한 임산부의 흡연은 태아로 하여금 선천성 심장질환·무뇌증·기형척추(이분척추)·사시·헤르니아(hernia)[53] 등을 일으키기도 한다. 이러한 악영향을 끼치는 것은 니코틴·타르·일산화탄소 등을 들 수 있으며, 니코틴은 혈관을 수축시켜 태아로 흐르는 혈류량을 감소시킨다. 그리고 일산화탄소는 산소를 세포로 운반하는 헤모

〈표 2-6〉 담배에 의한 사망 위험도

병명	지주막하출혈	후두암	구강암 인두암	식도암	위궤양	위암	신장암	췌장암(이자)	담도암 담낭암	방광암	동맥류	말초혈관질환	폐암	심장질환	간암	간경변
발병률(%)	1.82	32.50	3.00	2.24	1.86	1.45	1.06	1.56	1.23	1.61	2.35	3.83	4.45	1.73	1.50	1.21

글로빈과 결합해 산소공급을 방해한다. 이 두 작용에 의해 태아와 태반에 저산소 상태가 일어나고 이것이 태반의 기능 저하를 가져와 태아의 발육부진을 일으킨다. 이러한 결과로 미숙아가 태어나고 조산이 증가한다.

임신중에 흡연을 하면 모유에 니코틴이 분비되어 신생아가 니코틴 중독을 일으킬 확률이 높다. 그러나 임신 전의 흡연은 태아에는 직접적인 영향을 미치지 않는다.

셋째, 비만을 들 수 있다.

비만은 현대생활에서 문제가 되고 있는 대사성질환의 일종이다. 경제의 발달과 식생활의 개선, 교통의 편리함으로 인한 운동부족과 갖가지 소음, 대기, 수질공해로 인한 건강장애, 또한 바삐 살아가야 하는 데 따르는 각종 스트레스 등의 여러 원인에 의하여 사람들은 많이 먹게 된다.

대부분의 샐러리맨들은 직장에서의 정신적 긴장이나 스트레스를 운동을 하기보다는 과음·과식을 함으로써 풀고자 한다. 이러한 생활풍토가 바로 비만을 초래하는 원인이 되었고 나아가 합병증을 일으켜 건강을 해치고 생활의 불편함을 초래하기 때문에 문제삼고 있는 것이다.

1) 비만

비만이란 체내에 지방이 너무 많이 축적되어 체중이 정상 범위를 넘는 것을 말한다. 이것은 혈액 중에 콜레스테롤이나 중성지방이 많다는 것을 의미하기도 하며, 동맥경화를 촉진하고 있다는 것을 의미한다. 몸이 비대해지면 심장은 그만큼의 활동을 해야 하고 보다 많은 혈액을 내보내야 한다. 그러나 관상동맥의 굵기에는 변화가 없기 때문에 심근에 보내어지는 산소나 영양이 부족해지고 결국엔 심장이 약해지게 된다.

이 비만은 오늘날 소득수준의 향상과 식생활의 변화, 부족한 운동 및 정신적 스트레스의 증가로 인하여 각종 합병증을 동반하므로 적극적으로 관리해야 할 질환이다.

2) 비만의 원인

비만환자의 대부분을 차지하는 단순성비만의 원인은 1일 섭취에너지 양이 소비에너지 양을 초과하기 때문이다. 질병에 수반되는 증후성 비만은 내분비

기능의 이상, 부적절한 약물복용, 대뇌식욕 중추조절 기능의 이상, 유전적 요인 등이 그 원인이다.

한의학적으로 비만은 혈(血)이 실(實)하고 기(氣)가 허(虛)한 상태다. 즉 원기가 부족해서 기(氣)의 흐름이 나빠지고 체내에 습(濕)을 형성하게 되며 습은 다시 담(痰)으로 발전하게 된다. 다시 말하면 비만은 기(氣)의 부족에 의한 습(濕)과 담(痰)의 정체현상이다.

또 다른 연구에 의하면 어릴 적의 비만아는 세 명 중 한 명이 어른이 된 후에도 비만이 될 확률이 상당히 높고, 어릴 적에 비만하지 않았던 아이가 성인이 되어 비만해지는 경우는 14% 정도밖에 되지 않는다는 것이다.

실제로 '84년에 순천향병원의 이동환 교수팀이 서울시내 초·중·고교학생들을 조사한 바에 따르면 비만증 남자 어린이의 비율이 9.0%였는데 '90년에는 13.4%로 늘었다는 결과를 얻었다. 따라서 어렸을 때의 비만은 성인이 되어서도 상당히 크게 좌우한다는 것을 시사한다. 즉 부모가 모두 비만증일 때 자식이 비만일 확률은 80%, 어머니가 비만이고 아버지가 정상일 때는 60%, 그 반대의 경우는 40%에 이른다.

문제는 이러한 어린이의 비만이다. 어린이의 비만 원인에는 과식과 운동부족, 유전적인 요인 등이 있다. 그리고 심리적인 이유 때문에 비만아가 되는 경우(심인성 비만)도 있다. 부모의 사랑이나 관심이 부족할 때 아이들은 긴장을 해소하고 외로움을 덜기 위해 과식을 하게 된다는 것이다. 이런 경우는 심리치료를 통해 외로움과 우울증 등 과식하게 되는 원인을 없애 주어야 한다.

3) 비만의 종류

비만의 종류에는 여러 가지가 있으나 모두 같은 형태의 비만은 아니며 '평생비만'과 '성인형 비만'으로 나눈다.

전자는 태어날 때에는 정상 몸무게였는데 어릴 적 대부분 뚱뚱하였고 사춘기에도 뚱뚱했으며, 임신이나 그외에 약 복용으로 비만한 적이 있는 사람을 말한다. 이런 경우는 대개 비만의 정도가 심하며 정상 체중의 150% 이상인 경우가 많다. 그러나 지방세포의 수가 늘어나고 지방세포의 크기도 커지는 비만이기 때문에 운동을 하여 지방세포의 크기가 조금 줄었다 하더라도 그 숫자는 변함이 없으므로 곧이어 예전의 몸매로 돌아가게 된다.

비만환자의 대부분이 속하는 성인형 비만은 어릴 때 대개 마르거나 혹은 표준체중이었으나 성인이 되면서 식사량은 많아지는 반면 운동량이 부족하여 비만해지는 경우다. 이 형태의 비만은 지방세포의 숫자는 변함이 없고 크기가 늘어난 것이기 때문에 세포가 쪼그라들며 원래의 형태로 돌아가므로 그 사람의 행동양식이나 사고방식, 습관 등을 바꾼다면 평생비만보다 쉽게 고쳐질 수 있다.

4) 비만의 진단
비만의 진단은 정확하게는 체내의 지방을 측정해야 되겠지만 일반적으로 체중과 키를 비교하는 간이법을 사용하고 있다.

① 표준체중 = (신장 − 100) × 0.9

② 비만도 = $\dfrac{\text{자기체중} - \text{표준체중}}{\text{표준체중}} \times 100$

위와 같이 계산하여 비만도가 ±10%일 경우를 정상, 11%~20%일 경우를 과체중, 21% 이상일 경우를 비만으로 판정한다.

5) 비만의 합병증
관상동맥경화가 어느 정도 진전되고 있는가 하는 것을 외부적으로 알 수 없지만 눈짐작으로 알 수 있는 것으로 '비만'을 들 수 있다. 이것은 여러 가지 합병증[54]을 유발시킨다.

① 호흡기 계통
가장 흔한 증상은 가벼운 운동에도 숨이 가빠진다. 아주 심한 경우엔 폐포 내의 환기가 감소, 체내에 이산화탄소가 축적되어 혼몽이나 만성피로감, 호흡곤란 등을 호소하며 잠자는 도중 무호흡을 보일 수가 있다.

② 당뇨병
비만은 당뇨병의 원인이 아니라고 생각하였으나 당뇨병인 사람의 80%가 비만이라는 것으로 쉽게 입증되고 있다. 비만해지면 인슐린의 분비가 저하되고 근육이나 간장 등 여러 말초 조직에서의 포도당 이용이 어려워지며, 인슐린 수용체의 이상, 리포단백의 대사이상으로 인하여 당뇨병에 악영향을 끼친다.

비만증시 인슐린 분비의 증가에도 불구하고 간이나 근육 및 지방조직에서 인슐린의 작용에 대한 저항을 보여 고혈당이 나타나게 된다. 미국의 경우 성인병·당뇨병 환자의 80%가 비만증을 가지고 있다고 한다.

③ 소화기계

소화불량이나 복부 팽만감 등 비특이적 증상을 보인다. 흔히 지방간을 보일 수 있고 횡격막 탈장 증상을 보일 수도 있다. 또한 비만한 여성의 경우 담석증의 빈도가 정상인보다 높다.

④ 고지방혈증

비만은 지방대사에 영향을 준다. 특히 중성지방과 밀접한 관계가 있다.

⑤ 심혈관계 질환

비만에 의한 고혈압·당뇨 및 고지방혈증의 증가로 동맥경화가 잘 발생하여 관상동맥질환(협심증·심근경색증)·뇌졸중이 생긴다.

고혈압은 직접 또는 간접적으로 비만증 환자의 사망률을 높이는 데 원인이 된다.

⑥ 기타 증상

여성의 경우 호르몬 분비 상태에 변화가 생겨 불규칙한 월경, 과다 월경, 자궁암의 빈도가 증가하며 유방암·임신중독증의 빈도가 높다. 과중한 체중으로 몸의 체중을 받치는 관절에 무리를 주어 요통이나 골절·관절염 등을 일으킬 수도 있고 통풍성 관절염 증상을 보일 수도 있다. 또한 과다한 피하지방으로 인하여 겨드랑이나 사타구니 및 복부에 주름을 형성하게 되어 습진 등과 같은 피부염을 일으키기도 한다.

넷째, 과다한 약물복용이다.

현재 우리에게는 불필요한 약물 복용과 필요하다고 간주되어 복용하는 약이 오히려 몸에 해를 끼쳐 약해를 일으키는 경우가 빈발하고 있다.

약물을 오용하거나 남용, 유해약물[55]이 생산·판매되는 것은 의약품조차도 이윤을 남기는 상품으로 취급되는 천민자본주의 사회의 특성에 기인하는 것이다.

현재 한국에서 생산되는 의약품 수는 '91년 기준으로 약 2만여 종인데, 이는 세계보건기구에서 '88년 국민건강에 필요하다고 인정하여 지정한 240여 품목의 필수의약품과 비교하면 놀라울 정도로 높은 숫자다. 의약품의 총생산액은 '91년 기준으로 2천억 원으로 세계 10위의 규모이며, '70년대부터 15% 이상의 고도성장을 해왔으나 독자적으로 개발한 의약품은 아직도 없는 실정이다. 그러므로 최종단계 제품의 단순생산과 대리포장 수준에 머무르고 있으며 원료 의약품의 해외의존도가 높은 편이다.

특히 1980년대 후반부터 시작된 자본시장의 개방, 물질특허 도입, 상품시장개방 요구로 점차 다국적기업의 진출이 증가하고 있다. 기술제휴에 대한 기술료 지불액도 순매출액의 3%('70년대)에서 5%로 증가하였으며, 품질검사가 제대로 되고 있지 않은 채 수입약물이 '91년에 전년 대비 25%나 증가하였다.

보통 제약기업은 연구개발비보다 훨씬 높은 광고 판촉비에 투자하고 있는데, 이는 약의 비합리적인 사용을 촉진하여 수요를 부추기고 자사와 상품명을 인지시켜 비싼 약값을 소비자가 지불하도록 하는 원인이 된다. 이러한 무차별적인 의약품 광고는 소비자들의 자가 진단이나 자가 처방을 유인하여 심각한 약물 오용과 남용을 불러일으켜 우려가 되고 있다.

진해제로 많이 쓰이는 코데인은 모르핀과 같은 마약성 물질로 뇌에 작용하여 기침을 멈추게 하는 작용을 하므로 기관지염이나 인후두염 등에 무분별하게 사용하는데, 이것은 호흡억제·부정맥·혈압변동 등 부작용이 있어 세계 각국에서 금지하고 있는 약물이다. 특히 2세 이하의 어린이에게는 호흡억제로 사망률이 높고 의존성과 금단 증상이 생기므로 복용을 하지 말아야 한다.

설피린[56)]은 통증이 심한 위장경련에 탁월한 효과를 나타내나, 그 부작용은 생체 방어작용에 중요한 역할을 하는 과립세포를 손실시키는 무과립 세포증을 일으켜 2~3일 내에 죽는다.

진통제 중 어린이용 아스피린은 레이증후군(구토·의식장애·경련 등을 일으키며 뇌에 치명적인 손상을 준다. 정확한 원인은 알 수 없으나 아스피린을 복용한 어린이에게서 많이 발견됨)을 일으킨다고 한다.

현재 한국에서의 의약품을 약효 군별로 구분하여 생산액을 비교해 보면 1위가 항생제이다. 특히 이것은 임산부에게 치명적인 약품이다.

우리가 일상적으로 쉽게 복용하는 것은 영양제와 드링크류이다. 영양제 중

수용성비타민(비타민 B·C)은 별다른 부작용이 없지만 지용성비타민(비타민 A·D·E·K)은 체내에 축적되어 비타민 A의 경우 두통·현기증·구토·탈모·간의 이상 등을 초래한다. 현재 국내 의약품 생산액으로 본 100대 거대 품목 중 10위 안에 대여섯 개의 품목이 있는데 그것이 바로 드링크류이다. 이 드링크에 대부분 함유된 카페인은 의존성을 생기게 하고 중추신경 흥분작용으로 운동신경을 떨어지게 하며 심장박동을 불규칙하게 하고 위액 분비를 촉진시켜 위궤양을 일으킬 가능성이 높다.

젊은 여성들은 다이어트를 위해 이뇨제와 변비치료제를 남용하고 있다. 전자는 고혈압과 부종의 치료제로 개발되어 몸 안에 쌓인 수분을 소변으로 배설하게 하여 일시적인 체중감소 효과를 나타내긴 하지만 상대적으로 체력을 떨어뜨리는 부작용을 일으킨다. 변비치료제는 대변의 수분 향상만 높여 주는 역할을 한다.

그리고 안약엔 우리 신체와 같은 질의 용매를 사용하고 균의 번식을 막기 위해 살균제를 넣는데, 이 성분을 오랜 기간 사용시 알레르기성 결막염을 일으키게 된다. 혈관 수축제의 경우 눈의 혈관을 수축시켜 결막색소 침착이 생긴다.[57]

이러한 환경과 요인들이 우리 몸에 치명적으로 나쁜 영향을 미치는 핏덩어리의 생성을 촉진시키고 있다.

그러나 이러한 핏덩어리뿐만 아니라 혈관 속에 나쁜 이끼가 끼는데 이것은 주로 중성지방이나 콜레스테롤이 침착된 것이다. 이것을 이해하기 위해서 우선 혈액의 순환 경로인 심장과 혈관에 대해서 알아보자.

제 2 장 혈액의 순환 경로

순환기는 혈액과 펌프작용을 하는 심장, 혈액의 통로인 혈관으로 구성된다. 혈관은 동맥, 정맥, 모세혈관으로 나누어지는데 척추동물은 혈액이 혈관 내에서만 순환하는 폐쇄혈관계로 되어 있다.

(1) 심장

심장은 핏줄의 일부가 자동적인 수축을 반복하여 그 부분이 진화해서 만들어진 것이다.

등뼈가 있는 척추동물은 심장이 심실과 심방 두 부분으로 나누어진다. 전

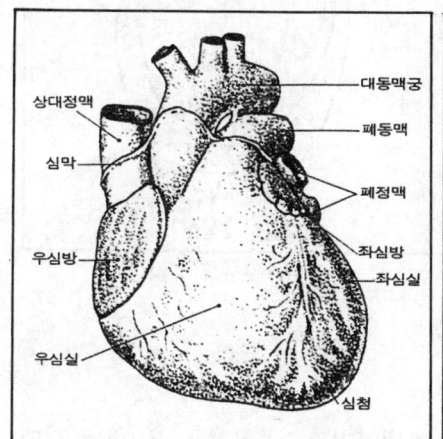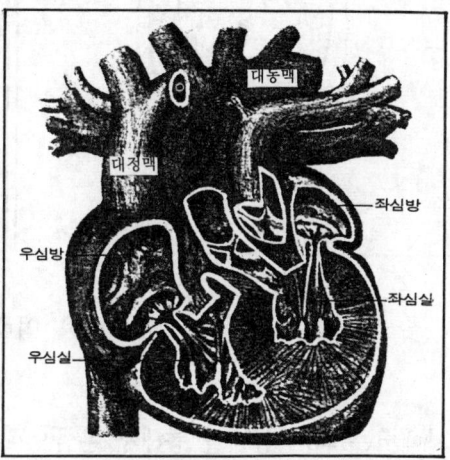

〈그림 2-24〉 심장의 구조(겉과 안)

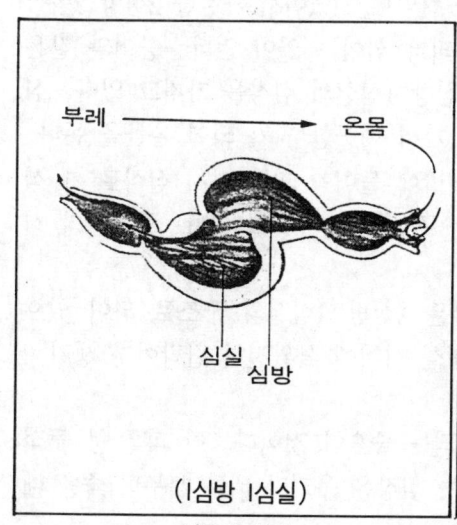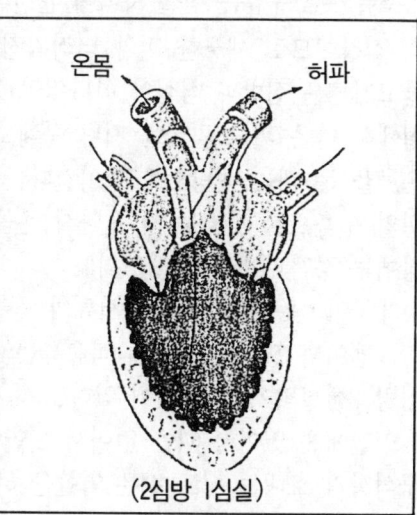

(1심방 1심실)　　　　　　　　　(2심방 1심실)
어류의 심장　　　　　　　　　　양서류의 심장

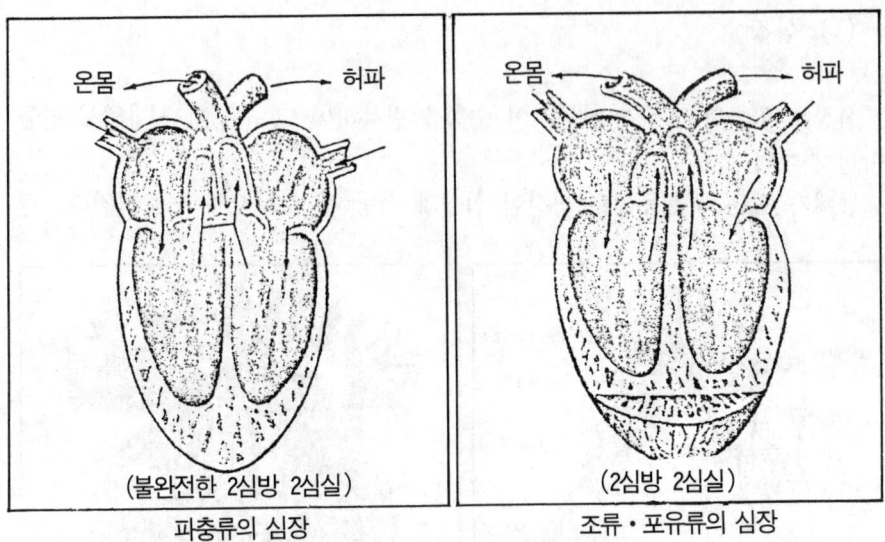

〈그림 2-25〉 여러 가지 염통

자에서는 피가 동맥을 통해서 온몸으로 보내어지고, 몸을 돌아온 피는 정맥을 지나 심방으로 들어가게 되어 있다.

조류와 포유류는 심실 사이에 완전한 칸막이가 있어서 완전한 2심방 2심실의 심장이므로 깨끗한 피와 더러워진 피가 섞이는 일이 없다. 붕어와 같은 물고기들은 심방과 심실이 하나씩인 1심방 1심실의 심장을 가지고 있다. 심실에서 나온 피는 핏줄을 지나 부레로 가서 깨끗한 피가 되어 온몸을 돈다. 온몸을 돈 피는 심방으로 들어간다. 심방에 들어간 피는 다시 심실로 가 심실의 수축으로 핏줄을 지나 다시 온몸으로 흘러간다. 그러므로 물고기의 심장에는 정맥피만 흐르고 있다.

개구리·두꺼비 같은 양서류의 심장은 2심방 1심실의 구조로 되어 있으며, 뱀이나 도마뱀 무리인 파충류는 심실 사이에 불완전한 칸막이가 생겨 2심방 2심실의 구조로 되어 있다.

인간에게 있어서 피는 없어서는 안 되는 중요한 것이다. 이 피를 몸 구석구석까지 보내는 펌프 같은 역할을 하는 심장은 우리가 태아 때부터 죽을 때까지 쉬지 않고 움직인다.

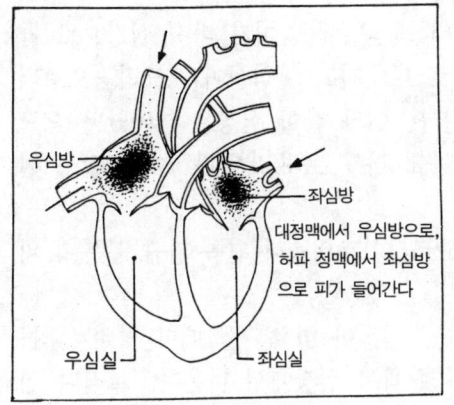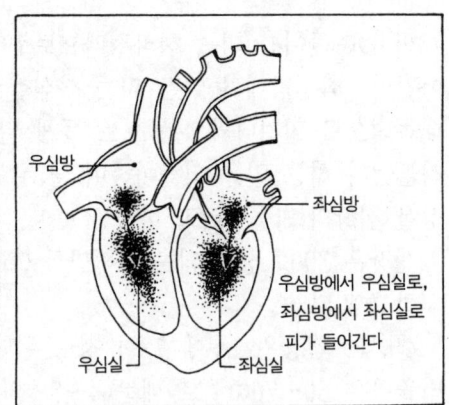
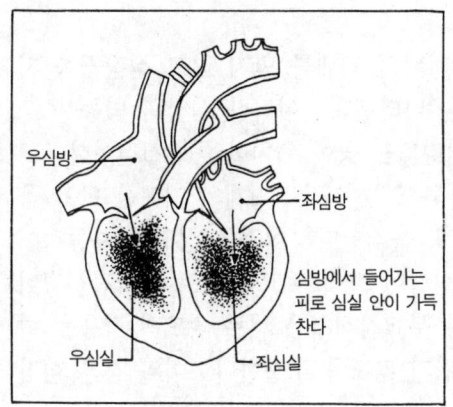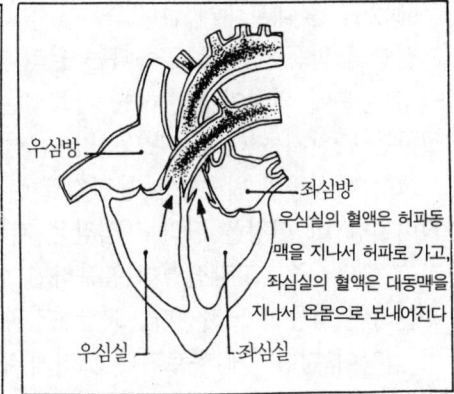

〈그림 2-26〉 혈액을 내보내는 원리도

  심방은 왼쪽 것을 좌심방, 오른쪽 것을 우심방이라 하고 심실도 왼쪽 것을 좌심실, 오른쪽 것을 우심실이라 부른다. 좌심방과 좌심실은 통해 있으나 그 사이에는 판이 있어서 피가 한쪽으로밖에 흐르지 못한다. 우심방과 우심실도 마찬가지다. 좌심방과 우심방, 좌심실과 우심실 사이에도 얇은 벽이 있어 직접 피가 흘러들어 가지 못하도록 되어 있다.
  온몸을 돈 피는 정맥을 지나 우심방으로 들어간다. 우심방에 들어간 피는 우심실로 보내지고 우심실이 오므라듦으로써 다시 허파동맥을 지나 허파로 간다. 우심실이 오므라들 때 피가 우심방으로 되돌아가지 않는 것은 우심방과 우심실 사이의 판막이 닫혀 역류를 막고 있기 때문이다.[58]

허파에 들어간 피는 허파정맥으로부터 좌심방에 들어가 다시 심장으로 돌아간다. 좌심방에 들어간 피는 좌심실로 보내지고 좌심실이 오므라듦으로써 대동맥으로 밀려나와 온몸으로 돌게 된다. 이와 같이 심장은 늘어났다 오므라들었다 하는 일을 되풀이하며 늘 온몸에 피를 보내고 있다. 이와 같은 현상을 심장의 박동이라고 한다.

심장은 300g 정도 되는 주먹만한 크기의 기관으로서 왼쪽 가슴 부분에 위치하고 있다.

성인의 심장은 1분에 72회 정도 뛴다. 심장이 한 번 뛸 때마다 내보내는 박출량은 60~70ml로 매분 4~5l의 혈액이 심장에서 나온다. 그러나 심한 운동을 할 때에는 심박출량과 뛰는 횟수가 각각 두 배 이상 올라가므로 1분에 25l를 내보내게 된다.

심장의 박동은 다른 근육과는 달리 대뇌의 지배를 받지 않고 심장근육 자신의 흥분에 의하여 수축하는 자동성을 나타낸다. 이러한 심장의 박동을 조절하는 근원지는 대정맥과 우심방이 연결되는 곳에 위치한 동방결절이다.

그러나 심장의 박동률은 동방결절에 와 있는 자율신경계의 지배를 받고 움직이지만 이 신경을 잘라도 심장은 계속 움직인다. 이것을 심장의 자동성이라고 한다. 즉, 교감신경이 흥분하면 심장이 빨리 뛰고 반대로 부교감신경이 흥분하면 박동이 느려진다. 교감신경과 부교감신경은 서로 피드백 작용을 하여 심장이 지나치게 빠르거나 느리게 뛰지 않도록 조절한다. 이와 같은 심장박동의 조절중추는 연수에 있다.

(2) 혈관

혈관에는 심장에서 나온 혈액이 흐르는 동맥과 심장으로 향하는 혈액이 흐르는 정맥이 있으며 이 두 혈관은 모세혈관에 의하여 연결된다. 동맥의 혈관벽은 심실이 수축할 때 밀려오는 혈액의 압력을 견딜 수 있도록 두터운 민무늬근으로 덮여 있다. 그리고 정맥의 혈관벽은 동맥보다 얇고 탄력성이 적은 대신 같은 굵기의 동맥보다 내부의 직경이 넓다. 또한 정맥에는 혈액이 역류하지 않도록 곳곳에 판막이 있다. 따라서 사지를 움직이는 것은 정맥을 수축시켜 혈액의 흐름을 돕는다.

모세혈관[59]은 벽이 아주 얇고 한 겹의 세포로 되어 있으므로 물과 산소·이산화탄소는 이 벽을 지나갈 수 있다. 허파꽈리에서는 모세혈관 벽을 통하여 이산화탄소를 밖으로 내보내고 산소를 받아들인다. 그리고 허파꽈리 이외의 모세혈관에서는 적혈구가 가진 산소를 여러 곳에 공급하고 이산화탄소를 받아들인다.

또한 모세혈관은 직경이 불과 $6\mu m$ 정도여서 혈류의 속도가 느리며 조직

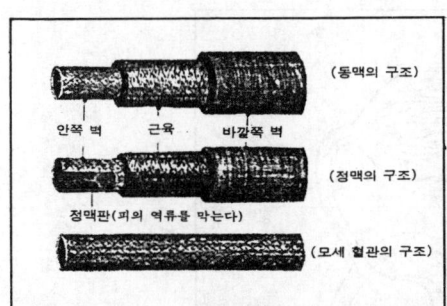
혈관구조

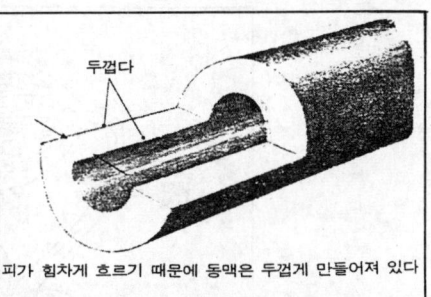
동맥의 단면도

모세 혈관의 단면

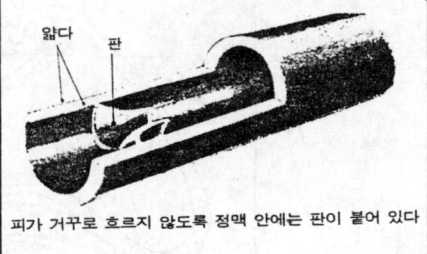
정맥의 단면도

〈그림 2-27〉 혈관과 모세혈관의 구조

의 구석구석은 물론 심장과 대동맥, 정맥 벽에도 분포한다. 그리고 모세혈관의 총 길이는 80,000km 이상이나 된다.

(3) 순환 경로

피는 심장이 수축함으로써 핏줄 속에 흐르게 되지만 핏줄을 흐르는 일정한 방향이 정해져 있어 역류하는 일이 없다.

혈액의 순환은 크게 폐순환과 체순환으로 나누는데, 전자를 소순환이라 하고 후자를 대순환이라고 한다.[60]

온몸을 돈 피는 이윽고 대정맥이라는 굵은 혈관을 지나 우심방에 모인다. 우심방으로 들어간 피는 우심실로 옮겨 가고 우심실이 수축함으로써 우심실에서 나와 있는 허파동맥으로 들어간다. 허파동맥으로 들어간 피는 허파로 가 허파꽈리라는 곳에서 피 속에 들어 있는 이산화탄소(탄산가스)를 내보내

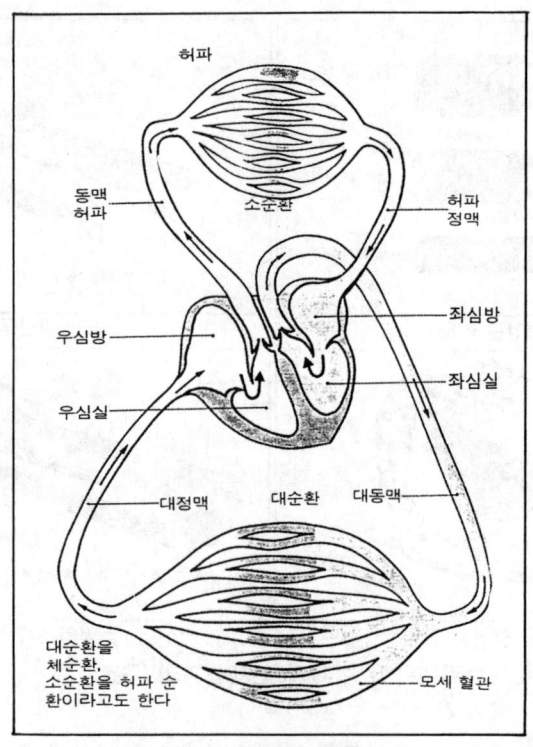

〈그림 2-28〉 혈액순환 모식도

고 산소를 받아들여 깨끗한 피가 된다. 이 피는 허파정맥을 지나 좌심방으로 들어간다. 이와 같이 심장을 나와 허파로 가고, 허파에서 심장으로 돌아오는 피의 흐름을 소순환(작은 피돌기)이라 부른다.

좌심방으로 돌아온 피는 좌심실로 들어가 좌심실이 수축할 때 대동맥으로 들어가 온몸으로 보내진다. 대동맥은 많은 동맥으로 갈라져 온몸에 퍼져 여

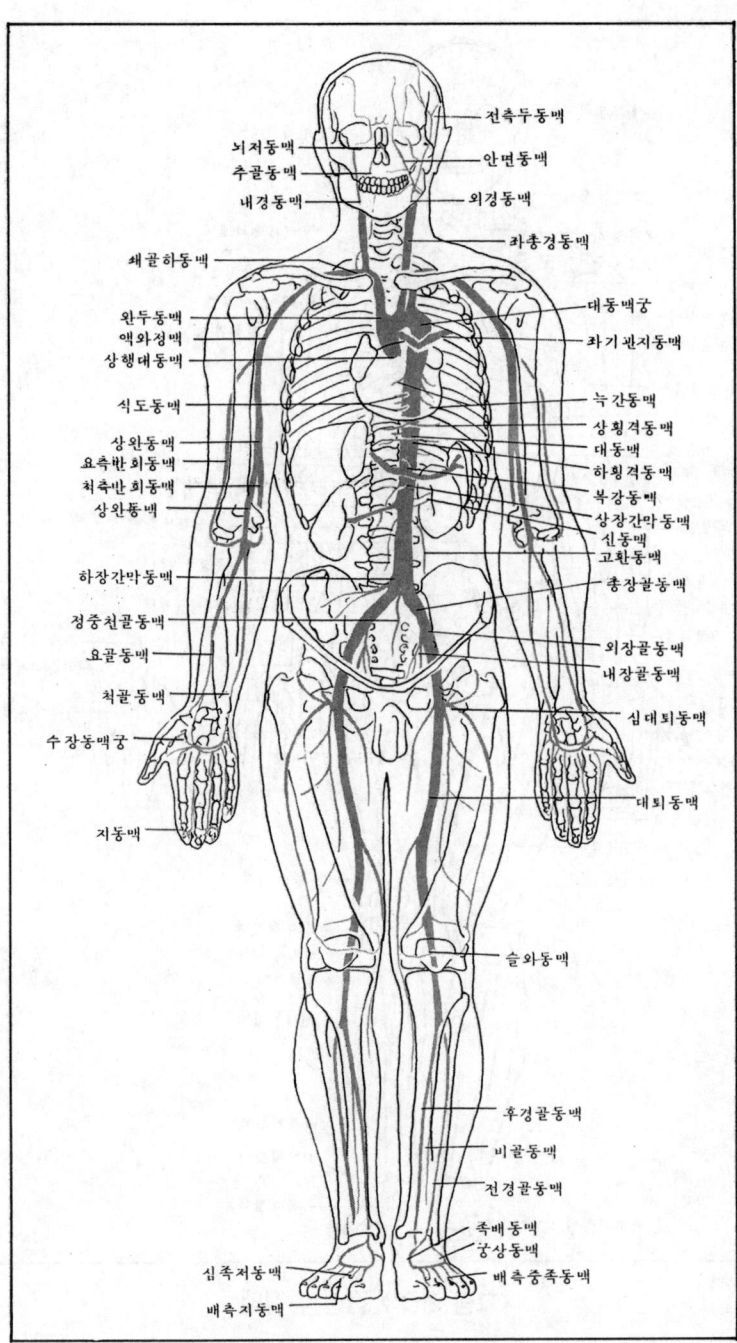

<그림 2-30> 전신의 동맥

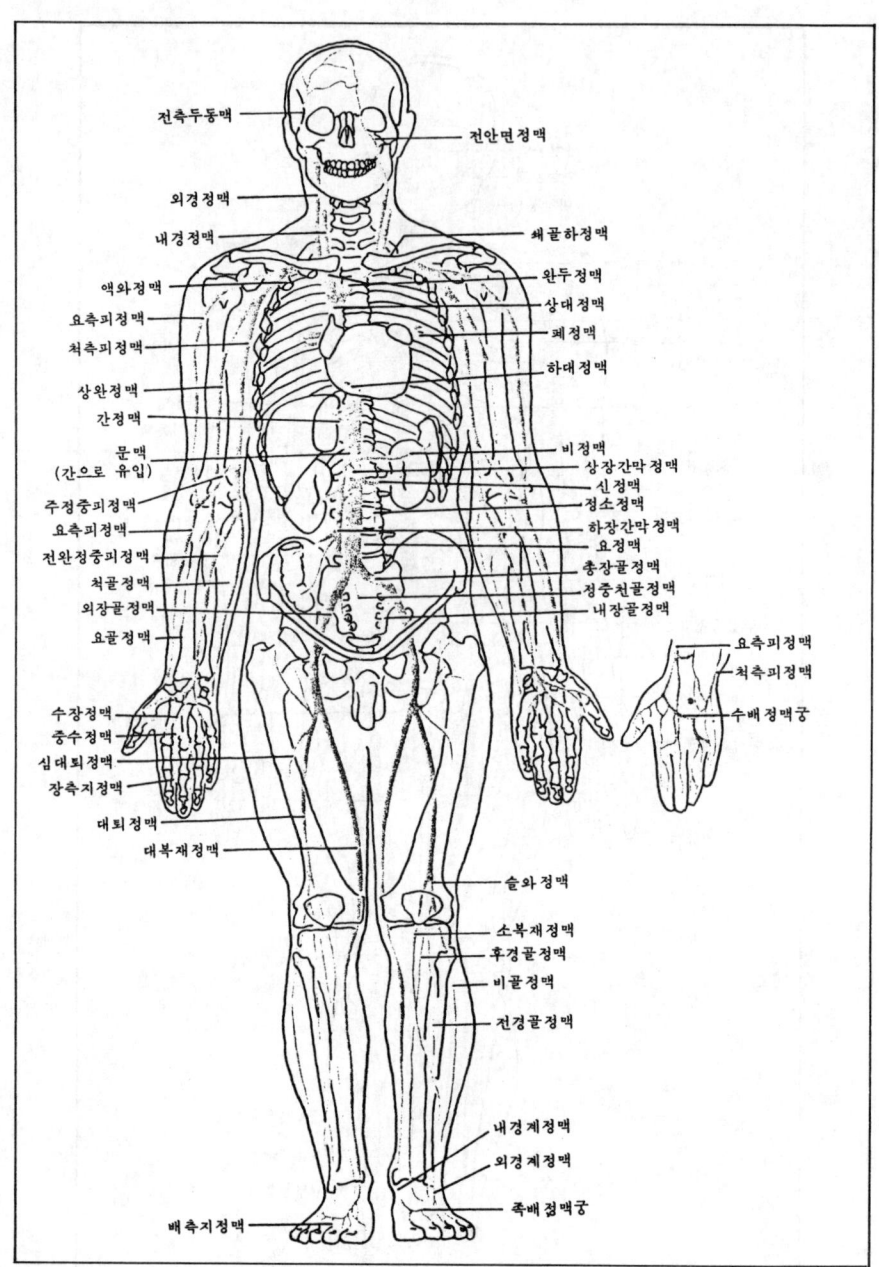

〈그림 2-31〉 전신의 정맥

러 가지 조직과 기관으로 들어간다. 그리고 다시 가늘게 갈라져 그물코처럼 된 모세혈관에 들어가 산소와 영양분 등을 공급하고, 대신 이산화탄소와 노폐물을 받아들여 정맥을 지나 다시 대정맥으로 들어가 우심방으로 돌아온다. 이와 같이 심장에서 나와서 온몸을 돌아 다시 심장으로 돌아오는 피의 흐름을 대순환(큰 피돌기)이라 부른다.[61]

심장에서 흘러나오는 피를 운반하는 핏줄을 동맥이라 하고, 심장으로 들어가는 피를 운반하는 핏줄을 정맥이라 한다. 동맥을 흐르는 피는 동맥피로 산소가 많이 들어 있는 깨끗한 붉은 빛의 피다. 그리고 정맥을 흐르는 피는 정맥피로 이산화탄소가 많이 들어 있는 검붉은 색깔의 피다. 그러나 심장에서 나와 허파동맥을 흐르는 피는 동맥을 흐르고는 있지만 이산화탄소가 많이 들어 있는 정맥피다. 또 허파에서 심장으로 돌아오는 허파정맥에서는 산소가 많이 들어 있는 동맥피가 흐른다.

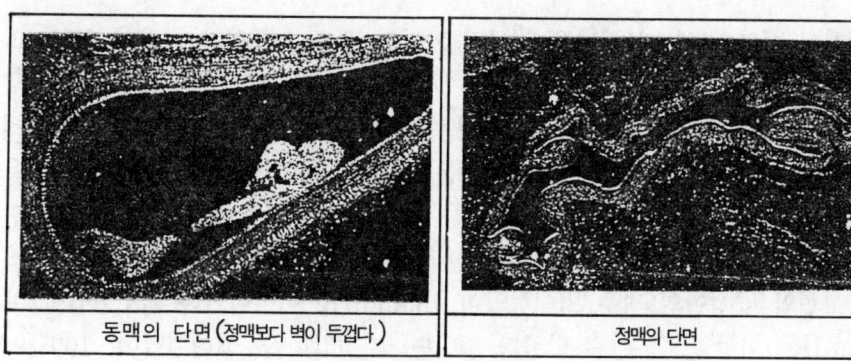

| 동맥의 단면 (정맥보다 벽이 두껍다.) | 정맥의 단면 |

〈그림 2-29〉 핏줄(동맥과 정맥)을 현미경으로 촬영

동맥이나 정맥의 혈관벽에는 민무늬근이 들어 있다. 동맥의 벽은 정맥에 비해 두껍고 탄력성이 있으며 굵은 것은 박동도 하고 혈압도 높은 반면 정맥의 벽은 얇고 근육도 별로 발달해 있지 않으므로 굵은 것이라도 박동을 하지 않는다. 또 굵은 정맥에서는 피의 흐름이 느리고 군데군데 정맥판이 있어 피가 역류하는 것을 막는다.

(4) 고혈압과 저혈압

혈압은 혈관벽에 미치는 혈액의 압력으로 심실이 수축할 때 가장 높으며,

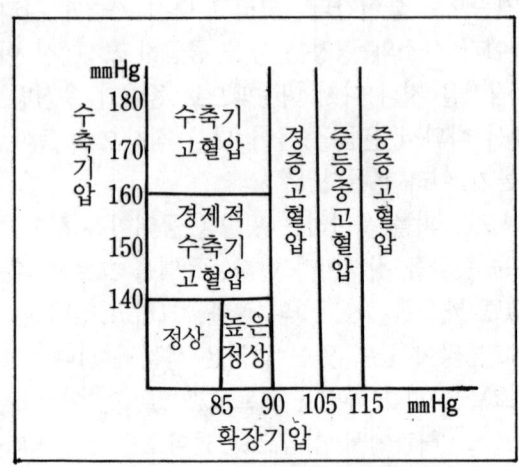

〈표 2-7〉 고혈압의 중증도 분류

심실이 이완할 때 가장 낮은데 이것을 각각 수축기 혈압과 이완기 혈압이라고 한다.[62]

건강한 성인 남자(20~25세)의 경우 최대혈압은 100~150mmHg이고 최소혈압은 70mmHg 정도이다. 혈압은 연령에 따라 높아지는데 노인의 경우도 최대혈압이 150mmHg 정도이다. 여자는 일반적으로 남자보다 낮은 편이다.

고혈압은 성인의 경우 최대혈압이 160mmHg 이상이거나 최소혈압이 95mmHg 이상일 경우를 말한다. 반면 저혈압이란 최대혈압이 100~90mmHg 이하의 경우를 말한다.

〈표 2-8〉 고혈압의 위험인자

1	인종(흑인)	6	흡연(하루 10개비 이상)
2	나이(젊은사람)	7	고혈당(혈당 120ml/dl 이상)
3	성별(남자)	8	고지혈증(콜레스테롤 220mg/dl 이상)
4	혈압(확장기압이 계속 115mmHg이상)	9	비만증(표준체중 120%이상)
5	소금(하루 10그램 이상)	10	표적장기 장애(심장, 눈, 콩팥 등)

혈압은 심장의 혈액 박출량과 말초혈관 저항에 의해서 영향을 받으나 각각 인자, 레닌 앤지오텐신계를 중심으로 하는 신성인자의 영향을 받아 미묘한 조절을 받고 있다.
저혈압은 다음과 같이 분류한다.
① 본태성 저혈압 : 혈압을 저하시키는 다른 질병이 없으면서 수축기 혈압이 낮은 것을 말한다.
② 증후성(속발성) 저혈압 : 여러 가지 질환으로 인해 2차적으로 발생하는 것으로서 내분비 계통의 이상이나 만성 소모성 질환에 의한 경우가 많다.
③ 기립성 저혈압 : 선 자세의 혈압이 누운 자세의 혈압보다 정상 범위 이하로 급격히 낮아지는 경우이다.
④ 쇼크 : 수분 혹은 수시간 이내에 혈압이 하강하는 급성 저혈압이다.
⑤ 경동맥동의 병으로 인한 저혈압 : 경동맥동은 혈압조절에 관계가 있는데 이곳에 압력을 가하게 되면 혈관운동신경의 반사작용으로 혈관이 확장되어 혈압이 내려가게 되는 경우다.

이러한 저혈압은 혈액량의 감소로 발생하는 쇼크·심한 출혈·구토·설사로 인한 탈수·화상으로 인한 체액의 감소가 있을 때 심장에서 내보내는 혈액량이 부족하거나, 심근경색·발작성 빈맥·심부전이 심할 때 체내 혈액분포의 일차적 이상이나 심한 염증·마취 도중의 약물중독에 의해 발생한다. 그러나 고혈압은 유전·운동부족·스트레스·비만·소금(짠음식) 등에 의해

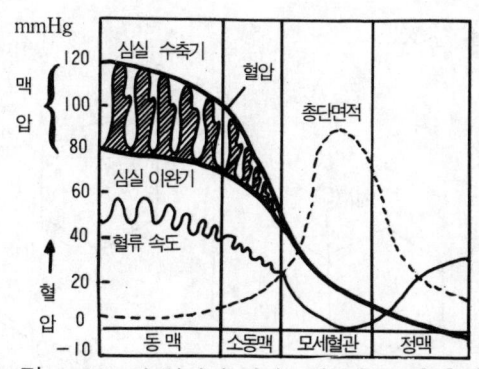

〈그림 2-32〉 각 혈관의 혈압, 혈류속도 및 총단면적의 비교

서 촉진된다.

사람은 나이가 들면 혈관벽이 탄력성을 잃게 되어 혈압이 올라간다. 또 지방의 일종인 콜레스테롤이 혈관벽에 쌓이게 되면 혈관벽의 탄력성이 감소되며 모세혈관벽이 막히는 경우도 생긴다. 특히 뇌와 심장의 혈액 공급을 막아 뇌출혈이나 심장마비를 일으키는 원인이 된다. 〈그림 2-32〉은 각 혈관의 혈압, 혈류 속도 및 단면을 비교한 것이다.

(5) 혈관의 경화와 콜레스테롤

앞에서 살펴보았듯이 혈관이 경화되면, 즉 혈관벽에 콜레스테롤이 쌓이면 여러 가지 병을 유발한다. 그러면 혈관이 경화되는 원인을 알아보자.

혈액순환 장애의 원인은 악성콜레스테롤, 각종 이물질 등이 혈액 세포에 끼어 병을 일으키게 된다.

이러한 장애의 증상은 팔·다리가 저리고 목덜미가 뻐근하고 머리가 멍하고 기억력·상실로 심한 두통과 귀울림, 어지럼증으로 피로가 심하며, 신경마비로 말초혈관 협착증이 발병, 얼굴이 창백해지고 관상동맥경화로 손발이 차고 가슴이 답답해진다. 즉, 동맥의 내벽에 손상이 생겨 이곳을 통하여 동맥 내벽에 콜레스테롤 등이 일어나 동맥의 탄력성이 소실되고 약화되어 중요 장기에 혈액공급이 저해되거나 동맥의 파열, 박리 등이 일어나는 증세를 말한다.

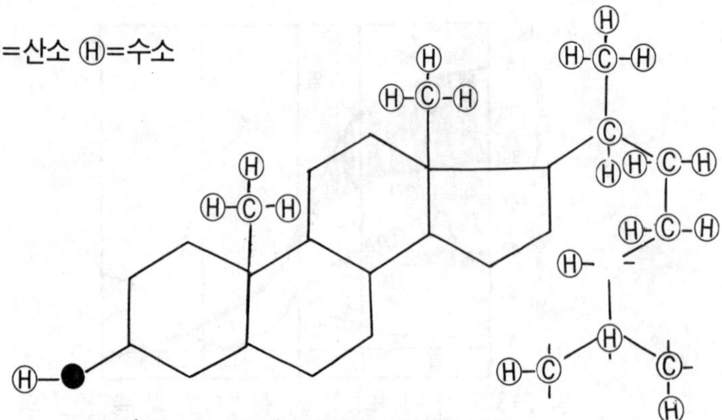

ⓒ=탄소 ●=산소 ⒣=수소

〈그림 2-33〉 콜레스테롤의 화학적 구조

지방의 일종인 콜레스테롤은 인체를 구성하는 세포들의 울타리인 세포막을 만드는 재료 중 하나다. 따라서 이것이 부족하면 튼튼한 세포가 되지 못한다. 또 콜레스테롤은 남성호르몬과 여성호르몬의 재조원료로 쓰이므로, 이것이 결핍되면 '남성다움'과 '여성다움'도 잃게 된다. 그리고 부신피질호르몬의 원료이기도 하므로 콜레스테롤의 부족은 바로 스트레스와 질병에 대한 저항력을 약화시킨다.

우리 몸에 필요한 콜레스테롤의 약 3분의 2는 간에서 합성된다(간은 하루에 1~2g의 콜레스테롤을 만든다). 나머지 3분의 1 정도를 섭취한 음식으로부터 얻게 되는데 이것이 문제를 일으킨다.

나이가 어릴 때는 신진대사가 왕성하기 때문에 콜레스테롤이 혈액 내에 남아 있을 틈이 없다. 실제로 대변을 통해 매일 1~1.5g씩 빠져 나간다. 그러나 40대 이후에는 대사기능이 떨어져 혈액이 과잉 잔류할 가능성이 커진다.

콜레스테롤이 혈액에 의해 몸의 각 부위로 보내지게 될 때에는 단백질과 결합되어 지방단백이라는 물에 녹기 쉬운 상태가 되어 혈액 속을 흐르게 된다. 이 지방단백에는 비중이 큰 것(고비중 지방단백 ; HDL), 비중이 아주 작은(초저비중 지방단백 ; VLDL) 것이 있다.

이 가운데 HDL을 좋은 콜레스테롤, LDL을 나쁜 콜레스테롤이라 부르는데 이것은 동맥경화와 밀접한 관계가 있다. 전자(HDL)는 동맥벽에 침착된 콜레스테롤을 떼어 내서 간장[56]으로 보내며, 간장은 이것을 분해·처리한

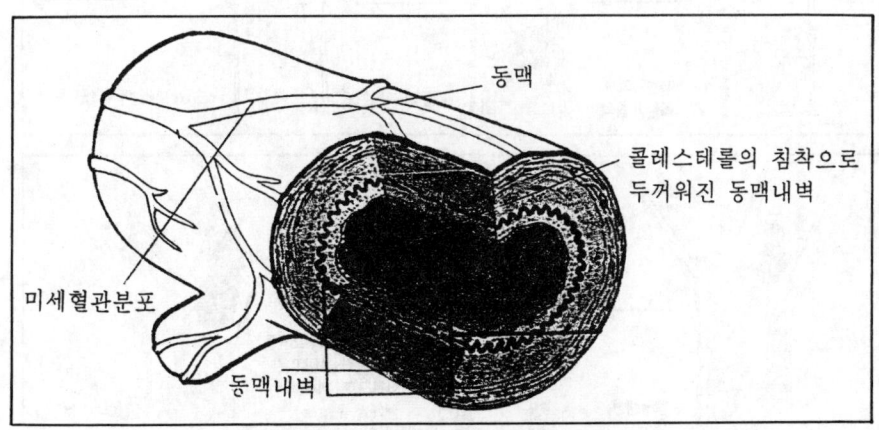

〈그림 2-34〉 동맥과 콜레스테롤

동맥경화를 예방하기 위해서는 혈청콜레스테롤이 1dl/220mg 이하이고, HDL이 50mg 이상인 상태가 가장 이상적이다. 그러나 운동부족이나 비만·당뇨병·흡연 등의 문제가 있으면 감소하게 된다.

당분은 체내에 들어가면 과당과 포도당으로 분리되고 다시 글리코겐이라는 에너지원으로 변하게 된다. 그런데 에너지원으로 변하지 않고 남은 과당과 포도당은 간장에서 중성지방으로 변하여 대부분이 피하지방으로 쌓이게 된다. 또 후자(LDL)는 간장에서 만들어지나 장(腸)에서 흡수된 콜레스테롤을 동맥벽에 침착시킨다. 다시 말하면 HDL은 동맥경화를 억제하고 LDL은 동맥경화를 촉진시키는 작용을 한다.

다. 이 중성지방이 지나치게 많아져서 혈중 농도가 증가하면 좋은 콜레스테롤을 없애고 나쁜 콜레스테롤의 활동을 도와주게 된다. 이러한 중성지방을 증가시키는 것에는 케잌·밀감·쿠키·주스 등을 들 수 있다. 이런 혈중 콜레스테롤의 90%가 간장이나 소장 등 체내에서 만들어지며 나머지 10%만이 음식물을 통해 체내에 들어오게 된다. 여성은 여성호르몬이 콜레스테롤을 억제하는 역할을 한다.

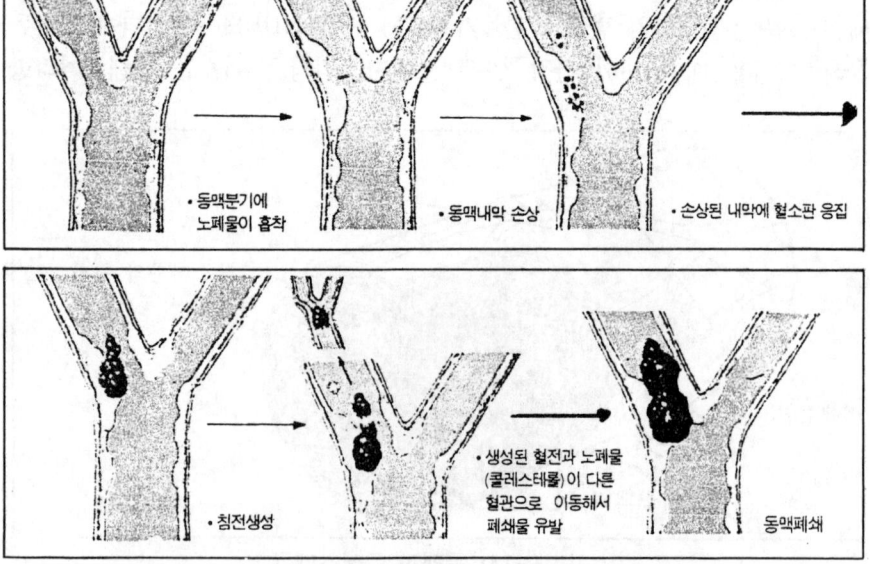

〈그림 2-35〉 혈관이 경화되어 동맥이 폐쇄되는 과정

<표 2-10> 식품별 콜레스테롤 함량표[65]   단위 ; mg/1백g

식품명	함량	식품명	함량
유지류		어패류	
버터	210	말린 오징어	625
마요네즈	190	오징어	312
돼지기름	123	성게	219
라드(lard)	109	보리새우	218
탈지우유	3	바지락조개	36
마가린(식물성)	0~2	뱀장어	193
육류		새우	175
쇠간	277	소라	151
소위	148	미꾸라지	140
닭고기	131	문어	135
소염통	127	뱅어	133
설라미소시지	114	보리멸	124
베이컨	110	바다뱀장어(아나고)	111
토끼고기	96	꽁치	108
소금절인 쇠고기(corned beef)	94	갈치	91
병아리	93	전복	91
양고기	93	청어	85
소혀	81	도루묵	84
오리고기	76	참도미	82
쇠고기(정육)	76	정어리	82
칠면조	72	은어	81
햄	71	게	80
돼지고기(정육)	68	숭어	75
소시지	55	잉어	74
닭(가슴살)	54	연어	73
고래고기	53	전갱이	71
난류		대구	71
계란노른자	1,310	고등어	70
메추리알	628	대합	69
계란	428	굴	64
대구알젓	295	날치	62

말린청어알	295	넙치	61
육제품류		옥돔	60
치즈(프로세스)	80	가자미	59
아이스크림	26	가다랭이	53
연유	22	농어	49
우유	11	다랑어	46
치즈(cottage)	7	멍게	43
어육소시지			15

* 이 표는 세브란스병원 영양관리위원회가 작성한 것이다. 표에 제시되지 않은 식품 몇 가지를 더 들어 보면 연어알 556(단위는 같음), 조기 75, 어묵 34, 복어 53, 피조개 25, 해삼, 볶음밥, 요구르트, 국수, 식빵, 밥 20 이하 등이다.

〈표 2-11〉 고지혈증[66]과 혈중지질

혈중지질	고지혈증(혈중지질의 판정기준)
① 콜레스테롤	콜레스테롤 220mg/dl 이상
② 인지질	LDL 콜레스테롤 170mg/dl 이상
③ 유리지방산	HDL 콜레스테롤 40mg/dl 이상
④ 중성지방	중성지방 150mg/dl 이상

미국립보건원이 '91년 제정한 콜레스테롤 교육프로그램은 '170 이하를 바람직함', '170~199를 중등도위험군', '200 이상을 고위험군'(이상 mg/dl)

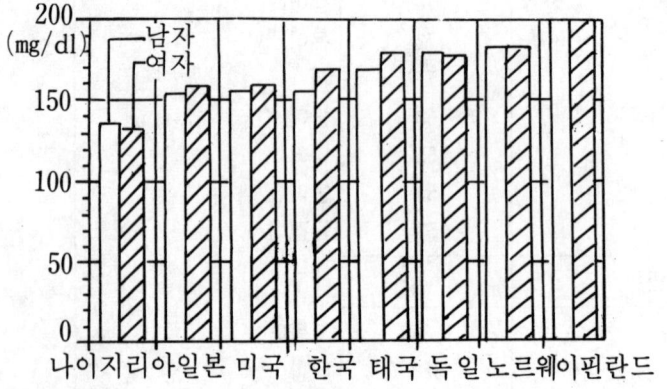

〈그림 2-36〉 나라별 13세 어린이의 평균 총콜레스테롤 수치

이라고 분류하고 있다. 한국 남녀 어린이는 평균 152mg/dl, 165mg/dl의 콜레스테롤을 나타낸다(13세 어린이를 대상으로 함).[67]

제3장 혈액의 기능

혈액은 몸의 모든 조직과 기관에 물질과 열을 수송하고 질병으로부터 몸을 방어하는 기능을 한다. 혈액이 효과적인 수송매체가 되게 하는 것은 혈장 중에 있는 물의 대단한 용해력 때문이다. 혈장에 용해된 포도당·작은 분자의 지방산·요소(질소성 노폐물)·비타민 그리고 많은 이온(무기염류)들이 운반된다. 다만 기체의 운반만이 혈장 단독으로 할 수 없다.

(1) 운반작용

1) 산소의 운반

적혈구 건조량의 90%는 적색소인 헤모글로빈(hemoglobin)으로 구성되어 있다. 헤모글로빈은 4개의 폴리펩티드 사슬이 1개의 보결원자인 헴(heme)에 결합된 단백질이다.

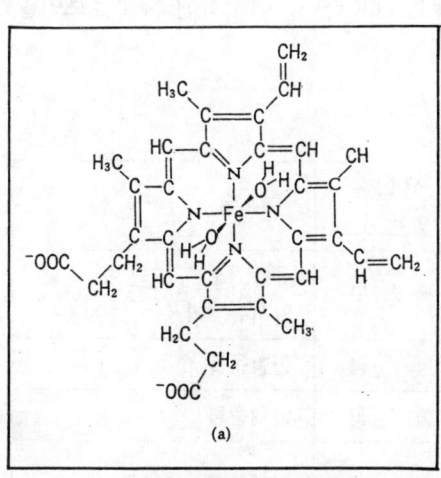
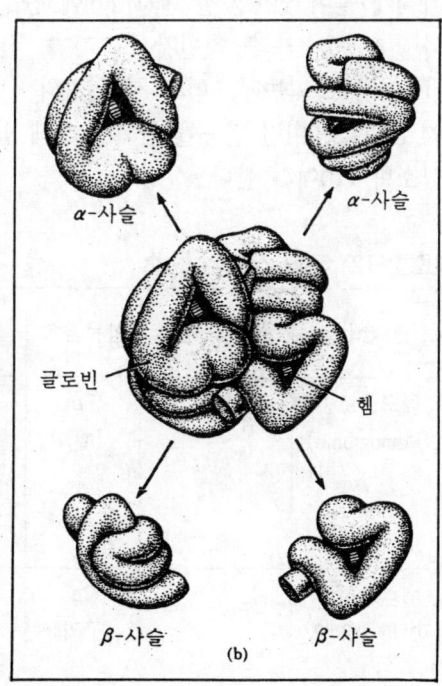

〈그림 2-37〉 헴의 구조(a)와 헤모글로빈의 구성(b)

척추동물의 혈액(적혈구) 속에 들어 있는 산소 운반체이다.
① 혈장에는 100ml 당 약 0.3ml 정도의 산소가 용존되나 헤모글로빈이 있음으로써 혈액 100ml 당 약 20ml 의 산소가 피 속에 함유되게 된다.
② 헤모글로빈은 혈액 100ml 에 15g 정도 들어 있다. 산소의 분압이 충분히 높으면 100% 포화되며, 헤모글로빈 1g 당 1.34ml 의 산소가 결합되므로 혈액 100ml 속에는 약 20ml 의 산소가 들어 있는 꼴이 된다($15 \times 1.34 = 20$ml).

헴(heme)의 중앙에는 철(Fe) 원자가 들어 있다. 산소와 헤모글로빈(Hb)은 한 분자의 산소가 각 헴(heme) 그룹과 결합함으로써 쉽게 결합한다. 그리하여 혈류 속에 헤모글로빈이 있음으로써 이것이 운반하는 산소의 양이 크게 증가한다. 그러나 헤모글로빈의 산소와의 친화력은 산소의 수송에 관한 것 중의 일부분일 뿐이다. 많은 물질이 산소와 왕성하게 결합한다. 헤모글로빈과 산소 사이의 반응은 자유로운 가역반응이다. 즉 헤모글로빈은 글로빈(Globin)이라는 단순단백질 1분자에 철(Fe)을 함유하는 색소 헴(Heme)이 4분자씩 결합된 복합단백질이다. 결국 Hb 1분자 속에는 철 원자가 4개 들어 있고, 철 원자 1개에 산소가 1분자씩 결합하면 Hb은 산소화한다. 보통 2가의 철원자(Fe^{++})가 산소와 반응하면 산화되어 3가의 철(Fe^{+++})로 되는데, 헴의 철 원자와 산소와의 결합은 원자가의 변화에 따르지 않는다. 이런 반응을 산화에 대해 산소화라 하며, 산소화된 헤모글로빈을 산소화 Hb이라 한다.

〈표 2-12〉 피의 색깔과 색소

혈액색소	빛 깔	함유금속	색소가 있는 곳	동 물
헤모글로빈 (Hemoglobin)	붉은빛	Fe (철)	적 혈 구	유류, 조류, 파충류, 양서류, 어류
			혈 장	환형동물
			혈 장	연체동물
헤모시아닌 (Hemocyanin)	푸른빛	Cu (구리)	혈 장	연체동물, 갑각류

클로로크루오린 (Chlorocruorin)	녹 색	Fe (철)	혈 장	갯지렁이
헤모에드에린 (Hemoerythrin)	붉은빛	Fe (철)	혈구나 혈청	개맛

 헤모글로빈은 산소가 많은 곳에서는 산소와 결합하기 쉽고 산소가 적은 곳에서는 산소와 분리하기 쉬운 성질을 갖고 있다. 산소와 결합한 헤모글로빈에 들어 있는 적혈구는 선명한 적색이고, 산소를 잃은 헤모글로빈을 가진 적혈구는 검붉은 색을 띠고 있다.
 폐 속의 모세혈관 속에서 온도·pH및 산소압이 증가하는 조건 하에서는

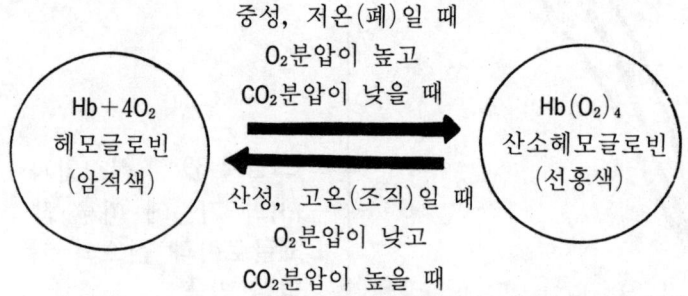

〈그림 2-38〉 산소와 헤모글로빈의 가역적 반응 ($4Fe + 4O_2 \rightleftarrows 4FeO_2$)

반응이 오른쪽으로 진행된다. 정맥피의 암적색 헤모글로빈은 동맥피의 선홍색 산소 헤모글로빈으로 변한다. 조직 속의 모세혈관에서 온도·pH및 산소압이 감소한 조건 하에서는 역반응이 진행되며, 산소 헤모글로빈은 산소를 떼어 버린다.
 호흡에 의해 산소와 이산화탄소의 교환이 이루어지기 때문에, 허파의 허파꽈리에 퍼져 있는 모세혈관을 통하여 공기 속의 산소가 정맥피에 녹아든다. 피에 녹아든 산소는 헤모글로빈과 결합하여 동맥피가 되어 심장을 지나 온몸을 흐른다. 헤모글로빈은 몸 구석구석에서 세포활동에 필요한 산소를 공급해 준다.
 산소를 내보낸 헤모글로빈은 정맥을 지나고 심장을 거쳐 허파로 가서 다시 산소와 결합한다. 즉 이것을 도표로 설명하면 다음과 같다.
 허파 속의 산소압은 90~95torr이고 내부조직에서는 약 40torr이다. 그러

므로 정상적으로는 적혈구에 의해서 운반되는 산소만이 조직에 운반된다. 그러나 격렬한 운동은 근육 속의 산소압을 40torr 이하로 낮춘다. 그리고 그것은 산소를 방출하게 하는 원인이 된다. 이러한 효과는 근육 속의 이산화탄소 농도가 높아지고 pH(7.2)가 낮아짐으로써 더 촉진된다. 낮은 이산화탄소의 농도(한편, 높은 pH)는 폐에서 산소와 헤모글로빈의 결합을 증진시키고, 이렇게 함으로써 산소의 흡수를 돕는다.

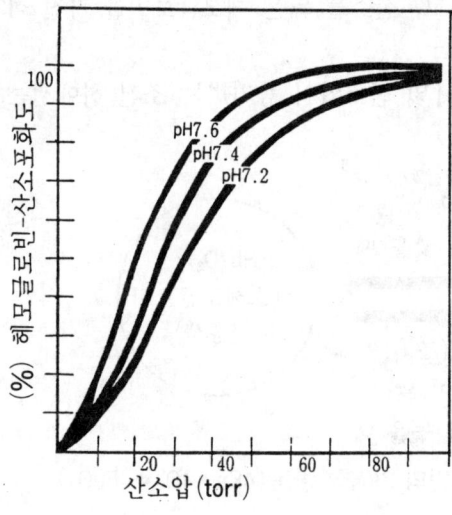

〈그림 2-39〉 산소압과 PH의 기능에 따른 헤모글로빈과 산소의 가역적 반응

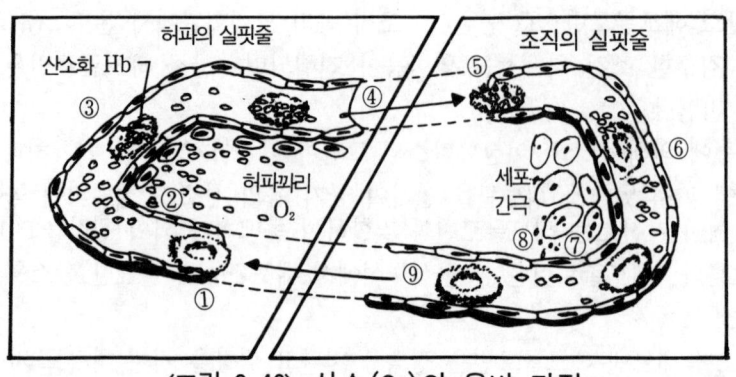

〈그림 2-40〉 산소(O_2)의 운반 과정

온도의 변화 역시 산소와 헤모글로빈의 결합에 영향을 준다. 내부기관의 높은 온도에서는 곡선은 오른쪽으로 기울며(pH 7.2일 때의 곡선처럼), 이는 산소가 유리되는 방향으로 도움을 준다. 폐에서처럼 상대적으로 낮은 온도에서는 곡선이 왼쪽으로 치우치며, 이는 산소와의 결합을 촉진시키는 방향으로 도움을 준다.
① 적혈구가 허파동맥의 실핏줄로 들어간다.
② 허파꽈리의 산소가 실핏줄의 혈장 속으로 들어간다.
③ 산소는 혈장 속에서 적혈구 속으로 들어가서 헤모글로빈과 결합하여 헤모글로빈의 산소(HbO_2)가 된다.
④ 헤모글로빈의 산소(HbO_2)를 가진 적혈구가 조직세포 쪽으로 이동한다 (순환계).
⑤ 산소를 운반해 온 적혈구가 조직에 분포된 실핏줄에 들어간다.
⑥ $HbO_2 \rightarrow Hb + O_2$로 되어 산소는 혈장 속에 나온다.
⑦ 산소는 혈장 속에서 조직세포로 넘어간다.
⑧ 산소를 넘겨 준 백혈구는 다시 순환계를 따라 허파로 간다.

동맥피 $1l$는 산소 약 $200ml$를 운반한다.[68] 쉬고 있는 사람에서는 이 산소의 약 4분의 1($50ml$)만이 조직 속에 방출된다. 휴식중의 사람에서는 매분 약 $5l$의 혈액을 순환시키므로 1분에 약 $250ml$의 산소가 조직 속에 방출되는 것이다. 그러나 격렬한 운동을 하는 동안에는 조직 속의 산화헤모글로빈의 4분의 3 이상이 산소를 떼어 놓는다. 더구나 훈련된 운동선수의 심장은 운동할 때는 쉬는 때보다 약 5배의 혈액을 순환시킨다. 그리하여 조직에 운반되는 산소의 양은 분당 $3,750ml$ (약 $3.75l$)까지 증가할 수 있으며 이는 쉴 때에 비하여 15배 이상이 된다. 혈장 $1l$로는 단지 $3ml$의 산소를 운반할 뿐이므로 적혈구의 존재 없이는 불가능하다. 이 용해된 산소의 약 $1.8l$가 조직 속에 방출된다. 그러므로 산소운반을 혈장에만 의존한다면 조직에서 요구하는 산소량을 충족시키기 위해서는 쉴 때라도 매분 28배의 혈액을 펌프질해야 한다는 결론이 나온다.

일산화탄소(Co)는 산소와 같이 헤모글로빈(Hb)과 쉽게 결합하는데, 그렇게 되면 헤모글로빈이 산소와 결합하는 것을 방해한다. 그리고 일산화탄소는 헤모글로빈에 의해서 쉽게 방출되지는 않는다. 그러므로 일산화탄소를 마신 사람은 헤모글로빈이 점점 활성을 잃게 된다. 헤모글로빈의 일산화탄소와의 친화력은 230배가 되므로, 공기 속에 일산화탄소(Co)가 산소의 230분의 1

만큼만 있어도 산소와 똑같은 비율로 결합한다. 단시간 내에 혈류 속의 헤모글로빈(Hb)의 절반이 산소운반 능력을 잃게 된다. 또한 일산화탄소 중독환자의 피부는 붉은 색을 띠게 된다. 이것은 헤모글로빈이 일산화탄소와 결합했을 때의 색깔이다. 그러므로 오염된 공기를 속히 제거하고 산소를 공급함으로써 환자의 생명을 구할 수 있다.

2) 이산화탄소(CO_2)의 운반

① CO_2는 조직세포에서 세포간극으로 나온다.
② 이산화탄소는 실핏줄 속으로 들어간다.

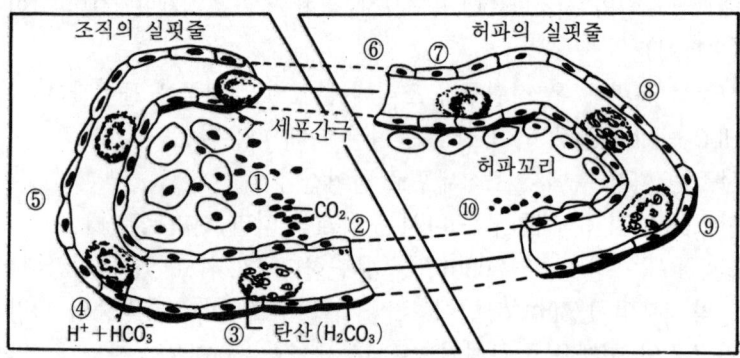

<그림 2-41> 이산화탄소(CO_2)의 운반

③ 이산화탄소는 적혈구 속에서 H_2O와 결합하여 탄산(H_2CO_3)이 된다($CO_2+H_2O \rightarrow H_2$).
④ H_2CO_3(탄산)$\rightarrow H^+ + HCO^-_3$로 해리된다.
⑤ HCO_3^-는 적혈구에서 혈장으로 나온다.
⑥ 순환계를 따라 허파까지 이동한다.
⑦ HCO_3^-는 혈장 속에서 다시 적혈구 속으로 들어간다.
⑧ 적혈구 속에서 $H^+ + HCO^-_3 \rightarrow H_2CO_3$가 된다.
⑨ 적혈구 속에서 $H_2CO_3 \rightarrow H_2O + CO_2$가 되어 CO_2는 혈장 속으로 이동한다.
⑩ CO_2는 실핏줄로부터 허파꽈리로 나간다.
⑪ 위의 과정이 진행하는 동안에 적혈구 속에서 탄산무수화 효소(Carbonic Anhydrase)가 관여한다.

이러한 과정을 좀더 자세히 알아보자.

이산화탄소는 산소보다 물에 훨씬 더 잘 녹는다. 그 이유 중의 하나는 이산화탄소는 화학적으로 물과 결합하여 탄산을 형성하기 때문이다. 즉 위에서 ③과 같이 된다. 이것은 다시 수소이온 H^+과 중탄염이온(H_2CO_3)으로 분리된다. 즉 위에서 ⑧번 과정에 해당된다. 만약 우리의 혈액에 의해서 운반되는 모든 이산화탄소가 이런 방법으로 혈장으로 운반된다면 혈액의 pH는 정상 수준인 pH 7.4에서 약 pH 4.5까지 떨어질 것이다. 이것은 곧 사람을 죽게 한다. 그러나 실제로는 조직에서 생성된 이산화탄소의 5~10% 정도만이 이러한 방법으로 운반된다. 그리고 나머지는 적혈구가 수송을 담당한다. 이산화탄소의 약 25%는 적혈구 속에서 헤모글로빈과 결합하여 카바미노 헤모글로빈을 형성한다. 조직 속에서 헤모글로빈으로부터 산소의 방출은 이산화탄소의 수송 능력을 약간 증가시킨다. 마찬가지로 폐에서 헤모글로빈이 산소와 결합하면 이산화탄소의 방출을 촉진시키게 된다.

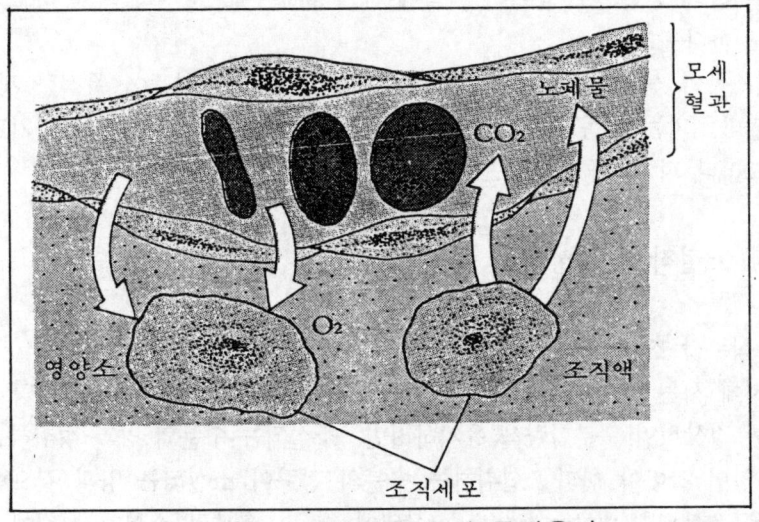

〈그림 2-42〉 모세혈관을 통한 물질운반

이산화탄소가 적혈구 속으로 들어가면 일부는 세포 속의 물과 결합하여 탄산을 형성한다. 이것은 적혈구 속에 있는 카본안히드라제[69]에 의하여 속도가 빨라진다. 수소이온(H^+)은 탄산에 의해서 방출되어 헤모글로빈의 단백질 부분과 결합한다. 따라서 헤모글로빈은 pH가 낮으면 수소이온과 결합하지 않는다. 그리고 나머지 탄산이온의 대부분은 혈장으로 확산되어 나간다. 적혈구가 폐에 도달하면 이 반응은 역으로 진행되고, 이산화탄소는 폐포[70]로 방출된다. 그러므로 혈액에 의해서 운반되는 이산화탄소의 3분의 2는 이러한 형태로 수송된다. 이러한 덕택으로 이산화탄소를 조직에서 폐로 빠르고 안전하게 수송할 수 있다.

결론적으로 세포의 활동으로 만들어진 이산화탄소는 모세혈관을 통해 혈장과 적혈구에 녹아든다. 그 일부는 헤모글로빈과도 결합한다. 이산화탄소는 정맥을 지나 허파로 가서 방출된다.

3) 영양 운반

섭취한 영양분은 소화기에서 소화되어 작은창자의 융털 등에 분포해 있는 모세혈관을 통해 포도당·아미노산·지방산 들로서 혈장 속에 흡수된다. 모세혈관 속에 흡수된 영양분은 문맥[71]이라는 혈관을 통해 간에 운반되어 일정한 영양분으로 만들어져 혈장 속에 흡수되어 온몸으로 운반된다. 그리고 노폐물은 간과 콩팥으로 운반하여 몸에 해가 없는 것으로 만들기도 하고 배설하기도 한다.

또한 몸의 상태를 유지하는 호르몬도 혈장 속에 녹아들어 목적한 장소로 운반된다. 피는 온몸 구석구석에 물질을 공급하기도 하고 받아들이기도 한다. 그러나 피 속 물질의 농도는 어떤 곳에서나 일정하게 유지된다.

(2) 조절작용(항상성[72] 유지)

1) 삼투압 조절

육지에 사는 생물의 최대의 생리적인 위협은 탈수[73]현상이다. 만약 어떤 동물이 정상적인 수분함량을 유지하려면, 소실되는 수분의 양과 섭취하는 수분의 양이 같아야 한다. 섭취하는 수분의 전량이 소실되는 양과 같으면 그 동물은 수분평형(water balance)상태에 있고, 수분의 소실이 섭취에 의해 보충되지 못하면 음성 수분 평형(negative water balance)이라 한다.

① 수분평형 : 섭취

Ⓐ 산화수분

체내에서 형성되는 산화수분의 양은 산화되는 물질(영양소)에 따라 달라진다. 포도당 1g이 완전 산화되면 0.6g의 물이 생기고, 수소를 많이 함유한 지방의 경우는 11g 단백질은 11g의 물이 생성된다. 사람의 경우 적당한 가벼운 일을 한다면 하루의 대사율은 2,080Kcal인데, 이것은 탄수화물 350 g 지방 100g 단백질 100g을 섭취하면 얻을 수 있는 열량에 해당된다. 이들 영양소에서 얻을 수 있는 산화 수분은 약 350g 정도이다.

Ⓑ 음식물 속의 수분

모든 음식물은 양적인 차이는 있으나 수분 또는 자유수(自由水)를 다 함유하고 있다. 우유나 사과즙은 물론 곡류나 마른 과자에도 5~10%의 수분이 함유되어 있다.

Ⓒ 마시는 물

물을 마시게 하는 주된 자극은 갈증이다. 갈증의 주된 자극은 간뇌의 시상하부(視床下部)[74]의 중추로부터 오게 된다. 이는 물을 상실함으로써 혈액 속의 삼투 농도가 증가될 때 자극을 받게 된다. 마찬가지로 소금기가 많은 음식을 먹었을 때도 같은 효과가 나타난다.

② 수분평형 : 소실

Ⓐ 허파로부터의 증발

정온 동물의 허파로부터 증발되는 수분의 양은 알아볼 수 있을 정도이나 들숨 속에도 다소의 수분이 포함되어 있으므로 정확한 양을 측정하기는 어렵다. 들숨(안으로 들이쉬는 숨)과 날숨(밖으로 내쉬는 숨) 속에 포함된 수분의 차이가 호흡기를 통해 포화된 수분의 양이 된다.

심한 일을 하지 않는 사람의 경우, 허파 속으로 10,000 l /1일의 공기가 들어가는데 이 공기가 배출될 때는 400g의 수분이 포함되게 된다. 그러나 들어온 공기 속에도 수분이 포함되어 있었기 때문에 실제로 몸에서 나가는 수분은 이보다 적은 양이다. 보통 실온에서 50%의 비교 습도일 때 10,000 l 의 공기 속에는 약 100g의 수분이 함유되어 있으므로 실제로 허파로부터 소실되는 양은 약 300g 정도이다.

Ⓑ 피부로부터의 증발[75]

물은 땀으로 증발하여 체온을 조절하지만, 땀이 나지 않는다 해도 피부에서는 약간의 물이 증발한다. 사람의 경우 그 양은 하루에 약 0.5 l 정도 된다. 만약 땀이 난다면 하루에 10~15 l 가 증발하게 된다.

ⓒ 대변을 통한 수분 소실

사람의 경우 대변을 통해 하루에 100g 이상의 수분을 소실한다. 소의 경우는 하루에 20~40 l 가 된다.

ⓓ 오줌을 통한 수분 소실

오줌으로 나가는 물의 양은 유동적이긴 하지만 하루에 1~1.5 l 이다. 사람의 경우 하루 최소 배뇨량은 약 300g이다. 세뇨관에 있어서의 수분 재흡수는 ADH(항이뇨호르몬)가 조절하므로 혈액의 삼투 농도가 조절된다.

2) pH의 조절

① 정상 혈액의 pH[76]는 중성이다(pH 7.4, ±0.05). 인체가 견딜 수 있는 pH는 7.0~7.8 사이다.

만약 pH가 낮아지면 신장에서 Na^+과 K^+을 대량 잃어버리므로 생명이 위험하다. 반면에 pH가 높아지면 온몸에 근육경련이 일어난다.

Nacl이 해리되면 Na^+와 Cl^-로 되는 것처럼 H_2O가 해리되면 H^+와 OH^-로 된다. 즉 H_2O는 같은 수의 H^+과 OH^-을 품고 있다. 그리고 22°C에서 이온으로 해리되는 수는 약 10^{-14}이다. 순수한 H_2O에서는 H^+과 OH^-의 수가 같으므로 $H^+=OH^-=10^{-7}$, 즉 중성의 물에서는 H^+과 OH^-이 각각 1 l 중에 0.0000001g 당량 들어 있는 것이 된다.

복잡한 숫자를 피하기 위해서 덴마크의 쇠렌센(Sorensen)이 pH로 스기로 제안, 즉 pH는 수소이온 농도의 네가티브 로그(negative log)이다. 수소이온 농도=10^{-7}, $\log 10^{-7}=-7$, $pH=-\log 10^{-7}=7$이다. 그러므로 pH=7을 중성으로 하고 다음 표와 같이 읽는다.

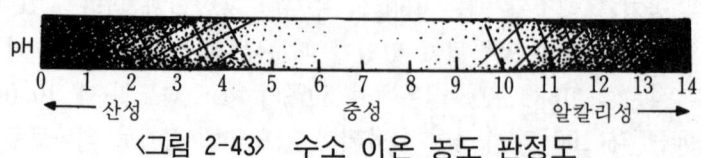

〈그림 2-43〉 수소 이온 농도 판정도

정맥혈은 동맥혈보다 pH가 약 0.02 낮으며 적혈구는 혈장보다 약 0.1 높다.

② 완충작용(Buffer System)

pH를 일정하게 유지시키는 작용으로서, 조직에서 물질대사의 결과 탄산·젖산 등 여러 가지 산(Acids)이 생성되는 데에도 불구하고 혈액의 pH 가 일정한 것은 혈액 중에 산을 중화시킬 수 있는 물질이 만들어져 있기 때문이다(예비알칼리 : Na^+, K^+).

3) 혈당량[77]의 조절

혈액 속에는 보통 0.1%의 포도당이 포함되어 있다. 부신수질의 아드레날린과 이자의 글루카곤은 혈당량을 증가시키고, 이자의 인슐린은 혈당량을 감소시킨다. 아드레날린과 글루카곤 이외에도 부신피질 호르몬인 코르틴(코르티코이드)과 뇌하수체 전엽의 탄수화물 대사 호르몬인 혈당량 상승 호르몬도 혈당량을 증가시킨다. 이것을 그림으로 도식하면 다음과 같다.

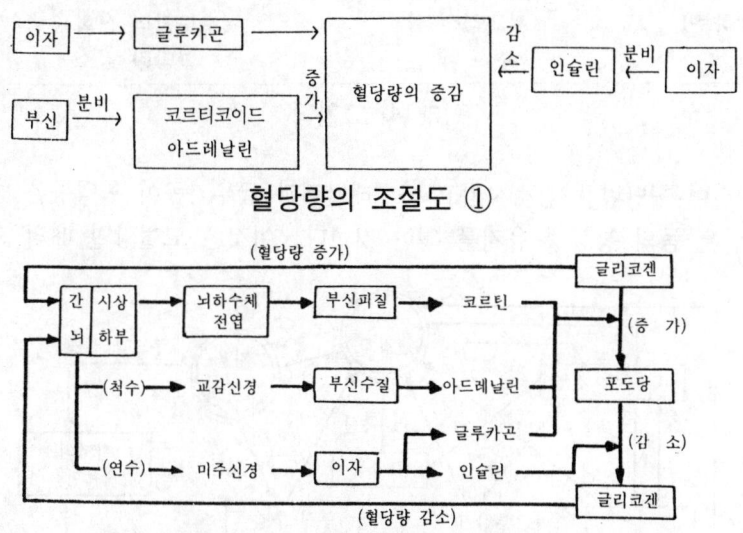

혈당량의 조절도 ①

혈당량의 조절 상세도 ②
〈그림 2-44〉 사람의 혈당량 조절 기구

① 혈액 속에 혈당량이 많을 때(저혈당)

많은 혈당량은 간뇌를 자극하고, 다시 미주신경이 이자를 자극하여 인슐린의 분비를 촉진시킨다. 인슐린은 혈액 속의 포도당을 간이나 근육의 글리코겐으로 저장하고, 조직 속의 당의 소비를 촉진시켜 혈당량이 감소한다.

간 뇌→연수→교감신경→부신수질→아드레날린 : 글리코겐→

```
(시상하부)                    (간과 근육)
                         포도당 ; 혈당량 증가
```
<표 2-13> 저혈당

② 혈액 속에 혈당량이 적을 때(고혈당)[78]

혈당량이 감소했을 때에는 이것이 뇌하수체를 자극하여 혈당상승 호르몬이 분비되고, 부신수질에서는 아드레날린이 분비되어 혈당량이 상승한다.

```
간     뇌→연    수→미주신경→이자→인슐린 : 포도당→글리코겐 ;
(시상하부)       (부교감신경)              (포도당의 산화)
                                              혈당량 감소
```
<표 2-14> 고혈당

인슐린이 혈당량을 감소시키고 아드레날린과 글루카곤이 혈당량을 증가시키는 일은 몸의 항상성 유지를 위한 것이다. 이것은 고혈당일 때의 그림을

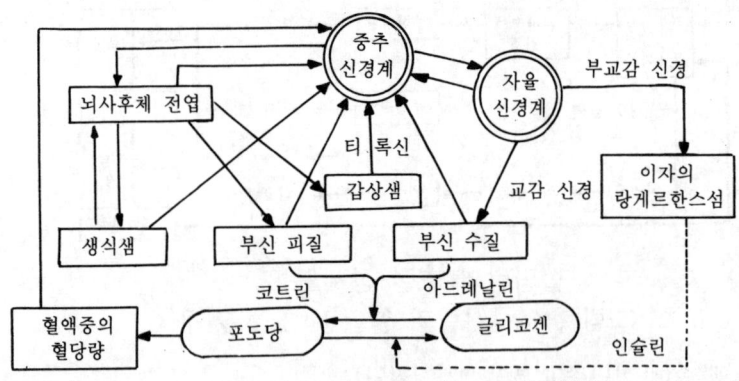

<그림 2-45> 호르몬 상호 작용의 모식도

보면서 이해하자. 즉 우리들의 급수를 조절하는 물탱크를 가정해 보자.
　Ⓐ 물통 속에 들어가는(유입) 물의 양과 나오는(유출) 물의 양이 같기 때문에 물의 높이는 항상 일정하다.
　Ⓑ 물이 나오는 양(유출량)이 많아지면 밸브가 달아 주기 때문에 조절이

되고, 물이 나오는 양이 적어서 수면이 높아지면 밸브가 올라가 조절이 된다.

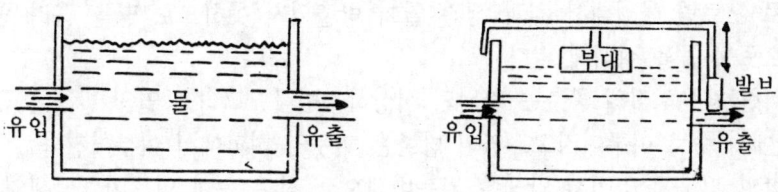

즉 우리 몸에서의 혈당량은 물탱크 속의 물에 비유되고, 부대가 내려와 밸브가 닫히는 것은 아드레날린과 글루카곤의 분비에 비유되며, 부대가 올라가는 것은 인슐린 분비에 비유하면 된다.

인슐린과 아드레날린의 서로 반대되는 작용을 길항작용이라 하고, 이러한 길항작용에 의해 혈당량이 높아지다가 내려오고 낮아지다가 올라가는 조절을 피드백 조절이라 한다. 그러므로 혈당량은 항상성을 유지하게 된다.

4) 체온의 조절

사람은 정상적인 물질대사와 체온을 외계온도 27~31℃에서 유지한다. 기

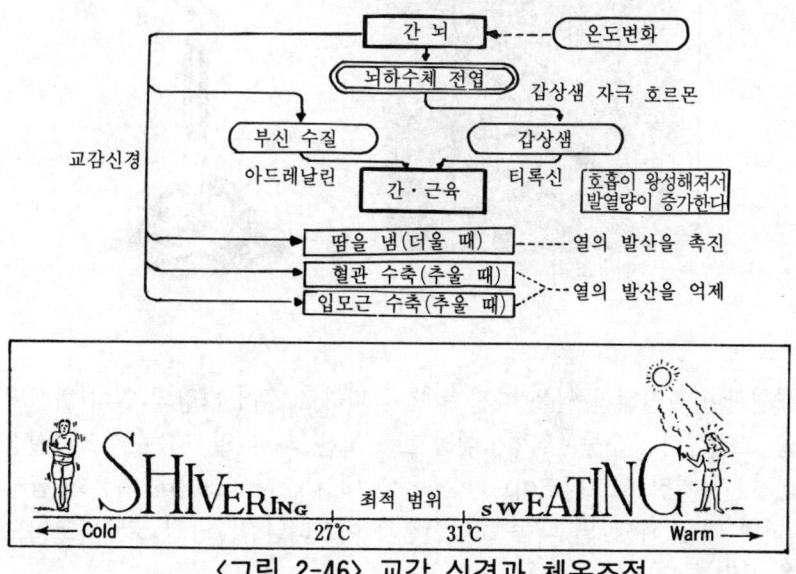

〈그림 2-46〉 교감 신경과 체온조절

온이 27℃ 이하로 내려가면 몸 안에서 발생하는 열이 외계로 빨리 빼앗기게 되면 몸의 제대로근이 떨어서 많은 열을 발생시킨다. 그러나 기온이 31℃ 이상으로 오르면 물질대사 결과 생긴 열이 방출되지 못하므로 땀을 흘려 증발시킴으로써 몸을 식히게 된다.

이러한 체온조절의 중추는 간뇌의 시상하부이다. 그리고 열의 발생은 근육과 간에서 주로 이루어지고, 열의 방출은 피부와 허파에서 이루어진다.

사람의 피부에 있어서 땀샘은 외분비샘으로 진피 속에 있으며, 땀샘의 끝을 모세혈관이 감고 있다.

땀샘을 싸고 있는 모세혈관에서 물과 무기염류, 요소, 요산, 소금 등이 여과·배설되고 체온을 조절한다. 이 땀샘은 99%가 물이고 나머지가 요소, 소금, 무기염류 등으로 요(오줌)의 성분과 비슷하다(땀샘은 재흡수 과정이 없다).

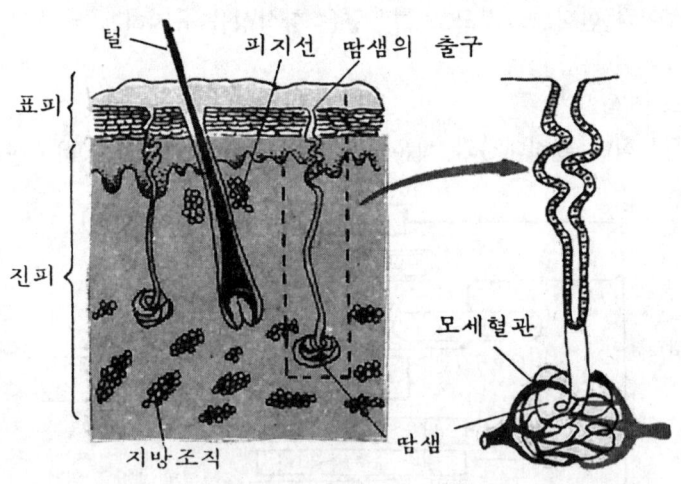

모세혈관이 확장되면 열을 가진 혈액이 피하로 흘러 다량의 열이 발산되어 체온을 조절한다. 운동·질병·햇빛으로 고온(과열)일 때는 부교감신경과 미주신경, 무기질 코르티코이드가 체온을 내려 준다. 그러나 기온의 급강하로 인하여 저온(과냉)일 때는 교감신경과 아드레날린, 당질 코르티코이드가 체온을 올려 준다.

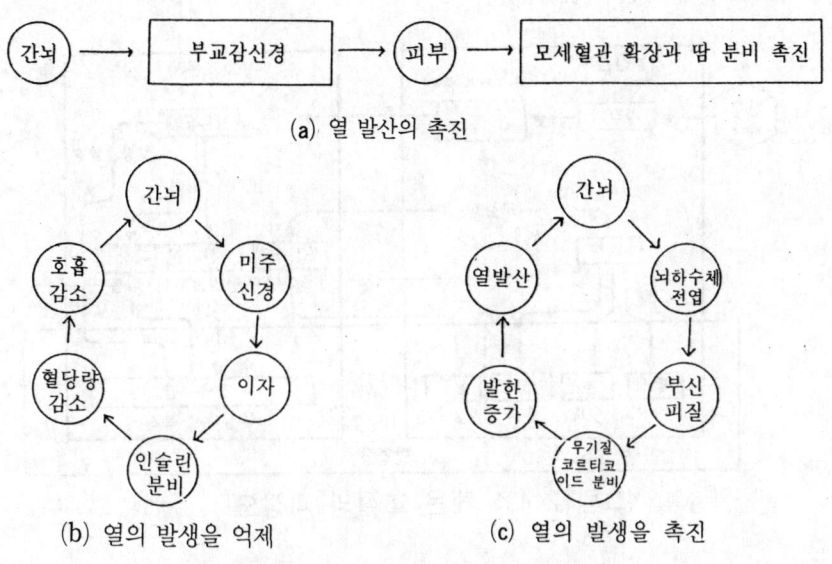

〈그림 2-47〉 고온일 때의 체온 조절

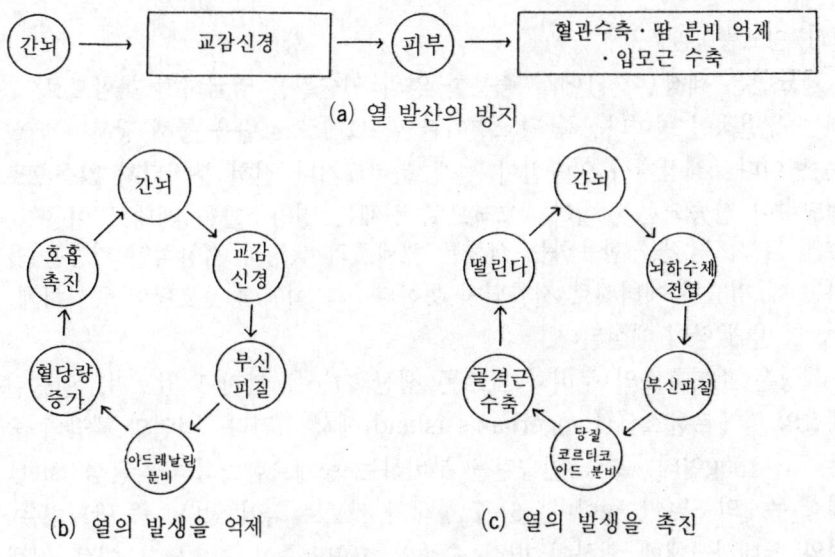

〈그림 2-48〉 저온일 때의 체온조절

그러므로 외계의 온도가 높아지면 호흡량이 줄고 열의 발생이 적어진다. 반대로 온도가 낮아지면 호흡량이 증가하고 열의 발생이 많아진다. 이것을 종합적으로 도식하면 다음 그림과 같다.

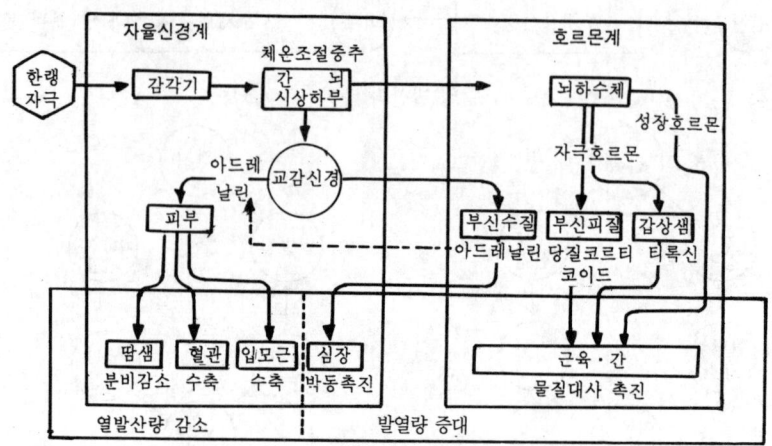

〈그림 2-49〉 체온 조절의 과정도

5) 당뇨병[79]

① 당뇨병이란?

당뇨병은 췌장(이자)에서 충분한 양의 인슐린을 공급하지 못함으로써 생기는 유전적인 병이다. 즉 당뇨병이란 말 그대로 소변을 통해 당분이 배설되는 병이다. 췌장에서 인슐린이 적게 분비되거나 전혀 분비되지 않음으로써 혈당량이 상승되는 것이다. 그러므로 신체는 영양소들을 제대로 이용할 수 없게 되고, 당질을 함유하는 식품은 체세포의 생명과 정상적인 기능을 유지하는 데 필요한 에너지로 전환되지 못한다. 즉 혈액에 포도당이 증가하게 되며, 소변에 당이 배설된다.

췌장은 소화효소의 분비와 호르몬 생산 기능을 가지고 있으며, 인슐린은 췌장의 랑게르한스섬(Langerhan's island)에서 생긴다. 성인의 췌장의 중량은 75~100g인데, 그중 인슐린을 분비하는 랑게르한스섬의 작은섬(islet)은 췌장 무게의 5%인 5g이며, 6~7 형태의 세포로 되어 있다. 즉 당뇨병은 체내의 당대사장애에 의하여 병적 수준의 고혈당증이 지속되고 이로 인해서 눈·심장·신장·신경 및 말초혈관 등이 손상되는 만성·퇴행성질환 즉 복잡한 대사장애성 성인병이다.

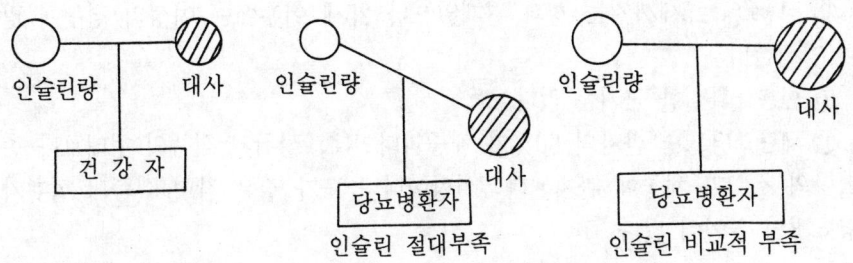

<그림 2-50> 당뇨병과 인슐린의 관계

당뇨병 발생에 관련되는 다섯 가지 요소는 유전·연령·성(性)·인종(人種)·비대증이다.

Ⓐ 유전 : 부모 중 당뇨병을 가진 사람은 발병률이 높다. 당뇨병의 약사는 기원전 1,500년경 에버스 파피루스에 당뇨병에 대한 기록이 있다. 또 그리스의 의사 아테레우스가 200년경에 당뇨병에 대한 기록을 남겼다. 1921년에 반팅과 베스트에 의해 인슐린이 발견되고 1922년부터 인슐린 주사요법이 시작되었다.

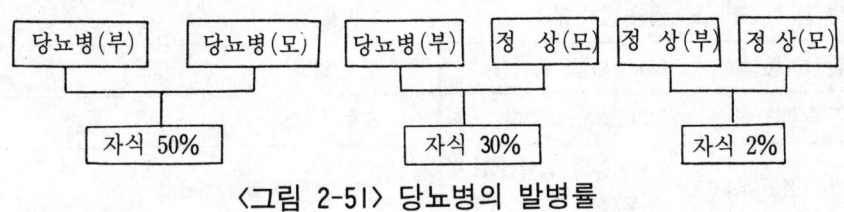

<그림 2-51> 당뇨병의 발병률

Ⓑ 연령 : 40세 이전에도 나타나나 주로 중년과 노년층에 더 많다.

<표 2-15> 연령과 발생정도

나 이	발 생 정 도	나 이	발 생 정 도
0~20	1/2500	50~60	1/100
20~40	1/1000	60~70	1/50
40~50	1/200		

ⓒ 성(性) : 25세까지는 성과 관계없으나 25세 이후에는 여성의 경우에 많이 발생한다.
ⓓ 인종 : 확실한 근거는 없다.
ⓔ 체중 : 당뇨병 환자의 60%가 체중과다인데, 섭취된 식품의 형태보다 총 열량의 소비가 체중에 관계된다. 설탕이나 농도가 짙은 감미 식품의 섭취가 당뇨병의 원인이 된다.

② 당뇨병의 종류
당뇨병은 인슐린 분비의 정도와 유전적 관계, 환경인자와의 관계 혹은 그 외의 신체적 요인에 의해 다음과 같이 분류된다.

〈표 2-16〉 인슐린 의존성 당뇨병과 비의존성 당뇨병의 주요 임상 증상

	인슐린 의존성 당뇨병	인슐린 비의존성 당뇨병
발병연령	아동기	35세 이상
발병형태	갑자기 생긴다	항상 서서히 발병된다
가족력	절대적이다	절대적이다
영양상태	영양 섭취 부족	비만증
임상증상	다뇨, 다갈, 광식증	별로 없다
간종과조절	많이 있다·어렵다	드물다·쉽다
안정성	인슐린량과 감염성에 넓은 유동성	혈당 변동은 덜 현저하다
혈관합병증	드물다	잦다
인슐린	모든 환자에게 필요	20~30%환자에게 필요
혈장인슐린	0~극소량	적정량 아니면 과량 혹은 더디지 않으면 감소하나 결여되어 있지는 않다

Ⓐ 제1형 : 인슐린 의존형 당뇨병(IDDM)[80]
여러 가지 유전적·환경적 혹은 습득된 요소가 발병 원인이 된다. 또 이것은 특정한 경우에는 유행성 이하선염 등의 발병과도 관련된다.

ⓑ 제2형 : 인슐린 비(非)의존형 당뇨병(NIDDM)[81]

유전적 배경이 IDDM보다 크게 존재하며 동일 가계 내의 이환율(일정한 기간 내의 평균 인구에 대한 질병 발생 건수의 비율)이 두드러지게 나타난다. 또 비만과 과식 등의 주요 환경 요소가 이 병의 발병에 관계가 있다.

ⓒ 기타형 : 2차성 당뇨병

이 병의 원인은 췌질환·내분비 질환·약물(이뇨제·피임제·갑상선 호르몬 등)·유전적 징후군 등이며 근래에는 인슐린 수용체의 이상 등에서 일어난다.

ⓓ 임신 당뇨병

임신 기간 중 포도당 불내성(不耐性)을 일으키는 부인들의 병이다. 이 분류에서는 당뇨병 환자가 임신하는 경우는 제외된다. 복합적인 호르몬과 대사 변화가 병의 원인이 되며 인슐린 저항성이 부분적인 발병 원인이 된다.

④ 당뇨병의 발생 원인
 ⓐ 체내에서 당질이 이용될 때 우선 인슐린의 분비가 모자라는 상태.
 ⓑ 인슐린 분비는 비교적 정상이나 인슐린의 작용을 감소시키는 요인들이 있어서 포도당이 이용되지 못하고 소변으로 배설되는 상태.
 ⓒ 인슐린[82]의 수요가 많아서 발생.

④ 당뇨병에 흔히 나타나는 증상
 ⓐ 다음 : 목이 마르므로 물을 많이 마신다.
 ⓑ 다뇨 : 소변의 횟수도 많아지고 한 번의 소변량도 많아진다.
 ⓒ 다식 : 병적인 대사장애와 쇠약감으로 음식을 많이 먹는다.
 ⓓ 일반적인 자각증상
  ·권태감과 다뇨(소변량이 1일 2 l 이상)
  ·비만증
  ·피부병과 가려움증(여자의 경우 주로 음부소양증)
  ·무릎 아래가 저리고 아프다(야간).
  ·성교불능, 설사, 방광무력증
  ·시력장애, 치아 결손

Ⓔ 초기증상

목마름	74%	성교불능	10.6%	피로감	57.7%	화농(염증)	14.7%
신경장애	38%	시력장애	30.7%	체중감소	39.8%		

⑤ 당뇨병에 흔히 수반되는 합병증
   Ⓐ 백내장·망막증
   Ⓑ 신경장애·신증
   Ⓒ 심맥관계 질환
   Ⓓ 당뇨병성 혼수[83]

폐결핵장애	8.7%	신경장애	39.6%	피부화농증	7.8%	간기능장애	24.8%	심전도 이상	49.2%
망막증 이상	20.0%	단백소 이상	32.1%	고콜레스테롤	19.0%	고혈압장애	46.6%		

⑥ 당뇨병의 진단
당뇨병의 진단은 혈당검사를 시행하여 이루어진다.

Ⓐ 저혈당[84] : 혈당을 저하시키는 인슐린과 반대로 혈당을 증가시키는 글루카곤, 에피네프린, 성장호르몬, 부신피질호르몬 등 많은 호르몬이 존재하여 서로 길항작용[85]을 하고 있지만 경구할당강하제와 인슐린 투여로 혈당이 저하되어 저혈당이 된다.

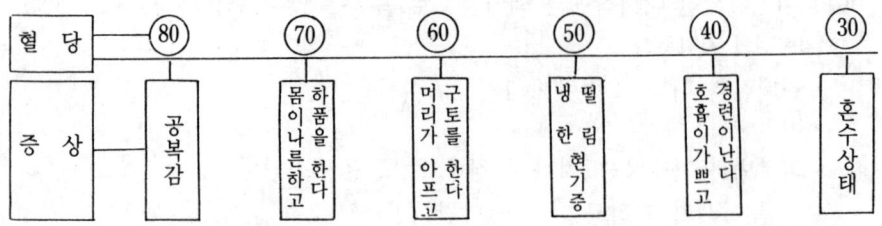

〈그림 2-52〉 저혈당의 증상

이러한 저혈당[86]의 증상과 대책은 다음과 같다.

ⓐ 단 음식을 언제나 갖고 다닌다.
ⓑ 식사와 식사 사이에 간식을 한다.
ⓒ 운동 전에는 보충식사를 한다.
ⓓ 요당과 혈당을 체크한다.
Ⓑ 고혈당 : 식사 후 12시간 후 혈중에 높은 양의 당이 존재함을 말한다. 즉 공복시의 혈당이 140mg/dℓ 이상이면 당뇨병이라 본다.

〈표 2-17〉 당뇨병의 판단기준

정상인의 혈당	공복시 혈당치 80~120mg%
당뇨병인 사람	공복시 혈당치 140mg% 이상
공복시 혈당치가 2회이상 140mg % 이상이면 당뇨병 진단	
식후 또는 포도당 75mg을 입으로 먹은 후 2시간 혈당치가 200mg %를 넘으면 당뇨병	

제 III 편
지구의 자성

지구는 그 내부에 원인을 두고 있는 자장(磁場)과 중력장(重力場)의 영향을 받고 있다. 지구의 중력장은 물체의 중력장과 서로 작용하여 물체를 서로 끌어당긴다. 이와 같은 현상이 왜 생기는지는 분명하지 않으나, 뉴톤시대 이후로 나무에서 떨어지는 사과의 가속도나 행성의 궤도, 우주선의 궤도 등과 같은 중력으로 인한 영향을 계산할 수 있게 되었다. 마찬가지로 그 원인은 모르지만, 전선 안의 전류 또는 원자의 핵 주위를 선회하는 전자처럼 자성은 움직이는 전하와 관련이 있다는 사실도 알게 되었다.

  지구의 자장은 해양저확장(海洋低擴張)의 비밀을 밝히는 데 있어서 큰 역할을 하였으며, 중력의 관측을 통해서 대륙과 산맥 등이 지각평형원칙에 의해 부력(浮力)으로 지탱하고 있음이 발견되었다.

제1장 지구의 자성

(1) 지구의 자장

자기에 관한 역사는 천연자석(자철광)의 발견으로부터 시작되었다. 천연자석은 고대 그리스 때부터 알려졌으며, 그리스인들은 이것을 헤라클레스의 돌이라고 하였다.
헤라클레스는 자석이 쇠를 끌어당기는 신비로운 성질을 헤라클레스신의 괴력에 의한 것이라는 의미와 마그네시아의 돌이라고도 하였다. 마그네시아는 이 돌의 산지이며 마케도니아에 있었다고 하나, 소아시아에도 같은 이름의 곳이 있었다고 한다. 그런데 로마의 과학자 폴리니우스는 저서《박물지》에서 마그네시아는 자석을 발견한 목동의 이름이라고 하였다. 옛날 크레타의 목동은 쇠의 진을 박은 구두나 끝에 쇠를 붙인 단장이 지면에 끌리는 것을 보고 자석을 발견하였다는 전설과 결부시킨 것 같다. 또 인도양에는 마도가 있어서 그 부근을 지나는 배를 끌어당기는 까닭에 쇠못을 쓰지 않고 나무의 못을 사용한 상선도 있었다고 한다. 여하튼 자석을 마그네트라고 하게 된 것은 마그네시아의 돌에서 유래된 것이 확실하다. 자석이 쇠를 끌어당기는 성질 외에 남북을 가리키는 성질이 있다는 것을 발견한 것은 동양인이다. 중국의 문헌에 지남차가 자석을 이용하였다는 설이 있고, 자침의 자극성에 관하여 11세기 중기 송나라에 심괄의《몽계필담》에서 자침을 실에 매달아 남북을 가리키는 것을 본다는 것이 기록되어 있다. 이것이 배에 이용된 것은 12세기 초 송나라 주욱의《평주가담》에 기록되어 있다. 나침반은 동양에서 기원된 것이다. 나침반이 서양 문헌에 기록된 것은 12세기 말부터 13세기 초이다.
지자기란 지구가 가지고 있는 자석의 기운, 자석이 지구상에서 남북을 가리키는 것, 즉 지구 자체가 큰 자석으로서 작용하는 까닭이라는 사실은 일찍이 알려져 이 성질을 이용한 자기컴퍼스는 이미 13세기 초에 항해에 사용되었다는 기록이 있다. 그 후 편각(자침이 가리키는 방향과 진 남북 방향과의 차이 각)이나 복각(자침은 적도상에서는 수평을 가리키지만, 북반구에서는 북쪽으로, 남반구에서는 남쪽으로 약간씩 기울어지는데 이 기울어지는 정도와 수평면과의 각)이 지구상 여러 지점에서 각각 다르다는 것이 알려졌다. 그리고 지구자기에 대한 최초의 과학적인 고찰은 1600년 영국의 길버트의 저서 《드 마그네트》에서 자성광물 조각을 실에 매달아 놓으면 어느 특정한 방향을 가리킨다는 사실을 마르코폴로가 중국으로부터 유럽으로 전했으며, 지구는 지구 중심부에 지구 회전축과 거의 평행하게 놓인 영구자석에 의해서 생성되는 자기장과 유사한 자기장을 띠고 있다고 말하고 있다. 이 논문에서 길버트는 지구 자체가 한 개의 거대한 자석과 같은 것이라는 설을 발표하였다. 그 후 1635년 영국의 겔리브란드는 지구자기의 편각이 시간에 따라 변화하는 것을 발견하였다.

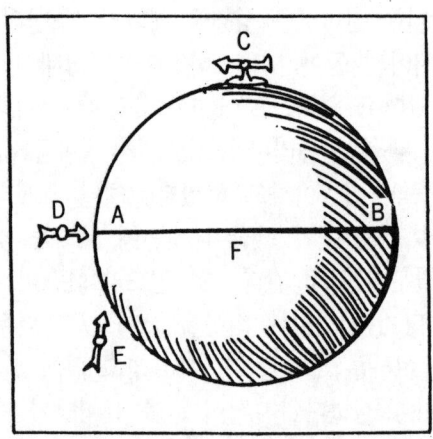

〈그림 3-1〉 구형자석과 자침이 그려진 길버트의 《자석에 관하여》라는 저서에서의 그림

이로부터 2세기 후인 1839년 독일의 수학자 가우스는 지구자기 측정 자료를 수학적으로 분석함으로써 지구자기장이 균일하게 자화된 구에 의해 생성되는 자기장과 유사하다는 것을 밝혔으며, 1950년 엘사서는 지구 외핵에 존재하는 자기여자 다이나모에 의해 지구자기장이 생성된다는 다이나모 이론을 제안하였다.

1) 지자기의 3요소

지구의 자장은 작은 모델로서도 쉽게 설명된다. 즉, 강력하고 영구적인 막대자석이 지구 중심 부근에 있으며, 다음 그림과 같이 지리적 축으로부터 약

11.5° 기울어져 있다. 그림에서처럼 자장 내의 자력의 선들은 공간상에서 각 지점의 자력을 암시하고 있다. 이런 자력으로 자유롭게 회전할 수 있는 자침

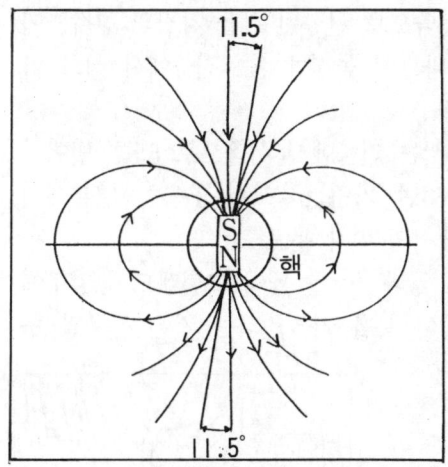

〈그림 3-2〉 지구자장의 분포

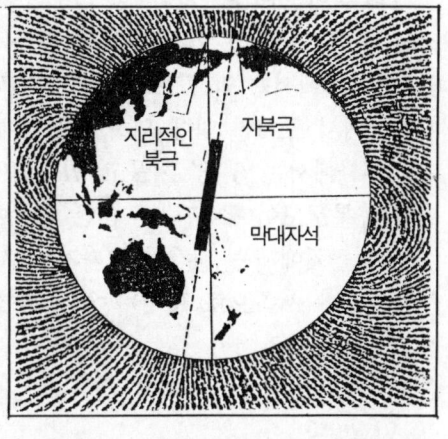

〈그림 3-3〉 지구의 자장은 거대한 막대자석이 지구 중심에 위치하고 있다고 가정하면 수많은 자장이 생성된다. 이것은 자전축으로부터 11.5°(현재는 15°)로 기울어져 있다.

은 거의 남북 방향으로 자력장에 평행하게 회전한다. 자침이 가리키는 북쪽은 자북극(磁北極)이다. 그러나 수평면에서 자유롭게 회전하는 나침반 바늘의 방향은 지리적인 진북을 가리키는 것이 아니라, 〈그림 3-2〉와 같이 관찰

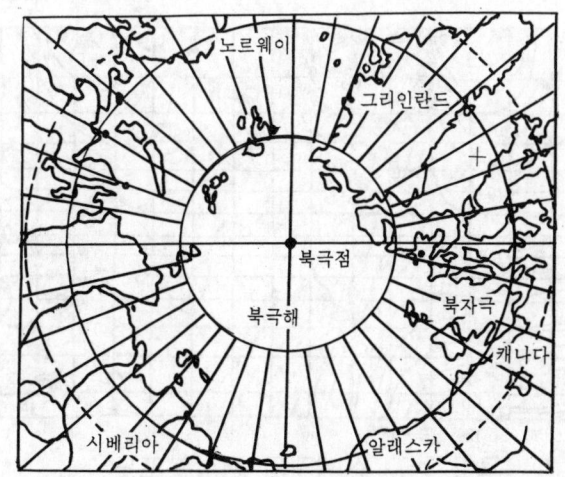

〈그림 3-4〉 북극점과 북자극은 일치하지 않는다

자의 위치에 따라 동쪽 또는 서쪽으로 약간 벗어나 진짜 남북방향에서 보통 몇 도쯤 벗어나 있다.

이와 같이 진북으로부터 동쪽 또는 서쪽으로 편향된 각을 자침의 편각[87]이라고 한다. 이러한 편각은 곳에 따라 다르며 동경에서는 진북에서 서로 약 6°, 센다이에서는 약 7°로 기울어져 있다.

한국에서 조사한 바에 의하면 서울에서는 진북에서 서쪽으로 6°52′ 벗어나고, 부산에서는 6°18′ 기울고 있다(1963년 기준). 〈그림 3-5〉는 일본에서 편각의 분포도이며 〈그림 3-6〉은 한국에서의 편각 분포도이다.

일본 근처에서는 편각이 그다지 크지 않다. 예를 들어 그린렌드 중앙부에서는 60°나 서쪽으로 벗어나 있어 자침이 북을 가리킨다는 것은 통용할 수

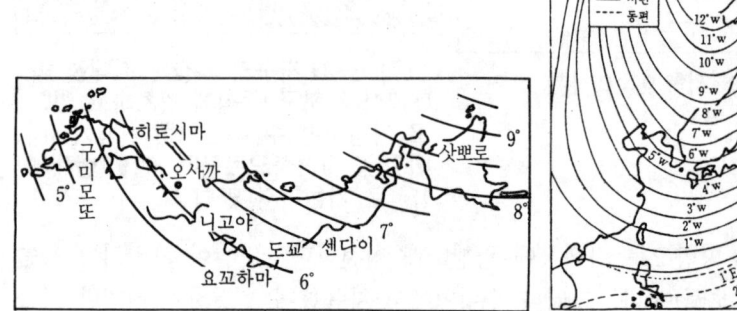

〈그림 3-5〉 일본에서의 지자기의 편각분포   〈그림 3-6〉 한국부근의 편각 분포도

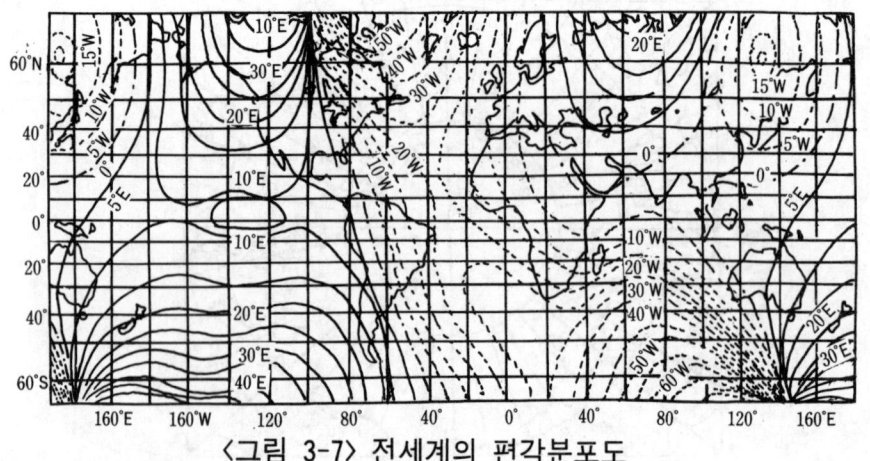

〈그림 3-7〉 전세계의 편각분포도

없게 된다. 엄밀하게 말하면 자침이 진북을 가리키는 것은 그림에서 적도라는 선 위에서뿐이다. 〈그림 3-7〉은 전세계의 편각분포도이다. 미국 켈리포니아에서의 편각은 동쪽으로 약 20°이다. 편각은 〈그림 3-3〉에서와 같이 만

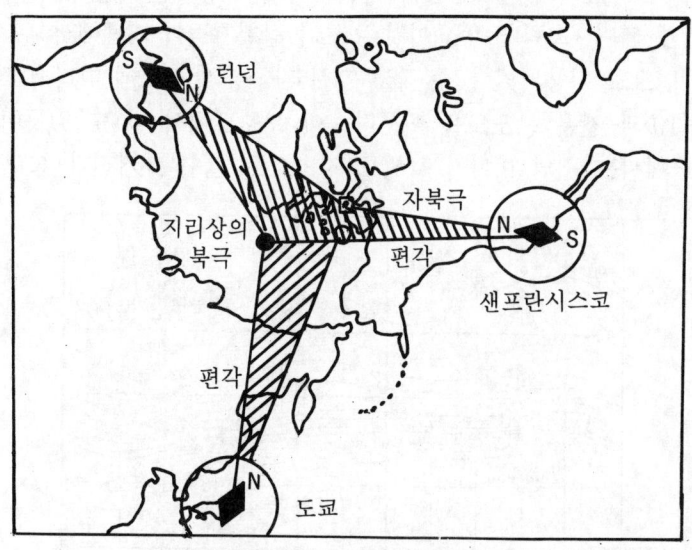

〈그림 3-8〉 편각의 도시도

약 진자북이 지리적인 북극과 일치하는 곳에서는 어디에서나 0°이다. 즉, 이것은 지구 중심에 있다는 이론적인 막대자석이 완전히 지구의 회전축과 평행하게 섰을 때이다.

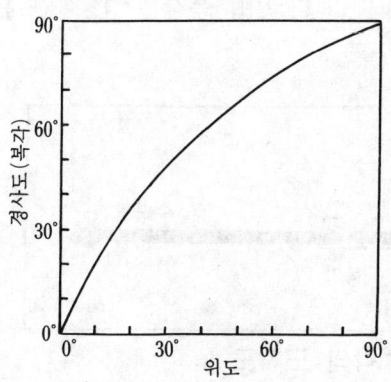 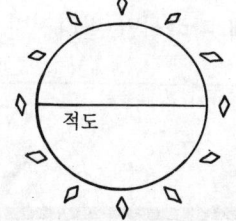

〈그림 3-9〉 나침반의 바늘은 지구 자장의 방향에 따라서 배열된다

자침은 또 자침의 중심에서 받쳐 주면 수평이 되지 않고, 북반구에서는 자침의 북을 가리키는 끝이 아래로 처지고, 남반구에서는 자침의 남을 가리키는 끝이 아래로 처지게 된다.[88] 이 수평에서 처진 각을 복각[89]이라 부른다. 즉 자장과 지구 표면이 만드는 각이다. 자극에서 경사진 바늘은 수직인 위치에 흔들리게 되며〈그림 3-9〉, 이것은 초기 탐험가들이 지표에서 두 점을 찾아내는 방법으로 이용되었다. 복각도 역시 지구상의 장소에 따라서 달라지며 〈그림 3-10〉과 같은 분포도를 이룬다. 이 분포도에서 알 수 있듯이 복각은 적도 부근에서는 거의 0°이며 고위도 지방으로 갈수록 커진다(〈그림 3-12〉

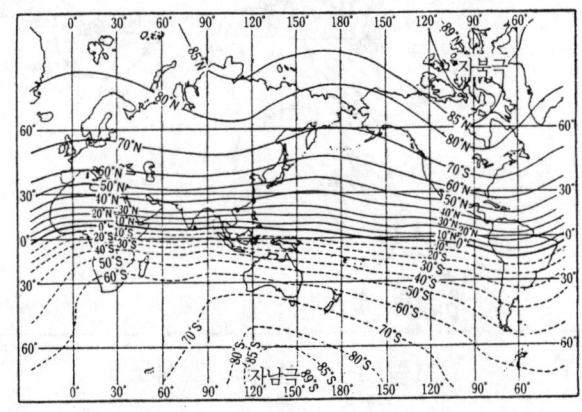

〈그림 3-10〉 복각 분포도

참조).〈그림 3-9〉에서와 같이 자극은 지리적인 극과 일치하며 복각 i는 위도 θ와 관계가 있다. 지구자기장의 방향은 두 종류의 각, 즉 편각과 복각으로 측정한다. 이들 중 편각은 위치에 따라 다르며, 복각은 경도에는 관계 없고 위도에 따라서만 달라진다.

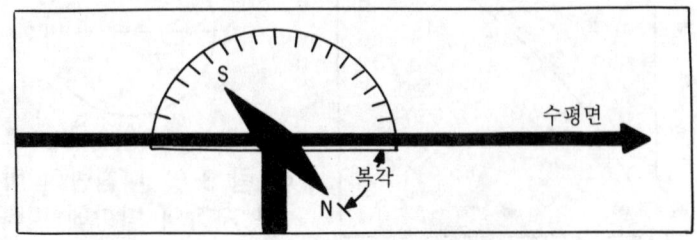

〈그림 3-11〉 복각의 도시도

적도 부근에서의 복각은 〈그림 3-12〉에서 보는 바와 같이 수평방향과 평행하게 놓이므로 0°가 되며, 위도가 높아질수록 점차 급한 경사를 이루다가 자북이나 자남에서는 90°의 각도가 된다.[90] 북위 37°에 위치한 한국의 서울에서의 복각은 57N(+57°)이다.

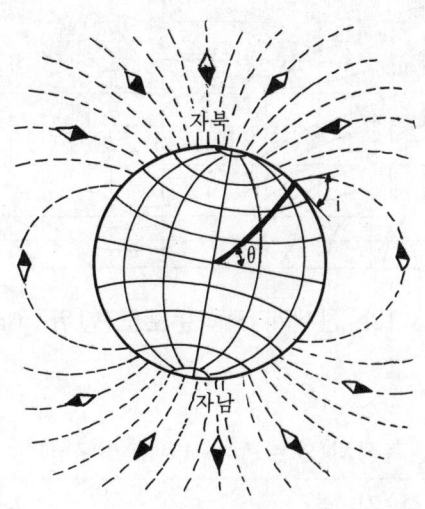

〈그림 3-12〉 위도와 복각과의 관계

2) 지자기의 세기

나침반과 경사진 자침은 지구자기장의 방향을 가리킨다. 자장을 충분히 특징 있게 하기 위해서 자기계로 그 강도를 측정한다. 즉 지자기를 재는 데는 자기의(磁氣儀)라는 기계를 사용하는데, 최초에는 비행기 안에서 지자기를 측정하는 항공 자기의라는 기계도 개발되었다. 자장 강도의 단위는 가우스이다. 보통 말굽자석은 약 10Gauss의 자장을 가지며, 지자기의 상태는 자석의 바늘이 향하는 방향에 따라 특징지어진다. 지자기의 상태를 특징짓는 또 하나의 요소는 세기이다. 지자기의 세기[91]도 장소에 따라 달라진다. 그 상태는 〈그림 3-13〉과 같으며 대체로 적도 부근에서 약하고(약 0.3Gauss), 극지방에서는 강하다(약 0.7Gauss).

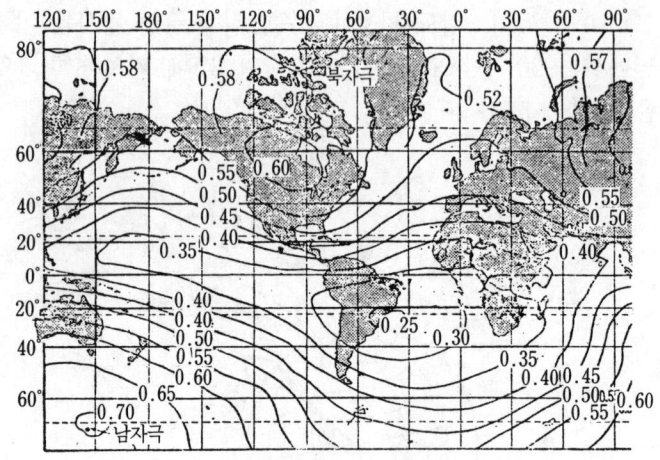

〈그림 3-13〉 전세계 자력분포도(단위 : Gauss)

〈표 3-1〉 환경자장의 측정치(일본 무사시공대 연구팀)

측 정 지 역	자력 (가우스)
〈야외〉	
1. 도네(利根) 하천 제방위	0.50G
2. 고가이(小具)하천 제방위	0.54G
3. 도네川 고수부지	0.50G
4. 고가이川 고수부지	0.52G
5. 농가뜰 A지역	0.52G
6. 농가뜰 B지역	0.48G
7. 농가뜰 C지역	0.50G
8. 농가뜰 D지역	0.52G
〈자동차 내부〉	
1. 소·중형차 A형	0.25G
2. 소·중형차 B형	0.26G
3. 소·중형차 C형	0.24G
4. 소·중형차 D형	0.24G
5. 소형트럭	0.28G

(2) 자기학의 발달

1) 근세에 이르러 영국의 여왕 엘리자베스 1세의 시의였던 길버트는 구상 자석을 만들어 지구는 거대한 자석인 것을 나타내고, 지자기와 자석은 열을 받으면 그 성질을 잃는다는 것과 자기의 여러 가지 근본적인 성질을 밝혔으며, 1600년에 《자석에 관하여》를 저술한 자기학의 시조이다.
2) 쿨롱은 18세기 말(1785) 자석에는 2개의 다른 극이 있으며, 다른 극 사이에는 인력, 같은 극 사이에는 척력이 작용한다는 것이 알려져 있었다. 그러나 이 힘은 극 사이의 제곱에 반비례한다는 것을 발견하였다.
3) 프랑스의 앙뻬르는 자성체에서는 분자의 주위 또는 속을 흐르는 원형전류에 의하여 자기가 나타난다는 것을 발견하였다.
4) 자기학을 크게 진보시킨 영국의 파라디는 많은 물질의 자성을 조사하고, 강자성·상자성·반자성의 3가지로 하였으며, 자장에 의한 편광면의 회전을 발견하였다.

(3) 자석의 종류

자석의 종류에는 일시자석과 영구자석이 있다. 전자는 전자석의 철심(연얼)과 같이 외부의 자화력(외부자기장)을 제거하면 자성이 없어지는 것이다. 후자는 일단 자성을 가지게 하면 외부자기장을 제거해도 장기간 자성을 보유하는 것으로, 자석강이라고 하는 강철을 강력한 자기장에서 자화시켜 만든다.

막대자석: 문에 부착된 막대자석은 문이 닫혀 있도록 하는 자석식 열쇠로 사용된다.

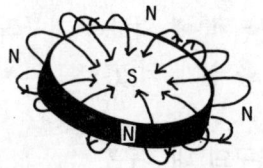

원반자석: 라디오의 스피커에 쓰이는 마그넷, 전기충격으로 소리를 재생시키는 일을 한다.

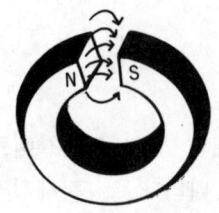
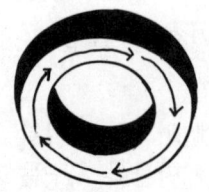

말굽자석: 슬롯 카에 이용되는 말굽자석처럼 소형 모터에 필요한 자기장을 만들어준다.

원자석: 주로 전자 계산기에 쓰이는데, 숫자와 지시된 내용을 기억해 내는 일을 한다.

〈그림 3-14〉 자석의 종류와 용도

제2장 지구자성의 기원

(1) 영구자석설

일반적으로 자기장을 만들기 위해서는 자기를 띤 것(자석)을 사용하거나 전류를 흘리는 방법이 있다. 전자는 지자기의 원인으로서 제일 먼저 착상한 것이 지구의 내부에 거대한 마그네트가 묻혀 있을 것이라는 생각을 지자기의 영구자석설이라 한다.

지구자력의 모든 성분이 지표에서 높아짐에 따라 약하게 되는 것으로 보아 지자기의 원인은 99.8%가 지구 내부에 있다고 생각된다.

오늘날 지구 내부의 상태는 지표면에서 일어나는 여러 가지 현상, 즉 지진과 화산의 발생, 중력·지자기·지전류 및 지열 등의 변화, 그리고 판구조론에 의한 침강지역과 해저확장의 현상 등으로 많이 연구하게 되었다. 현재까지 연구된 바에 의하면 지구의 내부구조는 지각·맨틀·외핵 및 내핵으로 되어 있음을 알게 되었다.

1) 지구의 내부구조

지구의 지표 부분은 암석권(지반)이라고 불리는 여러 가지 굳은 암석으로 구성되어 있기 때문에 우리들이 직접 관찰할 수가 있다. 그러나 지각의 하부로부터 지구의 내부에 이르는 부분은 직접 관찰할 수가 없으므로 아직 알려지지 못한 점이 많다.

지구의 내부상태를 추정하는 방법은 지진파에 의한 관측이다. 이것은 X선을 비추어 인체의 내부를 볼 수 있는 것과 마찬가지 이치로, 지구의 내부를 통과하는 지진파의 관측 결과로써 지구의 내부구조를 알 수가 있다.

지진파는 지구의 내부를 통과할 때 모질의 성질이 다른 층에 도달하면 그 속도가 변하고, 그 경계면에서 반사 또는 굴절하여 다시 지표로 나와 세계 각지에 설치되어 있는 지진계에 기록된다. 지진파에는 표면파, 종파(P파), 횡파(S파)의 3종류가 있는데, 지진 기록지에는 P파가 먼저 도착하고 그 다음에 S파가 도달하게 된다. 고체는 P파·S파를 전부 통과시키지만, 액체는

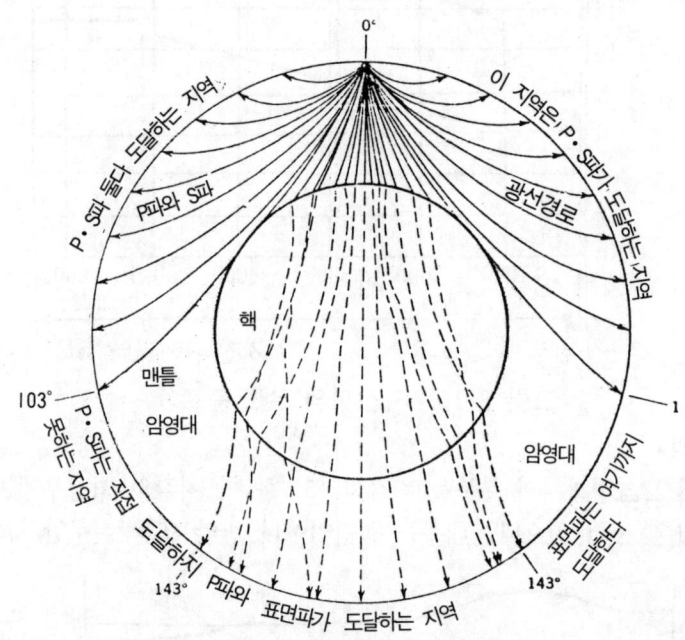

〈그림 3-15〉 하나의 지진으로부터 많은 가능한 방사선 경로 도식의 표시이다
【After B.Gutenburg(1951), Internal Constitution of the Earth, New York, Dover publications.】

P파만을 통과시키는 성질이 있으며 P파의 속도는 보통 적암 중에서는 1~4 km/sec, 화강암 중에서는 약 5km/sec, 반암 중에서는 6~6.5km/sec이다.

지진파의 관측 결과에 의하면 대륙에서는 25~45km에서, 해양에서는 해면 하 약 10km에서 P파의 속도가 급히 변하는 불연속면[92]이 있으며, 이 면을 경계로 하여 P파의 속도가 6~6.5km/sec로 급격히 증가하고 있다. 아래 그림에서와 같이 지표 및 2,900km 되는 지점에서 P파의 속도가 급감하는 큰 불연속면이 있어 속도가 급감하였다가 다시 증가하며, S파는 지표 밑 2,900km에서는 통과하지 않고 있다(〈그림 3-15〉). 〈그림 3-15〉에서 P파의 경로를 보면 진앙에서 지구의 중심 각도로 103°~143°의 범위에서는 P파가 나타나지 않는 암영대(Shadow Zone)가 있다. 이것은 지구의 내부에 구형에 가까운 불연속면이 있어 P파가 반사 또는 굴절을 하기 때문이다.

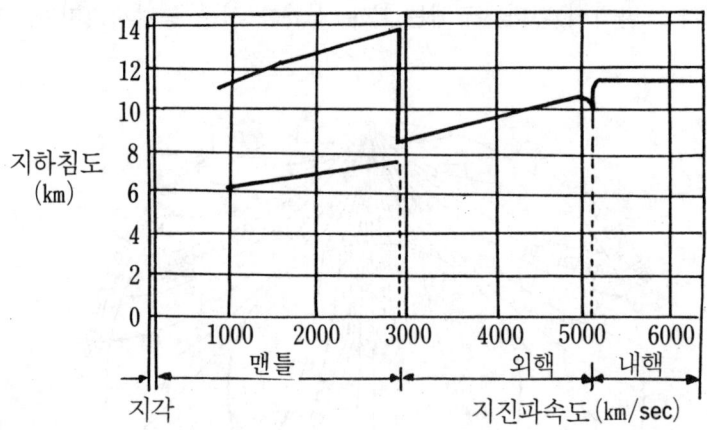

〈그림 3-16〉 지진파의 밀도분포

① 지각
지표에서 모호면까지의 부분을 지각이라고 한다. 지각의 최상부에는 적암으로 된 얇은 층이 있으나, 내부는 화강암이나 반암 또는 현무암과 유사한

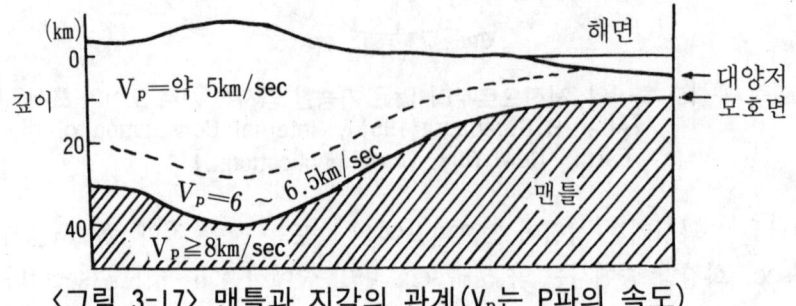

〈그림 3-17〉 맨틀과 지각의 관계(V_p는 P파의 속도)

성질의 암석으로 된 하층부분으로 되어 있다.
 지각의 두께는 대륙부분에서는 20~60km이고, 대양저에서는 5~10km로서 대륙지각의 상층부분이 없고, 바로 하층부분이 나타나 있다.

② 맨틀

 지각 밑에서 깊이 2,900km까지의 부분을 맨틀이라고 한다. 맨틀은 지구 전 체적의 약 82.2%, 전 질량의 67.2%를 차지하고 있어 지구의 주체를 이룬다. 이곳의 밀도는 약 3~6g/cm³이므로 맨틀은 밀도가 큰 물질로 되어있다.

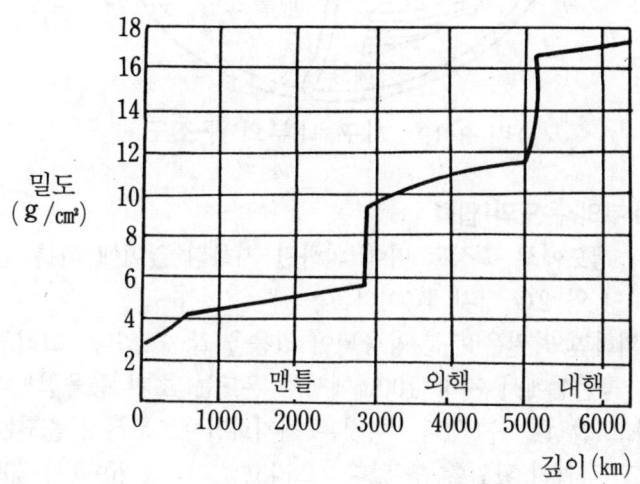

〈그림 3-18〉 지구 내부의 밀도분포도

③ 코어(핵)

 맨틀의 하부에서 지구의 중심부까지를 코어 또는 핵이라 하며, 이것을 지구 전 체적의 약 16.2%, 전 질량의 약 31.5%를 차지한다. 이 부분은 니켈이나 철, 코발트 같은 비중이 거의 같은 무거운 물질로 되어 있는 것으로 추측된다. 그리고 지표 및 2,900km를 경계로 하여 S파가 관측되지 않으므로, 핵은 액체 상태의 물질로 되어 있는 것으로 보고 있다. 즉 액체 상태의 부분을 외핵, 고체 상태의 부분을 내핵이라고 한다.

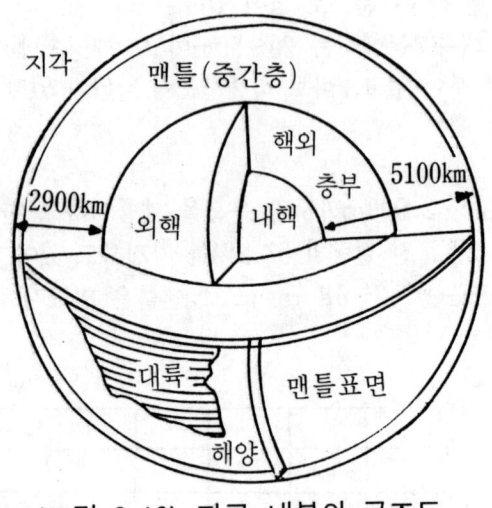

〈그림 3-19〉 지구 내부의 구조도

2) 지구 내부의 온도와 압력

시추공이나 갱도에서 측정된 바에 의하면 지하의 깊이에 따른 평균 증가 온도는 100m당 약 2℃ 내지 3℃이다.

지진파에 의하면 약권은 부분 용융되어 있음을 알 수 있다. 그러므로 우리는 고체온도 곡선상에서 지하 100km에서의 온도는 초기 용융점인 1,100℃ ~1,200℃라고 산정할 수 있다. 이것은 해저화산으로부터 분출되는 용암의 온도를 가지고 정확히 확인할 수 있다. 그리고 〈그림 3-20〉에서 300km 이하의 맨틀에서 온도는 고체온도 곡선에 있다. 이것은 횡파가 심하게 약화되지 않고는 부분 용융된 곳을 통과할 수 없고, 약권 하부에서는 그러한 약화현상을 전혀 관찰할 수 없기 때문이다.

감람석 등 맨틀을 구성하는 주요 광물들의 원자들이 매우 치밀하게 결합되어 있으므로 지진파 속도의 급격한 증가가 약 400~700km의 깊이에서 관찰되었다.

지구 내부의 핵은 주로 철로 이루어졌으며, 외핵에서는 용융되어 있고, 내핵에서는 고체 상태로 되어 있다. 최근에 지구화학자들은 고압의 핵내의 온도를 산정하기 위하여 철의 용융점 곡선을 이용하고 있다. 맨틀과 핵의 경계부에서는, 핵은 액체이고 맨틀은 고체이므로 온도는 철의 용융점보다 높고,

맨틀의 용융점보다는 낮을 것이다.
 또한 지진학자들에 의해서 내핵은 고체라고 알려졌으므로 온도는 5,100km 에서 철의 용융곡선 이하로 내려갈 것이다.
 지구 내부에는 자연에서 산출되는 거의 대부분의 원소들이 여러 형태의 화합물로 존재한다. 그러나 이들 원소들은 현저한 불균형 상태로 존재한다.
 지구 내부의 분별작용으로 지각은 철분이 적고 산소, 규소, 알루미늄, 칼슘, 칼륨 및 나트륨이 집중되며 핵에는 철분이 집중되었다.

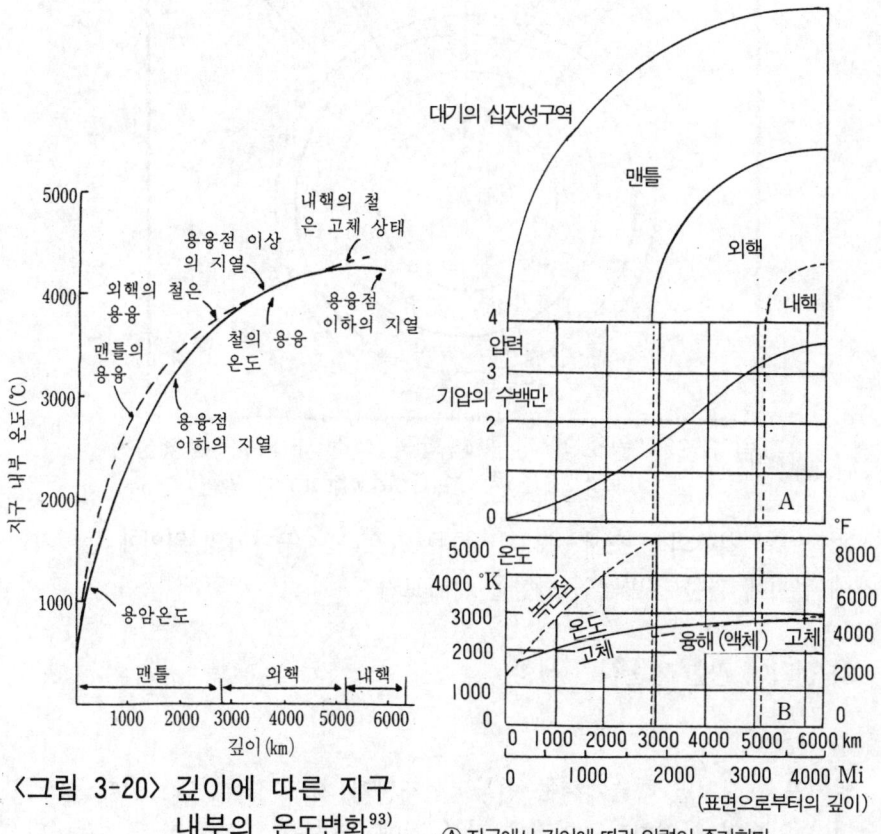

〈그림 3-20〉 깊이에 따른 지구 내부의 온도변화[93]

Ⓐ 지구에서 깊이에 따라 압력이 증가한다.
Ⓑ 지구에서 깊이에 따라 온도가 증가한다. 녹는점은 점선으로 표시한 부분이다.

〈그림 3-21〉 Draw from J. Verhoogen(1960), American Scientist, vol 48

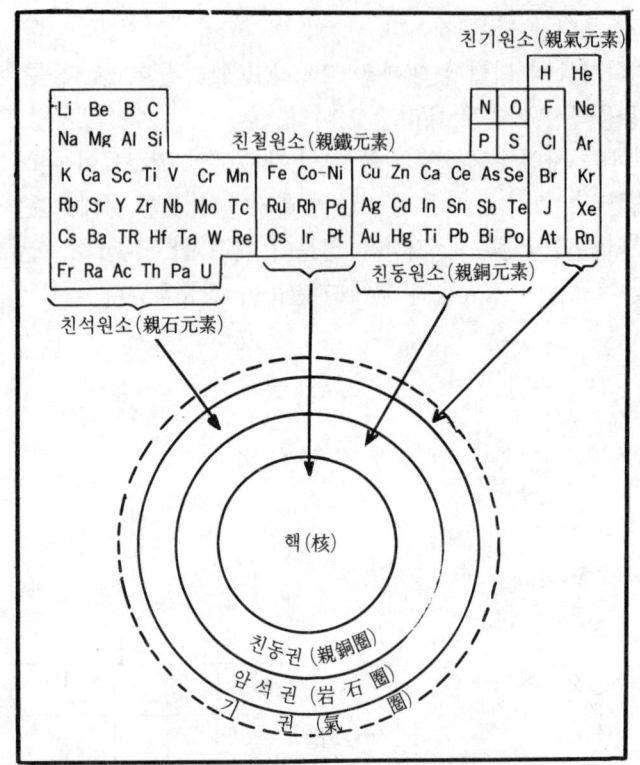

〈그림 3-22〉 원소의 지구 화학적 성질에 의하여 형성된
대상 구조(V.M.Goldschmidt에 의함).

지금까지 지구의 구조에 대하여 살펴보았으나 지구자기의 원인에 들어가기 전에 전기에 관한 일반적인 사항을 알아보자.

3) 전기에 관한 일반적인 사항

① 전하[94]

날씨가 흐려지면 하늘에서는 천둥·번개[95]가 치기 시작한다. 이때 집으로 달려가 있으면 안전하다. 이것은 지붕 위에 꽂아 놓은 피뢰침[96] 덕분이다. 이러한 것은 다음과 같은 원리에 의한다.

구름은 바람에 의해 이동하는 공기 덩어리다. 구름 속에는 얼음 알갱이와 작은 물방울이 섞여 있다. 공기 덩어리는 바람에 의해 위로 올라가면서 서로 부딪히고 섞이면서 마찰한다. 땅의 가까운 곳에는 (−)전기를 띠고 구름 위쪽에는 (+)전기를 띠는데, (-)전기는 (+)전기에 이끌려 공기를 통해 이동하면서 번개와 벼락을 만든다. 이때 나는 소리가 천둥이다. 번개가 칠 때의 에너지를 한 곳에 모아 저장할 수만 있다면 발전소와 같은 큰 힘을 가질 수 있다.

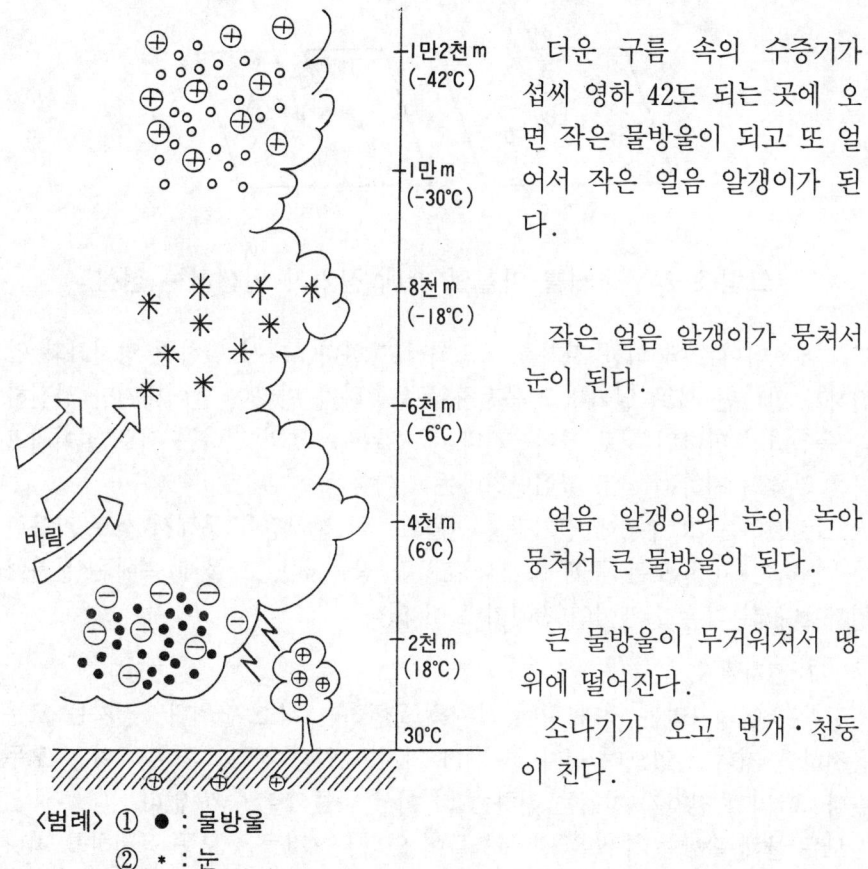

더운 구름 속의 수증기가 섭씨 영하 42도 되는 곳에 오면 작은 물방울이 되고 또 얼어서 작은 얼음 알갱이가 된다.

작은 얼음 알갱이가 뭉쳐서 눈이 된다.

얼음 알갱이와 눈이 녹아 뭉쳐서 큰 물방울이 된다.

큰 물방울이 무거워져서 땅 위에 떨어진다.
소나기가 오고 번개·천둥이 친다.

〈범례〉 ① ● : 물방울
② * : 눈
③ ○ : 얼음알갱이

〈그림 3-23〉 천둥과 번개의 원리

에보나이트 막대기를 집어 들어 그것을 명주조각으로 문지르고, 다음에 책상 위에 흩어져 있는 작은 종이조각 가까이에 그 막대기를 갖다 대면 종이조각들이 막대기에 달라붙는다. 또 유리 막대기를 모피에 문지르고 종이조각에 갖다 대면 유리 막대기 아래에서 종이조각이 움직인다. 에보나이트 막대기나 유리 막대기를 문지르면 그 표면에 전하가 생긴다. 즉 막대기에 전기가 생기는 것이다. 이러한 현상을 대전이라 한다. 이것은 '유리'에 의한 전기를 양전

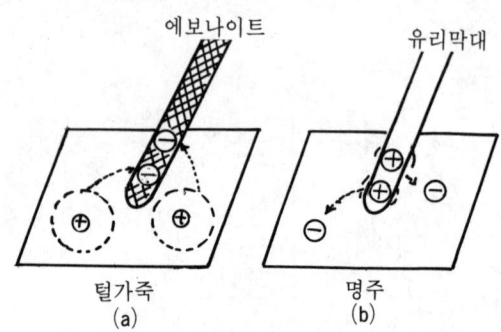

〈그림 3-24〉 물체를 마찰할 때에 전기가 발생하는 현상

기, '에보나이트'에 의한 전기를 음전기라고 한다. 다시 말하면 양전하와 양전하가 만나면 서로 밀어내고 음전하와 음전하가 만나면 밀어내지만 양전하와 음전하가 만나면 서로 끌어당긴다. 즉 같은 부호의 전하는 서로 밀어내고 다른 부호의 전하는 서로 끌어당긴다는 것이다.

모든 전하는 그 주위에 전기장을 만들고, 이 전기장을 통해서 서로 작용한다. 전하는 그냥 모든 물체 속에서 조용히 잠들어 있고 물체 속에는 분자나 원자보다 더 작은 알갱이인 전자가 들어 있다.

② 전자[97]

전자는 양성자라는 것과 함께 전하를 운반하는 최소 단위다. 전자는 모두 음전하를 지니고 있으며 전자 한 개가 가지고 있는 전하, 즉 전기량은 모두 같다. 그리고 전자가 지니는 전하는 더 이상 나누어질 수가 없다.

모든 물체 속에는 수많은 전자가 들어 있다. 그것들은 모두 음전하를 지니고 있다. 그러나 물체 자체는 보통 전기를 띠고 있지 않다. 그 이유는 물체에는 음전자 이외의 양전자를 지닌 입자인 양성자가 있기 때문이다. 양성자가 가진 전하의 크기는 전자가 갖는 전하의 크기와 같지만 부호는 반대다. 양성자와 전자의 수는 같아서 서로 부정하고 있기 때문에 물체 자체는 아무런 전하도 갖지 않는다. 이러한 상태를 중성이라 한다.

플라스틱 빗으로 머리를 빗으면 머리카락에서 정전기가 일어나는 때가 있다. 이러한 현상은 일부는 빗으로, 일부는 머리카락으로 흐른다. 즉 빗은 음

(-)으로, 머리카락은 양(+)으로 각각 대전하여 이 두 전하 사이에서 전기가 일어나는 것이다. 물체는 공기와의 마찰로도 대전한다. 특정한 조건(건조하고 따뜻한 공기) 하에서는 달리고 있는 자동차의 표면에도 자유전하가 쌓인다. 자동차가 정지했을 때 자동차의 문 손잡이에 손을 대면 찌릿하고 전기를 느낀다. 그래서 이를 방지하기 위하여 승용차 뒤쪽에는 전하를 지면으로 흘려보내는 방법으로서 경화고무의 어느 벨트를 늘어뜨려 놓은 것이다. 그리고 가솔린을 운반하는 탱크차[98]는 반드시 뒤쪽에 쇠사슬을 늘어뜨리고 있다. 탱크차에 자유전하가 쌓이면 폭발을 일으킨다.

번갯불은 구름 속에는 거대한 불꽃이 구름과 구름, 구름과 지면 사이에 폭발하는 것이다. 그리하여 전하가 물체 속에서 움직이면 전류가 된다.

③ 전류

전류는 항상 양(+)에서 음(-)으로 흐른다. 그러나 전류는 특정한 물체 속에서만 흐른다. 이런 물체를 전도체라고 하며 금속이나 흑연 등 대부분의 용액이 여기에 해당된다. 구슬을 실로 연결하면 전류가 흐르지 않는데 이것은 전도체[99]가 아니라 절연제[100]이기 때문이다.

전도체의 내부에는 원자와 자유전자가 있다. 다른 부호의 전하를 갖는 두 개의 물체를 연결시키면 자유전자가 이동한다. 자유전자는 양극으로 끌려가서 그곳에서 부족한 음전하를 보충한다. 한편 전도체의 음극에서는 다시 새로운 전자가 나가는데, 이렇게 해서 두 극의 전하가 같아질 때까지 전류가 쉴새없이 흐른다. 그러나 절연제 속에는 자유전자가 없기 때문에 전류가 흐르지 않는다.

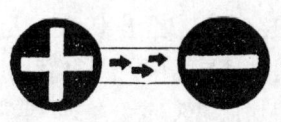 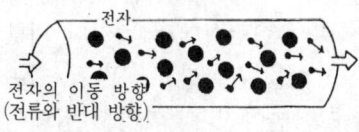

〈그림 3-25〉 전류와 전자의 이동

전자는 음극(-)에서 양극(+)으로 이동하고, 전류는 양극(+)에서 음극(-)으로 이동한다. 이것은 몇백 년 전 당시에는 아직 전자의 존재 같은 것을 몰랐기 때문에 전류는 양극에서 음극으로 흐른다고 단정해 버린 것이다.

지금까지 전기에 관한 일반적인 사항을 알아보았으므로 이제는 지구에서 나온 자력선 즉 지자기의 발생설에 대하여 알아보자.

(2) 지구자기의 원리(다이나모이론)

구형자석의 둘레에 쇳가루를 뿌려 놓으면 〈그림 3-3〉과 같은 자력선의 무늬를 볼 수 있다.

지구 주위에 자력선이 나와서 자장을 형성하는 요인은 지구 내부에 강자성 물질이 있기 때문에 지구자장이 성립한다고 생각하였으나 지구 내부는 고온·고압의 상태에 있고, 철이나 니켈과 같은 강자성 물질은 고온 하에서 자성을 잃는다는 것이 명백히 밝혀지자 이 설은 무너지고 말았다.

지구자장의 원인에 대한 가장 단순한 설명은 지구 내부는 영구자석(쌍극자)으로 되어 있다는 것이다. 즉 지구 내부에 거대한 마그네트가 묻혀 있을 것이라는 생각을 지자기의 영구자석설이라 한다. 땅 속에는 철광석도 묻혀 있고 무엇보다도 지구 중심부에 있는 핵은 철 및 니켈로 구성되어 있다. 핵은 반지름 3,400km 이상에 달하는 거대한 구이다. 보통 강자성체는 큐리점(curie point)이라고 말하는 일정한 온도 이상에서는 그의 자성을 상실한다. 이 온도는 보통 강자성체에 있어 수 100°가 된다. 즉 철이나 니켈 같은 자성이 강한 물질도 지구 내부같이 온도가 높은 곳에서는 자성을 잃어버린다. 철이나 니켈을 온도를 올리면서 자기의 세기를 측정해 보면 그 세기가 줄고 적정 온도에 달하면 강한 자성은 없어진다. 이 온도를 큐리온도(재결정온도)라 부른다(뒤편의 페라이트 조직편의 철-탄소 평행상태도를 참조하기 바란다). 이 자기가 없어지는 온도를 큐리온도라 하는 것은 유명한 큐리부인의 남편이며 자성체 연구의 선각자였던 삐에르 큐리(1859~1906)의 이름을 딴 것이다. 핵 속의 철과 니켈이 녹아서 액체가 되어 있다는 것은 고온상태임을 뜻한다. 실험실에서 철이나 니켈을 가열하면 각각 1,539°C 및 1,450°C에서 녹는 것을 관찰할 수 있다. 한편 물질의 녹는 온도는 보통 압력이 증대하면 할수록 높아진다. 따라서 압력이 100만 기압을 넘는 핵 내에서는 철과 니켈의 녹는 온도가 위에서 든 값보다 훨씬 높을 것이다(그림 3-21 참조). 이 때문에 핵 내의 온도는 적어도 2,000°C 이상이라는 것이 거의 틀림이 없다. 이러한 고온상태에서는 철이나 니켈은 도저히 자성을 띨 수 없다. 이리하여 지구가 영구자석이라는 설은 무너지고 말았다.

예를 들면, 자철석은 580°C, 철은 780°C, 니켈은 350°C가 큐리온도이다. 이와 같은 온도는 지하 20km~30km 정도의 깊이에서 나타난다고 생각되며,

한편 지구 내부에서는 그 큰 압력 때문에 큐리점이 현저하게 상승하지는 않는다는 사실로 보아 지구 내부의 대부분의 물질이 영구자석을 이루고 있다고는 생각되지 않는다.

지구 내부에서 일어나는 이러한 현상은 다음과 같은 사실에서 알아볼 수 있다.

훼라이트[101] 자석의 원료로는 철(Fe), 코발트(Co), 니켈(Ni)을 많이 포함하고 있는데 그 중에서도 가장 자성이 강한 것으로는 철과 코발트이다. 이 두 가지 원소를 비교해 보면 다음과 같다.

구분 \ 원소	철(Fe)	코발트(Co)
녹는점	1,539℃	1,450℃
끓는점	3,000℃	3,100℃

위의 표에서 보듯이 어떠한 물체를 가열하면 형체가 녹아 원래의 모습이 없어지는 것을 '녹는다(고체상태 : 고체가 녹아서 액체가 되기 시작하는 온도로서 융해점이라고도 한다)'라고 하고 녹은 상태에서 계속하여 가열하면 부글부글 끓는 것을 '끓는점(액체상태 : 액체가 끓기 시작할 때의 온도로서 비등점이라고도 한다)'이라고 한다. 즉 철(Fe)이 최고점에 도달하여 용암상태와 같이 부글부글 끓는 상태가 되었을 때가 3,000℃이다. 그런데 지구의 내핵을 보면 온도가 6,000℃이다. 그러므로 내핵에서 철과 코발트, 니켈이 녹아 있더라도 원래 그 원소들이 가지고 있는 자성, 즉 어떠한 쇠붙이를 끌어당길 수 있는 성질의 근원이 되는 자성을 띨 수 없다. 왜냐하면 내핵 속에서는 철·코발트·니켈이 녹아 있더라도 너무나 오버해서 가열되어 있어서 조직이 파괴되어 버렸기 때문이다. 즉 열은 자성을 파괴하며, 자성을 가지는 물질들은 온도가 큐리점이라는 어떤 값을 초과하면 그들은 영구적인 자성을 잃게 된다.(그림 3-21 참조)

현재 가장 믿을 만한 지자기의 원인은 지구 내부에 있는 외핵의 물리적 성질에서 찾아볼 수 있다. 외핵은 전기전도도가 큰 철과 니켈로 구성되어 있으며, 또 유체상태(액체 따위가 흘러 움직이는 것)에 있다고 볼 수 있다. 즉 지구표면 아래 2,900km 이상의 길이는 지구핵이라고 하며, 유체상으로서 전기전도성이 있다. 이 유체액 안에서는 방사능 물질의 붕괴에 의하여 발생하는 열 때문에 대류운동이 서서히 진행되고, 또한 고체의 각 부와의 사이에는 경계면 부근에서 매분 1cm 정도의 느린 상대운동(한 물체의 다른 물체에 대한 상대적인 운동)도 일어나고 있다. 이 운동이 자장 안에서 행하여지기 때문에 유도전류가 발생한다. 유체핵 내에서는 복잡한 전류 분포가 있으나 그 중에는 서쪽 방향의 환상으로 흐르는 전류도 생겨 그 전류에 의한 자장이 지구자장으로서 지구 표면이나 지구 주위의 공간에도 나타난다.

이와 같은 외핵의 물질이 이동하면 외부 자장의 영향을 받아 전류가 생기며 이것은 지구자기장을 만든다.

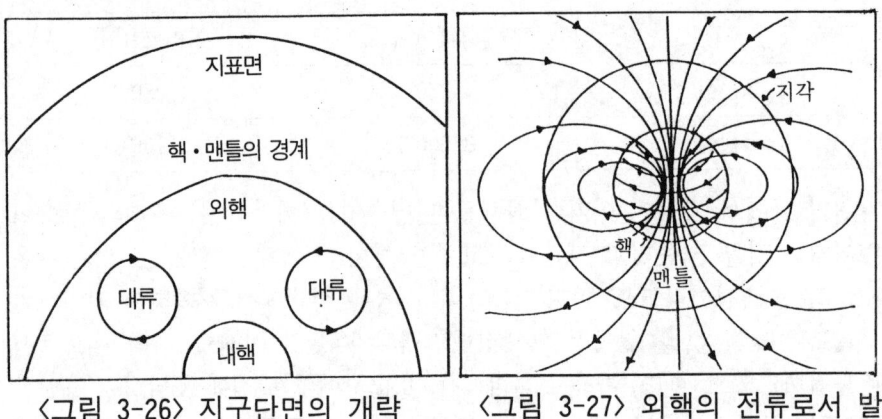

〈그림 3-26〉 지구단면의 개략   〈그림 3-27〉 외핵의 전류로서 발생하는 지구자장

즉 외핵에서는 온도가 2,000℃이므로 위의 표에서 철(Fe)의 끓는 점이 최고점에 도달하는 것이 3,000℃이므로 ±1,000℃ 차이가 나므로 외핵에는 철과 코발트·니켈이 녹아 있는데, 이 원소들이 녹아 있는 상태에서도 각 원소들이 가지고 있는 원래의 조직(뼈대)이 다르기 때문에 각 원소들이 부딪히면서 그 부딪히는 순간에 전류가 발생한다. 이것이 ①열의 대류운동[102]이나 ②지구의 자전(천체가 내부를 지나는 축을 중심으로 하여 회전하는 일)에 의해서 움직인다.

다시 말하면 외핵은 고온고압으로 철(Fe) 등의 무거운 금속이 곤죽(죽같이 질퍽질퍽한 땅)처럼 녹아 있는 상태에 있다. 이 녹아 있는 전기를 통하는 물질이 지구의 자전에 의해 유동(流動)도 하고 열에 의해서 대류(對流)도 하면 거기에 전류가 발생한다. 이것이 지구의 중심부에 있는 거대한 발전기(다이나모)이다. 여기서 발생한 전류는 지자기의 근원이 되는 자장을 만들어 내고 있다. 이와 같은 이론을 지자기의 다이나모 이론[103]이라 한다.

(3) 다이나모이론의 종류

1) 블러드형 다이나모이론

블러드형 다이나모 이론은 아래 그림에서 금속 원판은 수직축을 중심으로 일정한 각속도 ω로 회전하며 그 하부에 위치한 코일은 원판과 축의 외주와의 전기적 접촉을 이루기 위하여 마찰이 없는 브러시로 연결되어 있다.

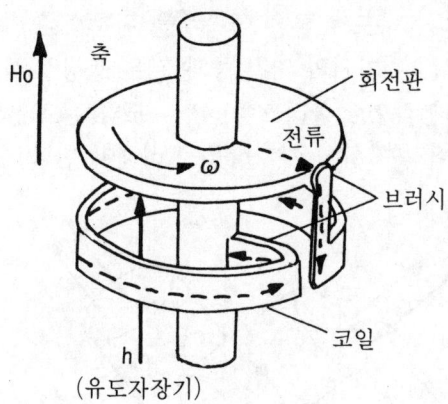

〈그림 3-28〉 블러드형 다이나모의 원리

다이나모 외부에 수직회전축과 나란히 상향의 자기장 Ho를 걸어 준다고 가정하자. 그러면 플레밍의 오른손법칙(그림 3-37 참조)에 따라서 회전하고 있는 원판에는 전류가 생기는데, 이것은 원판의 중심에서 외주(바깥쪽의 둘레) 쪽으로 방사형(중앙의 한 점에서 사방으로 죽죽 뻗어 있는 선의 모양)으로 흐르며 브러시를 통하여 코일로, 그리고 다시 브러시를 거쳐 축을 통하여 원판의 중심으로 되돌아오는 하나의 폐회로를 형성한다. 하부 코일에 전류가 흐를 때 코일 주위에는 앙페르의 법칙에 의하여 Ho와 같은 방향으로 유도자기장 h가 생기고, 결국 전자기장은 Ho+h가 약하더라도 다이나모의 전기저항, 원판의 지름과 회전각속도의 크기에 따라서 h의 크기가 결정되므로 지구자기장의 크기와 같은 크기의 자기장을 얻을 수 있다. Ho 대신 전류를 먼저 흘려 보내더라도 플레밍의 오른손법칙에 의하여 같은 결과가 나타난다. 이와 같은 다이나모가 지구의 외각에 존재함으로써 지구자기장이 생성된다고 생각하는 이유로는, 외핵은 전기저항이 작은 액상의 철·니켈·코발트로 구성되어 있으며, 원판의 회전운동은 지구 자전으로 나타나는 외핵과 맨틀의 자전 속도의 차로 인한 외핵 내의 액체의 회전운동이며, 전류의 생성은 온도차에 의한 열전류와 구성물질의 이질성에 의한 열화학적 전류로 설명되기 때문이다.

2) 로즈와 윌킨슨형 다이나모이론

로즈와 윌킨슨형 다이나모 이론은 금속주물 원통으로 된 것으로 지구자기장의 생성과 영년변화, 지자기의 역전 등과 같은 특징적 사실들이 설명된다. 이 이론의 원리는 기본적으로 불러드형 다이나모와 같으나, 이것은 2개의 원통을 조합시켜서 얻어지는 합성 자기장을 고려해야 한다. 외핵 내에는 이와

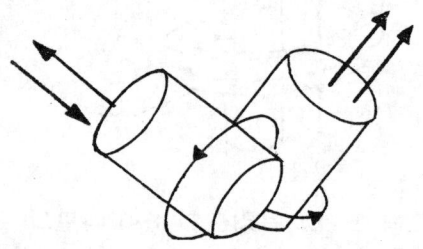

〈그림 3-29〉 로즈와 윌킨슨형 다이나모의 원리

같은 다이나모가 여러 개 존재할 수 있으며 이들의 총 합성 자기장은 지구자기장의 99% 이상을 차지한다. 이들 다이나모의 위치나 크기는 시간과 더불어 변할 수 있으며, 그 결과 총 합성 자기장도 변하며, 따라서 지구 자기장도 그 크기나 방향이 변하게 된다. 나머지 1% 미만의 지구자기장은 지구 밖 전리층에 분포된 대전입자의 운동에 의한 다이나모 이론으로, 그리고 지구자기장의 순간적인 교란현상은 태양흑점 폭발의 영향으로 설명 할 수 있다.

(4) 태양의 자기장

 지구 위의 모든 생물에게 절대적인 에너지를 공급해 주는 태양은 우리에게 가장 가까이 있어서 그 활동과 특성을 자세히 관측하여 연구할 수 있는 유일한 별이라는 점에서 매우 중요한 연구 대상이 되고 있다.

 흑점은 광구면[104]에 검은 점으로 나타나는 현상으로, 실제 온도는 약 3,800°K (K는 절대온도의 기호로서 섭씨 영하 273.16°를 기점으로 보통의 섭씨 온도계와 같은 눈금으로 잰 온도)이나 주위의 광구 온도(약 6,000°K)보다 낮으므로 검게 보인다. 흑점은 작은 점으로 나타나는 미소 흑점에서부터 매우 큰 흑점에 이르기까지 여러 가지 형태가 있고 대개의 경우 작은 미소 흑점들은 금방 없어지지만, 그 중 어떤 것은 커다란 흑점으로 발전되어 간다. 큰 흑점의 구조는 대개 중심의 암부를 방사선의 줄기를 가진 반암부가 둘러싸고 있는 형태이다.

 흑점이 나타내는 가장 뚜렷한 특징으로는 자기장(Magnetic Field)[105]을 들 수 있다. 자기장의 형태는 보통 1,000Gauss 정도이고 최대 4,000Gauss 정도의 자기장도 측정되었다.

 태양 표면에 발생하는 흑점 수의 변동은 태양활동의 척도로 해석할 수 있는데, 이러한 흑점 수의 변동상황은 스위스의 천문학자며 취리히 천문대의 대장이었던 J.R.월프(1816~1893)가 45년간 관측하여 얻은 경험치를 흑점 상대수로 나타내고 있다.

 태양은 주로 수소기체로 구성되어 있으며, 태양에너지는 중심핵에서 수소(H)가 헬륨(He)으로 변환되는 핵융합 반응에 의해 광자의 형태로 방출되고, 이 광자는 두꺼운 복사층을 통해 밖으로 퍼져 나가 외부의 대류층에 이르게 된다. 대류층의 위쪽에 대기층이 시작되며 그 대기층의 바닥을 광구라 하는데 우리가 가장 깊이 관측할 수 있는 매우 얇은 기체층으로서, 태양 복사에너지의 대부분이 이곳에서 나온다.

다음은 태양의 구조를 나타낸 것이다.

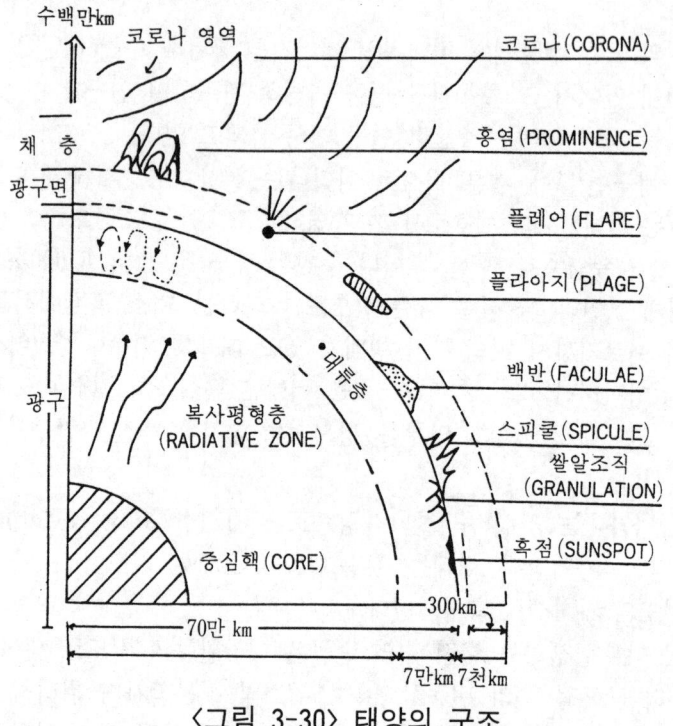

〈그림 3-30〉 태양의 구조

　다음편에 나오는 핵 내의 발전기 이론과 앞에서 언급한 지자기의 원리를 이해하기 위해서 전류와 자기, 전자기 유도, 발전기, 모터에 대하여 알아보자.

1) 전류와 자기

　나침반을 전류가 흐르는 전선 아래에 놓았다. 그러자 바늘은 남북 방향을 가리켰고 전선은 바늘과 평행이 되었다. 회로의 스위치를 이어 주어 전선에 전류를 흐르게 하였다. 그러자 바늘이 갑자기 움직이더니 돌아서 전선과 수직방향이 되었다. 이것은 움직이고 있는 전하는 나침반의 자석 바늘에 영향을 주므로, 전류가 흐르고 있는 선 주위에 형성되는 전기자기장은 아주 약하기 때문에 보통 선을 실패처럼 감아서 솔레노이드[106]라고 하는 인공자석을

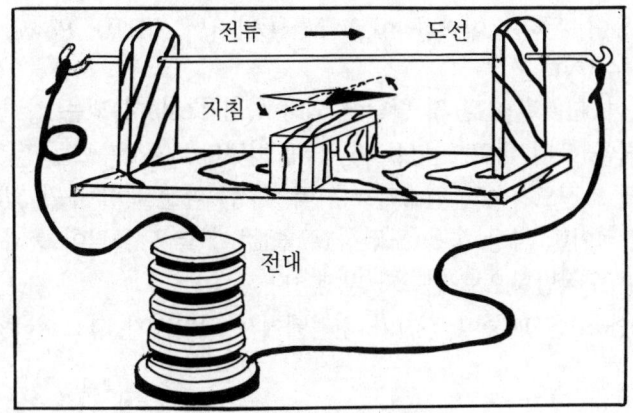

〈그림 3-31〉 솔레노이드 현상

만든다. 이러한 솔레노이드도 남북의 두 극을 가지고 있으며 자유롭게 움직일 수 있도록 고정시키면 반드시 남북 방향을 가리키고 정지한다. 두 개의 솔레노이드를 같은 극끼리 접근시키면 서로 밀어내고, 다른 극끼리 접근시키면 끌어당긴다.

솔레노이드에 철심을 넣으면 솔레노이드의 자기장은 더 강해졌다. 가벼운 자석침뿐만 아니라 상당히 무거운 것까지도 끌어당겼다. 그러나 스위치를 끊자 붙어 있던 못이 곧 떨어졌다. 이와 같이 철심을 넣은 솔레노이드를 전자석[107]이라고 한다. 이 전자석은 여러 가지 기술에 이용되고 있으며, 영구 자석보다도 더 많이 사용되고 있다. 공장에서 사용하는 기중기(전자석 크레인)는 무거운 쇳덩어리나 강철로 만든 큰 물건을 이동시키므로 아주 큰 전자석을 만들어야 한다.

모든 종류의 전동기나 발전기도 주요한 부분은 모두 전자석으로 되어 있다. 또한 전화기의 수신기, 계측기, 라디오, TV, 변압기, 컴퓨터 등에서도 쓰인다.

원자 물리의 연구를 위해 필수 불가결한 가속기는 작은 소립자를 가속시킬 때, 강력한 자기장을 형성하는데 이러한 거대한 전자석을 이용하는 곳은 과학연구소이다.

최근에는 전자석의 코일에 초전도체를 사용하는데 절대영도[108]에 다다를 때까지 계속해서 냉각상태를 유지해야 하므로, 이러한 장치를 설치하는 데는 엄청난 비용이 든다. 이러한 예로 MHD발전[109](MHD Power Generation)을 들 수 있다.

초전도자석(超傳導磁石)의 발달에 의하여, 5Tesla나 되는 강력한 자장은 그다지 전력을 쓰지 않고도 만들 수 있게 되었다. 연소가스는 전기를 잘 통하기 때문에 초전도자석과 연소가스를 짝지우면 발전을 할 수가 있다.

MHD 발전이란 자장 속을 도전성(導電性)이 좋은 물질이 통과하면 통과하는 방향과 수직방향으로 전류가 발생한다.

연소가스는 고온 때문에 전자가 원자핵에서 떨어지기 쉽고 일부가 전리된

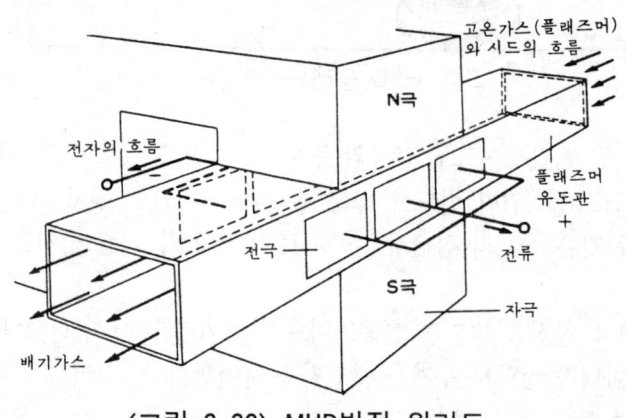

〈그림 3-32〉 MHD발전 원리도

상태로 되어 있다. 이러한 상태를 '약전리 플라즈마'라 한다. 그리고 연소가스의 온도는 약 2,500℃이다. 그러나 이 온도로는 자유전자가 많이 생기지 않으므로 외부에서 전문가가 탄산칼륨 등과 같은 '시드'라고 하는 '전자의 씨'를 가해 준다. 이 자유전자를 지니는 연소가스를 강한 자장 속에 초속 1,000m 정도의 고속으로 통과시키면, 자장의 작용으로 전자는 양극 쪽으로 휘어지며 끌어당긴다. 이것으로 인해 전류가 발생되는 것이다. 그래서 양극과 반대쪽에 음극을 펴고 전선으로 이으면 전류가 흐른다.

음극 쪽에는 전자를 빼앗긴 칼륨 이온이 굽어지는데, 전자보다도 몇천 배나 무겁기 때문에 굽어지는 것이 적으며, 뒤에서 오는 고속의 입자에 밀려나 버린다.

종래의 실험에서, MHD 발전으로 연료에 의한 열입력(熱入力)의 11%의

발전이 가능하다고 한다. 대규모의 발전 설비를 만들면, 20% 이상의 발전이 가능하나, 이것만으로는 보통의 발전보다도 효율이 떨어진다. 그러므로 MHD 발전은 터빈식 발전과 병용함으로써 비로소 의미를 지니게 되는 것이다.

MHD 발전을 한 다음 약 2,000℃로 온도가 내려간 가스로 파이프의 물을 가열하여 증기를 분출시키고 터빈을 돌리면 처음 열입력의 35%의 발전을 할 수 있다. 총 50% 정도, 현재의 증기 터빈식 발전의 약 40%인 발전 효율에 비하여 10% 효율이 높아진다. 같은 전력을 얻기 위하여 사용하는 연

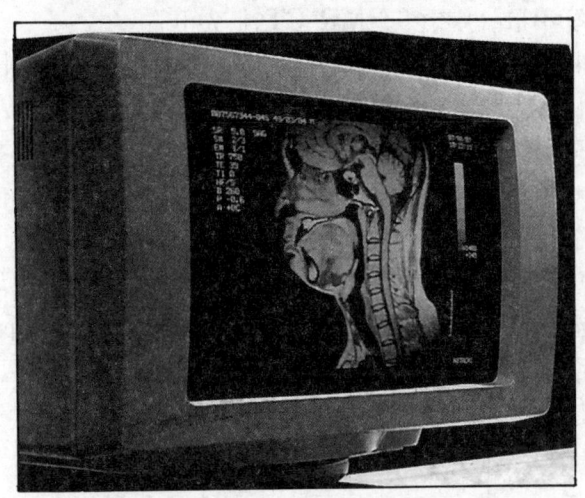

〈그림 3-33〉 MRI (NMR-CT)의 화상

료로 계산하면 20%가 절약된다.

또한 핵자기 공명영상장치[110]를 들 수 있는데 이 NMR-CT[111]의 원리는 다음과 같다.

성인의 경우 체중의 약 60%는 체액이며, 그 대부분은 물이다. 그 물의 수소원자의 원자핵은 갖가지 방향을 향하여 회전하고 있는데, 강력한 자장속에 두면 모두 그 자장의 방향을 향하여 비틀거리는 팽이와 같은 운동을 시작한다.

생체 검사를 하고 싶은 부분에 균일하고 강한 자계를 가하면, 거기에 있는 수소의 원자핵이 마치 팽이의 목흔들기와 같은 회전운동을 한다. 거기에 적

당한 진동수를 가진 전자기파를 가하면 공진현상(共振現像)[112]이 일어난다. 그것과 박자가 잘 맞게 힘을 가해 주면 목흔들기 운동이 크고 세차게 된다.

거기에 새로 수직방향의 고주파자장(펄스)을 걸면 수소 원자핵은 새 자장의 방향으로 가로눕는다. 그리고 펄스를 끊으면 이 가로누운 수소원자핵은 원래로 돌아가고 이때에 약한 전자파를 내는데 바로 이 전자파를 검출하는 것이다. 그리고 가로누운 수소원자핵이 원래 상태로 돌아가기까지의 시간(완화 시간)은 주위에 있는 다른 원자핵의 상태에 따라 차이가 있으므로, 이 시간차를 측정하여 수소원자의 운동상태를 산출하고 평면화상으로 만들어 병변 부분을 찾아내려는 것이 NMR-CT인 것이다.

암의 경우라면 완화 시간이 정상 세포보다 길고 그것이 화상에 나타나기 때문에 용이하게 진단할 수 있다.

'MRI'의 구성인자 중에서 가장 특징적인 것은 이완(근육이나 신경 따위가 느슨해짐) 시간이다.

〈표 3-2〉 0.15T에서 대표적인 조직의 이완 시간과 스핀 밀도

조 직	T_1(ms)	T_2(ms)	스핀밀도(%)
지 방	150	150	10.9
간 장	250	44	10.0
췌 장	275	43	9.7
비 장	400	107	10.4
신장(피질)	400	70	10.3
신장(수질)	650	170	10.8
근 육	450	64	11.0
백 질	300	133	11.0
단 백 질	475	118	10.5
혈 액	525	261	10.0
뇌척수액	2,000	250	10.8

* T_1 : 핵 스핀이 공명에 의해서 얻은 에너지를 주위에 있는 격자에 열진동 에너지로 방출하고, 처음의 안정상태(저에너지 상태)로 돌아오는 속도.
* T_2 : 횡이완 시간(스핀 간에 에너지를 교환하므로 스핀(Spine)-스핀(Spine) 이완 시간이라고도 한다).

1971년 Pamadian은 악성종양 조직의 T_1 완화시간이 정상조직의 T_1보다 연장된다는 논문을 발표하였다. 이 논문에서 MRI의 임상응용에 대한 생체조직에서는 주로 지방함유량에 따라 다르며 수분이 많을수록 길고, 지방함유량이 많을수록 짧다고 설명하고 있다.

정상조직과 이상조직에서 T_1과 T_2의 상관을 나타낸 peter L, Davic 등의 실험결과는 T_1, T_2의 인체조직에서의 개략적 값을 아는 데 참고가 될 것이다.

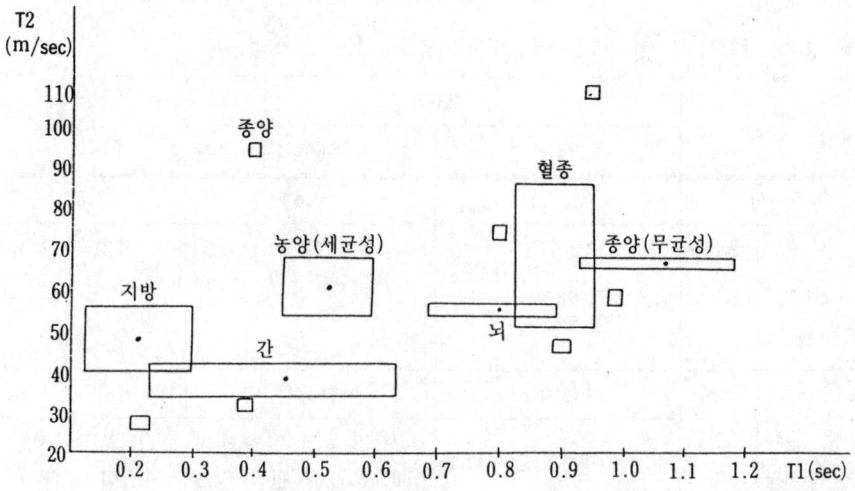

〈그림 3-34〉 생존 쥐의 여러 조직의 T1 및 T2의 평균과 표준편차

MRI진단에서는 방사선 피폭이 없으므로 X선을 사용하는 진단기기에 비해 환자에 대한 침습성이 적다고 생각되지만, 인체의 안전성에 대해서는 MRI장치의 개발이 진척됨에 따라 1978년경부터 이 문제가 검토되기 시작하였다.

MRI의 임상응용시에 검토할 사항은 정자장 강도, 경사자장, 전환시의 시간적 변화자장 및 고주파 자장의 영향을 들 수 있다. 이들에 대해서는 먼저 MRI장치의 등장 초기인 1980년에 영국의 방사선 방호위원회(NRPB : National Radiological Protection Board)와 1982년 미국의 식품의약국 (FDA : Foods and Drugs Association)에서 각각 독자적인 지침이 나와 있으며, 전자에 대해서는 그 후의 MRI 임상평가 경험을 근거로 해서 1984

년에 내용 일부에 대해 재검토가 이루어지고 있다.

NRPB와 FDA가 그 지침에서 지적하고 있는 안전기준은 〈표 3-3〉에 집약해서 표시한다. 그러나 MRI 장치는 아직도 발전도상에 있으며, 특히 고자장 장치나 고속 imaging을 위한 큰 변화자장이 사용될 가능성은 배제할 수 없어서 안전성에 대해서는 앞으로도 많은 검토가 있어야 하겠다.

한편 생체조직에 대한 영향 이외에 자장의 흡수력으로 인한 사고 방지에도 세심한 주의가 필요하다. [113)]

〈표 3-3〉 NRPB 및 FDA의 안전기준

항목 \ 기관		NRPB 1981년	NRPB 1984년 개정	FDA
정자장		<2.5T	<2.5T	<2.0T
변화자장	$t \geq 10ms$	<20T/S	<20T/S	<3T/S
	$t \geq 10ms$	상기 이상에서도 좋은 무늬(정상적)	$\frac{dB^2}{dt^2} \cdot t < 4$	
고주파 자장	주파수	≤15MHz	제한 없음	
	인체의 흡수율	1. 평균 체온 상승이 1°C를 넘지 않는다. 2. 전신의 흡수가 70W를 넘지 않는다.	1. 전신의 평균 비흡수율이 0.4W/kg을 넘지 않는다. 2. 모든 조직 1g당 4W/kg을 넘지 않는다.	1. 전신의 평균 비흡수율이 0.4W/kg을 넘지 않는다. 2. 국소에서 2W/kg을 넘지 않는다.
작업자의 피폭		・단시간(몇 분)에 한해서 ① 머리・전신<0.2T ② 손・팔<2.0T	1. 장기간인 경우 ① 전신 <0.02T ② 손・팔<0.2T 2. 15분 이내인 경우 ①전신<0.2T ②손・팔<2.0T 3. 하루에 여러 번 해도 무방	
피검자의 제한 (간질이나 심장병이 있었던 사람)		금지	해제	

2) 전자기 유도원리[114]

전류와 자기편에서 전기로 자기장을 만드는 것을 알아보았으나, 반대로 자석으로 전류를 발생시킬 수 있는 원리를 알아보자.

코일을 감은 솔레노이드의 양끝에 전류계를 연결시키면 전류계(A : 암페어)의 바늘은 움직이지 않는다. 왜냐하면 전원을 연결시켜 주지 않았으므로 전류계에 영향을 미치지 않는다.

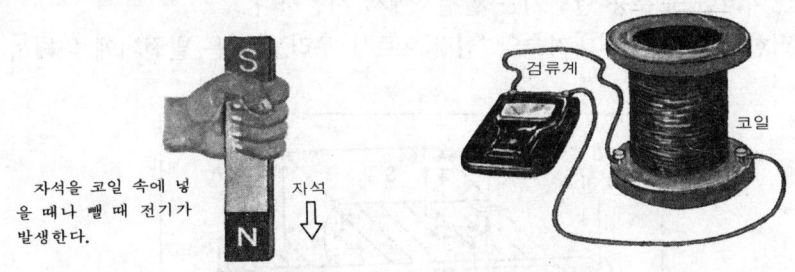

〈그림 3-35〉 패러데이의 실험

그러나 영구자석을 솔레노이드에 넣으면 넣는 순간에 전류계의 바늘이 움직이기 시작하여 0 암페어를 가리키던 것이 조금 올라간 눈금을 가리켰다. 이것은 솔레노이드 안에서 순간적으로 전류가 흐르기 때문이다. 또한 넣어 놓은 상태에서 갑자기 솔레노이드에서 빼내자 그 순간 전류계의 바늘이 움직였다. 마찬가지 원리로 순간적으로 전류가 흐르기 때문이다. 자석이 솔레노이드 안에 있지만 전류가 흐를 때도 있고 흐르지 않을 때도 있다. 즉 솔레노이드가 멈춰 있고 자기장이 변하지 않을 때는 전류가 흐르지 않는다. 다시 말하여 전류가 흐르는 것은 솔레노이드의 자기장이 변할 때뿐이다. 그러므로 자석이 솔레노이드 속에 있어도 멈추어 있는 동안에는 전류가 발생하지 않는다. 그러나 자석이 움직일 때는 자기장에 변화가 생기고 전류가 생긴다. 이 원리를 전자기 유도라고 하며 이렇게 하여 생긴 전류를 유도전류라 하며 페러데이가 발견한 것이다.

3) 발전소의 발전기[115] 원리와 모터

전자기 유도를 이용하여 발전한 것이 발전기이다. 발전기는 역학적 에너지를 전기 에너지로 바꾼 것이다. 브러시 속에 회전축을 꼽는다. 즉 회전축은 축의 역할을 하고 이것을 수평이 되게 절연체의 정류자에 올려놓는다. 회전축 양 옆에는 자석을 놓는다. 정류자에다 도선을 연결시키고 전류 측정계와 연결시키고 회전축이 돌면 전류계의 바늘이 움직이기 시작한다.

자석의 자기장 속에서 회전축이 움직이기 때문에 코일 속에 전류가 유도되었다. 그러나 여기서 발생하는 전류는 방향(흐름)이 항상 바뀌는 교류전류이다. 이러한 교류용 발전기는 발전소에서 사용한다.

이러한 발전기는 현대기술의 '심장'으로서 우리 산업은 발전기에 의해서 가

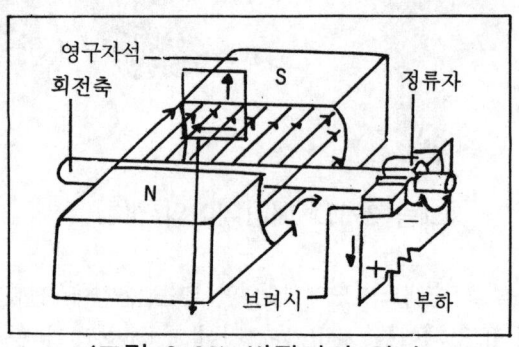

〈그림 3-36〉 발전기의 원리

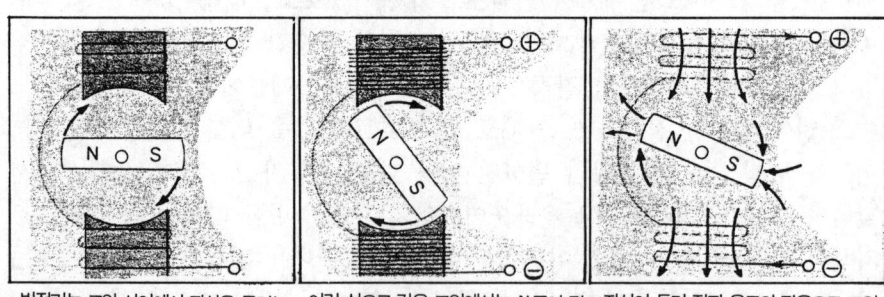

능하고 사람들의 생활도 이 전기 에너지의 은혜를 입고 있다.

발전기는 역학적 에너지를 전기 에너지로 바꾼 것이며, 모터는 반대로 전기 에너지를 역학적 에너지로 바꾼 것이다.

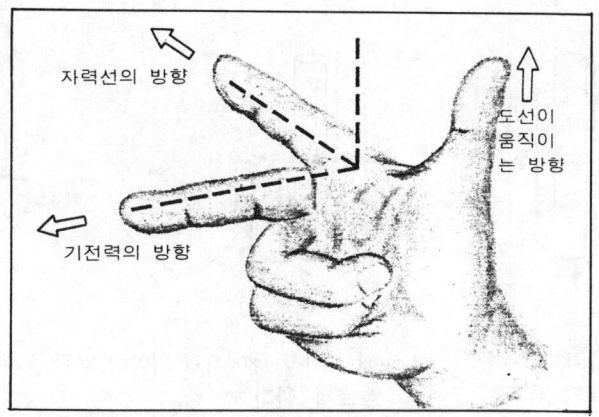
〈그림 3-37〉 플레밍의 오른손 법칙

 발전소의 터빈은 발전기를 회전시키고 발전에 의해 만들어진 전류는 송전선으로 공장에 보내지는데, 이렇게 하여 보내진 전류를 공장에서는 송전된 전류로 모터를 돌리고, 모터는 여러 가지 기계를 움직여서 전기를 만드는 곳(발전기)과 전기를 사용하는 곳(모터)이 움직이고 있다. 그러므로 모터는 발전기를 거꾸로 한 것이다.

(5) 지구에 있어서 핵 내의 발전기이론[116]

 발전소의 발전기는 자장을 통하여 수증기의 힘이나 또는 물의 낙하력으로 회전되는 전기의 도체를 사용하여 전기를 발생한다. 그러면 지구의 내부에는 어디에 이 같은 전류를 만들 수 있을까 하는 것은 유동체가 쉽게 이동하고, 철 성분은 양질의 전도체이기 때문에 발전의 좋은 장소 조건으로는 유동체이며, 철로 구성된 지구 내부의 핵이다. 〈그림 3-36〉은 이 같은 발전기의 원리를 보여준다.
 그림에서처럼 회전하는 원반이 지구 핵 내에 존재하지 않지만, 유동성의 철은 핵 내에서 잔류 방사능으로부터 발생된 열에 의해서 대류적으로 움직인다고 주장하였다. 작고 흩어진 자장은 전류를 만들기 위해 유동성의 철과 상호작용하여 스스로 발전하는 발전기를 움직이면서 그 자체의 자장을 만든다.
 '지각과 맨틀은 주로 규산염 물질로 구성되어 있다. 암석을 구성하는 광물

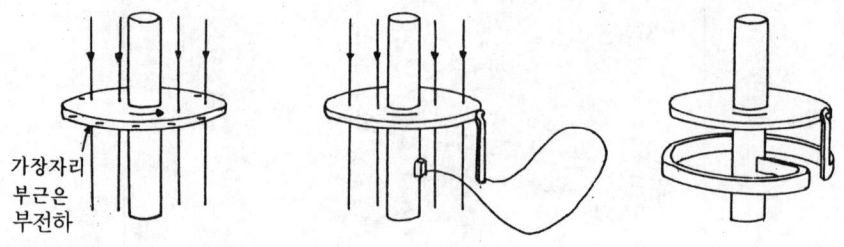

(가) 전류가 흐르지 않는 상태에서 자장 내에서의 원반의 회전 운동.
(나) 외부의 회로는 전류를 흐르게 한다.
(다) 전류는 자장을 제공하고 자가 발전 다이너모우(dynamo)의 역할을 한다.

은 대부분이 규산염 광물인데 본질적으로 전기를 통하기 힘들다. 지구 내부처럼 고온·고압상태에서는 전기전도도가 좋아질 가능성이 없는 것은 아니지만 그래도 금속과 비교하면 아주 나쁘다.

한편 핵은 철(Fe)과 니켈(Ni)로 구성되어 있으므로 전기를 통하기 쉽다. 만약 지자기를 일으키는 것이 지구 내부의 전류라고 하면 이 전류는 틀림없이 핵 속을 흐를 것이다.

이 이론을 뒷받침할 만한 또 다른 증거는 지자기의 영년변화의 시간 규모이다. 지자기는 해마다 조금씩 변화하고 있다. 지구자기장을 차지하는 쌍극자자기장의 세기는 최근 100년 간에 약 5%나 감소하였고, 각지에서의 비쌍극자자기장(지구자기장에서 쌍극자자기장을 뺀 나머지, 〈그림 3-3 참조〉)의 패턴은 전세계적인 규모이며 대륙과 해양의 분포와는 관계 없다. 이 패턴은 해마다 경도를 기준으로 하여 약 0.18°만큼 서쪽으로 이동한다. 남아프리카 연방의 케입타운 부근은 영년변화가 큰 것으로 유명한데 과거 100년 동안에 지자기 수평 성분의 감소는 32%에 달했다.[117]

이렇듯 지자기의 관측은 1830년경부터 본격적으로 이루어지게 되었다. 이러한 비율대로 간다면 약 2,000년 후에는 지자기는 제로가 되어 버린다.

이러한 일련의 사실은 지자기의 원인이 몇십~몇백 년이라는 짧은 시간 범위 내에서도 상당한 변화를 할 가능성이 있다는 것을 말한다. 지구 내부에서 이렇게 빠른 변화를 일으킬 수 있는 곳은 역시 유체인 핵이다. 유체라면 모든 현상은 속도가 빠를 것이다. 이러한 유체운동이 원반발전기에서 원반의 회전역할을 할 수 있다는 이론에는 핵이 맨틀에 대해서 회전한다는 것과 핵의 중심으로부터 표면을 향해서 솟아오르고 표면에서 다시 중심으로 향해서 내려가는 흐름 속, 간단한 열대류와 같은 흐름이다. 두 운동의 유형을 〈그림 3-39〉에서 볼 수 있다. 그것을 각각 평행류 및 대류라고 부른다.

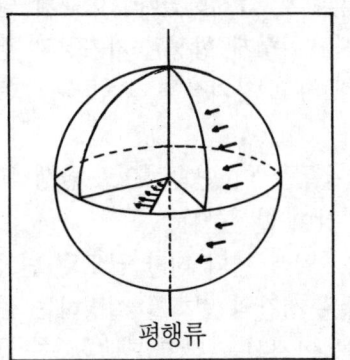
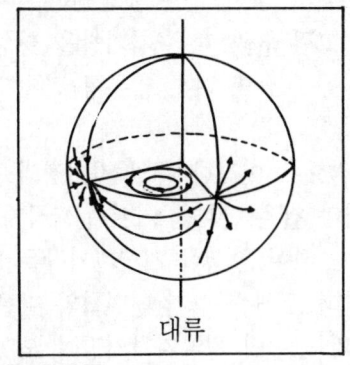

〈그림 3-39〉 유체운동

쌍극자자기장과 평행류 및 대류운동이 있으면 어떻게 본래의 쌍극자자기장을 강화하는 발전기가 되는가를 다음 그림을 보면서 살펴보자.

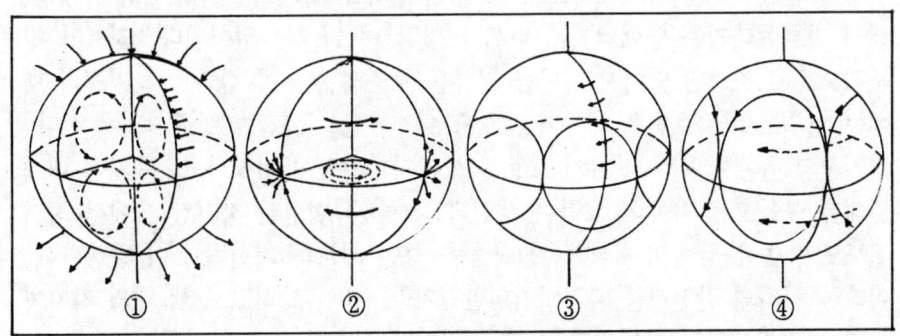

〈그림 3-40〉 지구내의 핵에서 일어나는 유체운동

그림 ①에서는 평행류와 쌍극자자기장, 점선으로 표시된 유도전류가 흐른다. 이 유도전류는 적도를 반경으로 원을 그리며 흐르므로 원의 내부에서 그림 ①과 같이 자기장이 발생한다. 그러나 적도를 중심으로 위쪽(북반구)과 아래쪽(남반구)은 자기장의 방향은 반대가 되면서 핵의 표면과 평행을 이루고, 이 자기장이 아무리 강하더라도 핵 밖으로 나오지 않으므로 지표에서는 그 존재를 알 수 없다.

블러드경은 이러한 유형의 자기장의 세기는 지구자기의 세기인 0.5Gauss 의 1,000배인 500Gauss 정도로 추정하였다.

그림 ②에서는 빗금친 부분에 평행류와 같은 자기장을 가정하고 핵 내에 또 다른 대류형의 운동을 가정하면 이 대류운동에 의해서 전류가 발생하는데 그림 ②에서 점선 부분(빗금친 부분에서)으로 표시하였다. 이렇게 발생한 전류는 그림 ③과 같은 자기장을 형성한다. 이렇게 형성된 자기장과 평행류 형의 운동에서 또 다른 대류형 전류가 발생하고 자기장을 생성한다(그림 ④ 참조).[118]

결론적으로 이러한 류의 자기장과 대류운동[119]이 연속적으로 발생하면 위의 그림과 같은 단계를 거쳐서 쌍극자자기장이 발생한다.

이렇게 하여 발생한 지구자기장은 몇십, 몇백 년의 시간 규모로 변화하고 있으나 더 오랜 시간 영년변화와 같은 짧은 시간의 변화를 설명하는 동시에 지자기의 근원인 쌍극자자기장이 오랫동안 안전성을 갖고 지속할 수 있어야 한다.

지구 내핵에서는 지구의 자장을 만드는 데 약 10억 암페어(A)의 전류가 발생하여야 하므로 핵 내에서는 전류가 쉽게 흐른다고 하더라도 약간의 전기저항이 존재할 것이다. 그러므로 핵 내의 전류도 방치하면 전기저항[120]에 의해서 전류에너지는 열에너지로 바뀌고 몇천 년 안에는 없어진다. 전류가 영구적으로 흐르려면 없어지는 만큼 전류를 보충해 주어야 한다. 즉 지구의 핵에는 외부로부터 보충을 해주지 않으므로 전류를 자체적으로 유지해야 한다.

지구의 유체핵 내에 전류가 흐르고 쌍극자자기장이 형성되고, 유체핵 내에 열대류 운동으로 유체의 흐름이 생긴다. 이렇게 형성된 자기장 속에서 전기전도도가 높은 금속의 유체[121]가 운동을 하면 새로운 기전력[122]이 발생한다. 이러한 원리의 발전기를 자기여기형발전기라 한다. 그러므로 핵 내의 자기여기형 발전기에서는 에너지가 항상 소비된다. 이 소비된 양만큼의 에너지는 유체운동의 에너지로부터 공급된다는 것이다.

일본에서는 일반적으로 화산암[123]에서 영구자석의 원료를 채취한다. 즉 화산에서 분출된 용암이 냉각화된 것에서 잔류자기가 있다는 것을 발견했다.

고지자기 화석으로서의 암석에서 학자들은 과거 지질시대의 지자기장을 찾을 수 있는 방법을 발견하였다. 매우 뜨겁고 자성이 있는 물체의 중요한 성질은 큐리점[124] 아래에서 냉각되면 물체들은 그들 주위의 자장의 방향으로 자화된다는 것이다. 이것을 열잔류자화작용[125]이라고 하며, 자화작용은 자장이 없어진 후에도 오랫동안 암석에 남아 있게 된다. 그리고 폭발한 화산에서 분출된 용암이 굳어지고 큐리점 이하로 냉각되면, 화석이 고대 생물의 기록을 남기는 것처럼 용암은 자화되어 백악기 중기의 지자기장의 영구적인 기록을 남겨 놓는다.

퇴적암도 잔류자기[126]를 띠고 있으므로 해양성 퇴적암은 해양저로 가라앉은 퇴적물의 입자들이 암석화되어 형성된다. 즉 자철석 광물의 작은 입자들은 물 속으로 가라앉는 동안에 지구 자장의 방향에 따라서 배열되며, 이 방향은 석화되면서 암석 내에 잔류하게 된다.

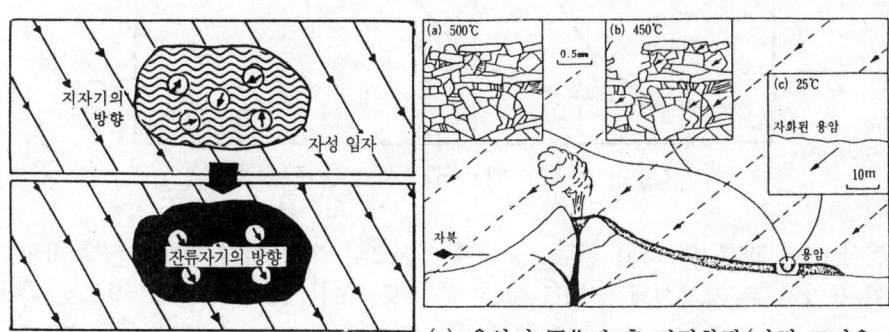

〈그림 3-41〉 화산암의 잔류자기

(a) 용암이 固化된 후 결정화됨(아직 뜨거운 상태)
(b) 450℃ 정도 냉각, 일부 광물은 지자장의 영향에 의해 磁化됨
(c) 대다수의 용암 내의 자성광물이 자화됨

〈그림 3-42〉 火山분출시 흘러내린 용암이 자화되는 모델

자성에서 강자성체[127]는 외부로부터 자기장을 걸면 강한 자화가 발생하고, 자기장의 세기를 점차 증가해 가면 자화도 강해진다. 자기장의 세기가 세지 않을 때는 자화가 강해지는 속도는 빠르고, 자기장의 세기가 강해질 때는 자화의 증가 속도가 느려지는데 최후로 자기장을 증가해도 더 이상 자화되지 않는다. 이런 상태의 자화의 세기를 포화자화라 부른다. 〈그림 3-42〉에서 D점을 가리킨다.

자기장을 점차 약하게 해보면 자화는 서서히 약해지는데 원래의 점선으로는 되돌아가지 않고 곡선 D'와 같이 감소한다. 즉 자기장을 0으로 해도 자화는 0으로 되돌아가지 않고 얼마쯤 자화가 남는다. 이것을 암석에서 언급한

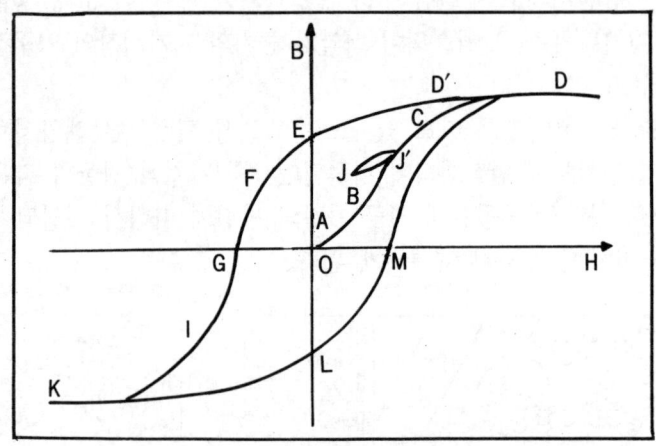

〈그림 3-42〉 히스테리시스루프(도체)

것과 같은 잔류자화라고 한다. 그림에서는 E점이다. 다시 말하면 잔류자화의 세기가 큰 강자성체는 영구자석으로 가장 좋다. 그러나 반대방향으로 자기장을 걸면 자화는 B곡선에 따라 감소하고, 반대방향의 자기장의 세기가 G에 도달하면 자화의 세기가 0이 된다. 이러한 반대방향의 자기장(역자기장)의 세기를 항자력[128]이라 한다. 역자기장을 세게 하면 마이너스 방향으로 포화하며 곡선상의 L이 된다.

지구자기장 속에 강자성체를 두고 잔류자화를 만들 경우에는 약간의 자기장을 건 다음 자기장을 0이 되게 한다. 이때의 자화곡선은 J~J'와 같이 잔류자화가 발생한다. 그러므로 이러한 원리를 이용한 것이다.

이렇듯 화산암은 천연의 잔류자기를 가지고 있고 강력한 잔류자기가 가장 잘 만들어지는 것은 퀴리온도[129]를 지나갈 때 생긴다. 즉 암석의 퀴리온도가 700℃라 가정하면 암석이 자기장 속에서 식을 때 700℃를 지나서 650℃까지 식는 동안에 강한 열잔류자기[130]의 대부분이 얻어진다. 650℃ 이하의 온도에서는 자기장 속에서 아무리 냉각해도 열잔류자기는 거의 발생하지 않는다. 그러므로 화산암은 가장 이상적인 영구자석이다.(그림 3-4 참조)

제3장 지구자장의 변화

지구자장의 세기와 방향이 일정 불변한 것은 아니다. 지자기의 시간에 따른 변화의 원인에는 앞에서 살펴본 바와 마찬가지로 지구 내부의 원인에 의한 것과 외부의 원인에 의한 것이 있다.

(1) 지구자장의 내부에 의한 변화

지구상의 한 점에서 지자기를 측정하면 근소하지만 지자기는 매일 거의 규칙적으로 변화한다. 이 변화의 크기는 편각에서 몇 분이고 자기장의 세기는 만 분의 몇 Gauss 정도이다. 즉 1635년 영국의 겔리브렌드(H.Gellibrand)는 런던에서 지자기를 관측한 결과, 시간에 따라서 방위각(편각)과 복각이 변화해 나가는 것을 발표하였다 〈그림 3-47 참조〉. 이렇게 지자기가 규칙적으로 변화하는 것을 지자기의 일변화(日變化)[131]라고 하며, 시간에 따라서

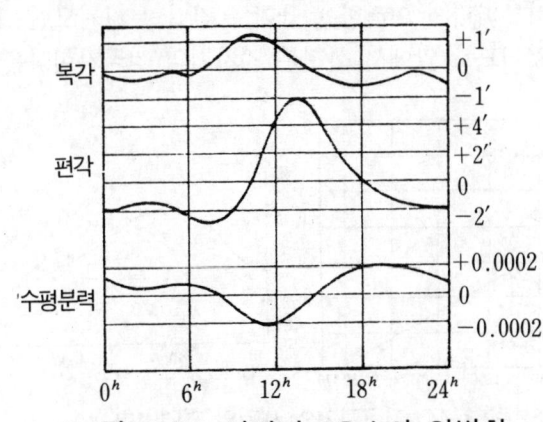

〈그림 3-43〉 지자기 3요소의 일변화

편각과 복각이 변화해 나가는 것을 영년변화[132]라고 한다. 전자(일변화)는 매일 기록지에 기록하면서 측정해 보면 가끔씩 갑자기 지자기의 변화가 매우 불규칙해지는 일이 있다. 이러한 종류의 변동을 자기람[133]이라 부르며, 완전히 멎는 데는 며칠이 걸린다. 이러한 자기람이 나타날 때는 무선통신이 통하

지 않거나 극지방에서는 오로라현상이 나타난다. 즉 이것은 초고층 대기중에 있는 전리층 또는 더 높은 우주공간에 전류가 흐르기 때문에 발생하는 것이다.

위에서 언급한 전리층은 태양복사의 영향으로 질소나 산소의 원자로부터 전자가 튀어나와 플러스(+)와 마이너스(-)의 전기를 띤 입자(이온과 전자)가 된다. 이 때문에 전류가 쉽게 흐르게 된다.

지자기의 측정은 매우 까다롭다. 도시나 전동차가 다니는 부근에서는 인공적인 전류가 흐르기 때문에 정확한 측정은 어렵다. 따라서 지자기의 관측소는 인적이 드문 곳에 설치된다.

후자(영년변화)는 과거 4세기 동안 편각(방위각)은 30° 정도, 복각은 20° 정도 이동하였다. 또한 지자기의 세기를 측정한 결과, 즉 19세기 초(1830년) Gauss가 처음으로 전세계의 지자기를 측정하여 지자기의 세기를 계산했을 때는 8.5×10^{25}Gauss(자석의 세기를 19C 때 Cgs 단위로 측정했을 때의 크기)였는데 점점 줄어 1960년대에는 8.0×10^{25}Gauss 정도가 되었다(〈그림 3-44〉). 그러나 현재는 국제적으로 공인된 자석의 세기, 즉 규격 단위는 MKSA 단위인 Tesla를 사용한다. 지자기의 모멘트는 100년에 약 5%가 감소되었다. 따라서 이러한 비율대로 간다면 자기모멘트[134]는 2000년 후에는 없어질 것이므로 앞에서 살펴본 지자기의 쌍극자현상은 사라질 것이

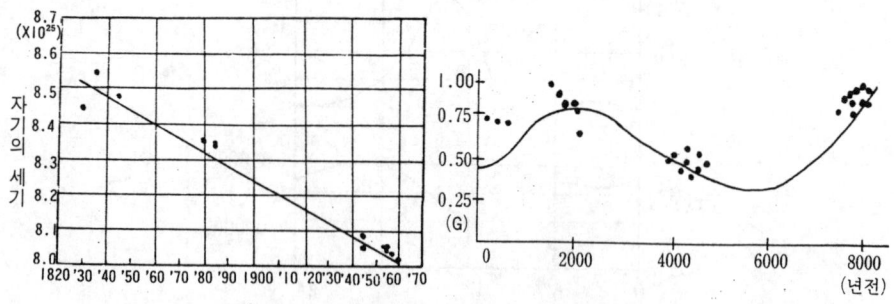

〈그림 3-44〉 지구자기의 세기의 영년변화

다. 편각이 0°되는 곳도 과거에는 유럽에 있다가 현재는 미대륙에 위치한다. 〈그림 3-45〉는 지질시대를 통하여 관찰한 자북극의 이동을 보여준다.

고지구 자기 측정으로 세계 여러 나라에서 시대를 달리하는 여러 종류의 암석에서 잔류자기를 측정한 결과, 같은 시대의 암석일지라도 대륙에 따른

잔류자기에 의해서 자극의 위치가 다르게 나타났다.

이것은 자극의 위치가 시대에 따라 변하였거나, 대륙이 시대에 따라 이동하였다는 것을 뜻한다. 이것을 '극의 이동'이라 한다.

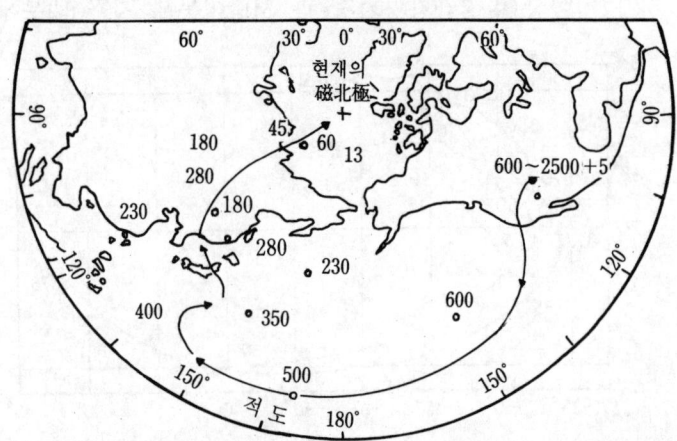

〈그림 3-45〉 지질시대를 통한 자북극의 이동(숫자는 100만년 단위)

이와 같이 지자기의 분포는 매년 서쪽으로 0.18°씩 이동한다. 이것을 지자기의 서방이동(西方移動)이라 한다. 이 서방이동의 속도는 적도 부근에서 평균 20km/1년이 된다. 이러한 비율이라면 2000년 동안에 지구를 한 바퀴 돌 수 있다. 또한 수평자력(수평분력 : 지자기의 세기)은 시간이 지남에 따

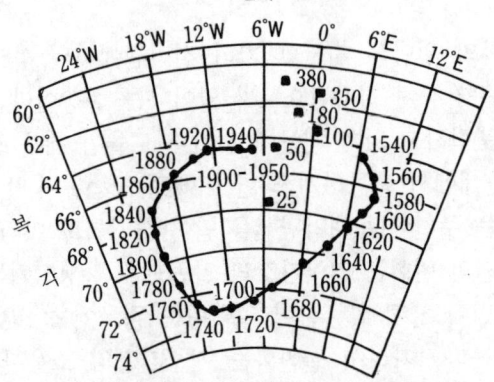

〈그림 3-46〉 자기의 복각과 편각은 시간에 따라 변한다. 파리에서 1540년 이래로 이러한 변화(편각과 복각)의 기록이다. 프랑스~로마시대에 복각과 편각에 대한 데이터(실선)는 고고학의 중요한 자기 측정에 기초가 된다.

라 북반구에서는 증가하고 남반구에서는 감소하는 경향을 보인다. 이는 지구 중심에 가상적으로 위치하는 쌍극자가 북진한다고 생각할 때 나타나는 현상이다. 〈그림 3-47〉은 지자기의 편각과 복각의 영년변화를 나타낸 것이다.

이러한 지자기 이상(비쌍극자자기장)과 서방이동은 지구 내부에 원인이

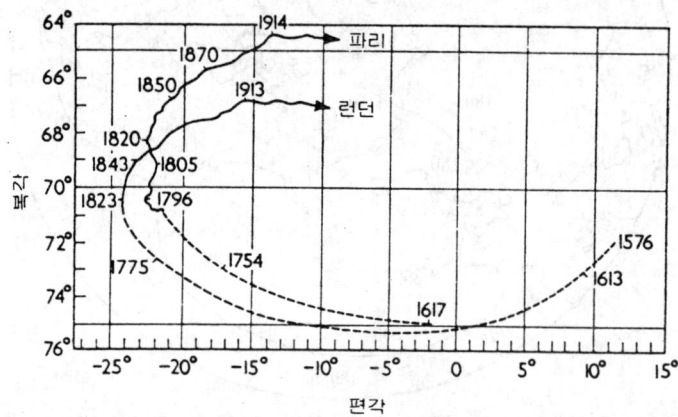

〈그림 3-47〉 수세기에 걸쳐 런던과 파리에서 측정한 지자기의 영년 변화(Runcorn, 1962)

있다. 이렇듯 지자기의 감소 원인이나 또는 이 감소의 비율이 앞으로도 계속 될 것인가 하는 것은 현재로서는 정확히 알 수 없다.

(2) 지구자장의 외부에 의한 변화

지자기의 일변화의 원인은 지구 대기의 전리권에서의 유도전류에 의해서 생기는 자장이 지구자장에 첨가됨으로써 일어나는 현상이다. 전리권 대기는 자유전자를 많이 포함하고 있기 때문에 전기 전도율이 매우 크다. 이러한 대기가 지구의 자장 내에서 운동하게 되면 이에 유도전류가 발생한다. 전리권 대기의 전자 밀도는 주간에는 태양광선을 받아 증가하고 야간에는 감소된다.

이와 같은 전리권의 변화는 지구자장의 일변화를 발생시키는 것이다. 그러나 지구자장에 이변이 생겨서 혼란이 일어나는 경우에는 일변화에 규칙적인 변화는 보이지 않는다. 따라서 일변화는 지구자장의 조용한 날의 일변화인 셈이다. 그 변화가 야간에는 적고 정오를 중심으로 주간에는 크다. 또한 위도가 같은 지점에서는 일변화의 형태나 크기가 거의 같고, 그 장소의 지방시에 따라서 변한다.

자기폭풍은 세계 전역에 걸쳐 거의 동시에 일어나며, 수시간부터 2~3일 간에 걸쳐 지자기가 갑자기 크게 변화하는 것을 말하며, 특히 남북 위도 70° 부근에서 그 변동이 심하다.

태양면에 폭발이 생기면 흑점수가 증가하고 태양에서 방출되는 자외선의 양이 증가하게 되며, 이에 따라 전기를 띤 미립자(주로 원자가 분리하여 생

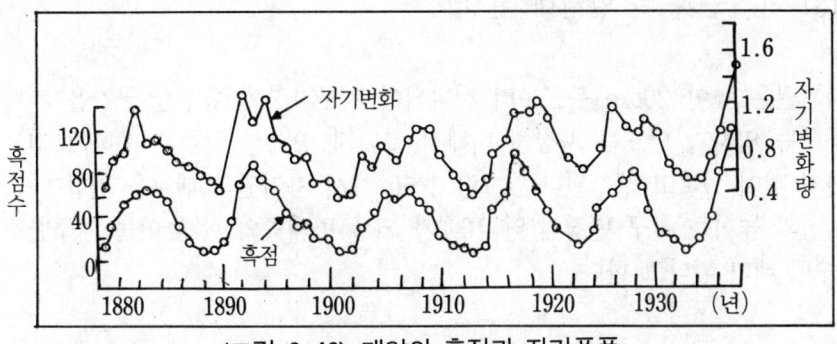

〈그림 3-48〉 태양의 흑점과 자기폭풍

긴 양성자와 전자 등이 지구 대기에 침입한다)가 방출되어 이것이 지구의 기권상층에서 지구자장의 균형을 깨뜨리기 때문에 자기폭풍이 일어난다.

위의 그림에서 자기폭풍은 주기적으로 발생하며, 이의 발생 주기는 태양흑점의 증감 주기인 11년과 일치하며, 태양면의 흑점활동의 강도에 비례한다.

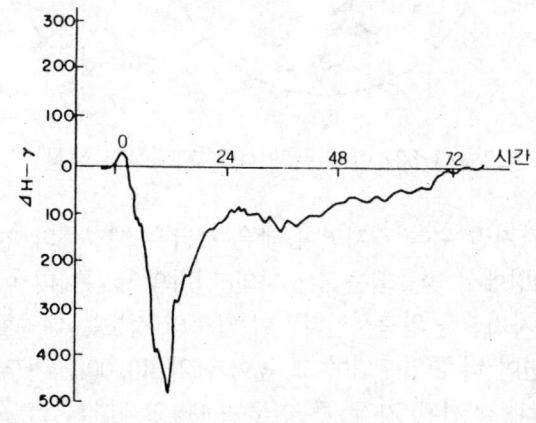

〈그림 3-49〉 전형적인 자기폭풍(Garland, 1979)

자기폭풍의 변화는 초기에는 수평자력이 증가하나 시간이 지남에 따라 급격

히 감소하여 극소치에 달한다. 그리고 그 후 하루 내지 수일을 두고 서서히 회복된다. 보통 태양면의 폭발이 있은 다음 1~2일 후에는 자기폭풍, 전리층의 변동, 오로라의 증가 등이 발생한다.

이러한 원인을 제공하는 자기권과 반 알렌대 현상[135]에 대하여 살펴보자.

(3) 자기권과 반 알렌대 현상

자기권은 높이 200km 부근부터 시작되어 지구자장이 행성간 공간을 지나 운동하는 입자가 만드는 자장에 비해서 그다지 중요한 역할을 못하게 되는 곳까지 뻗어 있다고 생각된다. 〈그림 3-50〉에서 자기권의 태양을 면한 쪽의 경계면의 높이는 지구 반경의 약 10배가 되나 반대쪽의 이 높이는 지구반경의 수백 배가 된다고 한다.

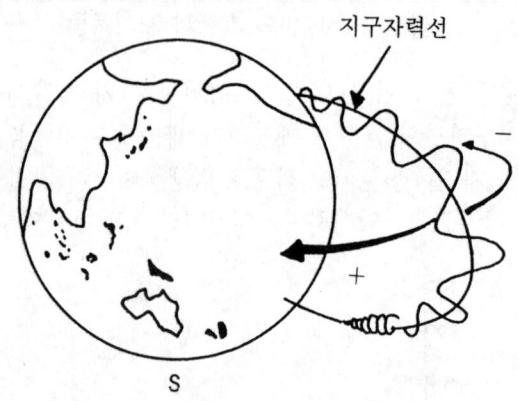

〈그림 3-50〉 반 알렌대 내의 지자장의 현상[123]

태양 쪽의 자기권 위쪽 경계면이 낮은 까닭은 태양풍의 영향이다. 여기서 태양풍이란 태양에서 방출되는 양성자와 전자의 흐름이며 이 입자의 에너지는 태양 쪽의 자기권을 압축시킨다. 이 압축의 정도는 태양활동이 가장 활발할 때는 경계면이 더욱 압축되어 그 높이가 약 40,000km가 된다.

최근 자기권과 관련된 가장 큰 연구는 반 알렌대(Van Allen)의 발견이다. 1950년대 말까지는 외권의 바깥은 아무것도 없는 광대한 영역으로서 태양으로부터의 하전 입자나 항성간 공간으로부터의 우주선·우주진 등이 이따금 우연히 통과할 뿐이라고 생각된다. 고도 200km 이상의 상태를 직접 측정할 수 없었던 과학자들은 이와 같이 추측하였으나 1958년 미국 최초의 인공위성 엑스플로러 1호가 발사됨으로써 완전히 뒤집혔다.

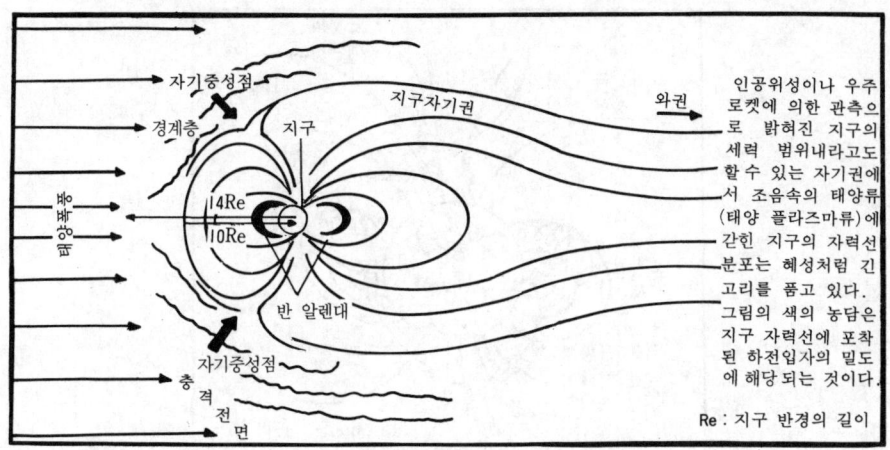

〈그림 3-51〉 자기권의 모형도

엑스플로러 1호에 탑재된 하전입자의 충격 빈도를 측정하는 방사선 계수기가 처음에는 반 알렌과 그의 팀이 예기했던 대로의 데이터를 기록했다. 그 궤도가 미국 상공으로 접어들어 위성이 400km의 고도에서 우주공간을 탐사하게 되자, 하전입자의 방사선이 점점 더 많이 검출되기 시작했다. 그 후 적도 상공으로 접어들자 갑자기 계수치가 떨어져 가끔 제로가 되었다. 이것은 방사능이 극도로 높으면 계수기가 막혀 작동하지 않게 되어 계수치가 제로가 된다. 그리고 지구의 보호 덮개의 가장 바깥쪽 부분인 외권은 훨씬 큰 독특한 영역에 둘러싸여 있다. 이것은 대기의 움직임과 지구상의 생명에 관련되어 있다.

반 알렌 등이 생각하고 있었던 것처럼[136], 어떤 종류의 바람이 우주 공간에 불고 있다. 그것은 태양으로부터 평균 시속 200만 km로 방출되는 것으로서, 희박하긴 하나 끊임없는 미립자의 흐름이다. 이 태양풍은 양전하를 지니는 양자와 음전하를 지니는 전자로 되어 있고, 합하여 플라즈마라고 부르는데, 실제로는 가벼운 미풍 같은 것이다. 우주 공간 저편에는 1cm³당 수 개의 입자가 있다. 이에 대하여 지구의 해면상의 대기는 1cm³당 2,500경 개의 입자가 들어 있다. 그래도 역시 태양풍은 힘을 발휘하고 있다. 혜성의 먼지 꼬리가 진행 경로를 따라 후방으로 뻗지 않고 태양과 반대 방향으로 뻗어 있는 수가 종종 있는데, 이것은 태양풍에 의해서 비스듬히 불어 오고 있기 때문이다.

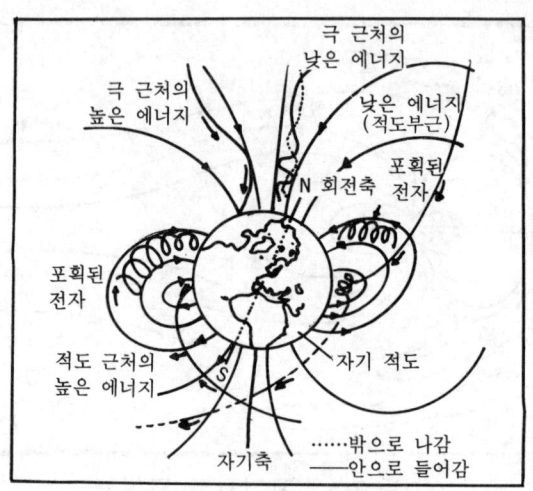

〈그림 3-52〉 지구 자장 안에서의 하전한 우주선 입자의 운동

끊임없이 부는 태양풍을 그대로 맞는 것으로부터 지구를 지켜 주고 있는 것은 의문이나 태양풍의 돌풍이 지구의 바로 근처까지 불어 들어오는 일은 좀처럼 없다. 그러나 태양풍 현상이 일어나면 북극과 남극에 오로라가 밝게 빛나고, 무선 통신은 끊어지고, 나침반엔 이변이 생기게 되는데 어떤 기회로

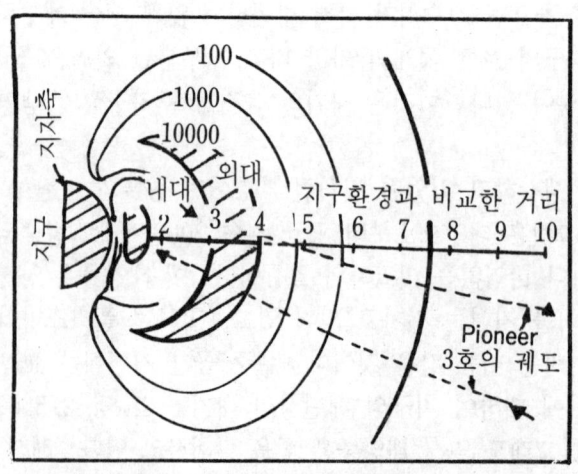

〈그림 3-53〉 반 알렌대의 방사성 강도분포

태양풍을 딴 데로 돌릴 수 없었을 경우엔 엄청난 파괴가 일어난다. 이러한 파괴에 대한 방어의 방패는 지구자장에 의해서 만들어진다. 눈에 보이지 않는 자력선은 지구 근방에서는 남북 자극 사이를 호를 그리며 연결되고, 먼 우주 공간에서는 태양풍에 의해서 눈물 방울을 잡아 늘인 것 같은 모양으로 변형되고 있다. 적도 상공을 중심으로 하는 2개의 도너츠형 대 속에서 자장이 가장 유효한 작용을 하고 있다고 생각했다. 대의 하나는 고도 1,000~5,000km 사이에 있고 또 하나는 커서 1만~6만km 사이에 있다. 이 두 대는 발견자의 이름을 따서 반 알렌대라고 불린다. 내대는 지구의 적도상에서 높이 2,000~4,000km 위에 분포되어 있고, 외대는 20,000~30,000km의 범위에 주요부분이 분포되어 있다. 〈그림 3-54〉에는 지구자장의 자력선이 그려져 있는데, 내・외대가 모두 지구자력선을 따라 분포하고 지구자석의 축(지자축)을 중심으로 지구를 둘러싸고 있는 모양이 분명하다.

내・외복사선대의 성분은 주로 전자와 양자인데, 내대는 주로 양자로 이루어져 있고 외대는 주로 전자로 이루어져 있다. 내대의 양자 에너지는 10^7~$5 \times 10^8 ev$[138]의 것이 가장 많고, 그것보다 에너지가 높은 전자도 발견되고 있지만, 고에너지 전자의 수는 에너지가 높을수록 현저하게 감소하고 있다.

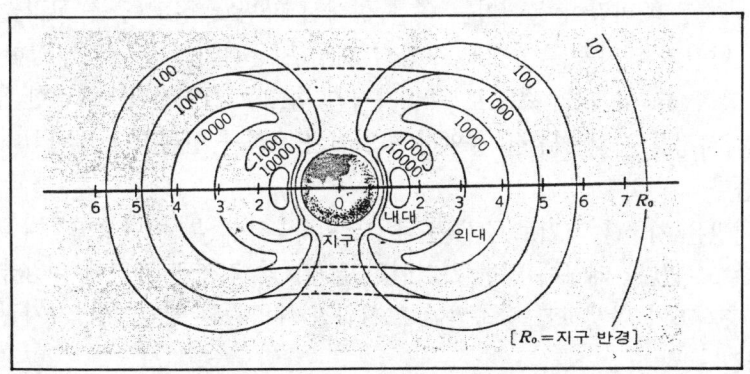

〈그림 3-54〉 반 알렌(Van Allen)대[125]의 단면

태양은 빛과 열뿐만 아니라 죽음에 이르게 하는 방사선과 태양풍을 방출하고 있다. 태양풍은 양자와 전자로 되어 있으며 매초 500km의 속도로 우주 공간을 흐르고 있다. X선과 자외광은 대부분 생명에 유해하지만 지구 대기에 의해 흡수당한다. 태양풍은 우주 공간의 저편에서 별도의 '외투'에 의해서 방향이 딴 데로 돌려진다.

태양풍 입자는 전기를 지니고 있으므로 지구의 자극으로부터 우주 공간을 향해서 호를 그리고 있는 자력선을 횡단할 수는 없다. 입자의 흐름은 지표로부터 6만km 높이 근처에서 지구자장과 만나며 그것을 피하여 주위를 흐른다.

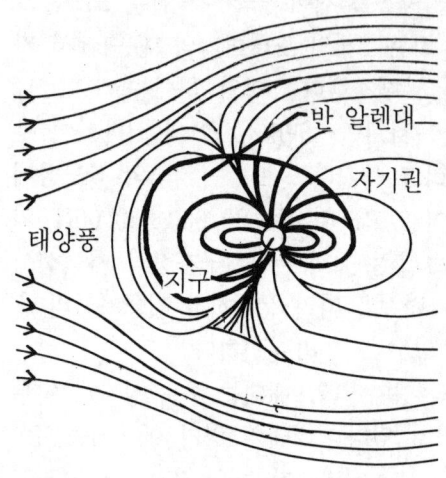

〈그림 3-55〉 대기로부터 강력한 방사선을 지구지장이 덮을 쳐서 보호하는 곳은 도우넛형태의 지역이다. 이 도우넛 형태의 내쪽 일부는 1958년에 초기 미 항공우주선으로부터 해명할 수 있는 측정이 반 알렌대에 의해 최초로 발견되었 다. 이 도우넛 형태는 때때로 반 알렌대로써 언급되었다. 이후의 인공위성 데이터는 현재 지구권으로 알려진 반 알렌 대는 그 지역의 범위가 1,000km 에서 60,000km까지라고 규명했다.

이렇게 하여 보호된 영역, 즉 자기권은 태양풍에 의해서 혜성과 같은 형태로 변하여 지구의 바람이 불어가는 쪽을 향해서 38만km 정도 뻗은 꼬리를 끌고 있다. 약간의 태양풍은 깔대기 모양의 개구부(플러키프스 : 극을 향해서 돌출한 앞쪽 끝)와 꼬리 쪽으로부터 자기권 속으로 들어간다. 그러한 입자는 복잡한 과정을 거쳐 열권에 돌입하여 멋진 오로라를 만들거나 방사선대에 포착당한다.

자기권은 지구를 자기로 감싸서 태양풍이라는 이온의 바람으로부터 지구를 지켜 주고 있다. 태양에 면한 자기권의 경계, 즉 자기권 계면에 태양풍이 닿으면 충격파가 발생하고 압축되어 뜨거워진 태양풍의 영역, 즉 자기권의 집도 생긴다.

(4) 오로라 현상

태양과 지구가 공동으로 엮어 내는 자연의 향연 중 가장 아름다운 것으로서 오로라라는 것이 있다. 이것은 우주에서 지구를 향해 뛰어 들어가는 높은 에너지를 지닌 입자가 있는데, 이것이 대기를 이루고 있는 분자나 원자와 충돌했을 때에 나오는 빛을 말한다.

충돌된 분자나 원자는 입자의 에너지를 받아서 '여기상태'가 된다. '여기상태'라는 것은 분자나 원자가 흥분하고 있는 상태이다. 즉 에너지를 받은 분자나 원자가 원래의 안정된 상태로 되돌아가려고 여분의 에너지를 빛의 형태로 방출한다. 이것이 오로라이다.

위에서 언급한 높은 에너지를 지닌 입자(고에너지 입자)란 플라즈마 입자를 말하는데, 이 플라즈마 입자가 어느 날 갑자기 지구 둘레의 자력선을 따라서 지표 가까이 들어와 오로라를 발생시키는 것이다. 오로라는 보통 위도 $60°\sim80°$(시베리아 북부, 알레스카 중부, 캐나다 중북부, 스칸디나비아반도 등)에서 자주 볼 수 있으며, 지상 90~10만 km에서 600km의 높이에서 나타난다. 폭은 약 100km, 수평방향의 길이는 수백에서 수천km가 넘으며, 때로는 5,000km에 달하는 거대한 현상이다.

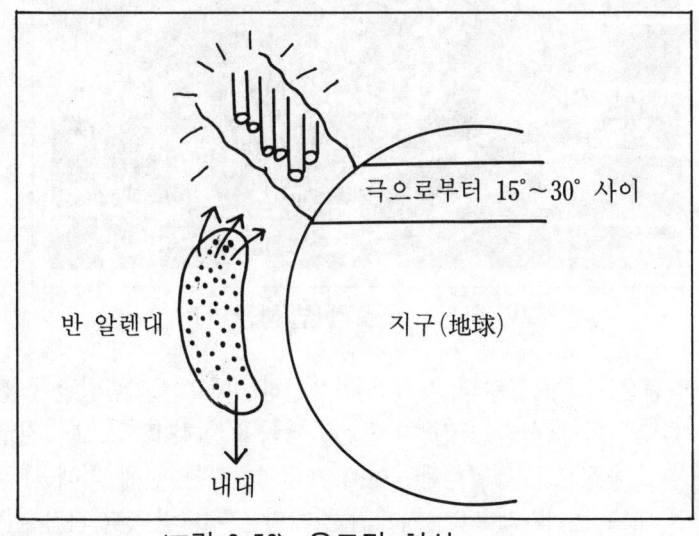

〈그림 3-56〉 오로라 현상

오로라[139]는 '오로라 타원대'라 불리는 지역에 많이 나타나며, 이것은 태양에 대하여 지구의 자북을 중심으로 낮 쪽에는 12~13°, 밤 쪽에는 20~22°나 어긋나 있다. 이것은 오로라를 만들어 내는 입자가 뛰어 들어올 때 밤 쪽에 치우친 자력선을 따라서 뛰어 들어오기 때문이다. 이러한 오로라 현상을 과학적으로 해석한 대표적인 사람은 A.D.4C 초 아리스토텔레스이다. 그는 《메테오롤로지카》라는 책에서 '마른 수증기가 증발하면서 일정한 고도에 이르면 태양열에 의해 폭발이 일어나는데, 이때 색깔 있는 오로라가 발생한다'고 설명하고 있다. 그러나 지금까지 명확한 정체를 파악하지 못하고 있으나 최근 인공위성이 등장함으로써 완전히 드러나기 시작했다.

오로라의 발생은 태양의 코로나[140]층에서(앞장 태양의 구조편 참조) 발생하는 태양풍은 지구자기장을 마치 혜성의 꼬리와 같은 형태를 한 자기권으로 가둔다(자기권의 모형도 참조). 자기권은 태양을 바라보고 있는 쪽(낮 지역)으로는 지구 반지름의 10배 거리로 압축되지만 반대편(밤 지역)은 지구 반지름의 1천 배까지 늘어져 있다.

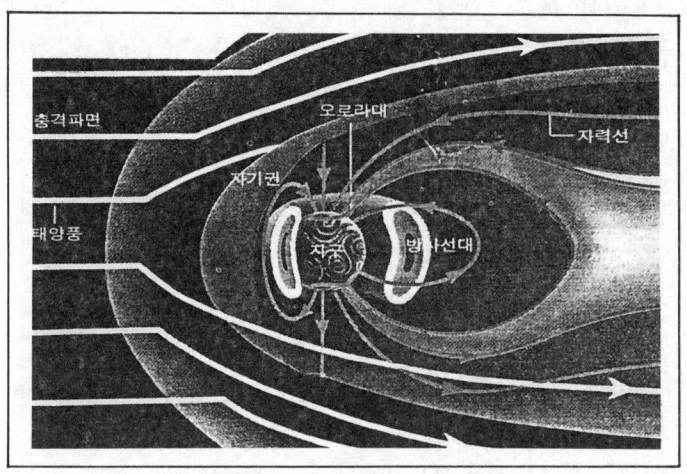

〈그림 3-57〉 오로라(발생원인)

한편 태양풍은 태양으로부터 자기장을 운반하는데 이를 '행성간 공간 자기장'이라고 한다. 이 행성간 공간 자기장이 남쪽을 향하고 있으면 지구의 자기장과 매우 효율적으로 결합한다. 이때 재결합한 자력선에 의해 태양풍 입자가 자기권 내로 들어가게 되면 자기권 경계면은 커다란 발전기가 된다. 이 발전기는 태양풍 입자의 운동에너지가 전기에너지로 바뀐 것이다. 여기서 발생하는 전류는 1조 와트(W) 정도인데 이 전기가 바로 오로라를 발생한 전류이며, 이것은 지구 전리층까지 전진해 거기에 있는 원자나 분자(산소·질소 등) 또는 그들의 이온과 충돌하여 이들을 여기시킨다. 이때 여러 가지 파장의 빛이 발생한다. 즉 태양으로부터 불어오는 하전입자의 흐름인 태양풍이 지구자기장과 상호작용을 일으켜 거대한 발전기를 만들고 거기서 발생하는 전력이 오로라를 발생시키는 것이다.

제Ⅲ편 지구의 자성 183

 오로라는 고위도 지방에서만 발생하는 것으로 알려져 있으나 태양풍의 세기가 세고 태양풍의 방향이 남쪽을 향할 때는 싱가포르·인도·쿠바 등의 저위도 지방까지 번지기도 한다. 저위도 지방의 오로라는 자기폭풍을 동반하여 빛깔이 붉기 때문에 불이 나는 것으로 착각하기도 한다.

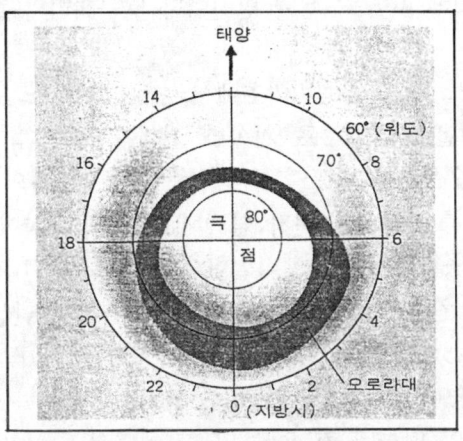

〈그림 3-58〉 오로라대

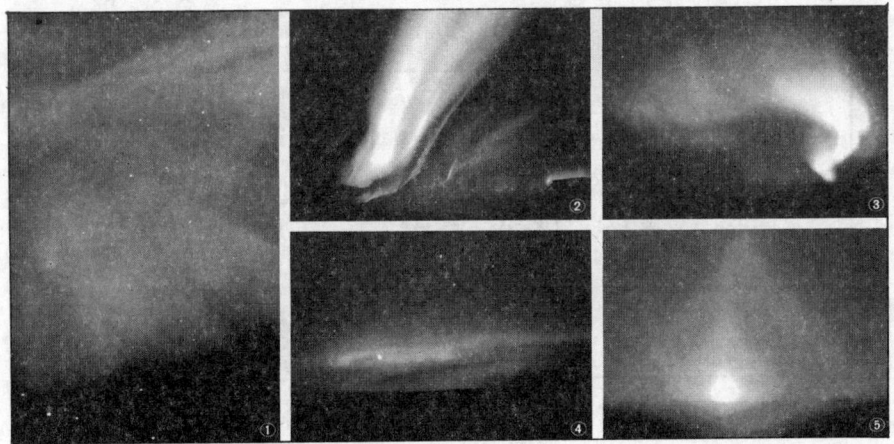

〈그림 3-59〉 오로라(종류)
　　　　　① 선상구조를 갖는 코로나형 오로라
　　　　　② 선상구조를 갖지 않는 대상(帶狀) 오로라
　　　　　③ 선상구조를 갖지 않는 막상(幕狀) 오로라
　　　　　④ 선상구조를 갖지 않는 호상(弧狀) 오로라
　　　　　⑤ 강한 빛의 파(波)가 급속히 천장을 향하여 타올라가는 것처럼 보이는
　　　　　　 광염상(光炎狀)의 오로라

오로라에서 오로라 전파가 발견되는데 첫째, 커튼 모양의 오로라에서 〈그림 3-59〉 오로라 현상 참조) 흔히 나오고 있는 '히스형'의 잡음과 같은 전파, 둘째, 일정한 모양을 가지지 않은 맥동형 오로라에서 나오는, 즉 새벽에 새가 지저귀는 소리를 닮은 '코러스형'이라 불리는 전파이다. 이것은 고속으로 달리는 오로라 입자로부터의 방전이나 입자끼리의 결합에서 나오는 것이다.

1983년 스페이스 셔틀 콜럼비아호에서 오로라의 원리를 확인하는 실험이 실시되었다. 이것은 인공적으로 가속한 전기를 입자(빔)를 대기의 상층에 쏘아 넣어 미니 오로라를 만드려는 것, 즉 인공오로라의 탄생이다. 그러나 이 실험에서 입자를 가속하는 전자 빔 발생 장치에 고장이 일어나 실험이 제대로 이루어지지 못했다. 다만 예비실험으로서 실시했던 저에너지 빔의 발사로 실제의 오로라 입자에서 일어나고 있다고 생각되는 현상이 확인되었다.

이상에서 살펴보았듯이 지구자기가 없어져 버리면 지구상에는 우주 복사선이 지구로 직접 쏟아지게 된다. 이 우주 복사선의 대부분은 태양으로부터의 양성자 입자로 되어 있는데 거기에는 강한 에너지 중립자(重粒子 : baryon)나 은하 우주선 등이 가세한다(반 알렌대 현상 참조).

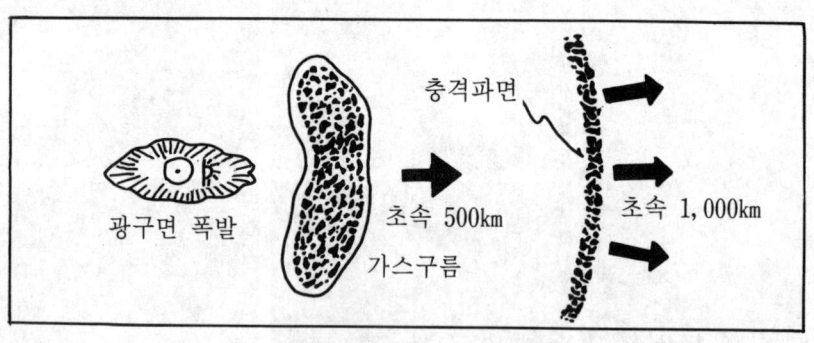

〈그림 3-60〉 광구면 폭발로 발생한 가스 덩어리

위의 그림에서 폭발에 의한 충격파는 코로나를 빠져 나가 행성간 공간에 전해지고 지구 근처까지 접근한다. 태양과 지구 사이에서 일어나는 여러 가지 현상을 조사하는 데 있어서 이 충격파는 매우 중요하다. 그러므로 지구

곳곳에서는 앞에서 언급한 오로라 현상이 나타난다(앞장의 오로라 현상 참조).

이제는 이러한 지자기의 영향을 받는 생물에 대해서 알아보자.

연어는 해마다 가을부터 겨울에 걸쳐 알을 낳기 위해서 자기가 태어난 강을 찾아온다. 대개 두 달이면 부화된 새끼 연어들은 4~5월경 강물을 타고 바다로 나간 뒤 북태평양을 돌아다니며 3~4년을 보내다가 성어(成魚)가 되어 태어났던 강으로 다시 돌아온다. 이러한 연어들은 아무것도 먹지 않고 강을 거슬러 올라가면서 얕은 여울에 몸을 긁히면서 산란 장소에 도달하여 알을 낳은 뒤 지쳐 죽어 버린다.

최근 어류학자들은 강과 바다에 사는 플랑크톤의 에너지 생산량을 측정한 결과 연어가 성장기를 보내는 북위 30°~65°의 바다에는 동물 플랑크톤이 강보다 훨씬 풍부하다는 것을 알아냈다. 그래서 바다로 내려온 연어의 새끼들은 강에 있을 때보다 10~50%의 높은 성장률을 보여준다.

연어가 태어났던 곳으로 되돌아오는 것은 연어가 강의 냄새를 기억하고 있기 때문이라는 것이 19세기 후반부터 대두되기 시작했다. 그러나 왜, 어떤 방법으로 냄새를 기억하고 있는지는 잘 알지 못했다. 그런데 최근 과학자들은 연어 머리에 자철광의 결정이 있어서 태양콤파스와 자기콤파스를 이용하여 자기의 위치를 알아내고(지구자장 감지능력) 태어난 강의 하구 쪽을 향해 헤엄쳐 돌아온다. 즉 연어는 후각의 기억을 더듬어서 찾아오는 것이다.

또한 많은 학자들은 철새들은 생체자석을 가지고 있다고 한다. 철새는 철따라 여러 곳을 이동해 다닌다. 즉 지구를 남북으로 이동해 가는데, 철새들이 어떠한 자석의 성질을 이용해서 지구의 자장을 느낄 수 있을 뿐만 아니라 그 미세한 차이조차도 감지할 수 있다는 학설을 내놓았다. 생체자석을 가진 대표적인 새는 비둘기이다.

비둘기는 전서구(傳書鳩)[141]라고도 한다. 전서구는 사육사의 집으로부터 아주 멀리 떨어진 곳에서 날려 보내면 일정한 고도로 원을 그리면서 날아간다. 그리고 원의 직경을 점차로 넓혀 가면서 계속해서 날아가다가 마침내는 자기가 알고 있는 것을 찾아낸다. 그때야 비로소 자기 집을 향해 날아가기 시작하는 것이다. 이러한 비둘기의 특성은 비둘기의 머리 속에 아주 작은 자석이 들어 있다는 사실이다. 이것이 발견된 것은 1979년경이다.

미국의 과학자들은 비둘기의 머리뼈와 뇌 사이에 얇은 막 사이에서 2×1 mm 정도 되는 아주 작은 조직을 발견하였다.

그 속을 해부해 보자 자석의 성질을 띠는 마그네타이트(주로 자철광으로 구성됨) 덩어리가 들어 있었다. 이 마그네타이트는 길쭉하게 생겼는데 비둘기는 이것을 자기 머리 속에 들어 있는 나침반 바늘로 사용하여 태양콤파스와 자기콤파스를 이용해 방향을 알아낸다(서울대학교 대학원, 배상순, 〈지자기를 이용한 동물의 정위기제에 관한 물리학적 고찰〉이라는 논문을 참조하기 바람).

또한 세포 내에 자기미립자(磁氣微粒子)의 결정을 가진 주자성세균(走磁性細菌)과 양(羊)의 적혈구를 세포 융합시켜 자기미립자를 적혈구 내로 도입시키는 데 성공했다.[142] 자기미립자가 들어 있는 적혈구는 자기감수성(磁氣感受性)을 가지고 있어 자기에 의해 조절하는 것이 가능하다. 주자성 세균에서 유래된 자기미립자는 세포 독성이 없고 자기 특성이 뛰어나 혈구조절에 의해 암을 비롯한 각종 질환의 치료에 응용된다.

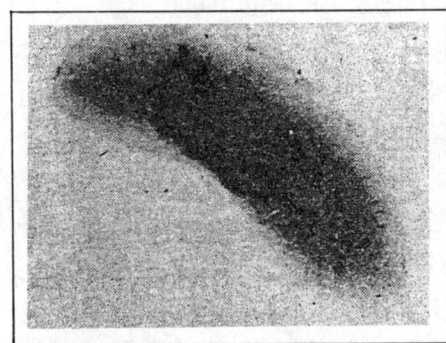

〈그림 3-61〉 주자성 세균

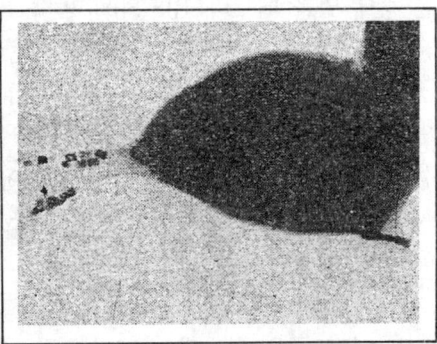

〈그림 3-62〉 자기미립자가 적혈구 내로 들어가는 과정

주자성 세균은 지자기를 감지해 자력선을 따라 움직이는 세균이다. 이 균 체내(菌體內)에는 스스로 합성한 500~1,000Å (Å : 옹그스트롱) 크기의 자기미립자가 10~20개 있는데 이 자성미립자의 작용에 의해 지자기에 따라 움직인다. 이 주자성 세균이 처음으로 발견된 것은 1979년경이다.

주자성 세균이 생산하는 자기미립자는 균일한 결정구조를 가지고 있으며 세포 독성도 거의 없고 각종 고도정보기록 재료로서 유망해 의학 및 공학분야에서 응용이 기대된다.

꿀벌이 먹이를 구할 때 한 마리가 먹이를 발견하면, 곧 많은 벌들이 그곳에 몰려와 꿀을 묻혀 나른다. 그것을 어떻게 아는가 하는 실험을 독일의 프리시(Karl von Frisch)는 벌에 페인트로 칠을 하여 실험하였다.

1) 원형춤(Round dance)

벌통주변에 먹이를 놓아 두고 벌이 앉았을 때 그 벌에 칠을 하여 벌통에서 추는 춤의 모형을 관찰하였다.

그랬더니 앞의 왼쪽 그림과 같이 원형의 춤을 추었다. 그것이 먹이의 종류와 관계가 있는지 알아보기 위해 여러 가지 먹이를 놓아 보았다. 그러나 같은 모양의 춤을 이었다. 그래서 방향과 관계 있는가를 알기 위하여 동·서·남·북 여러 곳에 놓았으나 항상 모양이 같았다. 결국 먹이나 방향과 관계 없이 가까운 곳이면 항상 원형춤을 추었다.

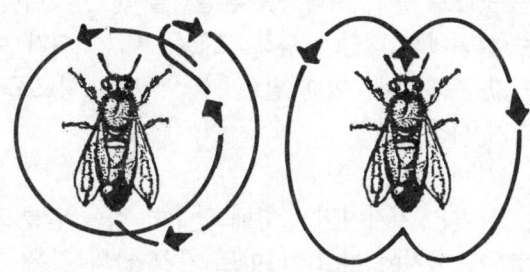

〈원형춤과 흔들춤〉

2) 흔들춤(Wagging dance)

벌통으로부터 먹이를 멀리 놓았더니 벌통에 와서 다른 벌이 보는 곳에서 추는 춤의 모형이 가까운 때보다는 다른 춤을 추었다. 즉 앞의 오른쪽 그림과 같이 꼬리를 파르르 떨며 왼쪽으로 180° 회전하여 한 바퀴 돈 다음 다시 오른쪽으로 180° 회전하여 한 바퀴 도는 춤을 추었다. 그러나 이것을 여러 가지 방법으로 실험했더니 춤의 모양이 달라졌다.

그러면 여러 가지 방법의 실험을 아래 그림을 보면서 설명해 보자.

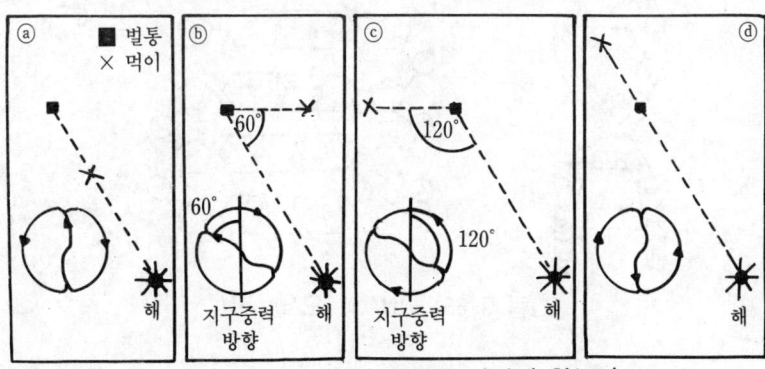

〈그림 3-64〉 벌이 먹이를 어떻게 찾는가.

① 그림 (a)는 벌통에서 태양을 향해 보았을 때, 먹이가 태양과 벌통 사이의 일직선상에 있을 때이다. 즉, 먼 곳에 먹이가 있을 때는 태양의 방향과 밀접한 관계를 갖고 있다는 얘기가 된다. 즉, 일직선상에 있을 때는 벌의 머리 방향이 지구 중력의 수직 방향과 반대로 곧장 올라가면서 춤을 추기 시작한다.

② 그림 (b)는 벌통에서 태양을 향해 보았을 때, 먹이가 왼쪽으로 60° 방향으로 머리를 돌려 흔들춤을 추는 것을 볼 수 있다.

③ 그림 (c)는 벌통에서 태양을 향해 보았을 때, 먹이가 오른쪽으로 120° 방향에 있을 때이다. 즉, 지구 중력의 방향에서 머리를 오른쪽으로 120° 회전하니까 땅 있는 곳으로 돌기 시작하는 흔들춤을 추는 것이다.

④ 그림 (d)는 벌통에서 태양을 향해 보았을 때, 먹이가 바로 벌통 뒤쪽으로 일직선상에 있을 때이다. 이때 벌은 지구 중력 방향으로 머리를 돌리기 시작하는 춤을 추기 시작한다.

구르드 박사는 '꿀벌은 지자기의 방향에 맞추어 집을 만들고 그 속에서 꼼짝 않고 있는 번데기 시기에 마그네타이트(자철광)와 같은 자기 재료를 몸 속에 규칙적으로 배열하여 지자기의 방향을 감지하는 것이 아닌가' 하고 추리하고 있다.

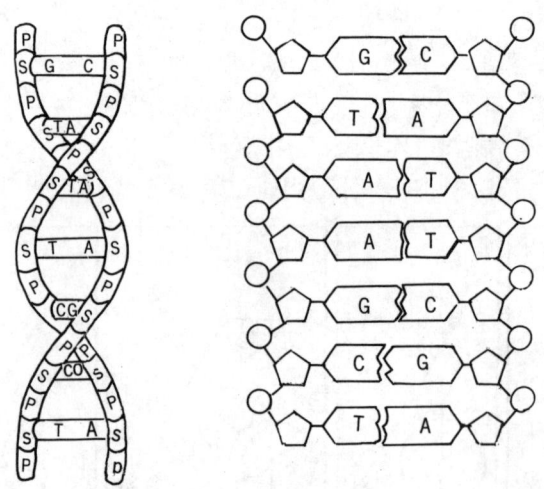

〈그림 3-65〉 DNA의 모델

그러므로 이렇듯 중요한 지구자기가 없어지면 박테리아·연어·거북이·왕나비·새우·기러기·박쥐·고래·벌·쥐·비둘기 등이 이동을 멈추게 된다. 그리고 우주 복사선의 대부분은 유전자인 DNA(디복시리복핵산)[143]의 2중 나선의 고리를 잘라 돌연변이를 일으키는 강한 작용을 가지고 있다.

또한 우주선이 달에 착륙하는 데는 몇 가지 중요한 문제가 있었는데, 그 중의 하나가 태양에서 날아오는 방사선의 문제였다.

우주 비행사들이 우주선에서 나와 작업을 하고 있을 때, 공교롭게도 광구면에서 큰 폭발이 일어나면 수십 분 후에는 높은 에너지의 입자가 날아왔다. 비행사들이 이 입자를 쇠게 되면 생명이 위험하게 된다.

즉 지자기가 없어지면 지구상에서 복사선에 약한 동물(포유류 등)은 도태되고 만다. 그러나 단단한 껍데기를 가진 곤충이나 갑각류들은 살아 남아 돌연변이를 거듭하면서 거대화된다. 양치식물도 우세해지고, 복사선은 물의 층에서는 거의 차폐되기 때문에 바닷물 깊은 곳에 서식하는 생물은 대부분 살아 남을 것이다.

제4장 한국에 있어서의 자석의 역사

최근 몇 세기의 세계사가 서양 중심으로 펼쳐진 것은 나침반의 영향이었다는 사실에는 이론이 없다.

프랜시스 베이컨은 인쇄술과 화약 그리고 나침반을, 서양을 중세로부터 해방시킨 3대 발명으로 꼽았다. 그러나 이것은 서양보다 동양에서 먼저 발견되었으나 동양 사회에는 큰 영향을 주지 못하고 서양에 전해져 무서운 역사변혁의 원동력이 되었다.

우리나라 역사 기록에 처음으로 자석 이야기가 나오는 것은 《삼국사기》의 것을 들 수 있다. 문무왕 9년(669년)으로 삼국통일과 함께 당나라와의 교섭이 아주 활발할 때 당에서 황제의 명을 받았다는 승려 법이 찾아와서 자석을 얻어 가기를 원했다. 1월의 이런 요청에 대해 5월 당나라에 사신을 파견할 때 자석 2상자를 돌려보냈다는 기록이 있다. 그리고 지남침과 자석은 달라서 자석에 대한 인간의 지식은 아주 오래 전부터 지구상의 모든 곳에 퍼져 있었다. 기원전 6세기의 그리스 자연철학자 탈레스는 이미 자석을 알고 있었다. 자석이 쇠붙이를 끌어당기는 힘을 알았다는 뜻이다.

중국 사람들 역시 비슷한 때에 이미 자석을 알고 있었다. 기원전 2세기의 《지남자》라는 책에서 자석에 대해서 설명하기를 그것이 쇠를 끌어당기는 현상은 해바라기가 해를 따르는 것과 같은 이치라는 것이다. 물체 가운데에는 서로 감응하여 끌리는 수도 있다는 것이 당시 사람들의 해석이다.

기원전 83년에 왕통[144]의 논형에는 자석이 磁石이라고 쓰여 있다.[145]

19C초 이규경[146]은 오주형문장천산고에서 쇠는 산의 양(陽)으로부터 생기는 것인 데 반해서 자(磁)는 산의 음(陰)에서 생기는 것으로 '자석이란 다름 아닌 쇠의 어머니'라고 주장하였다.

2천 년 전 동양에서는 나침반을 방향을 찾는 장치로 썼다. 낙랑 고분에서 출토된 것 중 '점천지반'이란 원시적인 나침반이 발견되었다. 또한 자철광으로 숟가락을 만들어 식반[147]이라는 전지를 그려 놓은 판 위에 굴려 어느 방향으로 정지하는가를 보아 점을 치는 데 사용한 것이다.

나침반이 동양에서 먼저 발견되었으므로 중국 역사에는 자석에 대한 기록이 많이 남아 있다. 기원전 2세기, 중국의 무자비한 황제였던 진시황은 많은 적을 갖고 있었으나 뛰어난 경비 방책도 보유하고 있었다. 그의 부하들은 함양시 근처의 아방궁에 강력한 자력문을 달아 암살자 탐지장치의 구실을 하게 했다. 옷소매에 비수를 감추거나 가슴에 갑옷을 댄 사람은 누구든지 수초 내에 이 자력문에 묶여 버린다.

15세기에 나왔던 백과사전인 《용글 다디안》에 의하면 '아방궁의 북문으로 가는 다리들이 있었다. 이 다리는 자력을 가진 돌로 만들었다. 갑옷을 입은 전사들은 이 자력에 끌려 다리를 통과할 수 없었다'고 말하고 있다.

중국의 신화는 자성을 가진 섬과 호수에 관한 이야기로 넘쳐 흐를 정도이다. 그러나 이 문을 만드는 자석을 어디서 가져왔는지 아는 사람은 아무도 없다.

최근 북경 강철연구소의 다이 리지가 주장한 내용도 2가지의 수수께끼와 같은 모순된 실마리를 제공할 뿐이었다. 그는 이 자석을 옛날 혜난성에는 많은 양의 자석이 있었는데 현재는 없다. 그렇기 때문에 혜난성에서 가져왔다고 생각하고 있다. 한편 그는 영국의 과학지인 《네이춰》에 실린 논문에서 아방궁이 한때 서 있던 근처를 흐르는 웨이강은 검은 자석모래를 내포하고 있다고 말하고 있다.

중국 명나라의 환관이었던 정화(鄭和 : 1341~1435)는 영락 황제의 명에 의해 전후 일곱 차례 탐험 항해를 실시하면서 15C 초에 아프리카까지 여행을 하고 돌아왔다. 이 항해(1405~1433)는 엄청난 숫자로 선단이 구성되었다. 동원된 배는 317척, 선원은 3만 7천 명이었다. 이 항해에서 정화는 나침반을 사용했고, 아프리카와 지중해까지 그려져 있는 지도를 사용하였다.

그러나 나침반이 중국에서 처음 사용되기 시작한 것은 그보다 몇백 년 전의 일이었다. 그리고 한국도 항해를 여행하는 배에서 나침반을 쓴 것은 중국 정화의 원정과 때를 같이한다. 그러나 한국과 동양 사람들은 그 이상 나침반을 항해에 이용하지 않았다. 그 후 나침반의 이용은 동양에서보다 서양에서 더 유용한 도구가 되었다.

서양에서는 자석에 대해 부정한 여자의 베개 밑에 그것을 감춰 두면 그녀의 자백을 얻어 낼 수 있다거나 또는 어떤 병을 고쳐 준다거나 피임이 된다거나 혹은 마늘이나 양파 냄새를 피우면 자석이 힘을 얻는다는 등의 이상한 말들을 만들어 냈다.

한국에서는 같은 시대에 나침반이 윤도[148]로 사용되고 있었다. 낙랑의 식점 천지반이 더욱 정교한 모양을 가진 것으로 발달되어 갔는데 현재 각 박물관에 남아 있는 유물이 제법 많다. 한가운데 나침반이 달린 윤도에는 동심원으로 24층이 그려져 있는 복잡한 것도 있는데, 그 각각의 동심원은 태극, 8괘에서 28수까지 옛 우리 선조들이 일상생활의 예언에 널리 쓰이던 내용을 담고 있다.

임진왜란 직후인 1600년 6월 왕비 박씨가 자식이 없고 죽자 그 장지를 고르는 데 한바탕 논쟁이 일어난 적이 있는데, 그때 길지를 고르는 데 중국에서 초빙해 온 전문가가 나경을 갖고 있었다. 당시 《실록》에 의하면 나경은 바로 한국에서 사용하고 있는 윤도와 같은 것이라고 선조의 질문에 대답한 내용이 남아 있다. 이런 기록에서도 짐작할 수 있는 것처럼 한국 역사에서는 나침반은 항해하는 수단으로 크게 이용된 일이 없이 주로 윤도로써 활용되었다.

윤도의 둘레 동심원 장식 부분이 아예 없는 순전한 나침반 또는 지남침도 널리 퍼져 있었다. 다만 이런 나침반은 앙부일구 같은 해시계의 한쪽에 붙여

장치하여 그 방향을 잡는 데 보조로 사용한 경우도 있다. 간단한 나침반은 대개 대추나무를 둥글게 깎아 24방위를 표시하고 가운데 자침을 설치한 것인데 손바닥 안에 들어올 아주 작은 것도 있다.

태종(1407년) 때 어느 관리는 세자에게 몰래 자석을 주어 놀게 했다 해서 판한성부사의 벼슬에서 쫓겨났다는 기록도 있다. 당시 13세 소년 세자는 바로 양녕이었는데, 이러한 일로 인하여 아버지의 미움을 받아 1418년 세자 자리를 동생(세종)에게 물려주게 되었다는 것이다.

또 1610년 허준은 《동의보감》에서 '지남석'이라는 약품을 소개하였다.

우리 역사에서 자석은 과학적으로 이해되지 못했고, 나침반은 서양보다 먼저 이용되었지만 항해에는 거의 이용되지 않은 채 묏자리를 잡는 데 쓰는 패철이나 운수를 점칠 때 쓰는 윤도로만 쓰여졌을 뿐이었다.

제5장 페라이트 조직

철광석이 용광로에서 환원되어 만들어진 선철(銑鐵)은 약 4%의 탄소가 함유되어 있어 단단하고도 부서지기 쉬우므로 평로나 전로에 넣어 다시 정련하여 탄소를 줄여야만 전연성(展延性)이 충분한 강철이 된다. 일반적으로 그다지 엄밀한 구별 없이 철 또는 강이라고 부르고 있지만, 철·강은 실은 철과 탄소와의 합금인 것이 보통이다.

다음 〈그림 3-61〉은 철과 탄소와의 합금 상태를 나타낸 것으로 보통 Fe-C계의 상태도는 이중선으로 되어 있다. 실선(實線)은 Fe-Fe_3C계, 점선은 Fe-C계를 나타낸다. 이것은 철과 탄소의 합금, 즉 탄소강(炭素鋼) 속에서는 탄소가 Fe_3C의 분자식을 가지는 '세멘타이트'라는 화합물의 형태로 존재하기 때문에 Fe-Fe_3C계의 상태도로 설명하는 것이 편리한 까닭이다.

Fe_3C는 중량 백분율로 탄소 6.67%에 상당하는데, 실용적으로는 그 이상의 탄소를 함유하는 부분은 별로 쓸모가 없으므로 상태도에는 생략되는 것이 보통이다.

아래 상태도를 보면서 우선 온도를 따르는 선철의 변화, 즉 상태도의 좌측

종축상(縱軸上)에 나타난 변화를 밑에서부터 더듬어 보면, 먼저 768°C에 자기변태점(磁氣變態點) A_2가 있고, 그 온도보다 아래쪽에서는 강자성체(强磁性體)이지만, 그보다 위에서는 자석에 붙지 않는 상자성체(常磁性體)임을 알 수가 있다.

다음에 910°C에서는 결정격자(結晶格子)의 변화가 생겨서, 체심입방정(體心立方晶)의 결정구조를 가진 철(α철이라 부른다)로부터 면심입방정(面心立方晶)의 철(γ철이라고 한다)로 바뀐다. 이 점이 A_3 변태점이다.

더욱 온도를 높여 1,390°C에 이르면 면심입방정의 γ철로부터 다시 체심입방정의 결정구조로 변하는데(A_4 변태점), 이것을 델타철(σ철)이라고 부른다.

여기에서 더욱 온도를 높여 1,534°C에 이르면 델타철은 융해하여 액체가 된다(A : 순철의 융점).

이 알파철·감마철·델타철은 모두 탄소를 고용(固溶)하여 고용체를 이루는데, 이 경우 탄소의 원자는 철 원자에 비해 작으므로 침입형 고용체가 된다. α철은 723°C에서 최대 0.02%의 탄소를 고용하는(P)데 지나지 않지만, γ철의 경우는 탄소를 고용하는 범위가 넓으며, 1,147°C에서 최대 2.06%까지(E)의 탄소를 고용한다.

여기에서 α 고용체를 가리켜 페라이트, γ 고용체를 오스테나이트라고 구별하여 부른다. 우리가 강철이라고 부르고 있는 것은, 탄소 0.02~2.06% 범위의 철-탄소의 합금에 해당하는데, 그중에서 탄소 0.1~0.5%를 함유한 것이 가장 널리 이용되고 있다.

2.06% 이상의 탄소를 함유하는 합금은 세멘타이트가 다량 들어 있어서 단단하며 부서지기 쉬운 성질이 있지만, 강에 비하면 융점이 낮아 용해하기 쉽기 때문에 주로 주물에 쓰인다. 그러므로 탄소 2.06~6.67%의 철-탄소 합금을 주철(鑄鐵)이라고 부른다. 실제로 주물에 쓰이는 것은 탄소 3~4%의 것이다.

강으로 불리는 범위의 것이라도 탄소의 함유량에 따라 성질은 각각 크게 달라진다.

따라서 강철은 탄소량에 따라 저탄소강(低炭素鋼 : 0.02~0.25%C)·중탄소강(0.25~0.6%C)·고탄소강(0.6~2.06%C)의 3종으로 분류된다. 한편 강의 성질에 따라 연강(軟鋼)·반연강(半軟鋼)·경강(硬鋼)의 3종으로 분

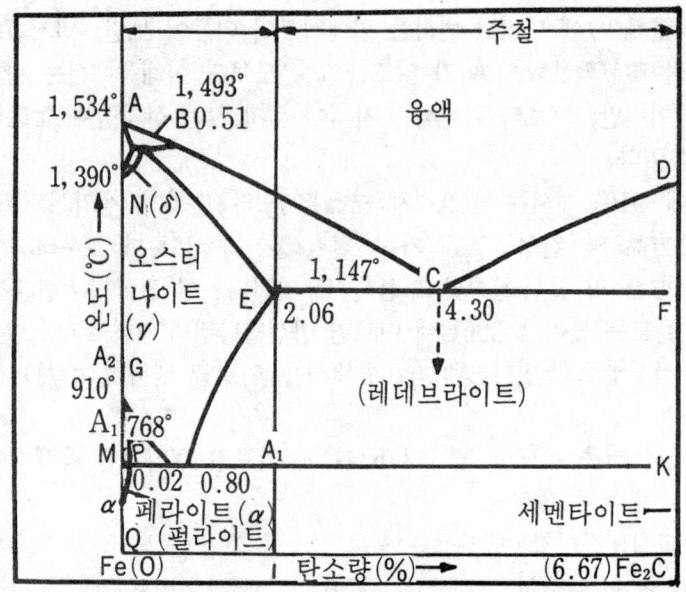

M : 자기변태점(A_2)   E : γ고용체의 최대 탄소고용점
G : 순철의 A_3 변태점   AB : σ고용체의 액상선(液相線)
N : 순철의 A_4 변태점   BC : γ고용체의 액상선
A : 순철의 융점   CD : 세멘타이트의 액상선
C : 공정점(共晶點)   ECF : 공정선(共晶線)
P : α고용체의 최대탄소고용점

〈그림 3-66〉 Fe-C계의 상태도

류하는 경우도 있다.
 강의 경도는 탄소량에 비례하는 것이므로 성질에 따르는 분류도 탄소량에 의한 분류와 거의 일치된다.
 일상생활에서 흔히 볼 수 있는 것을 예로 들면, 철사·못·함석·양철 등은 저탄소강으로, 보통 0.1% 정도의 탄소를 함유하고 있다. 차량·조선·교량 등의 구조재(構造材)로는 중탄소강이 쓰이며, 톱·칼 따위에는 고탄소강을 열처리한 것이 쓰이고 있다.

다음은 각 조직의 성질을 나타낸 것이다.

1) 페라이트

721℃에서 α철이 C를 최대로 고용하게(0.03±0.02%) 되며, 이 고용체를 페라이트(ferrite)라 한다. 이것은 극히 연하고 연성이 크나, 인장 강도는 작고 상온에서 강자성체이다. 파면이 백색을 띠며 수철에 가장 가까운 조직이다(표 3-4).

2) 퍼얼라이트

오오스테나이트와 시멘타이트(Fe_3C)의 공석정을 퍼얼라이트(pearlite)라 하며, 이것은 페라이트와 시멘타이트가 층으로 나타나므로 강인한 조직이다(표 3-4).

3) 시멘타이트

시멘타이트(cementite)는 6.68%의 탄소를 함유한 탄화철로 경도와 메짐성이 크며 백색이다. 상온에서 강자성체이며 담금질을 해도 경화되지 않는다(표 3-4).

〈표 3-4〉 표준 조직의 기계적 성질

성질＼조직	페라이트	퍼얼라이트	시멘타이트
인 장 강 도 (kg/mm²)	35	90	35 이하
연신율(%)	40	10	0
경 도(H_B)	80	200	800

제 IV 편
수면과 침구

제1장 충분한 수면

잠은 건강의 기본이다.

잠은 식욕·성욕과 더불어 인간의 3대 본능을 이루고, 우리의 마음과 몸의 활동을 지탱해 주는 근본적인 토대이다. 편안히 또한 회복 효과가 크게, 매일의 수면을 취하는 것이 건강 증진의 기본이다.

그러나 수면에 대해서 우리가 알고 있는 상식은 매우 부족하다. 식욕과 성욕에 대한 지식은 풍부한 데 비해 안면(安眠)[149]과 안면을 위한 침실과 침구에 대해 아는 것은 별로 없다.

현대생활의 급속한 변화로 사람들의 밤샘 경향은 나날이 높아져 수면이 상당히 부족하게 되었다. 이런 시대에 보다 나은 수면을 취하기 위해서는 적극적인 노력과 연구가 필요하다.

필요한 수면 시간은 연령에 따라 다르나 표준적인 수면 시간은 다음 그래프와 같다.

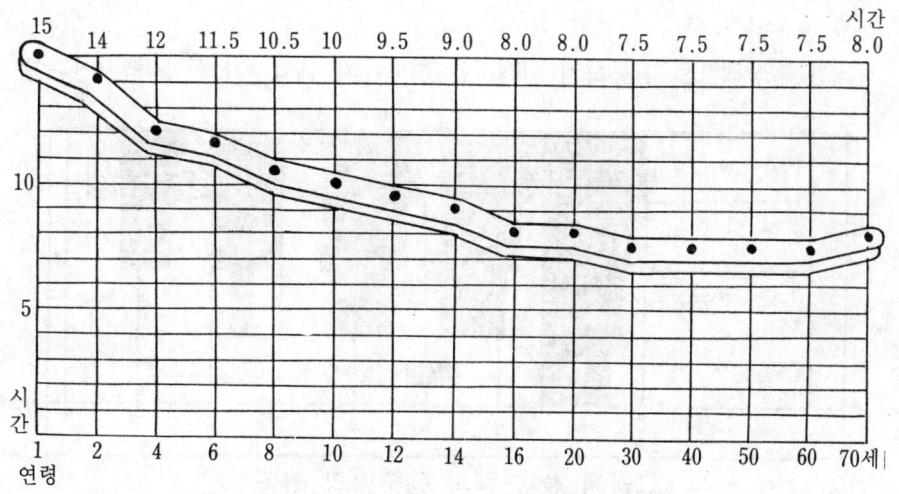

〈그림 4-1〉 연령별 평균 수면 시간

건강한 성인의 경우 보통 7~8시간 정도다. 그러나 각자 자기 스타일, 자기 방식의 수면 시간을 갖고 있다고 할 수 있다.

수면 시간에는 2가지 요소가 좌우하는데 그것은 생활환경과 유전으로 인한 것이다.

〈표 4-1〉 생활환경과 유전

생활환경	유 전
• 잔다는 것은 뇌세포의 피로를 풀기 위한 것이다. • 활동한 만큼 뇌세포를 휴식시키는 데 충분한 시간이 필요하다.	• 유전에 의해 수면 시간과 성격, 장·단기 수면 시간은 바꾸기 힘들다. • 장시간의 수면 : 내향적, 신경질적(고민이 많아 뇌세포가 지쳐 있기 때문이다.) • 단시간의 수면 : 외향적, 사소한 일에 신경을 쓰지 않는 성격(머리의 리드미컬한 질환으로 뇌세포를 활성화시킨다.)

수면의 리듬에는 렘(Rem)[150] 수면과 논렘(Nom-Rem)수면이 있다. 전자는 몸은 자고 있는데 뇌가 깨어 있는 상태를 말하고 후자는 뇌가 자고 있는 상태를 말한다.

논렘수면에는 깊은 논렘과 얕은 논렘으로 구분된다. 인간의 수면은 뇌가 쉬고 있는 논렘수면과 뇌가 활동하고 있는 렘수면이 대략 90분 주기로 4~5회를 반복한다.

뇌가 정상적으로 활동하기 위해서는 쉬었든가 깨었든가 하는 렘수면과 논

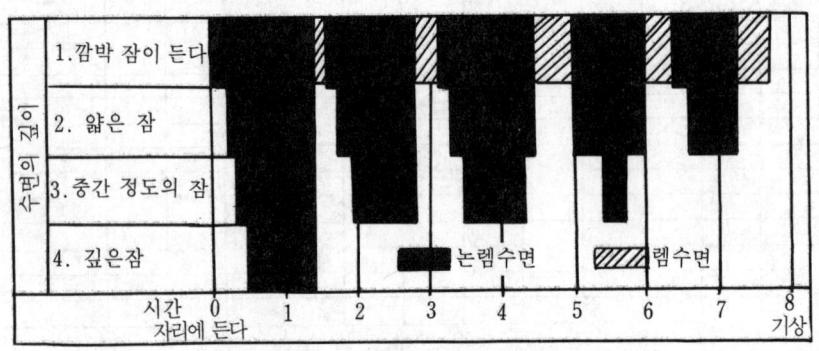

〈그림 4-2〉 논렘과 렘수면의 리듬주기
(수면리듬은 하룻밤에 5~6회 반복된다.)

렘수면이 규칙적으로 계속 지속되어야 한다. 그러나 수면제·과음 등에 의해 이 리듬(논렘과 렘수면)이 흩어진다거나 뇌출혈이나 뇌외상에 의한 의식장애로 의식을 잃게 되면 뇌 활동의 리듬도 깨어져 버린다.

또한 얕은 잠으로도 리듬이 흩어진다. 잠이 깊이 들지 않는 원인도 정상적인 뇌의 활동이 이루어지지 않기 때문에 일어난다.

체온의 상승과 하강리듬이 있기 때문에 뇌는 낮에 활동하고 저녁에는 쉬고 있기 때문이다. 이것은 낮에는 신진대사가 높아져 몸 속에서 여러 가지 물질을 연소시키기 때문에 체온[151]이 높아진다.

나이를 먹으면 체력이 떨어지고 그에 따라 체온의 저하에 잘 버틸 수가 없게 된다. 그러므로 저녁 10시쯤 되면 체온의 저하가 전면적으로 퍼져서 졸립게 된다. 그리고 빨리 자기 때문에 빨리 깬다. 이것이 노인들의 보편적인 현상이다. 나이를 먹으면 수면을 오래 지속할 힘이 없어지게 된다. 논렘·렘을 2회 정도 반복하는 것만으로 잠이 깬다. 이것이 노화현상이다.

따라서 건강·수면 등의 노화를 받아들임으로써 바람직한 상태가 된다.

수면의 병은 대부분이 불면이나, 지나치게 자는 병(과면)도 있다. 불면의 증상은 잠들기가 어렵다, 잠이 얕다, 밤중에 여러 차례 깬다, 새벽 일찍 깬 뒤로는 다시는 잠을 못 자는 등 4가지다.

인간은 뛰어난 적응력을 지니고 있지만 소리나 빛, 온도 등의 자극이 지나치게 강하면 잠을 이루지 못한다. 여러 가지 신경증의 경우 불면은 따르게 마련이다. 걱정거리가 풀리지 않은 채 마음 속, 곧 뇌 속에서 악순환을 계속하는 상태에서는 뇌의 강한 흥분이 밤이 되어도 가라앉지 않기 때문에 잠들지 못한다. 또한 잠이 오지 않는다는 그 자체를 고민함으로써 불면에 걸리는 '불면 신경증'이 있다. 뚜렷한 원인이 없이, 혹은 심리적인 원인으로 불면이 생기는 경우도 있다.

그리고 심신의 생활 리듬이 저하하여 기운이 나지 않고 의욕이 없어지며 우울한 기분이 전신을 짓누르는 증상을 우울증이라 한다.

과면의 병으로서는 나르콜렙시라는 것이 있다. 특별히 수면 부족 상태도 아닌데 낮에 몇 번이나 수면발작을 일으킨다. 갑자기 졸음이 쏟아져 잠이 들면 5~6분쯤 지나 깬다.

제2장 편안한 침구

(1) 메트리스와 이불

 현대인에게 있어서 균형 있는 식사, 적당한 운동, 쾌적한 수면의 3대 조건이 갖추어져야 건강한 생활을 영위할 수 있다. 인생의 약 3분의 1을 차지하는 수면과 이것을 지탱하는 침구에 대하여서는 관심이 저조한 편이다.
 인간은 반드시 8시간을 자야 한다는 법칙은 없다. 그러나 많은 사람들이 수면부족이라고 호소한다. 이것은 수면에도 개인차가 있다는 것이다. 이렇듯 수면이란 낮 동안의 활동 다음에 따르는 피로를 풀기 위한 휴식이다. 그러므로 오랜 시간을 자는 것보다 짧은 시간일지라도 낮 동안의 활동을 충실하게 하는 편이 좋은 잠을 잘 수 있는 비결이다.
 보통 렘수면과 논렘수면은 하룻밤 동안 5~6회 반복되는데, 이 사이클이 제대로 유지되는 경우에는 기분 좋은 잠을 자고 아침에 일어날 때도 상쾌한 기분으로 깰 수가 있다.
 우리들은 하루 동안 잠을 자면서 40~50회 정도 몸을 뒤척이게 되는데, 이는 몸의 한 면이 계속 침구에 닿아 있으면 그곳이 압박되어 혈행장애가 일

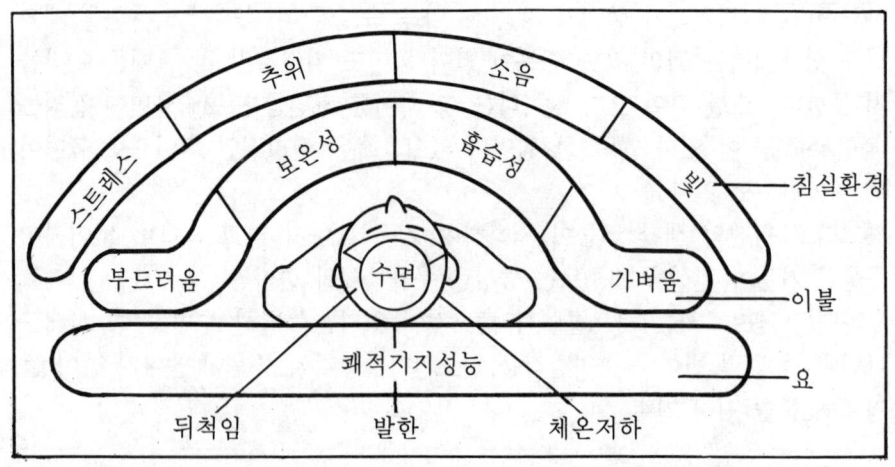

〈그림 4-3〉 수면과 침구의 관계

어나기 때문에 뒤척이면서 혈행을 좋게 하기 위한 것이다. 그러므로 쾌적한 잠을 자기 위하여 뒤척임은 반드시 필요하다. 반면 몸을 너무 자주 뒤척이는 것은 잠자리가 불편하다는 증거다.

　기분 좋은 수면을 취하기 위해서는 이불과 인간의 몸 사이의 기상(침상 내 기온)은 온도·습도·기류의 3가지 요소로 형성되므로 쾌적한 수면을 위한 중요한 조건이다. 즉 더위와 추위에 의해 불편함을 느끼지 않는 것이 쾌적한 침상 내의 조건이다. 그리고 침상 내 온도는 33도 플러스·마이너스 1도(±33℃)일 때 가장 쾌적하다. 인간의 평균체온은 36.5℃이나 추위나 더위를 느끼는 체감온도는 33도이다. 피부 온도가 34도가 되면 발한현상이 일어나고, 26도에서는 떨려서 에너지를 방출하게 된다(제3장 혈액의 기능편 참조).

　그리고 침상 내의 습도는 50±5%가 가장 쾌적한 수치이다. 그러므로 이들 온도와 습도를 균형 있게 유지시켜 줄 수 있는 침구를 선택해야 한다.

　덮는 이불의 조건으로는 가볍고, 몸에 잘 휘감기는 드레이프성이 있는 것, 땀을 잘 흡수하고 흡수된 땀을 잘 발산시켜 주는 것, 보온성이 있는 것 등이 기본적으로 갖추어야 할 조건이다.

　요(메트리스)는 흡습성과 발산성이 있을 것, 자연스럽게 누웠을 때 바른 잠 자세를 유지할 수 있도록 몸을 지탱해 주는 것, 적당한 탄력성이 있을 것 등이다.

　쾌적한 생활을 고려하면서 침구를 선택하는데, 특히 위생면에 신경을 쓰는데 항균기능(세균의 발육을 저지하는 기능)·소취기능(나쁜 냄새를 없애는 기능)·진드기 방지기능을 할 수 있는 것이 최적일 것이다. 그러므로 이러한 조건에 맞춘 침구류를 선택하여 사용하는 것이 가장 좋다.

　요통에는 보다 견고한 지지성능이 있는 이불과 딱딱한 메트리스(허리를 받쳐 줄 수 있는 기능), 딱딱한 솜요가 필요하다. 신경통에는 습기가 적고 흡습성이 높은 양모 같은 소재를 사용한 침구가 적합하고, 고혈압에는 가볍고 따뜻한 이불(무거운 이불은 심장을 압박한다), 땀을 잘 흘리는 사람에게는 흡습성이 좋은 침구, 추위를 잘 타는 사람에게는 보온성이 높고 접촉 온냉감이 뛰어난 것, 누워만 있는 노인용으로는 욕창이 나지 않는 위생적인 침구류 등이 좋다.

　인생의 약 3분의 1을 차지하는 수면을 지탱해 주는 침구는 건강을 위해서 중요한 요소이다. 그러므로 수면을 취할 때 드러누워야 하는 메트리스는 다음 조건을 갖추어야 한다.

① 너무 딱딱한 것은 좋지 않다(누웠을 때 엉덩이가 2~3cm 가라앉고, 허리 부분에 지지감이 있을 것).
② 잠 자세를 일정하게 유지시키고 몸을 단단히 받쳐 주는 것.
③ 허리·가슴 등 무거운 부분만 가라앉지 않고 전체적으로 체압을 분산시켜 주는 것.
④ 메트리스가 머금은 습기가 잘 빠지는 것.
⑤ 누웠을 때 감촉이 부드러운 것.
⑥ 몸을 뒤척였을 때 흔들리지 않는 것.
⑦ 메트리스 전체에 과도한 탄력이 없는 것(탄력성).

요 안의 소재로서 지금까지는 목면솜이나 혼합솜이 주류를 이루었으나 최근에는 다양한 침구류가 많이 등장하고 있다. 대표적인 것으로는 무압요인데 이것은 점으로 지탱을 하고 있기 때문에 몸에 요의 면이 딱 달라붙지 않으므로 혈행을 방해하지 않는 것이 큰 장점이다.

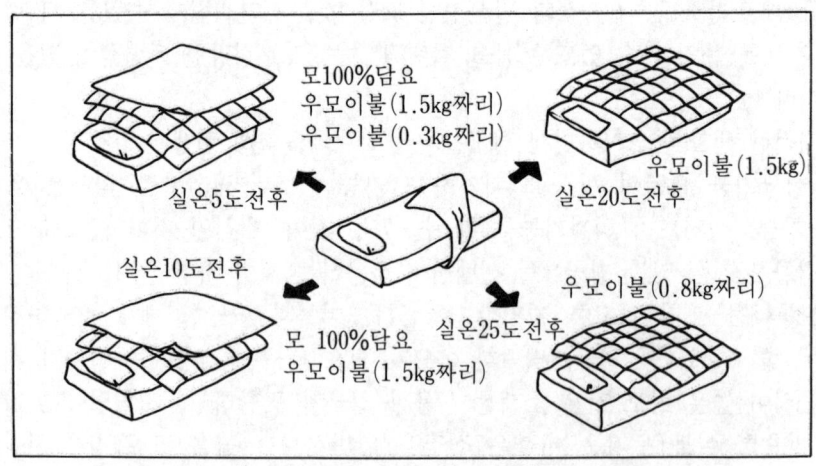

〈그림 4-4〉 실내온도와 이불의 관계

쾌적한 침구를 선택할 때 가장 고려해야 할 것은 무게이다. 건강한 사람이라도 하룻밤에 열 번 이상씩 몸을 뒤척이게 되므로 가벼운 것이 몸에 이상적이다.

이불솜이 목면일 경우에는 대개 6kg(땀을 흡수하면 8kg)이고 합성인 경우
엔 2kg, 양모가 2kg, 우모가 1.5kg이다. 그리고 보온성(잠잘 때 사람의 체
온 36.5℃를 유지할 것), 몸에의 피트감, 흡습성, 발산성의 높이, 감촉 등
을 갖추어야 한다. 이러한 모든 것을 감안할 때 우모는 덮는 침구로서 가장
최고라고 할 수 있다.

몸에 잘 달라붙는 우모는, 4계절 (계절에 관계 없이) 이용이 가능하고 손
질도 편하여 잘 사용하면 일생 동안 쓸 수 있다.

(2) 베개

베개는 높이·크기·방열·흡습성·딱딱함 등을 고려하여 선택해야 한다.
개인차는 있지만 일반적으로 베개의 높이는 척추(경추)가 똑바로 될 수
있는 정도의 6~10cm가 가장 적합하다. 즉 목뼈(경추)와 머리의 높이를 누
워 있을 때 수평이 되게 하여 단차를 없애 주기에는 6~10cm 의 높이가 적
당하다.

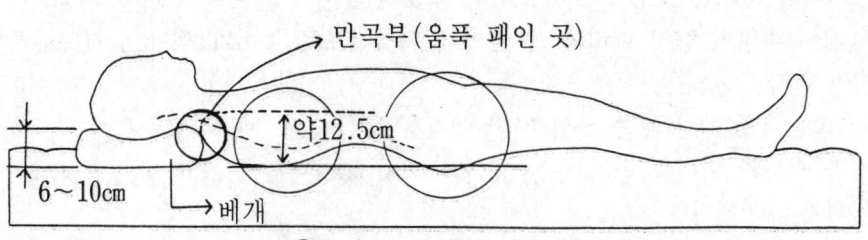

① 똑바로 누웠을 경우

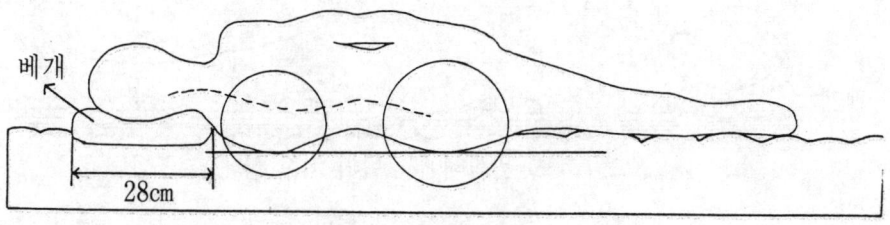

② 옆으로 누웠을 경우

〈그림 4-5〉 베개 높이

베개의 높이가 높을 때는 목의 신경조직과 근육을 긴장시켜 깊은 잠을 방해하고 각종 통증을 유발한다. 또한 베개의 폭이 좁고 딱딱한 베개는 머리의 일정 부분에만 압력을 가해 근육피로와 두통을 일으킨다. 그러므로 크기는 몸의 방향을 바꾸었을 때 머리가 떨어지지 않는 정도(어깨폭보다 조금 큰 사이즈 : 약 52cm)인 것이 좋다.

경추(머리에서 등으로 이어지는 뼈 : 목뼈)는 약간 움푹하게 휘어 있는 것이 정상이다. 좋은 베개는 약간 움푹 패인 곳(만곡부)을 부드럽게 받쳐 원래 상태를 유지시켜 주어야 한다. 그렇지 않으면 목뼈가 비틀거리면 목·어깨의 결림·코골이 요통 등의 증세가 생긴다.

목뼈 주위에는 작은 구멍이 있고 그 사이를 추간신경들이 통과하는데, 목뼈의 휘어짐이 정상을 벗어나면 이 구멍들이 좁아지면서 신경을 압박하므로 통증을 느끼게 된다. 또한 기도가 좁아져 호흡곤란과 심한 코골이가 일어난다.

베개의 높이가 6~10cm보다 높거나 낮을 때는 목의 근육이 긴장된다. 만약 근육이 긴장하면 통증을 느끼는 유발점이 민감해져서 쉽게 통증을 느끼면서 계속해서 통증이 지속된다.

머리의 무게는 보통 5kg 정도이나 베개의 높이가 높으면 압력이 가중되어서 2~3배의 중량이 머리와 목 근육에 가중되므로 높이가 적당(6~10cm)하여야 한다.

〈그림 4-6〉에서 보는 바와 같이 옆으로 누워서 잘 때 어깨높이 때문에 베개가 충분히 머리를 받쳐 주는 높이가 되지 못하므로 머리가 밑으로 처져서 목뼈가 휘어진다.

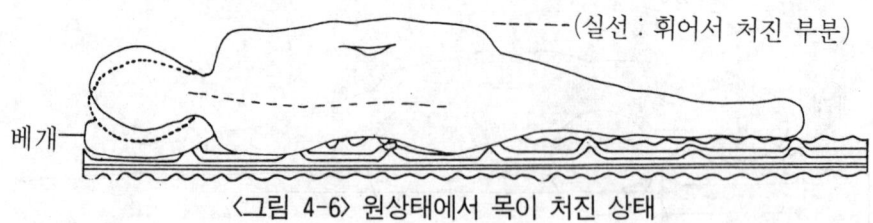

〈그림 4-6〉 원상태에서 목이 처진 상태

머리는 열이나 땀을 방출하기 때문에 위생적이고 쾌적한 잠자리를 마련키 위해서 온도·흡수력·방열·흡습성·건조 속도 등이 뛰어나야 한다.

베개 속의 소재로는 흡습성이 뛰어난 것이 좋다. 요사이 나오는 팜(Farm)은 이러한 효과를 잘 갖춘 소재이며, 메밀껍질도 좋다.

 베개는 완전히 당겨서 어깨춤까지 맞추어서 잠을 자면 만곡부가 처지지 않아서 원래의 목뼈(경추)가 압박을 받지 않는다.

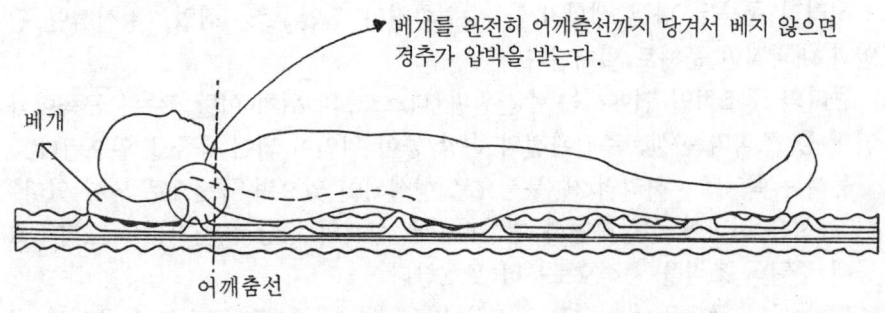

〈그림 4-7〉 반듯이 누웠을 때 베개의 위치

 지금까지의 것을 종합하면 다음과 같은 결론을 얻을 수 있다.

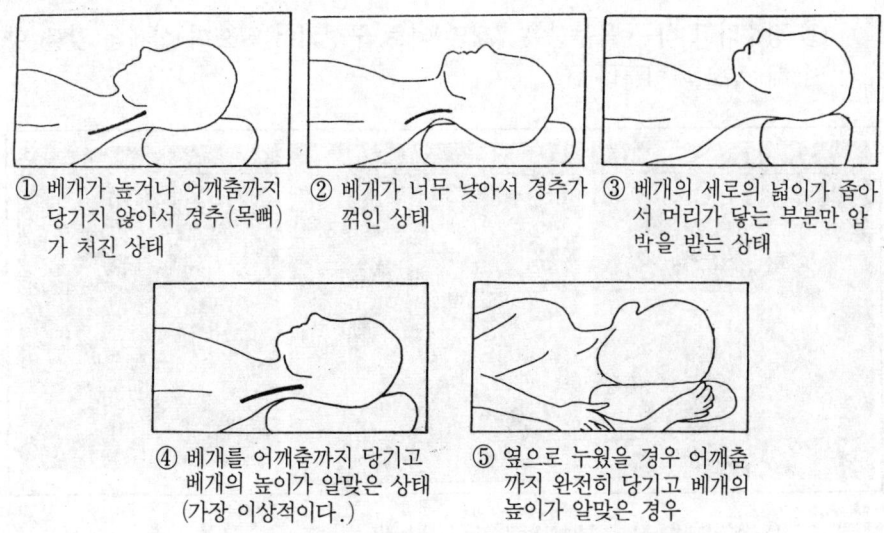

① 베개가 높거나 어깨춤까지 당기지 않아서 경추(목뼈)가 처진 상태
② 베개가 너무 낮아서 경추가 꺾인 상태
③ 베개의 세로의 넓이가 좁아서 머리가 닿는 부분만 압박을 받는 상태
④ 베개를 어깨춤까지 당기고 베개의 높이가 알맞은 상태 (가장 이상적이다.)
⑤ 옆으로 누웠을 경우 어깨춤까지 완전히 당기고 베개의 높이가 알맞은 경우

〈그림 4-8〉 베개 높이에 따라 일어나는 현상

제3장 디스크 질병

사람은 평생 동안 거의 모든 시간을 서서 활동하고 드러누워서 생활하기 때문에 사람들이 한번쯤은 허리의 통증을 경험하게 된다.

허리의 통증은 나쁜 생활자세, 주위환경과 집안구조, 직업, 정신적인 원인과 내과적인 문제로 일어난다.

등뼈의 구조적인 면에서는 추간원판(디스크)의 위치 이탈, 주위 근육이나 인대 등 조직의 손상, 추간관절의 손상 등이 원인이 되어 통증을 일으킨다.

등뼈는 목·등·허리의 세 부분으로 형성되어 있으며 곡선으로 되어 있다. 이 곡선은 사람이 성장하면서 형성되는데 신체의 정상적인 기능을 도와주고 등뼈 주위의 조직을 충격으로부터 보호한다.

또한 몸의 균형을 유지하고 전신을 지탱하는 지주이자 갈비뼈를 유지해 내부 장기를 보호하고 31쌍의 척수신경을 보호해 주며 등뼈의 움직임을 유연하게 해준다.

등뼈는 부위별 위치 및 기능에 따라 다음과 같이 구분된다.

① 경추라고 하는 목부분은 7개의 뼈로 구성되어 있으며 신체의 앞을 향해 곡선을 이룬다.

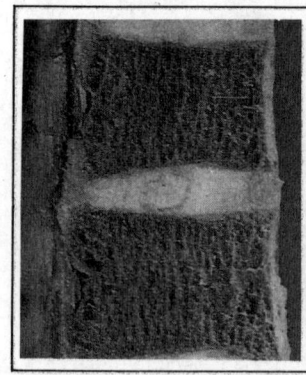
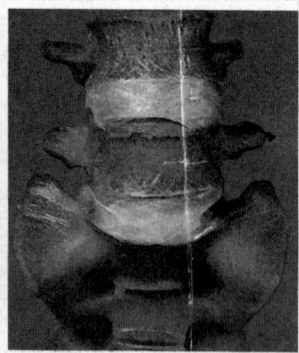
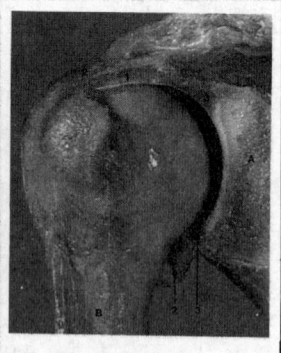

척추의 정중단면
추골 사이에는 탄력성 있는 연골 원판이 있고, 그 주위에는 인대가 추골을 연결하고 있다.

앞면(제4·5요추와 천골)

견관절(근육은 박리되어 있다)
A. 견갑골 B. 상완골
1. 상완이두근장두건 2. 관절포 3. 관절순

〈그림 4-9〉 척추와 견관절

② 가슴뼈로서 흉추라고 하며 12개의 뼈로 구성되어 뼈마다 갈비뼈(늑골)가 연결되어 있고 뒤를 향해 곡선을 이룬다.
③ 허리뼈로서 요추라고 하며 5개의 뼈로 구성되어 앞을 향해 곡선을 이루고 있다.
④ 엉치뼈로서 천추라고 하며 이것은 5개의 뼈로 구성되어 있다.
⑤ 꼬리뼈로서 미추라고 하며 3~4개로 구성되어 있다.

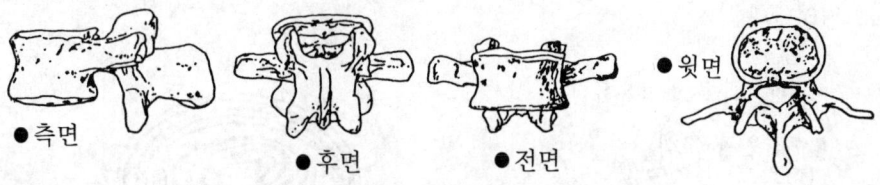

〈그림 4-10〉 척추뼈의 절단면 형태

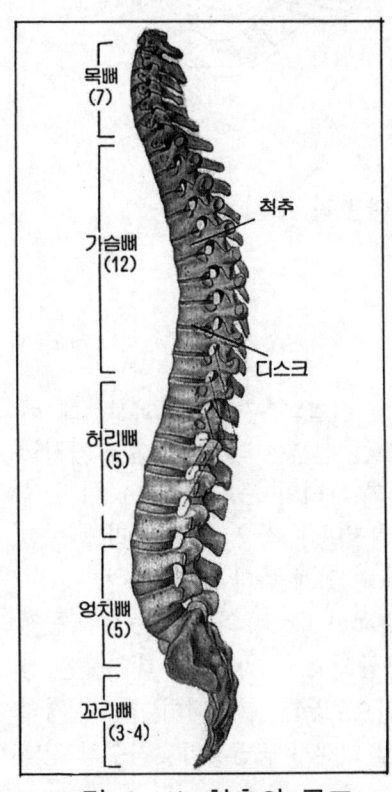

〈그림 4-11〉 척추의 구조

등뼈를 이루는 개개의 뼈마디를 척추라고 하는데 척추와 척추 사이는 디스크로 알려진 추간판이 자리잡고 있다.

척추의 앞부분은 체중을 지탱하고 뒷부분은 척수(중추신경)를 둘러싸고 보호한다. 사람의 척추뼈는 25mm 미만의 간격을 두고 연결되어 있다. 둥근 모양의 이 척추뼈들은 가운데에 구멍이 뚫려 있어 척수가 그 구멍을 통과하도록 되어 있다. 체중은 등뼈 아래쪽의 요추를 이루는 5개의 척추뼈에 가장 무겁게 전달된다.

척추뼈들 사이에는 일정한 간격이 유지되도록 돕기 위해 질기고 말랑말랑한 힘줄로 이루어진 디스크가 자리잡고 있다. 강낭콩처럼 생긴 이 디스크는 가운데 부분이 젤리처럼 말랑말랑하다. 이 속에는 수핵과 물렁뼈와 인대로 구성되어 있으면서 척추에 유연성을 주고 어떤 압력이 가해질 때 충격흡수장치 역할을 하고 있는 부분이다.

척추는 처음 출생시는 직선에 가깝다가 한 돌이 되면서 목뼈가 앞으로 휘고, 3~4세쯤엔 허리뼈가 뒤로 휘어 충격을 흡수할 수 있도록 S자 모양을 하게 된다.

디스크의 외부는 나무의 나이테처럼 생긴 섬유층에 있는데 이것을 섬유륜이라 하며 뒷부분보다 앞부분이 두껍다. 디스크의 중간에는 액체로 된 핵이 있으며 이 핵은 척추를 앞으로 구부릴 때 뒤로 밀려나고 뒤로 젖힐 때 앞으로 밀려난다.

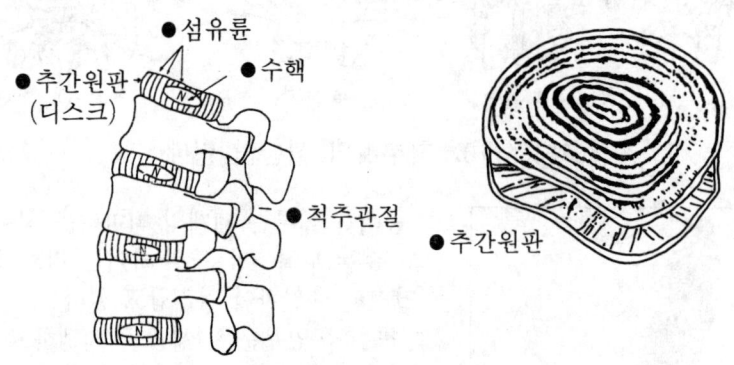

〈그림 4-12〉 디스크의 단면과 모양

(1) 척수신경

척수에서 나오는 첫번째 신경줄기는 척수가 연결된 구멍을 통과하는데 이 부위를 신경근이라 한다. 이 신경근에서 나오는 신경은 더 작은 신경 가지들로 갈라져 나온다. 이 신경들의 일부는 허리와 다리의 근육에 작용하여 근육수축을 일으키고 또 다른 신경근은 허리의 관절면에 작용된다. 그리고 어떤 신경은 인대와 피부에 분포되어 감각을 느낄 수 있게 한다.

척수의 동맥과 정맥에서 경수(Cervical Spinal Cord)의 상부는 추골동맥에서 분지되는 전·후 척수동맥에 의해서 공급되고, 그 이하의 대부분은 상행경동맥, 늑간동맥, 요동맥 및 기타 혈관으로부터 분지되어 척수신경의 전·후근을 따라 척추관으로 들어간 근동맥에 의해서 공급된다. 척수의 정맥혈액은 전·후근 정맥을 통해서 척수관을 나간다.

척수는 대후두공 아래서부터 제1요추 하단까지의 척주관 내에 자리잡고 있다. 그리고 길이는 남자는 약 45cm이고 여자는 약 43cm이며 무게는 약 25g 정도이다. 척수의 말단은 태생 4개월에는 천추하단, 태생 6개월에는 천추상단, 신생아에서는 제3요추에 거의 일치한다. 일반적으로 여자는 남자에 비하여 약간 아래쪽에 위치하지만, 성인에서 제3요추보다 낮은 경우는 없다. 요추천자를 시행할 경우 성인은 제3~4요추 사이, 소아는 제4~5요추 사이를 선택하는데 그 이유는 배뇨와 배변의 제1차 중추가 있는 척수 말단부의 손상을 방지하기 위한 것이다. 척수는 보통 손가락 굵기 정도이다.

다음 그림은 척수의 동맥 분포와 척수신경을 나타낸 것이다. 척수에는 31쌍의 척수신경근이 붙어 있는데, 척수신경의 후근은 후외측구에서 척수로 들어가는 지각근이고, 전근은 전외측구에서 나오는 운동근이다.

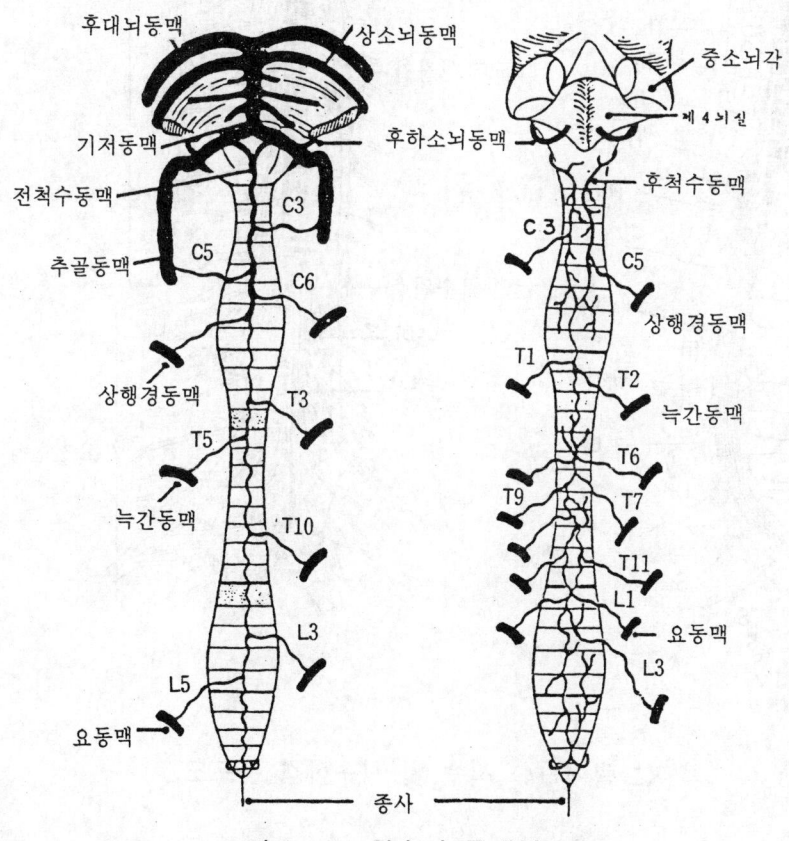

〈그림 4-13〉 척수의 동맥분포

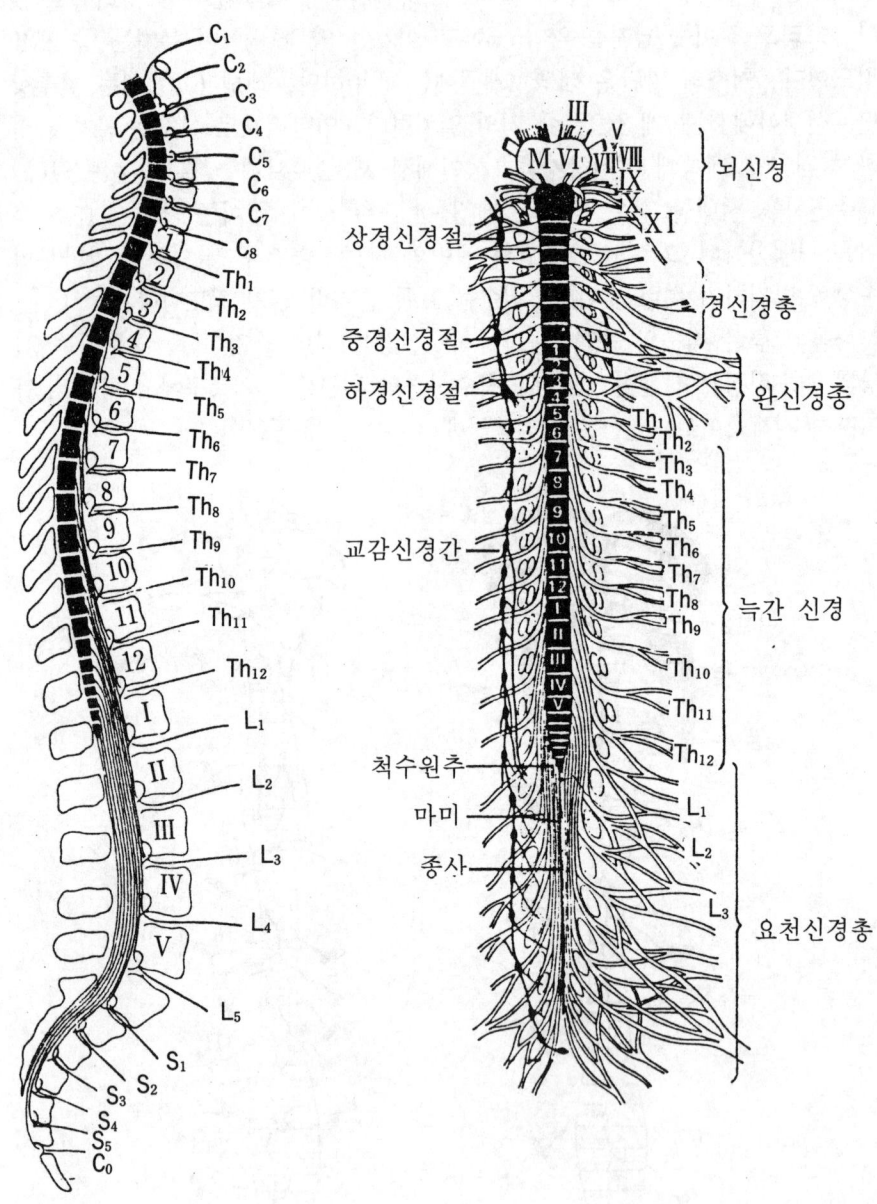

<그림 4-14> 척수 및 척수신경 분포도

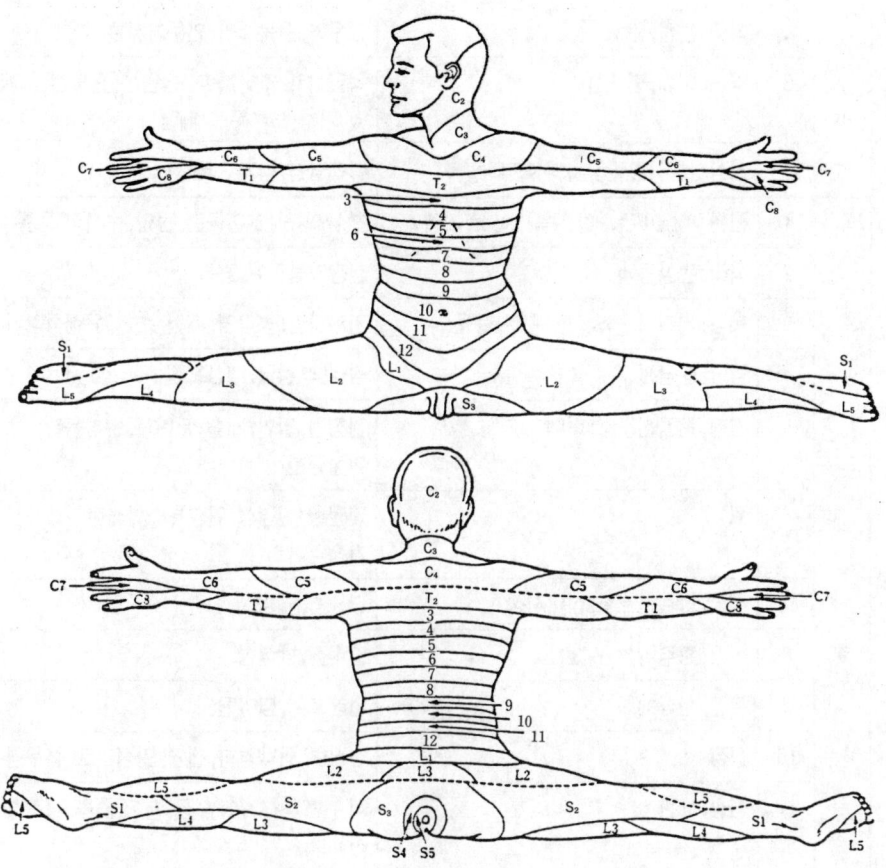

〈그림 4-15〉 척수신경의 감각 분포도

〈표 4-2〉 척추신경의 영역과 영향

추골	부위	영 역	영 향
경	1	머리, 뇌하수체, 두피, 안골, 뇌내이, 교감신경계 등에의 혈액공급	두통, 신경질, 불면증, 감기, 고혈압, 편두통, 정신병, 신경쇠약, 건망증, 만성피로, 어지러움, 구역질, 소아마비, 간질, 무도병
	2	눈, 시신경, 청각신경, 부비강, 유양돌기골, 혀, 앞이마	부비강염, 알레르기, 사팔뜨기, 벙어리, 주독, 눈병, 실신, 발작, 경우에 따라 실명
	3	뺨, 외이, 안골, 이, 삼차신경	신경통, 신경염, 여드름, 습진, 피부발진
	4	코, 입술, 입, 구씨관	고초병, 카타루, 난청, 아데노이드

추	4	성대, 경선, 인두	인두염, 쉰목소리, 인두카타루
	5	경근, 어깨, 편도선	목덜미가 뻣뻣할 때 상완통, 편도선염, 백일 기침, 크루푸성 폐렴
	7	갑상선, 어깨, 팔꿈치의 활액낭	활액낭염, 감기, 갑상선질환
흉	1	전완(前腕 : 手, 指, 손목), 식도, 기관	천식, 기침, 호흡곤란, 전압, 수지의 동통
	2	심장, 관상동맥	심장기능장애, 흉통
	3	폐장, 기관지, 늑막, 흉, 흉부, 유두	기관지염, 늑막염, 폐렴, 충혈, 유행성감기
	4	담낭, 총담관	담낭병, 황달, 대상포진
	5	간장, 복강신경총, 혈액	간장병, 발열, 저혈압, 빈혈, 순환불량, 관절질환
	6	위	위질환(신경성 위병), 소화불량, 가슴앓이
	7	췌장, 랑겔한스도, 십이지장	당뇨병, 궤양, 위염
추	8	비장, 횡격막	딸꾹질, 백혈병
	9	부신, 신상체	알레르기, 담마진
	10	신장	신장병, 동맥경화, 신염, 만성피로, 신우염
	11	신장, 뇨관	피부병(여드름, 습진, 자가중독, 피부발진)
	12	소장, 윤난관, 임파순환	류마치, 깨스통, 불임증
요	1	대장, 결장	변비, 대장염, 이질, 설사, 탈장
	2	충수, 하복부, 대퇴부, 맹장	충수염, 경련, 정맥류, 호흡곤란, 산성증
	3	성기, 난소, 고환, 자궁, 방광, 무릎	방광질환, 월경장애, 유산, 야뇨임포텐즈, 슬통
추	4	전립선, 요근, 좌골신경	좌골신경통, 요통, 배뇨곤란, 빈뇨, 배통
	5	하퇴부, 발목, 족, 족저(족저 중앙부)	하지순환불량, 과부, 팽창약화, 족냉증, 하지약화, 경련
선추		좌골, 둔부	선장관절질환척주연곡
미추		직장, 항문	소양증, 치질, 미골통

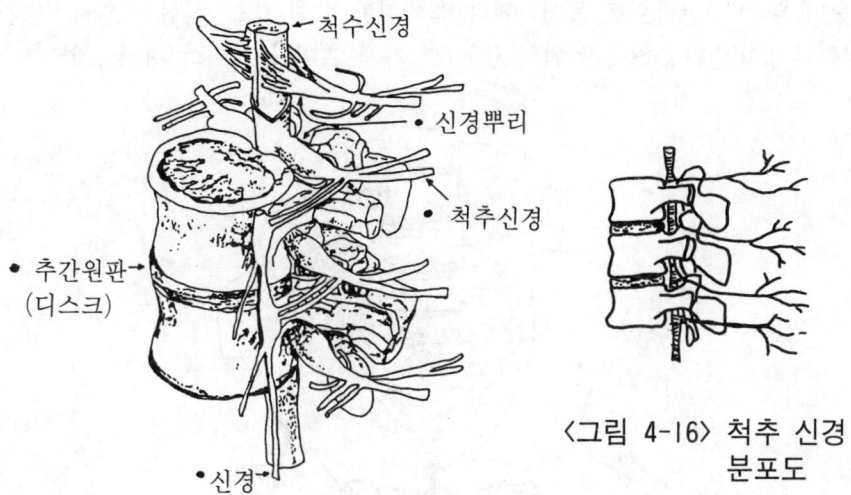

〈그림 4-16〉 척추 신경 분포도

(2) 인대(근육)

다음 그림에서 볼 수 있는 천골·장골관절은 허리와 엉덩이를 연결하고 큰 힘이 이 부위에서 교차되며 강한 인대가 이것을 받치고 있다. 그러므로 디스크에 문제가 있어서 인대에 충격을 받거나 인대가 너무 지나치게 당겨질 때 이 부위에 염좌가 일어난다.

그러면 한 환자의 예를 생각해 보자.

① 요통의 원인이 요추 헤르니아에 있는지 확인하기 위해서 조그만 해머로 무릎과 발목의 관절을 두드려 반사운동을 검사한다(반사운동이 약하면 디스크에 이상이 생겨 신경뿌리가 압박을 받고 있는 것이다).
② 진찰 테이블에 반듯이 드러누워 다리를 하나씩 들어올린다(요통이 디스크 헤르니아 때문에 생긴 것이라면 다리를 조금만 들어도 좌골신경이 압박을 받아 다리에 신한 통증을 느낀다).
③ 척추 부위의 X선 사진을 검토해 본 후 관절염, 신장 또는 폐질환 헤르니아, 전립선 이상 등이 있다(급성 요천골 염좌 ; 근육에 이상이 있다).

위의 예에서 보듯이 사람들에게 일반적으로 일어나는 요통의 90%는 이 근육에 이상이 있다.

근육은 비정상적으로 늘어나거나 찢어지면 수축 또는 경련을 일으키다가 경직되어 버린다. 허리 부위의 근육 한 개가 늘어나면 여러 개의 근육이 수

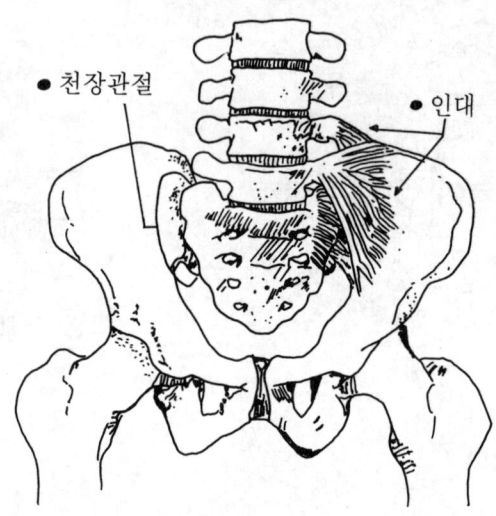

〈그림 4-17〉 천장관절의 인대

축현상을 일으키게 된다. 주변의 근육들이 경련을 일으키면 심한 통증 때문에 손상입은 근육을 사용할 수 없게 되고, 손상된 근육을 치유하여야 하나 근육에 이상이 있을 경우엔 수술조차도 도움이 되지 않는다. 외과수술로 고칠 수 있는 요통은 대략 2%를 넘지 않는다.

이럴 경우엔 손상을 입은 지 24시간이 지난 후에 냉·온 찜질을 하여 혈액순환을 촉진시켜 주도록 한다.

등의 근육은 잘 발달되어 매우 강하며 각각의 근육이 서로 밀접하게 연관되어 있어 고개를 들거나 하면 등의 맨 아래의 근육까지 움직이는 경우가 있다. 이러한 근육들은 척추 전체에 아주 강하게 붙어 있다. 이러한 근육은 완전히 수축하거나 완전히 이완되지 않는 중간 범위에서 가장 강한 힘을 내고 가장 효율적으로 움직인다. 또한 척추의 인대는 척추와 디스크를 연결하면서 척추의 안전성을 유지하는데 구조적으로 작고 탄력성이 부족하다.

종 류	역 할
전종인대	① 두개골의 하부로부터 척추의 전면에 부착되어 디스크와 척추연결.

	② 강한 인대로 척추가 뒤로 구부러지는 것을 막는다.
후종인대	① 척추와 디스크를 연결하며 척추의 후면에 있다.
	② 약한 인대로 척추가 앞으로 구부러지는 것을 막는다.

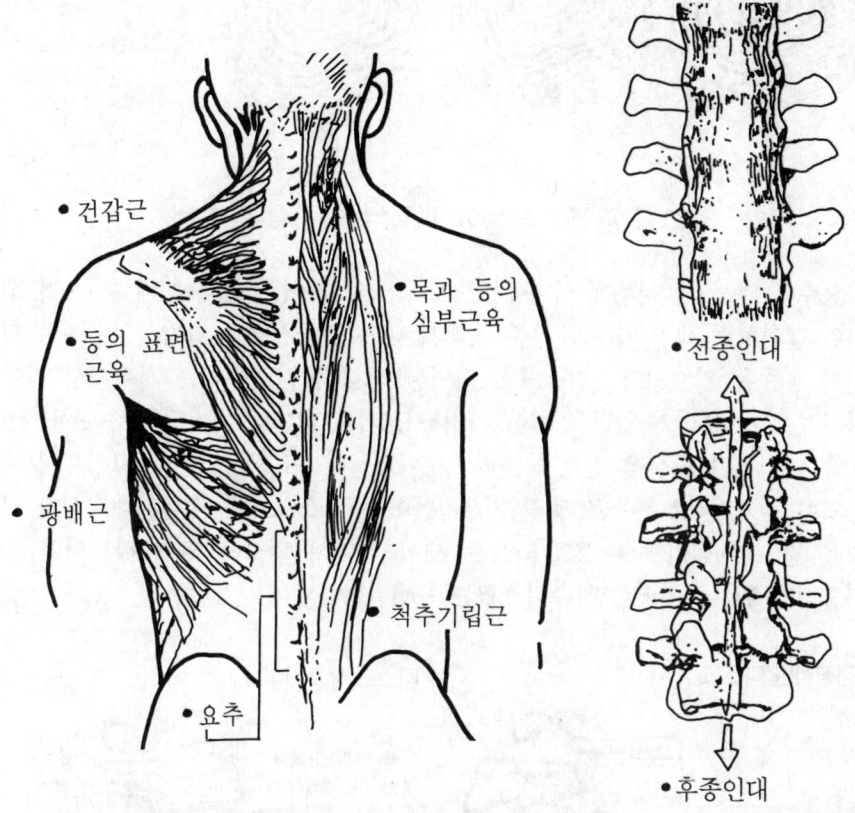

〈그림 4-18〉 근육과 인대

(3) 디스크의 손상(파열)

 디스크에 일정한 힘이나 압박이 가해질 경우 디스크는 그 힘을 견딜 수 있으나 심하면 섬유륜이 비틀어지거나 손상을 입는다. 앞으로 구부릴 때 디스크의 핵이 뒤로 이동하거나 약한 쪽으로 밀리는데 이때 섬유륜이 손상을 입으면서 튀어나온다. 디스크가 튀어나오면서 척수에서 나온 신경가지인 신경근이 압박을 받거나 후종인대를 자극한다. 이러한 원인으로 통증을 일으키고 여러 가지 증상(팔·다리 저림 등)을 가져온다.

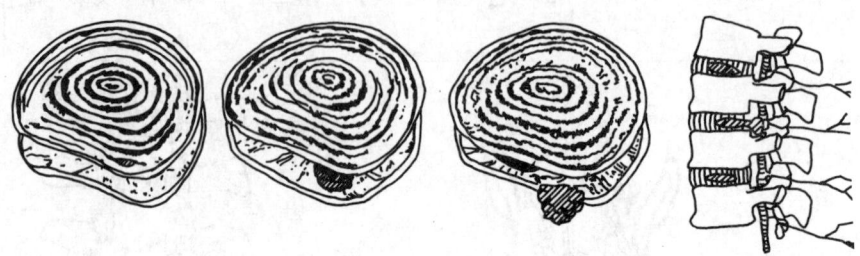

〈그림 4-19〉 수핵이 파열되는 과정과 상태

요추의 다섯 개 척추뼈 사이에 있는 디스크 중 어느 하나에 헤르니아가 생기면 젤리처럼 생긴 가운데 부분이 빠져 나와 좌골신경을 압박, 엉덩이와 다리에 통증을 일으킨다. 디스크가 파열된 극단적인 경우에는 척추에서 뻗어 나가는 신경 뿌리가 압박을 받아 다리를 절거나 심지어 마비되는 수도 있다.

즉 디스크가 손상을 입으면 젤리 부분을 둘러싸고 있는 둥근 고리 부분에 균열이 생겨서 그 틈으로 젤리가 흘러들어가 디스크가 불룩해진다. 심한 압력을 받으면 젤리가 디스크 밖으로 새어 나와서 디스크 파열(헤르니아)을 일으키게 된다. 이러한 척추디스크는 유전된다.

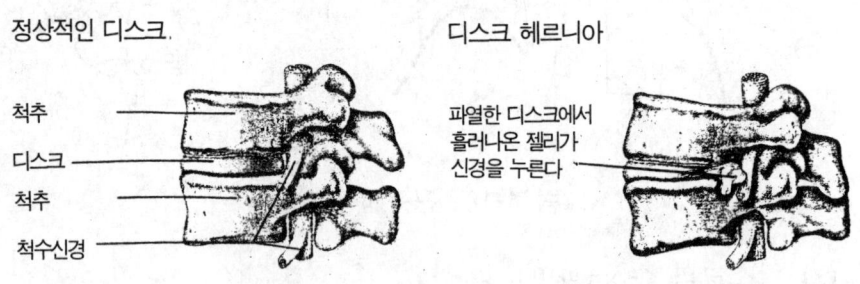

〈그림 4-20〉 디스크의 파열(헤르니아 현상)

(4) 침대와 요의 사용으로 인한 디스크 질병

디스크에 의해 압박을 받는 신경이란 척수에서 나온 신경근이 자극을 받는 것이다. 이 자극의 원인은 디스크가 튀어나오거나 터졌을 때, 신경근이 지나는 추간공이 부었거나 뼈가 돌출되었거나 근육이 경직되어 신경의 경로를 압박하여 추간공이 좁아지면서 생긴다. 이 때문에 허리와 다리 근육의 약화와 피부감각의 이상 등이 나타나는데 이것은 신경을 압박하는 원인을 없애 주면 통증을 없앨 수 있다. 그러면 우리가 일상생활에서 접하고 있는 침대와 요의 경우를 살펴보자.

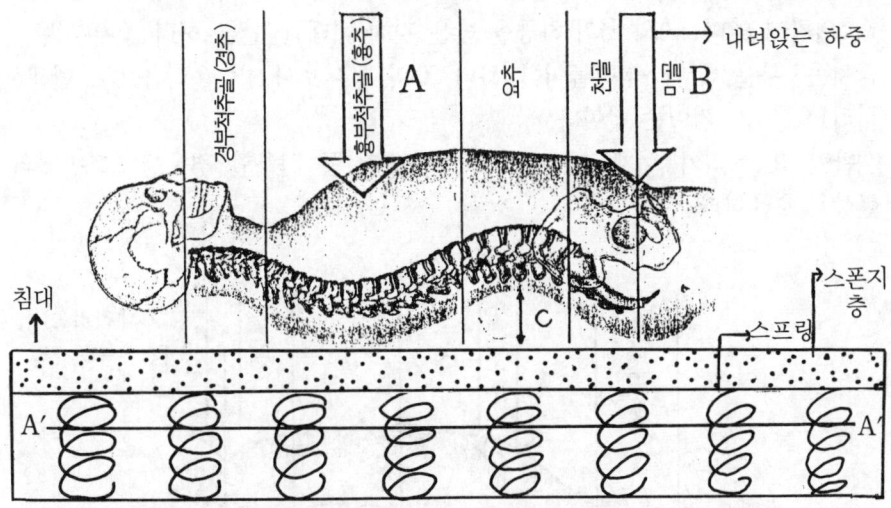

〈그림 4-21〉 사람이 침대에 드러누워 있을 때의 현상

사람이 침대에 드러누워 있는 경우에 A와 B에서 누르는 하중만큼 침대 위층의 스폰지를 밀고 내려가서 침대 스프링에 닿으면 스프링을 밀고 내려가

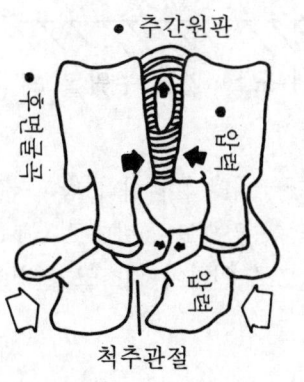
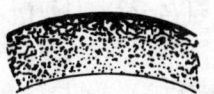

(침대에 누웠을 때 척추가 휘는 모양)

〈그림 4-22〉 침대를 사용했을 경우의 디스크 질병

위에서 누르는 하중(스프링이 떠받을 수 있는 하중)만큼 작용하는 힘이 미치는 곳까지 스프링을 밀고 내려간다. 그리고 A와 B의 누르는 하중에 비례하여 C부분만큼만 올라와서 받쳐주어야 하나 침대는 그러한 역할을 하지 못하므로 C부분이 너무 떠받치고 올라와서 결국은 C부분이 꺾여 버린다. 이렇게 될 때 디스크가 걸린다. 즉 파열된 디스크가 척추 주위에 있는 신경을 압박하기 때문이다.

A와 B에서 내려앉는 하중만큼 밀고 내려왔으므로 A와 B의 위치는 A′-A′ 위치에 있다. A와 B의 하중을 받은 것에 비례한 만큼 허리(C부분)를 받치는 부분(C)만 떠받들어야 하나 C의 높이보다 더 올라옴으로 인해 허리(요추)가 꺾이는 것이다.

반면 요(우리가 현재 일반적으로 쓰는 것)를 사용할 경우엔 그 반대의 현상을 초래한다.

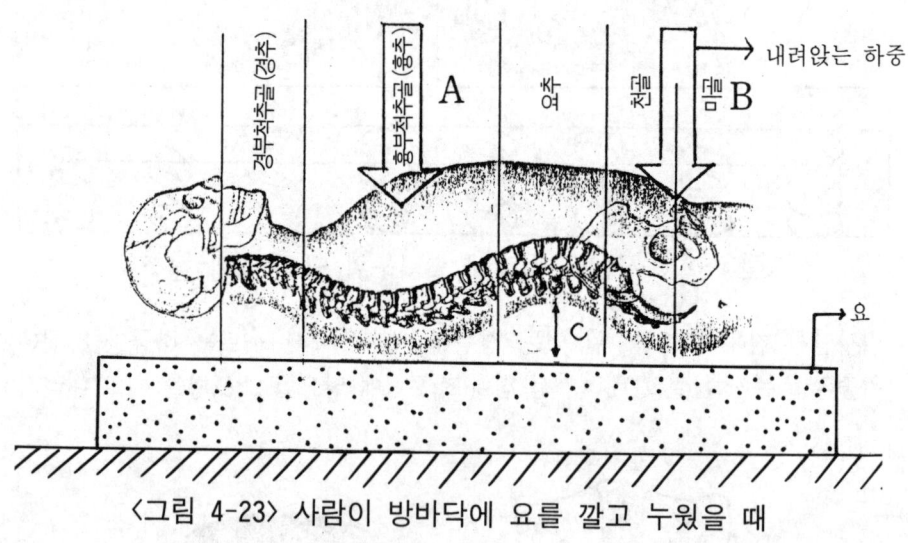

〈그림 4-23〉 사람이 방바닥에 요를 깔고 누웠을 때

A와 B가 받는 하중만큼 밑으로(방바닥) 내려가야 하나 방바닥을 누르고 내려가지 못하고 요가 방바닥과 거의 맞닿아 있으므로 반대로 C부분이 내려앉는다. 그러므로 침대와는 반대의 현상으로 인하여 디스크 질병이 발병한다.

척추에 받은 하중은 다음과 같다.

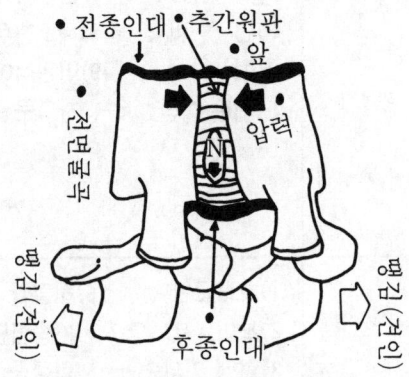
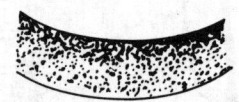
(요 위에 누웠을 때 척추가 휘는 모양)

〈그림 4-24〉 요에서 잠을 잘 때의 현상

〈표 4-3〉 자세 변화에 따라 척추가 받는 하중(70kg기준)

구분 기준	제3 요추에 가해지는 무게
반듯이 누울 때	25kg
옆으로 누울 때	75kg
반듯이 선 자세	100kg
약 20° 각도로 구부리고 설 때	150kg
의자에 꼿꼿이 앉을 때	140kg
20° 정도 구부리고 앉을 때	175kg

이러한 결과는 앞으로 구부리고 앉아서 사무일을 하는 경우 계속적으로 자기 체중의 2.5배의 무게가 가해지고 있으며 서 있을 때보다 척추에 부담이 더 된다는 것을 알 수 있다.

다음은 척추의 자세와 질병과의 관계를 나타낸 것이다.

자　　세	척추의 형태	질	병
목이 비뚤어진 사람	정면에서 본 척추 2 3 4 횡돌기 5 6 목뼈 5번이상의 예	1)노이로제 2)중　풍 3)견 비 통 4)소화장애 5)척추전위	6)척추부정렬 7)발육부전 8)눈의 피로 9)피로 누적

어깨가 올라간 사람 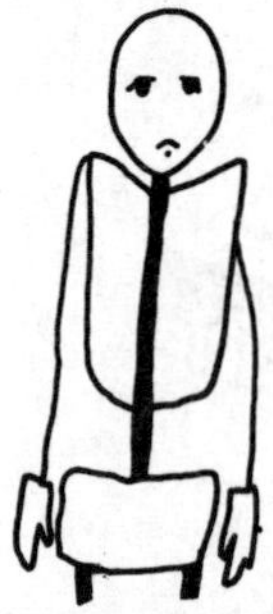	정면에서 본 척추 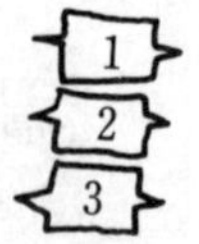 횡돌기 가슴뼈 1, 2, 3번 부위의 경직의 예	1)호흡곤란 6)수족냉증 2)폐 질 환 7)신경쇠약 3)변 비 8)해소천식 4)설 사 9)비관적이고 5)체온 이상 　차가운 성격
어깨가 안으로 휜 사람 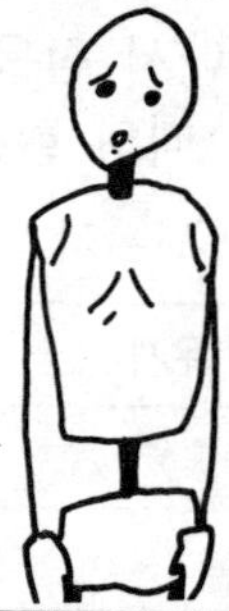	옆에서 본 척추 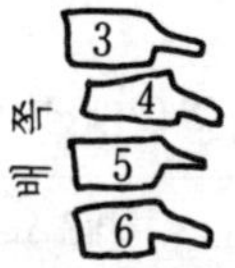 극돌기 가슴뼈 3, 4, 5, 6번 후방 전위대흉근수축상태의 예	1)호흡곤란 6)허탈감 2)노이로제 7)가슴답답 3)혈액 임파순환 8)협심증 　장애 9)담석증 4)고 혈 압 10)위경련 5)신 경 증
아랫등이 구부러진 사람 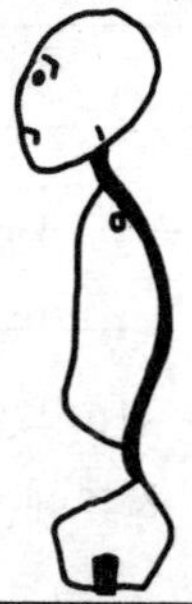	옆에서 본 척추 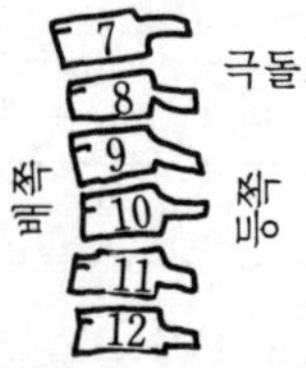 극돌기 가슴뼈 7, 8, 9, 10, 11, 12번 후방전위의 예	1)소화불량 6)살이 안 찌는 2)기력부진 　사람 3)상하굴신장애 7)위산과다 4)권태 8)위무력증 5)피로회복부전 9)위하수
골반이 비뚤어진 사람 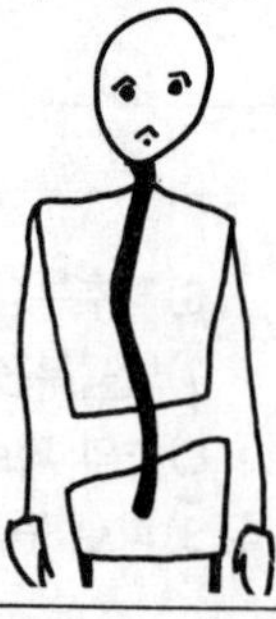	정면에서 본 골반 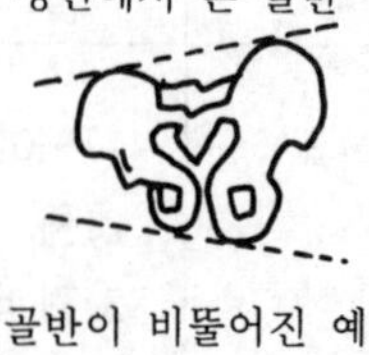 골반이 비뚤어진 예	1)산후 요통 9)하지마비 2)내분비질환 10)중풍 3)생리불순 11)고혈압 4)자궁전위 12)고관절 이상 5)피로권태 13)안짱다리 6)운동장애 14)팔자걸음 7)보행곤란 15)기미와 여드름 8)하지신경통 16)시력감퇴 17)난시

〈그림 4-25〉 자세와 질병의 관계

제 V 편

성 인 병

제1장 성인병의 정의

현대 물질문명의 발달은 인류에게 많은 문명의 이점을 가져다 주었지만 이와 더불어 새로운 문제를 파생하기도 하였는데 성인병의 발생이 그것이다.
서구에서나 볼 수 있었던 성인병이 생활수준이 향상됨에 따라 한국에서도 그 발생 빈도가 높아졌다. 성인병은 원래 '노인병'에서 비롯된 것으로서 성인의 질병이나 건강문제에 관한 의학이라는 뜻이다. 이 성인병은 일반적으로 20대 후반이나 30대 초반에 나타나기 시작하여 갱년기와 더불어 나이가 증가함에 따라 잘 발생하는 만성퇴행성 질환이다. 고령화 사회로 접어들면서 성인병은 더욱 늘어나는 추세다. 대부분의 성인병은 아직도 우리들의 의학적 지식으로는 정확한 원인 규명이 어렵다.
실제적으로 '89년 경제기획원의 통계조사에 의하면 사망 원인별 구조를 보았을 때, 순환기계 성인병 및 당뇨로 인한 사망이 전체의 약 44.8%를 차지하고 있다.

제2장 성인병의 특징

비전염성으로 만성·퇴행성 경과를 밟는 난·불치병인 소위 성인병은 병적 변화가 회복 또는 정상화되기 어려운 질환으로, 이로 인한 불구·무능력 상태가 뚜렷하다.

① 자각 증상이 없다.
② 방치해 두면 서서히 악화된다.
③ 후유증으로 불구·무능력 상태를 수반하는 질환이다.
④ 사망과 직결된다.

⑤ 오랜 세월 동안 꾸준한 치료와 관리를 요한다.
⑥ 20대에 싹튼다.

제3장 성인병의 위험인자

위험인자	위험인자에 대한 내용
혈압	① 수축기(최대)의 혈압 140mmHg 이상 ; 고혈압의 위험인자 존재 　확장기(최소)의 혈압 90mmHg 이상 ; 고혈압의 위험인자 존재 ② 청년기 : 수축기 혈압 120mmHg 이하 　　　　확장기 혈압 80mmHg 이하 ③ 60세 이상 : 수축기 혈압 150mmHg 이하 　　　　　확장기 혈압 90mmHg 이하
혈당	① 공복시의 혈당치가 140mg/dℓ 초과→당뇨병(소변에 당 검출) ② 공복시의 혈당치가 120mg/dℓ 이상→당뇨병의 확률이 높다. ③ 당뇨병이 신장·신경·안저 등의 모세혈관에 영향을 미치면 망막증·신증·말초신경증 등의 합병증을 일으킨다.
요산	① 세포의 핵 등을 구성하고 있는 물질의 마지막 대사 산물이다(소변으로 배출된다). ② 혈액 중의 요산치가 80mg/dℓ을 초과하면 차차 요산이 혈관에 배설되지 않게 되어 질병이 발생한다. ③ 요산이 관절에 모이면 동풍·발작 등을 일으킨다.
알콜	① 음주시 간장이 알콜 농도가 짙은 혈액을 받아들여 그 알콜을 해독시키기 때문에, 알콜 성분이 지나치게 많으면 해독작용이 힘에 겨워 간장의 세포가 손상을 입는다. ② 과음은 숙취의 원인이 되고, 심할 때는 급성위염을 일으켜 토혈을 하기도 한다. ③ 청주 : 180~270mℓ (1~1.5홉), 위스키 : 더블로 1.5잔, 맥주 1~1.5병 정도. ④ 동맥경화·당뇨병·고혈압·간장병에 악영향을 끼친다. ⑤ 알칼리식품(신것·야채류)과 생선·콩 등을 충분히 섭취한다.

성격	① 맹렬형 성격(심근경색·협심증이 많다). ② 경쟁심이 강한 사람. ③ 방대한 사업량에 대해 시간 부족으로 초조해 하는 사람. ④ 남이 하는 일이 마음에 들지 않아 신경질을 부리는 사람. ⑤ 신경질을 해소할 시간이 없는 사람.
중성 지방과 콜레스 테롤	〈혈액편〉의 〈혈관의 경화와 콜레스테롤편〉 참조
흡연	① 하루에 20개비 이상 피우면 위험인자이다. ② 담배에 의한 니코틴에 의해서 세동맥의 수축과 혈소판의 응집 등이 일어나 혈전증을 띠는 동맥경화가 진행되기 쉽다. 특히 간헐성 파행이나 괴저 등 하지의 동맥경화를 많이 볼 수 있다.
비만	① 비만은 주로 고혈압·고지혈증·당뇨병·통풍 등이 합병된다. ② 여성의 비만은 월경 이상·자궁암 등 부인과 질환을 동반하고, 일반적으로 발이나 무릎의 관절, 목이나 허리의 뼈 등에 변형을 일으킨다.

제4장 주요 성인병[152]

(1) 동맥경화증(動脈硬化症)

　동맥경화증은 동맥의 내벽(내막)에 상처가 생겨 이곳을 통하여 동맥의 내벽에 콜레스테롤 등 지방질의 침착, 섬유세포나 평활근의 증식, 석회화 등이 일어나 동맥의 내경이 좁아지거나 동맥이 탄력성을 잃고 악화되어 중요 장기에 혈액공급이 저해되거나 동맥의 파열이나 박리 등이 일어나는 증상을 나타내는 질환이다.
　동맥경화증은 심장근육에 혈류를 보내는 관상동맥의 경화로 심근혈류를 저해하는 증상이 있으면 관상동맥 경화증이라고 부르며, 뇌혈관의 동맥경화로 뇌혈류 장애가 생겨 뇌증상이 나오면 뇌동맥경화증, 하지동맥의 경화로 혈류 장애가 있어 증상이 나타나면 하지동맥 경화증이라고 부른다.

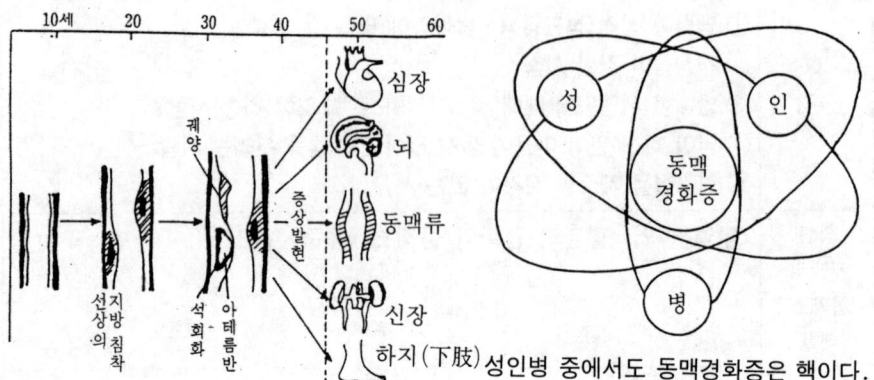

〈그림 5-1〉 동맥경화의 시작과 경과　　〈그림 5-2〉 동맥경화증의 중요도

1) 동맥경화증의 원인

동맥경화증의 원인은 복잡하기 때문에 확실하지 않다. 그러나 가장 큰 원인은 혈액 속에 콜레스테롤이 많은 고콜레스테롤혈증과 고혈압 및 흡연이다. 성격이 너무 꼼꼼하고 다혈질인 것도 원인이 된다.

동맥경화는 일종의 노화현상의 하나로서 나이가 들면 정도의 차이는 있으나 누구에게나 나타나게 된다. 그리고 고혈압이나 다른 병이 있을 때는 진행이 빠르고 정도도 심하여 병적 증상으로 나타나게 된다.

성인병의 주종을 이루는 고혈압·동맥경화증·당뇨병은 서로 연관되어 불가분의 관계에 있다. 이 세 가지는 중심 톱니바퀴로 동맥경화증을 가운데 두고 고혈압과 당뇨병의 두 톱니바퀴가 서로 연결되어 연속적으로 돌아가고 있

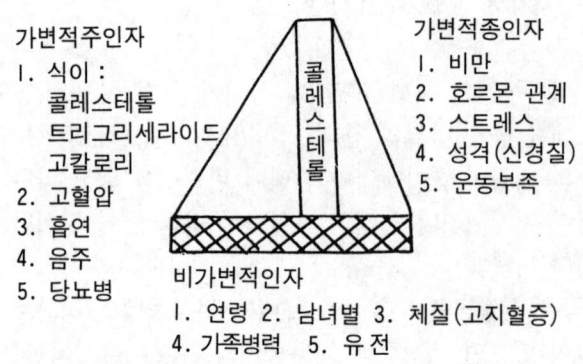

〈그림 5-3〉 동맥경화증의 위험 인자들

는 것과 같은데, 중심 톱니바퀴에 해당되는 동맥경화증은 핵심적인 중심질환이 된다.

2) 동맥경화증의 증상

① 뇌동맥에 발생하는 동맥경화증

뇌는 신체의 조직 중 가장 중요한 곳이므로 혈행장애가 일어나면 순식간에 쓰러져 버리는 무서운 결과를 초래한다.

아주 가벼운 증상으로 머리가 무겁다거나 골치가 아프다거나 잠을 잘 못 잔다거나 쉬 피로해진다거나 현기증이 나는 것 등이 뇌동맥경화증의 초기증세로서, 특히 건망증이 심해지고 정신적 불안정도 가져온다.

이 동맥경화증이 심해지면 증상이 악화되어 기억력의 감퇴가 심해지고 지능의 저하현상이 생겨 간단한 계산도 할 수 없게 된다. 또한 우울증의 증상이 나타나며 종국에는 반신불수가 되거나 언어장애를 가져오기도 한다. 특히 발작증상이 없이 의식이 흐려지며 잠든 사람처럼 누워 버리는 뇌경색증도 나타난다.

② 심장에 발생하는 동맥경화증

심장을 둘러싸고 있는 동맥을 관상동맥이라고 한다. 이 관상동맥이 역할을 다하면 심장기능은 신진대사가 원활해진다. 어떤 원인으로 관상동맥에 경화가 일어나면 심장근육이 그 기능을 제대로 발휘할 수 없게 되는데, 피가 모자라는 허혈성 심장질환, 관상동맥이 좁아지거나 막히는 데서 오는 심근경색과 협심증, 부정맥 등 여러 가지 합병증을 일으킨다. 이러한 관상동맥이 폐쇄되면 가슴이 답답하고 신경질이 나며, 팔·다리가 쑤시고 식사를 해도 체한 것처럼 답답한 증세가 오며 식사량이 조금만 늘어도 가슴이 두근거리고 노이로제처럼 답답증이 계속된다.

다음 그림은 관상동맥의 폐쇄 과정이다.

내강이 폐쇄되고 기름기가 가득 차 심장이 마비되는 상태로서 염증까지 일으켜 80% 정도의 기능이 마비되는 상태에 이른다. 이것이 완전히 폐쇄되어 혈액이 통과할 수 없으며 혈액이 응고된 상태이다. 즉 40~50대 이상이 되면 콜레스테롤 수치가 높아져서 이런 상태가 발생된다.

230 성인병과 자기요법

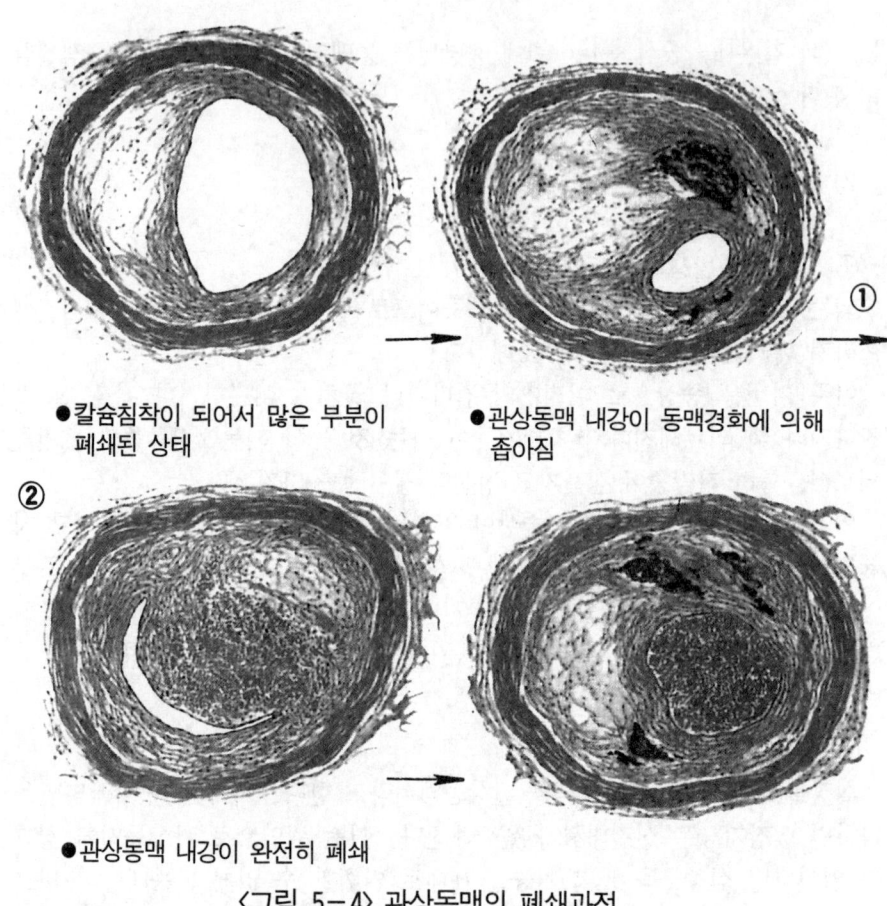

● 칼슘침착이 되어서 많은 부분이 폐쇄된 상태
● 관상동맥 내강이 동맥경화에 의해 좁아짐
● 관상동맥 내강이 완전히 폐쇄

〈그림 5-4〉 관상동맥의 폐쇄과정

③ 말초혈관에 발생하는 동맥경화

이것은 주로 손발의 말초혈관에서 오는 병이나 특히 발에 더 많이 생긴다. 발에 냉증이 오고 아프며, 걸으면 다리를 절게 되고 나중에는 걸음마저 못 걷게 된다. 잠시 쉬고 있으면 피의 순환으로 아픔이 덜해지나 다시 걸으면 또 아파지게 된다. 심해지면 발끝이 썩는 현상도 일어난다. 이것은 혈액 공급을 못 받아 근육조직이 사멸함으로써 생기는 것으로 간헐성 파행증이라 한다. 특히 당뇨병을 앓는 사람들이 이 병에 잘 걸린다.

④ 콩팥[153]에 발생하는 동맥경화증

콩팥에 동맥경화가 오면 고혈압을 일으킨다. 이곳에 흐르는 동맥에 동맥경화증이 오는 것을 신경화증이라 한다. 이것은 수년 또는 십수년에 걸쳐 증세가 서서히 진행된다.

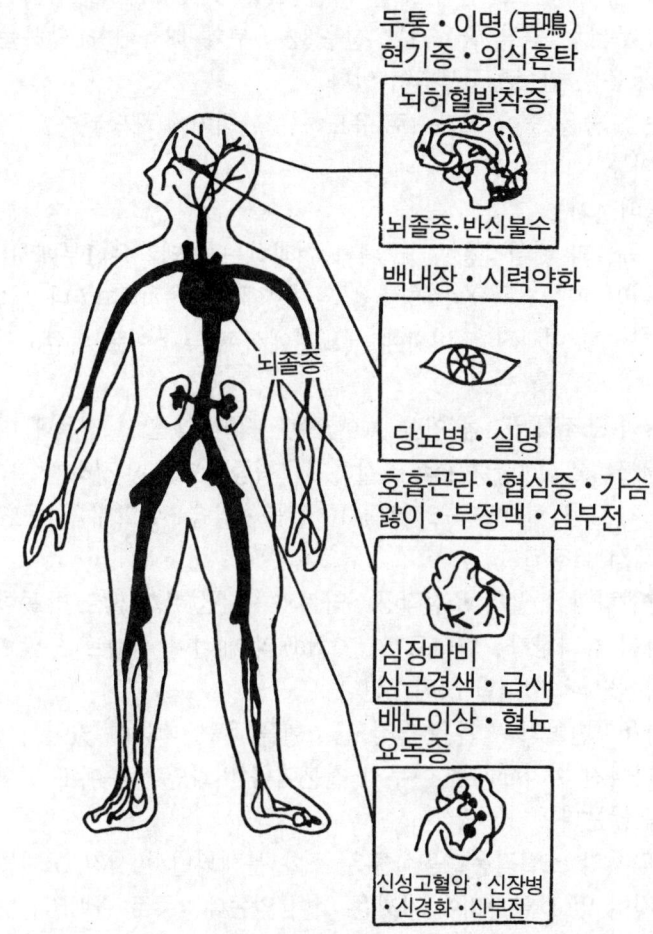

〈그림 5-5〉 동맥경화증의 주요증상 및 합병증

(2) 신장병

1) 신장의 구조와 기능

① 신장의 구조
   Ⓐ 신장은 2개로서 콩이나 팥모양이다.
   Ⓑ 길이 : 10~12cm, 폭 : 5~6cm로서 복부의 뒤쪽에 매몰되어 있다.

ⓒ 콩팥의 배꼽에 해당하는 부분에는 '동맥·정맥·뇨관'이 출입한다.
　ⓓ 신장을 넓게 반으로 잘라 보면 피질(표층 5~6mm는 더 검붉고 점으로 된 무늬), 수질(줄무늬), 신우(중심부와 배꼽에 해당하는 곳은 비어 있는 공간)로 구성되어 있다.
　ⓔ 신우는 오줌을 모아 뇨관으로 유도하는 깔대기에 해당된다.
② 신장의 기능
　ⓐ 노폐물배설기능
　ⓑ 약물·독물의 배설작용 : 사구체가 여과하는 체액량은 1분에 100ml이나 어떤 약물·독물의 '청소율'은 1분에 200~400ml나 된다. 이것은 사구체 여과작용 이외에 세뇨관에서 적극적으로 배설하기 때문이다.
　ⓒ 광물질의 조절작용 : 몸 안에 들어오는 광물질의 많고 적음에 따라 이들의 배설량도 적당량으로 조절하고, 혈중농도를 일정하게 유지토록 한다. 나트륨(혈액량 조절작용)·칼륨·칼슘·마그네슘 등도 신장에 의해서 조절된다.
　ⓓ 혈액순환량과 혈압의 조절작용 : 염분과 수분섭취가 많으면 몸이 붓고 혈액량이 증가한다. 반대로 염분(Na)의 배설이 섭취보다 많으면 탈수됨과 동시에 혈액량도 감소된다.
　ⓔ 조절작용 : 빈혈의 원인은 신장도 조혈을 돕는 기능이 있어서 신장이 많이 나빠진 환자에게는 아무리 철분이나 비타민을 주어도 빈혈이 회복되지 않는다.
　ⓕ 산과 염기의 조절작용 : 음식물은 소화 분해되면서 생긴 노폐물이 산성인 것이 있고 알칼리에 가까운 것이 있는데, 주로 단백질은 산성을 만든다. 그러나 건강한 신장은 이를 충분히 조절하면서 배설하는 능력이 있어서 체내의 산·알칼리의 평형을 일정하게 유지하게 한다. 그러므로 산성 음식은 피하고 알칼리성 음식을 섭취해야 한다.
　ⓖ 호르몬의 생산과 배설 : 인슐린(당뇨병)은 신장에서 배설되며 이뇨 및 혈압에 관계된 프로스타글란딘, 트롬복산 등이 신장에서 생산된다.

2) 신장병의 증상

① 부종

단백뇨가 나와도 환자의 대부분은 고통을 느끼지 못한다. 그러나 부종이 나타나면 누구든지 외관상으로 증상을 알 수 있다.

부종은 체액이 세포에 모인 상태로서 보통 4ℓ 정도의 체액이 모이면 부종이 나타나며, 외관상으로도 부기가 나타난다. 심할 때는 10kg 정도 이상의 부종액이 나타나는 수도 있다. 부종이 치료될 때는 뇨량이 일시적으로 증가되고 다량의 물이 배설되면서 원상 체중으로 돌아온다.

신체에는 염분이 많을 때 수분이 뒤따르게 마련이다. 물은 아래로 흐르기 때문에 낮에는 다리에, 아침에는 특히 눈 언저리에 부종이 있게 된다. 따라서 얼굴은 부었는데 다리가 안 부었다는 것은 부종이 아니거나 경미한 것을 의미한다.

부종은 신장병 외에 간경화나 심장질환·갑상선질환 등에도 발생할 수 있다.

② 단백뇨

신장이 병이 들면 소변 중에 단백질이 섞여 나오게 된다. 신장 자체에서 나오는 단백질이라는 것은 사구체에서 여과된 혈액에서 흘러나오는 단백질이다. 사구체로 혈액을 여과할 때 그 여과막의 구조가 질병으로 나빠져 여기에서 단백질이 흘러나오는 것으로 그 양은 병에 따라서 상당한 차이가 있다. 사구체에서 흘러나오는 단백질의 양이 많으면 모세혈관에서 모두 흡수될 수가 없기 때문에 뇨 중에 단백질이 흘러나오는 것이다. 단백뇨[154]가 나오면 우선 신장병으로 생각하여도 괜찮을 정도로 신장병과 단백뇨와는 밀접한 관계에 있다.

뇨 중에 적혈구가 많을 경우에는 어딘가 출혈이 있다는 증거이며, 백혈구가 많을 경우에는 염증·화농이 일어난 것이며, 세균이 다량으로 나올 경우엔 세균성감염으로 생각한다.

③ 혈뇨와 배뇨통

혈뇨는 방광·요로의 염증·결석·종양 등에 기인할 수 있고, 더 상부의 신장의 사구체신염에 기인한다. 또한 배뇨시의 통증은 방광이나 요도의 염증에 기인하는 경우가 많지만, 그 외에 섭호선열 내지 비대증, 방광기능 이상, 종양 등에도 기인한다.

④혈압관계

신장병에 걸리면 혈압이 높아지는데 이것을 신성고혈압이라 한다. 신장 내부에 혈압을 관리하는 장치가 있어서 간장이나 위·장·폐의 병 증세 때와는 달리 신장병에서는 차츰 혈압의 변화가 현저하게 나타난다.

신염이나 신동맥의 협착으로 고혈압이 계속되면 신장 내부의 혈관은 동맥경화를 일으켜 신장은 점차로 작아지고 굳어져서 신경화증을 일으키고 혈압은 올라가게 된다.

(3) 뇌졸중(腦卒中 : C.V.A : Stroke)

1) 뇌졸중이란?

뇌혈관에 순환장애가 일어나 갑자기 의식장애와 함께 신체의 반신에 마비를 일으키는 급격한 뇌혈관병을 말한다.

우리나라에서는 예로부터 '바람맞았다', '뇌일혈' 등의 의미로 중풍이라고 불러 왔는데 정확한 것은 아니다. 이것은 뇌혈관 질환사고 또는 뇌의 다른 병변까지를 포함하는 '뇌혈관장애'의 총칭을 말한다.

뇌졸중은 어느 연령층에서든 발생될 가능성이 높다. 성별의 차를 보면 젊은 층에서는 남자가 여자에 비해 많이 발생하는 경향이고 폐경기 이후에는 발생 빈도가 거의 비슷해진다. 또한 〈그림 5-6〉에서 알 수 있듯이 55세 이후엔 연령 10년 증가 때마다 2배 가량 증가하는 것을 알 수 있다.

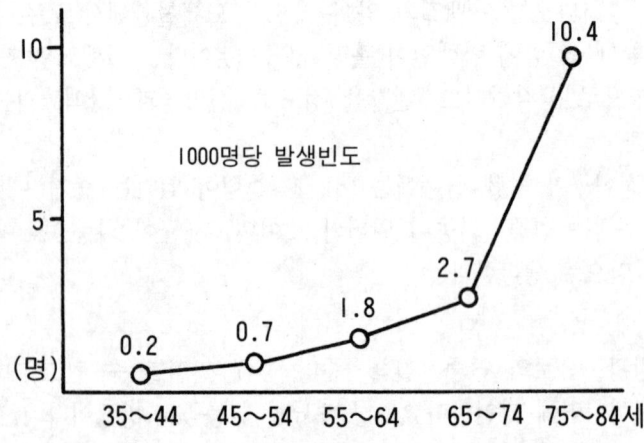

〈그림 5-6〉 뇌졸중의 연령에 따른 발생빈도

2) 뇌졸중의 분류

뇌졸중(중풍)은 뇌출혈(뇌일혈)과 뇌경색(뇌연화증)으로 분류된다.

뇌출혈에는 뇌실질내출혈(주원인 : 고혈압)과 지주막하출현(주원인 : 동맥류 파열)이 있다. 그리고 뇌경색에는 뇌혈전증(주원인 : 뇌동맥경화증)과 뇌전색증(주원인 : 승모판협착증이나 부정맥증의 심장병), 고혈압 뇌증(뇌의 혈압이 갑자기 높아져 생기는 병), 일과성뇌허혈발작증(T.L.A) 등이 있다.

〈표 5-1〉 뇌졸중의 분류와 주원인

뇌졸중의 분류	증 상
① 뇌 출 혈	뇌에 산소와 영양분을 공급하는 지름 0.2~0.3mm 정도의 뇌동맥이 파열되면서 생기는데, 과거에 흔히 뇌일혈이라 불렀다. 이것은 주로 고혈압 등으로 혈관이 터져서 피가 뇌 속으로 모여 뇌조직을 압박하는 것이다.
② 뇌 경 색	과거에 뇌연화라고 불렀던 뇌경색은 혈전이나 전색 등으로 뇌혈관이 막혀 피가 통하지 못해 그 부위의 뇌기능을 상실하는 것이다.
③ 뇌실질내 출혈	평소 혈압이 높은 사람에게서 잘 돌발하는데, 활동하는 낮 동안에 갑자기 발생한다. 증상은 갑자기 쓰러지면서 '어지럽다', '머리가 아프다'며 토한다. 출혈이 소규모일 때는 손발이 안 움직여진다거나 입이 틀어지기도 한다. 즉 현기증, 두통, 팔다리 저림, 언어장애, 구토 등의 증세가 나타난다.
④ 지주막하 출혈	젊은층에서 많이 나타나며 두통이 심하고, 오심·구토가 있으며 뇌막자극증이 심하다. 증상은 마치 도끼로 머리를 찍어 패는 듯한 심한 두통이 머리 한 부분에서 시작되면서 머리가 터질 듯이 아프고 동시에 구토를 하는 경우가 많다.
⑤ 뇌 혈 전	노화와 함께 동맥경화가 악화되어 작은 분지(分枝)에까지 지방질이 침착되어 그 내강이 좁아지고 막혀 동맥 혈액의 공급이 끊어져 뇌조직이 마비되어 일어난다. 이것은 기름기·담배·비만·운동부족·스트레스 등에 의해서 촉진된다.
⑥ 뇌 전 색	이것은 신체의 다른 류에 원아적인 병이 있어서 생긴다. 그리고 주로 심장병이 있는 환자에게, 특히 류마티스성 심장질환, 승모판 협착증 같은 판막증, 심내세동 같은 부정맥, 폐·기관지병 등을 앓던 환자에게 잘 일어난다.
⑦ 고혈압성 뇌중	뇌의 혈압이 갑자기 높아져서 생긴다. 심한 두통, 오심, 흔들리는 시야, 졸음, 의식 혼탁 등이 진행되면서 혼미상태나 혼수상태에 빠진다.
⑧ 일과성 뇌허혈 발 작 증	일시적인 뇌순환 부전증이면서 일종의 뇌경색의 전구증상이다. 한쪽 수족에 갑자기 약간 힘이 빠지거나 우둔해져서 일상 하던 일을 잘 못하게 되었다가 몇 시간 내로 회복되는 경우이다.

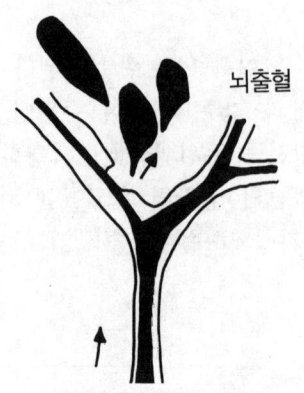
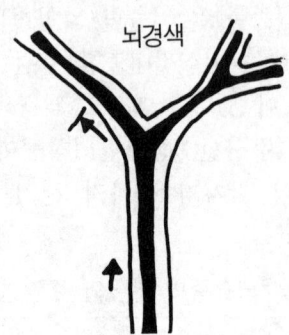

뇌출혈은 터지는 것 　　　　　뇌경색은 막히는 것

〈그림 5-7〉 뇌출혈과 뇌경색의 구별

종류	두개내 출혈		뇌경색 (뇌연화)	
	뇌출혈	거미막하출혈	뇌혈전	뇌전색
병의 상태와 경과				
발작의 경과	증세 급속	발병 때 격심한 두통 돌연 일시	서서히 진행	돌연
연령	50~60세에 많다	젊은이에서 늙은이까지	60세 이상의 고령자	젊은이에서 늙은이까지
의식장애	대부분 심하다	심한 경우도 있다	있더라도 가볍다	있더라도 가볍다
정신장애	적다	적다	많다	가끔 있다
운동마비	반신 불수	국소신경 증상이 없다	때로는 단마비·실어	반신 불수· 실어·단마비
안색	창백해진 후 붉어짐	붉어지는 경우도 있다	변하지 않는다	불변 또는 창백
혈압	상승	대부분은 상승	상승하면 끝이 없다	대부분은 상승
체온	하강 후 서서히 상승	서서히 조금씩 상승	변하지 않는다	변하지 않는다
사망률	비교적 높다	비교적 높다	비교적 낮다	비교적 낮다

〈표 5-8〉 뇌졸중의 발병과 경과

(4) 심장병

1) 심장

심장은 안정시 1분에 약 60~80회 박동하며, 우리 몸이 필요로 하는 산소와 영양분이 풍부한 혈액을 체내의 여러 곳에 골고루 보내며, 각 조직에서 보내온 노폐물이 많은 혈액을 다시 깨끗하게 하므로 건강한 심장은 생활에 매우 중요한 역할을 한다.

2) 심장병의 종류

종 류	증 상
① 판막질환	• 류머티스심장병은 보통 어린시절에 특수한 세균에 의한 인후염의 합병증으로 류머티스염을 앓고 난 다음에 심장판막의 손상으로 생기는 후유증에 의한 것이다. • 류머티스염은 체내에 일종의 면역생체의 이상으로 심장판막에 이상을 초래하고, 관절의 이상, 발열, 기타 정신적인 증상을 가져온다. 특히 치명적인 것은 심장의 판막에 손상을 초래하는 것이다.
a. 삼천판 폐쇄부전증	• 좌심의 판막질환, 그중에서도 승모판질환이 오래 진행됨에 따라 폐동맥의 압력이 높아지고 이것이 우심실에 영향을 미쳐 우심실의 크기가 커지면 삼천판의 판막 자체는 변하지 않더라도 판막 주위가 커지고 판막편의 아귀가 맞지 않아 피가 수축기에 우심실에서 우심방으로 역류할 수 있다.
b. 승모판협착증 • 폐쇄부전증	• 승모판은 두 개의 판막편으로 구성되어 있는데 이것이 류머티스염의 후유증으로 엉켜 붙게 되면 판막이 잘 열리지 않고 좁아진다. 즉 정상인에게는 커다란 호도 한 알이 지나갈 정도의 큰 입구가 새끼손가락 하나 지나가기 어려울 정도로 좁아지게 된다. 이렇게 되면 피가 좌심실로 들어가지 못하므로 좌심방에 몰려서 좌심방의 압력이 높아지고, 이것은 결과적으로 폐정맥의 압력을 높게 하여 폐의 출혈을 초래하게 된다. 나아가 이러한 상태는 우심실·우심방에도 압력을 높게 하고 결국엔 전신적으로 영향을 미치게 되어 '심부전'을 초래한다.
c. 대동맥판협착증 • 폐쇄부전증	• 대동맥판막증은 대동맥판협착증도 겸하여 온다. 대동맥판폐쇄부전증은 대동맥판 자체가 류머티스열로 인하여 잘 닫히지 않으므로 수축기에 대동맥으로 나갔던 피의 일부가 확장기에 역류하므로 항시 좌심실에 많은 피가 고이고 이것은 좌심실의 확장을 초래하게 된다.
②관상동맥질환 (동맥경화성 심장병	• 동맥경화란 동맥벽에 지방질이 축적되어 혈관벽이 좁아지고 때로는 혈관이 막히는 병이다.

혹은 허혈성심장병)	• 동맥경화증은 나이가 많아질수록, 여자보다는 남자에게, 가족 중에 동맥경화 환자가 있는 사람에게 발생률이 높다.
a. 협 심 증	• 동맥이 좁아져 심장근육에 혈액을 충분히 공급하지 못하고 심장근육에 피의 부족 현상이 나타날 때 동반되는 증상이다. 관상동맥의 내경이 좁아져 있으므로 안정시에는 통증이 없으나 운동을 하게 되면 심장이 더 많은 일을 해야 하기 때문에 심장의 근육이 산소의 공급을 더 많이 필요로 하나 피의 공급은 제한되어 있으므로 결과적으로 상대적인 피 공급의 부족이 오게 되는 것이다. 이것은 흉통이 특징적이다. 흉통은 가슴 중앙 부위에 나타나는데 대개 왼쪽 어깨나 팔의 안쪽으로 뻗치는 것이 보통이다. 때로는 오른쪽 어깨나 팔, 목, 턱, 얼굴로 뻗치기도 한다.
b. 심근경색증	• 관상동맥이 동맥경화로 심하게 좁아지거나 막혀 심장근육에 혈액을 공급하지 못하여 근육이 죽게 되는 상태이다. 심한 흉통이 특징적이나, 흉통이 더욱 심하고 오래 가며 안정을 취해도 환자는 고통을 느끼게 된다. 오랫동안 당뇨병을 앓던 환자나 노인에게서는 흉통 없이 심근경색이 발생하여 갑자기 호흡곤란이 되거나 실신한다. 증상으로는 흉통 외에 구토, 호흡곤란, 저혈압, 쇼크로 실신하기도 한다. 이것은 혈전으로 막힌 혈관을 뚫어 주어야 한다.
c. 부 정 맥	• 환자가 숨이 차거나 가슴이 뛰거나 어지럽거나 정신을 잃고 쓰러져 적절한 응급조치를 하지 않으면 발생 즉시 사망하기도 한다. 이를 위해서 커피, 담배, 약물 등을 피해야 한다.
d. 급 사	• 이것은 중년기 이후 남자에게 흔히 발생하는데, 건강한 생활을 하던 사람이 예기치 못하게 발병 후 수초·수분 내에 갑자기 사망하는 것으로 심장마비라고도 한다. 급사는 심한 육체운동이나 정신적 긴장, 스트레스로 인해 발생하는데 일상생활 도중, 또는 잠자는 중에 발생하기도 한다. 발생 후 4~5분 이내에 소생시키지 못하면 심한 후유증을 남기거나 사망하게 된다.

(정상적인 혈관)   (동맥경화로 경화된 혈관)

3) 심장병의 원인

선천성 심장병은 예방이 불가능하지만, 점차로 심장의 기능이 나빠져서 결국에 성인병이 되는 심장병은 예방이 가능하다.

심장병은 갑자기 발병하는 것이 아니라 오랜 세월을 거치면서 자신도 모르는 사이에 그 원인이 쌓여진 것이다.

심장병을 일으키는 위험인자(심장병이 되기 쉬운 원인)는 다음과 같다. 다음 중에서 2개 이상이 갖추어지면 심장병이 되기 쉽다.

① 고혈압	② A형 성격	③ 나이	④ 유전과 성별
⑤ 비만	⑥ 고지혈증(고콜레스테롤)	⑦ 스트레스	⑧ 흡연과 운동부족

4) 심장병이 일으키는 증상

증 상	특 징
① 흉 통	• 왼쪽 젖가슴 밑이 바늘로 콕콕 찌르는 것 같은 증세(심장노이로제 : 신경증)다. • 협심증은 가슴 한복판을 짓누르는 듯한, 또는 터질 듯한 답답함을 느끼는 증세이다. • 목이나 왼쪽팔로 가슴의 통증과 동시에 그와 비슷한 증세가 나타난다.
② 호흡곤란	• 심장병의 경우 운동시에 호흡곤란이 더욱 심해지는 것이 상례이나 기관지천식 같은 병에서도 운동시에만 발작이 일어나는 경우가 흔히 있다.
③ 피로감	• 심장병으로 심장기능이 약해져 전신의 각 장기에 혈액공급이 부족하게 된 환자는 쉬이 피로감이나 허약감을 호소하며 대부분 호흡곤란을 동반한다.
④ 청색증	• 심장병으로 산소와 결합된 혈액이 부족하여 환원된 혈색소 양이 증가함으로써 나타나는 증상이다. 심부전증으로 말초 혈액순환이 불량하면 코끝이나 귀, 얼굴 등에 청색증이 나타나며, 선천성 심장병으로 심방중격이나 심실중격에 결손이 있든가 동맥관이 개존되어 정맥혈이 동맥혈에 섞이게 되면 청색증이 나타난다.
⑤ 전신부종	• 다리가 붓고(부종), 간이 붓는(간장종대) 경우가 있어서 간경화증 등의 병과 감별진단을 해야 하는 수도 있다. 그러나 중년 부인들 중에 아침에 일어나면 얼굴이 부석부석하고 손발이 붓는 증세는 대부분이 신경노이로제이다. 또한 체질적으로 저녁에 찬 음식을 먹고 물을 많이 마시게 되면 아침에 붓는 경우도 있다.
⑥ 현기증이나 실신	• 뇌로 가는 혈액량이 일시적으로 감소하여 현기증(어지러움)을 일으키거나 실신(의식을 잃음)을 하는 증세를 말한다.
⑦ 심계항진	• 자신의 심장박동을 느낄 수 있는 정도(정상인은 느끼지 못한다)를 말한다. • 부정맥 환자에서 맥박수가 건너뛰거나 너무 빠른 경우에 자기의 심장박동을 느끼게 된다. • 심계항진은 흥분하거나 정신적인 긴장, 흡연, 커피, 과음, 운동, 약물 등으로 쉽게 발생한다.

(5) 치질

치질이란 항문의 괄약근 주위에 위치한 혈관의 파열로 인한 것이다. 치질 환자는 변비가 되지 않도록 주의하는 것이 중요하다. 치질의 원인은 변비나 변비약·관장제의 지속적인 사용·임신 등이며, 때로는 뚜렷한 이유 없이 일어나는 때도 있다(자기치료의 적응증과 금기증편 참조).

(6) 변비증

변비증은 결장 안에 대변이 보통 시간 이상 머물러 있는 경우를 말한다. 대변의 배설은 음식을 먹은 후 보통 12시간에서 72시간 혹은 그 이상이다.

섬유질이 많은 음식은 장관을 통하는 경로에서 액체를 흡수함으로써 배설물을 만들어 내고 배설을 할 수 있게 자극을 주는 반면, 섬유질 함량이 적은 것은 그 반대 현상을 일으킨다.

1) 이완성 변비
직장의 예민성 부족이나 활동의 느림으로 인해 생기는 변비이다. 즉 직장이 변으로 가득 차 있으나 배변을 하기 위한 장의 운동이 부족한 상태이므로 연동작용이 약해지고, 변이 천천히 내려가 아래에 모이게 된다.

이것은 부적당한 음식의 섭취, 불규칙한 식사, 불충분한 액체의 섭취와 불규칙한 배변 시간으로 오는 것이다.

2) 경련성 변비
장의 불규칙한 수축으로 인한 신경말단의 지나친 수축으로 일어난다. 복부의 통증과 함께 가끔씩 메스꺼움, 변비, 설사가 번갈아 일어난다. 또한 변에 점액이 섞여 나오기도 한다.

이것은 부드럽지 못한 음식을 섭취하거나 과다한 커피, 홍차, 알콜 등을 마시거나 설사제의 복용, 담배를 너무 많이 피우는 습관 등이 원인이 되며, 간장이나 정서적인 혼란, 전에 앓았던 위장병, 항생제 치료, 장의 감염과 나쁜 환경(수면, 휴식, 액체 섭취의 불충분) 등으로 나타나는 수가 있다.

3) 장해성 변비

장 내용물의 길이 방해되거나 막히는 것을 말한다. 이 경우에는 액체가 충분한 영양을 공급하도록 크림이나 기름, 설탕, 과일 주스와 같은 음식을 많이 섭취하고 정맥으로 음식과 액체를 공급하는 것이 바람직하다.

(7) 건선과 여드름

건선은 젊은 사람이든 나이가 많은 사람 모두에게 걸린다.

환자의 80%가 가족 중에 병을 앓은 내력에 의해 발생하며 대부분 이것은 금방 나타났다가 없어지고 다시 나타나기 때문에 확실한 치료와 병의 진행 과정이 일치하지는 않는다. 이 병에 걸린 사람은 여름에 증세가 호전되므로 태양은 건강상태에 이롭다.

그 가장 일반적인 이론은 지방대사의 장해에 의하여 일어나며 병의 원인은 아직 알려져 있지 않다. 그러므로 항상 건강이 유지되어야 하며, 특히 신경 과민은 치유되어야 한다.

여드름은 분비가 폐쇄되어 발생하는 것으로 피지선에 염증을 일으키는 만성적인 질환으로 심한 여드름은 상처를 남긴다. 여드름이 많은 사람은 당질이나 지방 섭취를 줄이고, 기름 찌꺼기나 튀긴 음식은 섭취를 피하거나 제한해야 한다.

(8) 습진과 무좀·두통

피부병의 일종으로 몹시 가려운 것이 특징이며, 증세가 심해지면 물집이 생기고 진물이 터진다. 습진은 식생활 개선으로 체질을 강화해 주고 혈액을 맑고 깨끗하게 정화시켜 주어야 한다. 습진이 심한 사람은 기관지가 약하거나 천식 증세가 있다.

발은 인체에서 소중한 일을 하는 기관이다. 이 소중한 발은 하루종일 신발 속에서 열심히 일하는데 발을 제대로 씻지 않고 관리를 소홀히 하면 무좀이 생기게 된다. 하루 일과가 끝나면 언제나 발을 깨끗하게 씻고 발가락을 주물러 주어 피로를 풀어 주어야 한다.

무좀은 체액(혈액)이 산성화되었을 때 몸의 저항력이 떨어져서 나타나는 현상이다. 그러므로 체질을 개선시켜 주어야 한다.

두통은 공기가 나쁜 곳에 오래 있거나 장시간 쉬지 않고 일했을 때 온다. 변비나 신장염으로 인해 두통이 생기기도 하고 고혈압이거나 코감기 또는 축농증일 때도 두통이 온다.

두통은 맑은 산소가 뇌에 원활하게 공급되지 않고 있다는 증거이므로 혈액순환이 잘 되게 해주어야 한다.

(9) 기침이나 천식

기관은 후두 아래로 10cm 정도 뻗어 내리다가 두 개의 큰 기관지로 갈라진다. 이 기관지들은 양쪽 폐 속으로 들어가는데 큰 기관지에는 거꾸로 선 나뭇가지 모양의 여러 개의 가지들이 뻗어 있다. 그리고 아주 가느다란 기관지들이 뻗어 있는 주변에는 폐포들이 달려 있다.

기관과 기관지들은 공기가 지나가는 통로이며, 기관지 통로에서 분비되는 끈끈한 점액들이 끈끈이처럼 미세한 먼지들을 잡아낸다.

기침은 공기를 통과시키는 기관이나 기관지가 약화되어 있거나 염증이 생겼을 경우에 일어난다. 이 경우 가래가 적으면서도 목이 시원하지 않고 칼칼하며 기침이 난다. 또한 가래가 그르릉거리며 기침을 하는 경우도 있으며 알레르기성 천식인 경우도 있다.

현대인에게 기침이나 천식이 많은 원인은 환경의 오염으로 늘 더러운 공기를 마시게 되어 기관지에 무리가 가기 때문이다. 기침은 기관이나 기관지에 있는 나쁜 물질들을 밖으로 내보내려고 하는 증상이다.

기침과 천식이 계속되면 체질을 개선시켜 주어야 한다.

(10) 고혈압과 저혈압

〈혈액의 순환경로편〉과 〈자기치료의 적응증과 금기증편〉 참조.

(11) 당뇨병

〈혈액의 기능편〉과 〈자기치료의 적응증과 금기증편〉 참조.

제5장 암질환(癌疾患)

(1) 암이란

 몸을 형성하고 있는 최소의 단위는 세포이다. 보통의 세포는 몸 전체를 지배하고 있는 제어기구의 통제 아래 일정한 질서에 의해 분열하거나 활동한다. 그러나 세포 중에는 어떤 원인에 의해 이러한 통제를 무시하고 분열하는 경우가 있다. 그 결과 생기는 것이 종양이다.
 종양은 자궁 근종처럼 부풀어 오르면서 천천히 넓어져 가나 다른 부분으로 전이하지 않고 재발하지도 않는 팽창형과 조직 속으로 파고들어가 급속히 확대되고 전이와 재발을 반복하며 주변의 조직까지 파괴해 버리는 침윤형이 있다. 전자는 방치해 두어도 인체에 별다른 해를 끼치지 않지만, 후자는 진행을 막지 않으면 숙주가 반드시 죽게 된다. 즉 전자를 양성종양이라 하고 후자를 악성종양이라 하는데 이것이 바로 암이다.

(2) 암을 일으키는 자극 원인

발암인자	자 극 원 인
• 식생활	① 과다한 소금이 든 짠 음식 ② 태우거나 높은 온도로 조리한 음식 ③ 발효음식 ④ 동물성 지방질을 많이 섭취하면 대장암, 유방암 등이 발생하기 쉽다.
• 바이러스 (간염증)	① 발생 원인의 10% 정도 차지한다. ② B형간염이 만성화되어 간암을 일으킨다. ③ 환경공해인자.
• 흡연	① 전체 암의 30%가 흡연에 기인한다. ② 흡연은 폐암, 구강암, 식도암, 후두암, 췌장암 등을 일으킨다. * 암의 완치를 위해서는 조기진단이 가장 중요하다.

(3) 한국인의 암 발생 특성

암을 유발할 수 있는 음식들	암을 예방할 수 있는 음식들
① 소금, 방부제, 타고 그을린 음식	① 신선한 야채
② 높은 온도로 조리한 음식	② 과일, 우유, 메주
③ 대부분의 발효음식	③ 비타민C, 인삼

〈표 5-2〉 부위별 암 발생 비율

구분 순위	남 자		여 자	
	발생 부위	비율(%)	발생 부위	비율(%)
1	위 암	43	위 암	26
2	폐 암	17	자궁암	24
3	간 암	8	대장암	6
4	백혈병	6	유방암	5
5	대장암	6	간 암	5

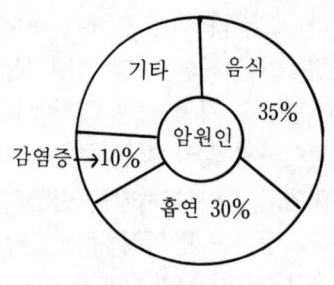

암은 자기만 조심하면 75%에서 예방이 가능하다.

(4) 위암

1) 위암의 원인

한국에서 암으로 사망하는 수는 연간 약 5만 명에 이른다. 이 중 가장 많은 것이 소화기계의 암으로, 특히 한국이나 일본의 남자에게서 20% 이상이 위암으로 보고되고 있다.

나라 별로 보면 식생활 습관으로 소금에 절인 생선을 많이 먹는 한국이나 일본, 핀란드, 아이슬란드 등에서 위암의 발생률이 높다.

그리고 태운 음식이나 비타민 부족, 훈제된 식품, 방부제로 쓰이는 아질산염 등이 암발생의 원인이 된다.

영양소 중 비타민 A는 실험적으로 항암 효과가 있고, 비타민 C는 식품 내 발암물질이 생성되는 것을 억제하는 역할을 한다.

술과 담배는 위암 발생과 관계가 깊다. 또한 유전적인 원인으로 위암 환자의 1세대 자손들에겐 위암 발생률이 적고 A형 혈액형을 가진 사람에게 위암 발생률이 높다.

비타민 A 가 풍부한 요리	
야채류가 듬뿍 들어간 샐러드 당근, 파슬리, 강낭콩, 샐러리, 냉이, 떡잎채소, 피망 등을 자유롭게 섞어 매일 먹도록 한다. **호박죽**	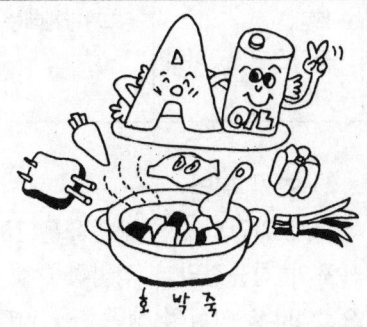

비타민 C 와 섬유질이 풍부한 요리	
감자튀김, 치즈 감자 구이 아욱 무침 닭고기, 무우된장 무침 닭가슴살, 무우즙, 버섯, 떡잎채소 등을 무친다.	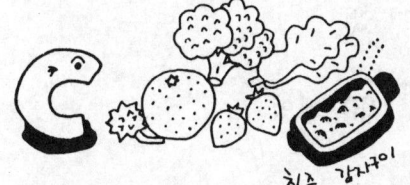

2) 위암의 발병 경로

위암은 초기에 암세포가 점막 내에 국한되어 있으며 조기 위암으로 분류된다. 이러한 상태에서 발견된 환자의 예후는 아주 좋으나, 시간이 경과하면 위벽의 전 층을 침범하고 이러한 암세포는 위벽 밖으로 직접 퍼져 나가거나 혈류·임파선을 따라 다른 장기로 전이되어 나가게 된다.

3) 위암의 증상

위암의 증상	위암환자가 조기진단이 안 되는 이유
• 식욕감퇴, 체중감소 • 구토·토혈 • 상복부 동통 • 가슴앓이	• 증상이 있어도 병원 찾는 것을 지연시킨다. • 위장관 소화기에 증세가 매우 흔해 위암을 흔한 소화기의 증세로 간주해 버리기 쉽다. • 위암은 아주 서서히 시작해서 나타나므로 환자의 50%는 위암이 상당히 진행될 때까지 아무런 증상이 없는 수도 있다.

• 불쾌감 • 소화불량 • 트림 • 조기진단이 어렵다.	• 초기단계에는 증상이 모호하고 위암에만 뚜렷한 증상들이 없다.

4) 조기 위암

전체 위암의 5년 생존율은 10% 미만이지만 암세포 전이에 관계없이 위암세포의 침윤점막과 점막하층에 국한된 경우를 조기 위암이라 하며 수술요법으로 90% 이상의 생존율을 기대할 수 있다.

위암은 조기진단·치료만이 현재로선 치료의 유일한 방법이다. 또한 5년간 재발하지 않으면 완치된 것으로 간주한다. 이 5년 생존율은 계속 높아지고 있다.

(5) 폐암

1) 폐암이란?

폐암이란 폐장에서 발생하는 원발성 악성종양을 총칭하는 것이다. 실제로는 상피성 암종 혹은 기관지암을 지칭한다.

폐암은 20세기에 들어서 흡연이 보편화되면서 1950년대 후반에는 이미 미국·영국 등 선진국에서는 남성 암 중 제1위가 되었고 이후에는 급격히 증가하고 있다.

1987년에 미국에서는 약 150,000명의 새로운 폐암환자가 생기고 약 136,000명의 환자들이 폐암으로 사망하는 것으로 추정되고 있다. 한국에서의 폐암은 근래에 급격히 증가하고 있으며, 1988년 경제기획원 통계에 의하면 남성의 암 사망 중 폐암이 10만 명당 17.1명으로 위암(38.8명), 간암(33.4명)에 이어 3위를 차지하고 있고, 여성의 경우 위암·간암·자궁암에 이어 4위를 차지하고 있다.

1981년 세계보건기구(WHO)에서는 상피성 폐암의 종류를 6가지로 구분하였다. 한국에서는 편평상피암이 가장 많은 50~60%를 차지하고, 소세포암은 약 20%, 그리고 선암이 10~15%를 차지한다.

<표 5-3> 폐암의 종류

종류	남	여	총계(%)
편평상피암	67	15	82(41.3)
소세포암	34	11	45(22.7)
선 암	9	5	14(7.0)
대세포암	10	5	15(7.5)
기 타	26	14	30(19.5)

* 연세의대 논문집 23 : 85, 1982.

2) 폐암의 원인과 흡연과의 관계

① 폐암의 원인
  Ⓐ 흡연 : 주요한 발병원인이며 비흡연자에 비해 30배의 발병원인이 되고 있다. 궐련(Cigarette)인 경우는 씨가(Cigar)또는 파이프로 흡연하는 경우보다 폐암의 발생 또는 사망률이 훨씬 높다. 흡연을 중지하는 경우 폐암으로 사망할 확률은 줄어드나 비흡연자와 같이 되기 위해서는 15~20년이 경과해야 한다.
  Ⓑ 직업성질환 : 특히 석면증이 대표적이다. 석면폐 중에서 폐암 발생이 많다고 하며 흡연자이면서 석면폐가 있으면 정상인에 비하여 약 70배의 폐암 발생이 있다.
  Ⓒ 대기오염 : 각종 발암물질과 흡연은 서로 상승작용을 하여 폐암을 발생시킨다. 미국의 폐암 발생률이 높은 것은 높은 흡연율에 각종 대기오염과의 상승작용으로도 설명된다.
  Ⓓ 여성에서도 흡연 인구 증가와 더불어 증가하고 있다.

② 폐암과 흡연과의 관계
  Ⓐ 담배 갯수, 기간, 연령에 비례한다.
  Ⓑ 금연자에서는 감소하고 있다.
  Ⓒ 흡연방식(호흡·타르양)에 따라 다르다.

<표 5-4> 폐암의 초기 증상

증 상	%	증 상	%
기 침	74	객 혈	29

체 중	68	임파선비대	23
호흡곤란	58	뼈의 통증	25
흉 통	49	음성 변화	18

3) 흡연량과 폐암

흡연으로 인한 폐암 사망 위험도는 연령에 따라 발생 빈도가 다르며 미성년자일 때는 폐암 발생률이 높다.

〈표 5-5〉 흡연으로 인한 폐암 사망 위험도

흡연을 시작한 연령	남자	여자	비고
15세 이하	16.8배	2.5배	비흡연자를 1로 하였을 때의 배수임.
15세 이상~19세 이하	14.7배	5.0배	
20세 이상~24세 이하	10.1배	3.4배	
25세 이상	4.1배	2.3배	

4) 폐암의 예방

폐암의 예방에는 금연이 제일 중요하다. 이것은 담배연기 속에 함유되어 있는 벤조피렌등이 발암물질로 작용하기 때문이다. 따라서 흡연량이 많을수록, 기간이 길수록 폐암의 발생 위험도는 증가한다.

(6) 간암

1) 간의 구조와 기능

간은 우리 몸 안에서 가장 중요한 장기(臟器)의 하나이다. 간이 없으면 24시간 이상 생명을 유지할 수 없다. 다른 장기, 예를 들어 심장이나 콩팥 같은 것은 인공장기가 개발되어 대체가 가능하나 간만은 그럴 수가 없다. 다행히 저장예비능력(reserve)이 있기 때문에 그 3분의 2를 떼어내도 생명을 유지할 수 있고 또 바로 재생되어 본래대로의 형태를 갖추게 된다.

간의 무게는 약 1,500g이 되는 우리 몸에서 가장 큰 단일 장기로 그 모양은 군인들이 쓰는 철모 모양으로 복강 내 우상부에 자리잡고 있다. 약 3분의

2는 우측에, 나머지 3분의 1은 좌측을 차지하고, 상부는 횡격막을 경계로 흉곽과 분리되고 아랫부분은 복강 내장기로 떠받쳐져 있다. 또 간은 이를 붙들어매는 인대들로 고정되어 있다.

간조직은 다각형의 간세포로 이루어져 있으며 그외는 피가 통하는 혈관계, 담즙이 배설되는 담관계 등의 조직이 얼게미처럼 분포되고 그외의 간질 조직들이 얽혀서 뼈대 역할을 하고 있다. 간피가 실질조직을 둘러싸서 마치 간이 주머니 속에 들어 있는 것 같다.

간에 들어가는 혈액은 문정맥과 동맥이 있는데 이 두 혈관을 통하여 1분간에 1,500cc(mℓ)의 혈액이 들어가게 된다. 그 3분의 2는 문맥을 통하여, 나머지 3분의 1은 간동맥을 통하여 공급되는데 문맥을 통해서는 주로 장에서 흡수된 영양분을, 동맥을 통해서는 주로 산소를 간에 공급하게 된다.

간세포 사이를 지날 때는 동양(sinusoid) 구조가 되어 Kupffer 세포라는 탐식세포를 거쳐 간세포에 가게 되어 있다. 이는 불순물이나 해로운 독소 또는 세균들을 거르는 역할을 한다. 간세포에서 처리된 대사물을 포함한 혈액은 간정맥을 통해 심장을 거쳐 폐로 들어가게 되어 있다. 또 간에는 지각신경이 발달되어 있어서 간 손상이 심하여도 통증은 별로 느끼지 못한다.

간세포는 헤아릴 수 없는 미세구조와 수백만의 효소계를 가지고 흡수된 영양분을 각 장기에 알맞게 개조 공급하고 또 예비로 저장도 한다.

이러한 물질은 대개 지용성으로 이를 수용성으로 바꾸어 주로 오줌으로 폐를 통해서 또는 담즙에 섞여 체외로 배설하게 된다. 즉 해독작용을 하는 것이다. 또 담즙산을 만들어 장내로 내보내 지방질 소화를 돕게도 한다. 이러한 간이 병들면 제 기능을 다하지 못하기 때문에 여러 가지 증세가 나타난다.

2) 간암의 발생 원인과 증상

① 발생 원인
   Ⓐ 간암은 대부분 간경변증을 앓고 있는 간에서 발병되는 것이 대부분이며, 특히 B형간염 바이러스가 양성인 조경변증 환자 4명 중 1명은 5년 내에 간암으로 진행된다.

② 초기증상
   Ⓐ 체중감소와 딱딱한 덩어리(간경변 증세가 이유없이 악화되는 것).

Ⓑ 황달과 복수의 악화.
③ 말기증상
　　Ⓐ 황달, 복수, 쇠약과 통증의 악화.
　　Ⓑ 소화불량 심화와 간성혼수.
　　Ⓒ 쇼크(암세포 증식에 따라 간부전의 증상이 나타난다).
④ 간세포 기능장애
　　Ⓐ 쉽게 피로하고 허약감이 든다.
　　Ⓑ 구역질이나 식욕이 감퇴된다.
　　Ⓒ 헛배가 부르고 방귀가 자주 나온다.
　　Ⓓ 오줌이 진해지고 황달현상이 나타난다.
　　Ⓔ 잇몸의 출혈과 코피가 쉽게 난다.
　　Ⓕ 성욕감퇴나 월경이 없어진다.
　　Ⓖ 치질로 고생한다.
⑤ 합병증 증세
　　Ⓐ 비장비대, 복수, 부종, 토혈, 혈변, 혼수

(7) 유방암

1) 유방암이란

유방암의 발생 빈도는 미국의 경우 여성암 중 26%로 가장 높으며, 여성 100,000명 중 100명(0.1%, 연 120,000명)이 매년 유방암으로 진단된다.

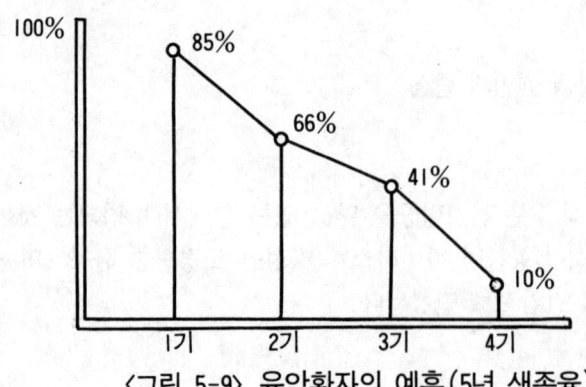

〈그림 5-9〉 유암환자의 예후(5년 생존율)

한국의 경우 약 7~9%로 제3위의 발생 빈도를 보이며 매년 약 1,500~2,000명의 여성에서 유방암이 발생한다고 한다.

유방에 덩어리가 만져지면 모두 암으로 생각하나 실지로 환자들이 호소하는 것은 정상적인 생리적 변화이다. 섬유선종과 같은 양성종양은 유방 내에 덩어리가 형성된 유방세포의 비정상적인 증식이지만 덩어리를 싸고 있는 막이 있어서 그 막 밖으로 자라진 않는다. 유방암은 유방 내의 비정상적인 세포의 증식이 계속되고 시간이 경과할수록 퍼져 간다. 치료하지 않고 그냥 두면 종국에는 전신전이를 일으켜 환자는 생명을 잃게 된다.

2) 유방암의 원인
① 55세 이후 폐경이 나타난 여자가 45세 이전에 나타난 여자에 비해 발병률이 2배나 높다.
② 첫임신의 나이가 어릴수록 위험도 역시 낮아지며 18세 이하에서 첫임신이 있었던 여성은 35세 이전에 임신했던 여성에 비해 유방암의 위험도는 3분의 1밖에 안 된다.
③ 50세 이하의 여성에서 자매들이나 어머니가 모두 유방암을 앓은 경험이 있으면 유방암의 위험률이 높다.
④ 30세 이후에 출산한 여성이 발생 위험도가 높으며, 반면 36개월 이상 모유에 의한 수유를 하게 되면 유방암의 위험도는 감소한다.
⑤ 유방암을 앓은 환자의 여자 가족은 일반인에 비해 5배 반 정도 위험률이 있다.

3) 증상
유방암의 증세 중 흔히 통증이 없는 종괴(무통성 멍울)로서 약 70%에서 발견되며 동통을 동반한 경우는 10%에서 나타난다.

피부나 유두의 침몰, 출혈성 유무, 분비물, 피부비후나 궤양 또는 위치의 변화에 따른 좌우 유방의 대칭성 소질 등을 들 수 있으며 겨드랑이에서 조그마한 혹이 만져질 때도 있다.

그러므로 일반인들에게 유방암에 대한 지식을 전달하고 자기 검진법을 교육하는 것은 유방암을 조기에 발견하고 사망률을 감소시키는 데 절대적으로 필요한 것이다.

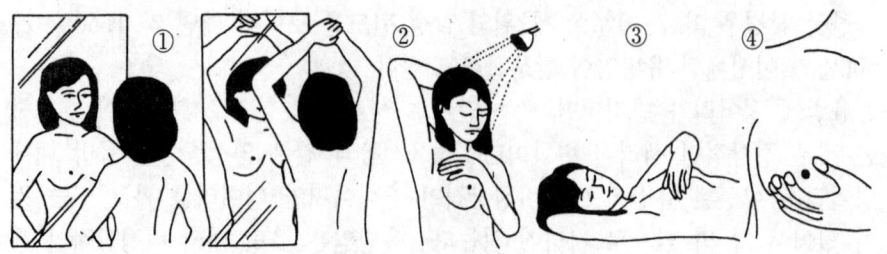

<그림 5-10> 유암의 자가 진단법

① 거울 앞에 서서 유방의 변형, 움푹 팬 곳, 유두의 이상 여부 등을 관찰한다.
② 샤워를 하면서 응어리가 있는지 잘 살핀다.
③ 천정을 보고 누워 오른손을 머리 밑에 받치고 왼손으로 오른쪽 유방에 손대 본다. 왼쪽 유방도 같은 방식으로 해 본다. 손가락은 곧게 펴고 그림처럼 작은 원을 그리면서 부드럽게 눌러 본다. 바깥쪽에서 안쪽으로 옮기며 유방 전체를 만져 본다.
④ 유두를 강하게 눌러서 유두로부터 출혈이 보이는 경우는 주의를 요한다.

(8) 자궁암

여성 생식기는 크게 나누어 임신되었을 때 태아가 자라는 자궁과 월경주기에 따라 매달 한 번씩 난자를 만들어 내는 두 개의 난소와 자궁 양쪽에 두 개의 나팔관으로 되어 있다. 그리고 오줌이 나오는 요도 입구 밑의 질 입구를 회음부라고 부른다.

질은 자궁 입구로 연결되어 있으며 평상시에는 성생활이 이루어지는 장소이기도 하며 아기가 출산되는 산도기가 된다. 따라서 이 모든 부위 어디에서나 암이 발생할 수 있다. 그외에 임신되었을 때 태반에서 발생하는 포상기태나 융모성 상피암이 있다.

그러나 우리나라에서 많이 발생하는 부인암은 자궁암, 특히 자궁 입구에서 발생하는 자궁경부암(또는 자궁경암)이 90% 이상을 차지하고 있다.

1) 자궁경부암의 증상

초기 암인 이형증과 상피내암에서는 거의 임상 증상이 없는 것이 특징이며, 육안상으로는 정상적인 것이 대부분이다.

일반적인 자궁경부암의 임상 증상으로는 출혈이나 대하, 동통 등을 들 수 있다.

침윤형 경부암 환자라 하더라도 초기에는 대부분의 예에서 특수 증상이 없을 수 있다. 가장 초기 증상이라면 연한 무색의 대하 또는 가벼운 혈흔이 있는 대하(분비물)라고 할 수 있으나 흔히 환자 자신이 모르고 지나는 경우가 대부분이다. 종양의 크기가 점차 커질수록 출혈의 빈도가 잦게 되고 양도 증가하게 되며 악취가 심하게 된다. 특히 폐경 후의 부인에서 원인 모를 질출혈이 있을 때는 주의해야 한다.

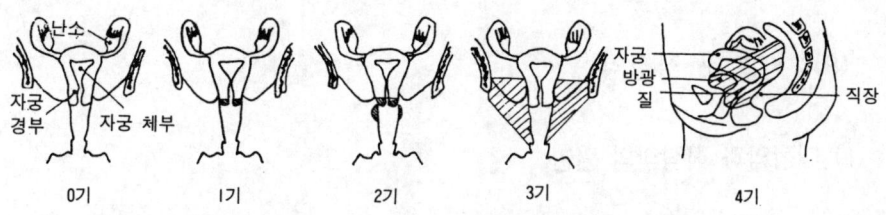

〈그림 5-11〉 자궁 경암의 진행도

0기 상피 내암이라고도 하며, 암이 상피 내에 머물러 있다.
1기 암이 자궁 경부에 국한돼 있다.
2기 암이 자궁 경부를 넘었으나 질의 2/3를 넘지 않았다. 골반 벽에 미치지 않았다.
3기 질의 2/3 이상이 침윤되어 있다. 골반 벽에까지 침윤되어 있다.
4기 암이 골반을 넘어서 다른 부분까지 침윤, 전이되어 있다.

2) 자궁경부암 발생 위험이 높은 여성
① 20세 이전에 성적으로 성관계를 맺었던 여자일 경우 높다.
② 여러 명의 남자와 성관계를 맺었던 여자와 남편의 성생활이 문란한 경우 자궁경부암은 더 많이 발생한다. 따라서 부부가 모두 건전한 성생활을 하는 것이 암 예방에 중요하다. 그외에 남편의 포경수술 유무나 피임약 복용 등은 자궁암 발생과 크게 상관이 없다.
③ 자궁경부암은 첫 성관계를 가진 나이가 어릴수록 많이 발생한다.
④ 경제적으로 낮은 수준에 있는 여자들일수록 높다.
⑤ 성관계를 하지 않은 처녀는 거의 자궁경부암에 걸리지 않으나 성관계에 노출된 모든 여성은 누구에게나 자궁경부암에 걸릴 가능성이 있다.

〈표 5-6〉 자궁 경부암의 발생 위험

내용	낮다	높다	발생연령
결혼상태	행복·정상	불행·이혼·별거	·초기 암은 20대부터 발생하며 30대 후반부터 40대 연령층에 많이 발생한다. ·20대 여성에서도 자궁경부암
성생활	얌전	문란	

첫임신·첫분만	21세 이후	21세 이전	이 발생하는 것은 성생활과
분만 횟수	0~3	7회 이상	밀접한 관계가 있다.
교육 정도	고학력	국졸	
남편 상태	성실	불성실	

(9) 대장 및 직장암

1) 대장암과 직장암의 원인

 대장은 길이 1.5m로 해부학적으로 상행결장, 횡행결장, S상결장, 직장으로 분류하는데 암은 편의상 대장암과 직장암으로 분류된다. 서양 통계를 보면 70:30으로 대장암이 많은 데 비해 우리나라에서는 47:53으로 직장암이 다소 많은 편이다. 그러나 우리나라에서도 차차 대장암이 많아지고 있는 추세이다.
 그 주요 원인으로는 식생활의 변화를 꼽고 있는데 그중에서도 섬유질 섭취의 감소가 주된 원인으로 주목받고 있다.
 섬유질 섭취의 감소로 대장암이 생기는 기전은 무엇인가?
 지방과 단백질이 소화되고 남은 대사물 중에 발암성 물질이 많은데 이것이 대장을 통과하는 동안 섬유질이 적으면 대장에 머무는 시간이 길어지게 되고 특히 직장 근처에 머무는 시간이 길어져 발암 효과가 커지게 된다.
 대장암 중 특히 결장암은 식이 습관과 밀접한 관계가 있는 것으로 알려져 있다. 동물성 지방의 섭취량이 40%가 넘는 서구인의 경우 결장암의 발생이 높은 반면, 그 섭취량이 20% 이하인 아시아인에서는 결장암 발생률이 상대적으로 낮은 편이다.
 한편, 충분한 섬유질을 섭취하면 변량이 많아지고 그 결과 변내 발암원의 농도를 낮추고 또한 변의 대장 통과 시간을 단축하여 결장점막이 발암원에 노출되는 시간을 줄임으로써 암 발생을 억제할 수 있다. 참고로 미국국립암연구소에서는 대장암의 예방을 위해 성인의 경우 섬유질을 하루 30g 이상씩 섭취하는 것을 권장하고 있다.

섬유질은 흡수가 안 되고 점막을 자극해서 대장 통과 시간을 단축시키는 반면, 지방은 대장 통과 시간을 연장시켜 내인성 발암물질이 작용할 수 있는 기회를 주는 것이다.
  여기서 내인성 발암물질이란, 예를 들어 지방질 섭취가 많아 담즙 (Clostridium perfringens)에 의해 대사되어 발암물질로 변화되어 장내에 발암작용을 하는 물질을 일컫는다.
  또 도시와 농촌을 비교해 보면 도시인에게서 대장암 발생률이 더 높은데 이는 도시 사람들이 지방질 섭취를 더 많이 하는 데에 기인하는 듯하다.

2) 대장암의 주요 증상
  대장암의 주요 증상은 출혈과 변비다. 오른쪽 대장에 발생한 경우는 상당 기간 증상이 없이 빈혈로만 발견될 수 있다. 또한 왼쪽 대장에 발생하였을 때는 설사·변비가 교대로 나타나며 변비와 하혈이 있을 수 있다. 그리고 직장에 암이 생긴 경우는 출혈이 있고 항문 주위에 통증을 느끼게 된다.
  그외 체중감소, 우측 맹장 근처의 종괴 등이 있고 직장암의 경우 선홍색의 혈변이 나타나 치질이나 오질로 오진되는 경우도 있다.

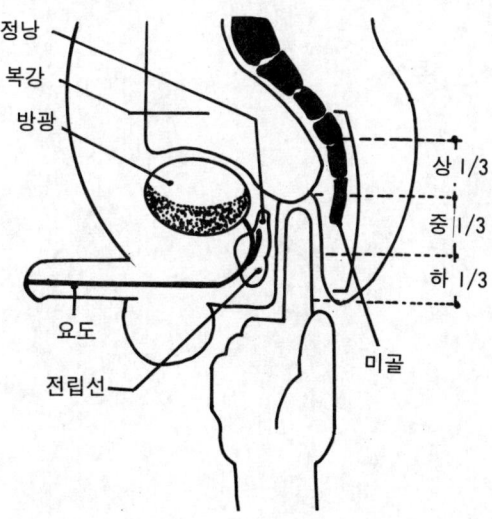

〈그림 5-12〉 직장 지진직

제 VI 편
자기치료

제1장 자기치료의 원리

혈관 속에 흐르는 피는 동맥의 혈액 흐름에 대하여 직각방향으로 자장을 작용시켜 자력선과 직각방향으로 작용한다. 따라서 혈액의 흐름에 대해서도 직각방향으로 전압이 발생한다. 즉 전기를 전하는 성질을 갖고 있는 혈액이 자석 사이를 흐를 때 새로운 전기가 발생한다.

이러한 것은 혈관 속의 혈액이 움직여 자석에서 나온 (N극에서 S극으로 자력선이 나와) 자장을 끊고 통과할 때 운동에너지의 일부분이 전기에너지로 변하기 때문에 몸에는 전압이 생긴다. 그러므로 혈관에 자기를 작용시키면 인체는 항상 영향을 받는다(혈액 속에 전기를 띠는 이온이 있으므로).

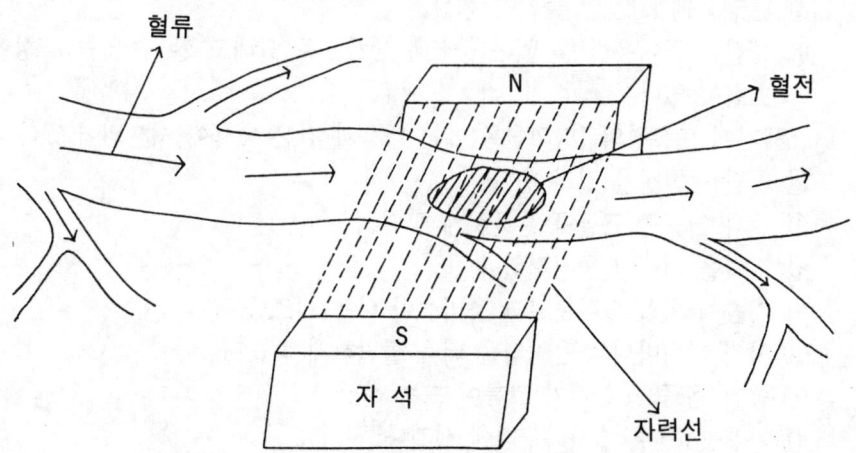

〈그림 6-1〉 자력선을 혈류가 끊고 지나가는 과정

결론적으로 자력선을 인체에 작용시키면, 도체(전기를 통하는 것 : 혈액)가 자력선을 끊고 움직이면 발전(發電)하고, 인체를 포함한 생물체는 전도체(혈액·임파액·세포간액)이므로 자장을 작용시키면 전기가 발생한다. 즉 혈류에 의해 혈액이 지나가면서 자력선을 끊을 때 전기가 발생한다.

(1) 자기치료법의 변천 과정

1) 동양

중국은 자석을 가장 일찍 발견한 나라이며 또 자석을 질병치료에 가장 빨리 응용한 나라이다.

① 한나라는 사마천의 사기에 편작창공열전증에 오석(단사, 웅황, 백반석, 중청, 자석)을 《포박자》라는 책에서 언급하고 있다.
② 2세기에 저술된 중국 약초학의 전문서인 《신농본초경》에 다음과 같이 서술되어 있다.
  Ⓐ 주비풍습 : 몸을 이리저리 옮겨다니며 아픈 증.
  Ⓑ 사지관절통 : 사지의 마디마디가 쑤시고 아픈 증.
  Ⓒ 대열빈만 : 열이 나서 가슴이 후끈후끈 달아오르고 답답한 증.
  Ⓓ 난청 : 귀가 잘 안 들리는 현상.
  Ⓔ 물건을 들어올릴 수 없는 증상과 통증으로 빨래도 할 수 없는 증상에 효험이 있다.
③ 6세기에 도홍경의 《명의별록》에는 다음과 같은 내용이 서술되어 있다.
  Ⓐ 콩팥, 즉 신을 걸러 낸다.
  Ⓑ 살과 뼈, 즉 근골을 튼튼하게 한다.
  Ⓒ 정력을 더욱더 증강시킨다.
  Ⓓ 가슴이 확확 달아오르고 조바심이 나는 빈조증.
  Ⓔ 사지 마디마디의 움직임을 더욱 활발하게 해준다.
  Ⓕ 종기(옹종) : 갑자기 고름이 드는 현상.
  Ⓖ 가랫톳(서루) : 사타구니에 생긴다.
  Ⓗ 어린아이의 경기 등을 말끔히 없애 준다.
  Ⓘ 물에 달여서 마시면 자궁에 더욱 이롭다.
④ 7세기초 신수본초와 당의 손사막의 저서인 《비급천금요방》에는 다음과 같이 적혀 있다.
'자석을 가루로 빻아서 칼에 찔린 곳과 상처가 나서 피가 나는 곳에 바르면 아픈 것이 없어지고 피가 멎는다.'
⑤ 16세기 명나라 이시진의 《본초강목》에는 다음과 같이 적혀 있다.
'미주발이 빠지는 직장탈출'에는 자석가루를 두정부·동맥의 신회 주위에

바르고, 빠진 미주발이 속으로 들어가면 발랐던 자석가루를 씻어 버린다.'
⑥ 송대에 엄용화의 저서《제생방》과 양자영이 펴낸《직지방》에도 치료법이 서술되어 있다.
⑦ 명대의《본초강목》과 청대의《경험신방의학애중참서록》속에서도 인용되고 있다.
⑧ 1962년 훼라이트 자석을 중국 의학자들이 경혈에 시험적으로 첨부하였다.
⑨ 1965년에는 13가지 병증의 치료 효과를 확정짓고 그 후 임상 연구를 계속하였다.
⑩ 1973년에는 희토류코발트자석을 사용하여 자석 마취의 기초가 되었다.

2) 서양
① 기원전 2세기경 : 희랍 의사는 설사약으로 사용하기 시작하였다.
② 기원전 5세기경 : 희랍 의사가 자석으로 사지의 관절병과 경련을 치료하였다.
③ 11세기경 : 아랍 의사가 자석을 비병・강병・수종・대머리(독두)를 치료하였다.
④ 16세기경 : 스위스 의사가 자석을 각종 탈출증, 몸이 붓는 수종, 황달 등의 병증을 치료하였다.
⑤ 18세기 : 오스트리아와 프랑스의 의사가 최면술 및 각종 병증과 자장의 관계를 연구하기 시작하였다.
⑥ 서기 1815년 파리에 자석치료학회가 설립되었다.
⑦ 서기 1798년 이탈리아의 의사가 금속견인기를 처음으로 만들어 전기를 통전시켜 각종 동통을 치료하기 시작한 것이 세계 최초의 자석치료 기구가 된 것이다.
⑧ 2차대전중 소련은 자장과 자석 고약을 사용하여 상처로 인한 통증을 치료하였다.
⑨ 2차대전 종전 후 일본은 각종 자석치료 기구를 제조하기 시작하였다.
⑩ 1950년대 일본은 자석의 금주・은주를 체표에 첨부하는 치료법을 개발하였다.
⑪ 1972년 일본의 다나까(田中) 전(前) 수상이 중국을 방문하였을 당시 중국에서 선물로 자석의자 2대를 선물하였다. 이 의자에는 여섯 개의

자석이 붙어 있어 50여 종 이상의 질병을 치료할 수 있는 진귀품으로 만들어졌다.
⑫ 1973년 이후 미국에서 초전도자장을 이용하여 종양을 치료하기 시작하였다.
⑬ 1973년 전후 소련과 체코슬로바키아에서는 자기처리수를 임상에 응용하였다.
⑭ 현재는 세계적으로 미국·일본·프랑스·러시아·독일·루마니아 등 수십개 국에서 생물자기학과 자기치료의 실험 연구가 활발히 전개되고 있다.

(2) 자기에 의한 콜레스테롤과 혈전

손을 자석 사이에다 가져다 넣는다. 혈관 속에 혈류가 흐르고 있는 위의 그림에서 보는 바와 같이 전극을 이용하여 전류계 측정기로 전력을 잡을 수

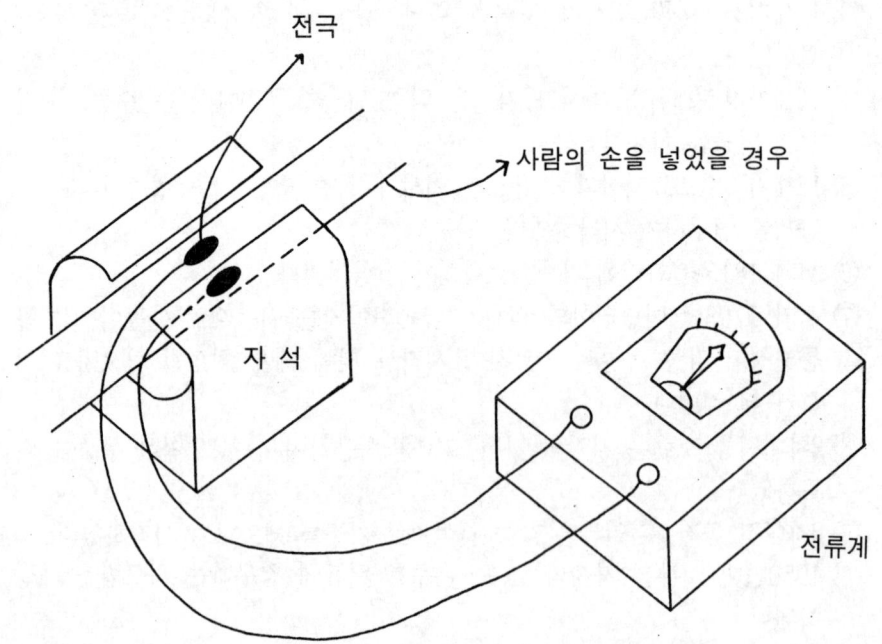

〈그림 6-2〉 자석 사이에 사람의 손을 넣을 경우

있다. 여기서 잡은 전력으로부터 기전력이 나온다. 즉 자장의 작용에 의해 생긴 혈류기전력(血流起電力)의 작용이다. 이러한 자기와 혈류의 흐름에서 생기는 기전력[155]은 혈관에 작용, 신경을 자극하여 혈관을 확장하고 혈류를 증가시킨다(뒤에 신경편 참조).

또한 자장의 작용에 의한 용해력 증강작용이 작용하여 혈관 벽에 콜레스테롤과 같은 물질이 침착하는 것을 방지한다.

동맥에 혈전(핏덩어리 : 혈관 속에서 혈액이 응고하여 떨어져 나온 것)이 형성되었을 때, 혈관을 잇는 봉합수술을 할 때 자장을 쬐는 치료가 행해지는데 이것은 동맥의 혈류가 빨라서 자장에 의한 혈류기전력이 정맥에서보다 자장작용이 크게 작용하는 것을 이용한 것이다.

다음은 자장치료의 원리를 나타낸 것이다.

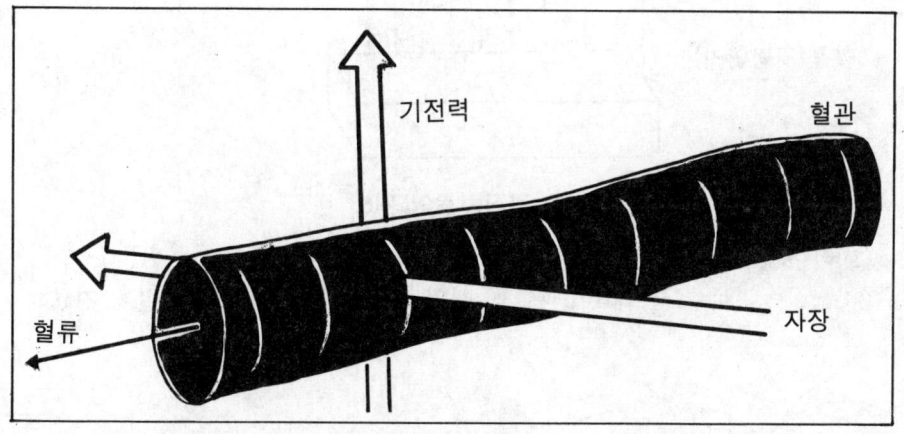

혈류가 흐르고 있는 혈관에 자장을 걸었을 때 기전력이 생기는 현상

① 자장을 걸었을 때 혈류기전력이 생긴다. 이 혈류기전력에 의한 혈전 형성의 제거를 생각할 수 있다.
② 이 혈전을 제거하기 위해 양면에 N·S의 자석을 설치한다.
③ 혈관 속에 혈류가 화살표 방향으로 흘러간다고 가정하면, 설치한 자석과 혈류에 의해서 정확하게 혈관 사이에는 (-)가 생긴다.
④ 이 (-)작용에 따라 혈전을 떼어 버리려는 목적으로 자석의 치료를 생각할 수 있다. 이러한 작용을 계속하면 혈전이 없어진다.

(3) 자기에 의한 골절치료

다음은 골절치료를 생각해 보자.

① 자장 안에 골절된 부분을 두면 자장 그 자체의 효과와 또 하나의 자장을 변동시키는 것에 의하여 뼈에 가장 미약한 전류가 흐르기 때문이다.

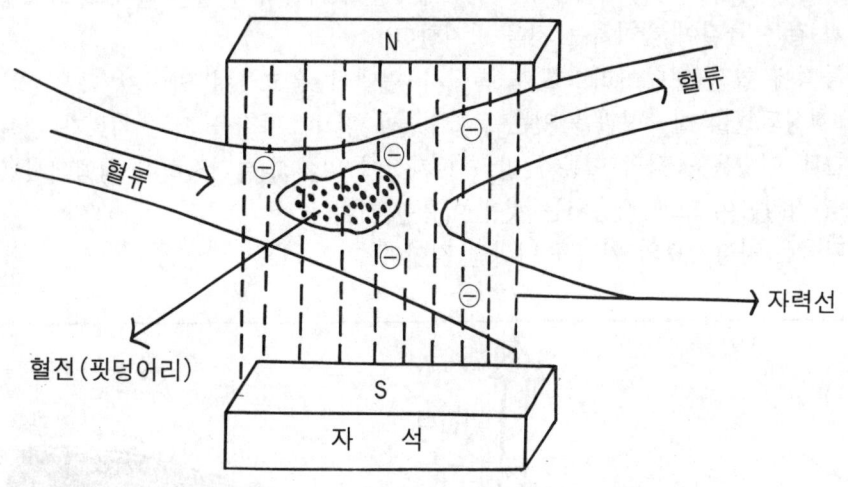

〈그림 6-4〉 자장치료의 원리

② 아주 미약한 전류가 접골부에 작용해서 칼슘의 침착을 재촉한다.
③ 뼈의 재생능력을 재촉함으로써 뼈의 융합을 촉진시키고 골절을 치료해 준다.

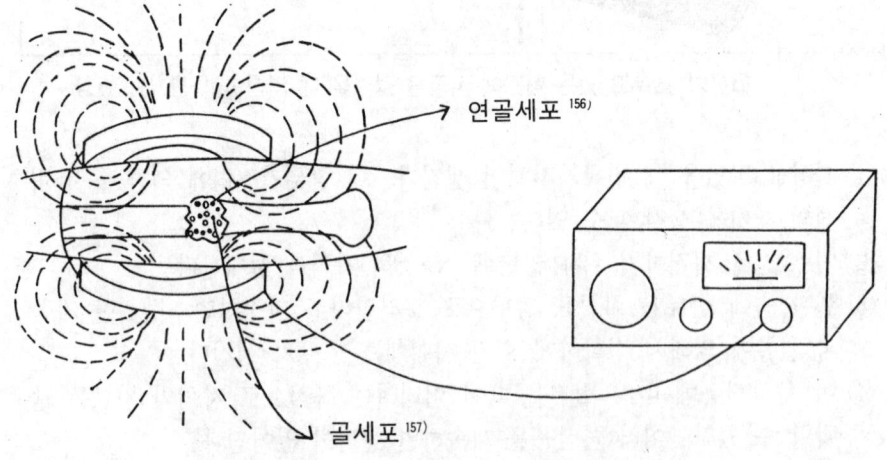

〈그림 6-6〉 골절된 다리에 자장을 걸었을 때

제VI편 자기치료 265

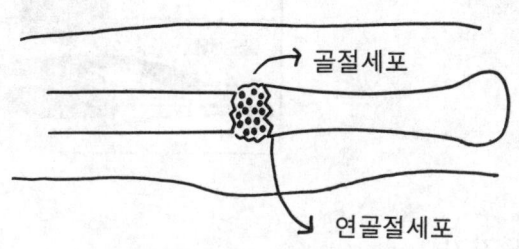

〈그림 6-5〉 골절된 다리

위와 같은 자기치료 과정을 거쳐서 뼈가 정상적으로 완치되는 과정을 살펴보자.

ⓐ 골절이 생기면 양단열편이 분리되면서 단열선이 교차하여 달리고 있는 하버스계의 동맥이 끊긴다. 이 손상의 결과 혈액이 단열내로 새어 나와 곧 응고한다.

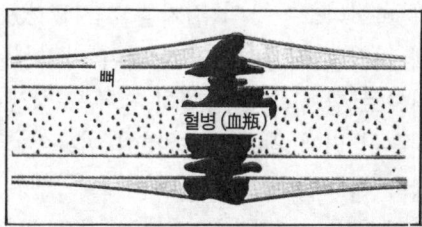

ⓑ 시간이 지나면 하버스계 내부의 동맥이 굳어서 축소되고 단열부분과 골간의 범위에 걸쳐 살아 있던 뼈 세포가 죽는다.

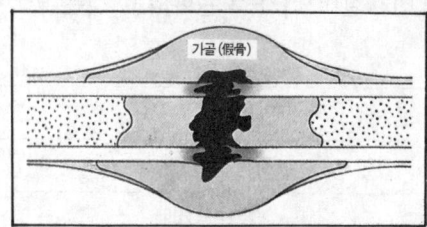

ⓒ 골절상을 당한 지 2일 후에 혈병 내에 모세혈관과 섬유아 세포가 몰려든다. 여기에 자력선에 의하여 섬유아 세포는 전화하여 골형성 세포 즉 조골세포나 뼈의 외부에 골막 조직을 형성하는 세포를 활성화시킨다.

ⓓ 이 새 조직을 가골이라 하여 단열을 감싸고 죽은 뼈로 변한다.

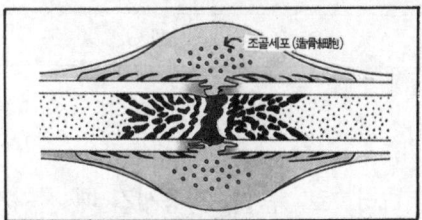

ⓔ 죽은 뼈는 가골 속의 조골세포에서 생성되는 새 뼈에 흡수된다.

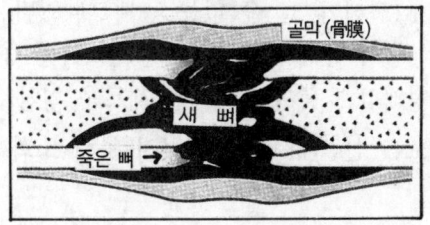

① 새 뼈는 용골세포에 의하여 본래의 골형을 따라 외형이 조정된다.

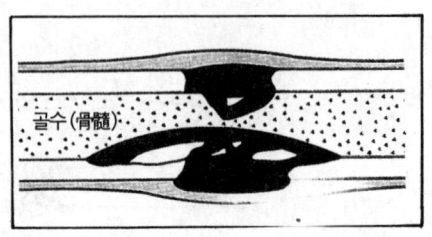

(4) 생체전기와 자기

혈관 속의 혈액에는 무기염류가 녹아 있는데, 그것의 일부에 플러스(+)와 마이너스(-)의 전기를 가지고 있는 이온이란 것이 있다. 그러므로 혈관에 자장을 작용시키면 혈액이 자력선을 끊고 지나가면 전압이 발생한다. 그러므로 혈액 속에 당연히 전류가 발생한다. 그런데 혈액 속을 전류가 흐르면 이온이 되어 있지 않는 것이 이온이 되는 방향을 향해 변화하는데 이러한 현상을 전해질 해리라 한다.
전해질 해리가 이온화되는 것은 곧 이온이 증가하는 것이다.

코일의 회전운동	혈액운동
자장의 강도	혈액 흐름의 속도
자력의 2배	전압도 2배로 된다
유속에 비례	흐름의 속도와 전압의 관계

그러므로 자기를 작용시킬 때 전기가 일어나므로 자기와 인체는 표리의 관계(뗄레야 뗄 수 없는 관계)에 있다.
혈액 중에 여러 가지 콜레스테롤 등의 불순물이 혈액의 흐름을 방해한다. 혈액의 흐름이 나빠지면 새로운 영양소나 산소가 세포로 운반되지 못하고 세포는 신진대사가 원활하지 못해 노화현상(세포가 단단해지는 것)이 진행된

다. 이렇게 단단해진 혈관의 세포는 탄력성이 없기 때문에 파열되기 쉬워진다. 그렇게 하여 뇌일혈이나 동맥경화·뇌혈전 같은 여러 가지 병이 생기게 된다.

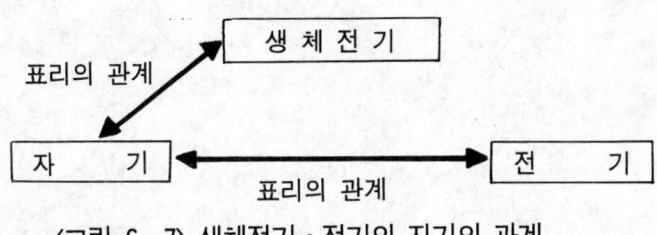

〈그림 6-7〉 생체전기·전기와 자기의 관계

이러한 병의 원인에는 바이러스와 암 같은 세포에 문제가 있다. 즉 정상적 세포가 암세포로 바뀐다. 그리고 나서 뇌의 혈관이 파열된다. 또한 심장혈관이 파열되어 심장병과 뇌일혈을 일으킨다.

그러므로 우리들의 세포는 항상 생생해야 한다. 그러기 위해서는 우리들의 혈액이 항상 새로운 영양과 산소를 계속 세포에 공급해야 한다. 즉 동맥→모세혈관→세포로의 신선한 혈액이 줄곧 흐르게 하는 것이다.

혈액의 흐름이 나빠지는 것은 노화현상이다. 이 노화현상이 진행되는 중에 병에 걸리면 죽게 된다. 즉 혈액의 흐름이 노화→병→사망으로 연결된다.

그러므로 혈액의 흐름이 좋다는 것은 피로회복, 활발한 신진대사, 새로운 세포의 탄생, 항상 젊고 원기왕성한 생활을 할 수 있다는 것이다.

결국 건강은 혈액의 흐름이 좌우한다. 혈액의 흐름을 좌우하는 원동력은 자기작용이다. 이러한 자력선을 몸에 침투시키는 것이다.

혈액에 자력선을 닿게 하면 혈액 중의 적혈구를 활성화시켜 산소량을 증가시킨다. 이러한 산소를 증가시킴에 따라 혈액 중의 알콜이나 콜레스테롤 등의 불순물을 용해시켜 버리는 용해력 증강작용이 일어난다. 즉 자력선을 혈관에 침투시킴으로써 불순물을 녹이는 촉매작용이 일어난다.

용해력 증강작용과 촉매작용에 의해 혈액 중의 콜레스테롤 등의 불순물이 용해됨으로써 혈액의 흐름은 빨라진다. 그런데 자장 속을 혈액이 흐르게 됨으로써 혈류기전력이 생긴다. 이 혈류기전력에 의하여 혈액의 흐름이 빠르게 된다.

술을 마시면 간장 속의 산소는 혈액 중의 산소만으로는 그 많은 알콜을 분

268 성인병과 자기요법

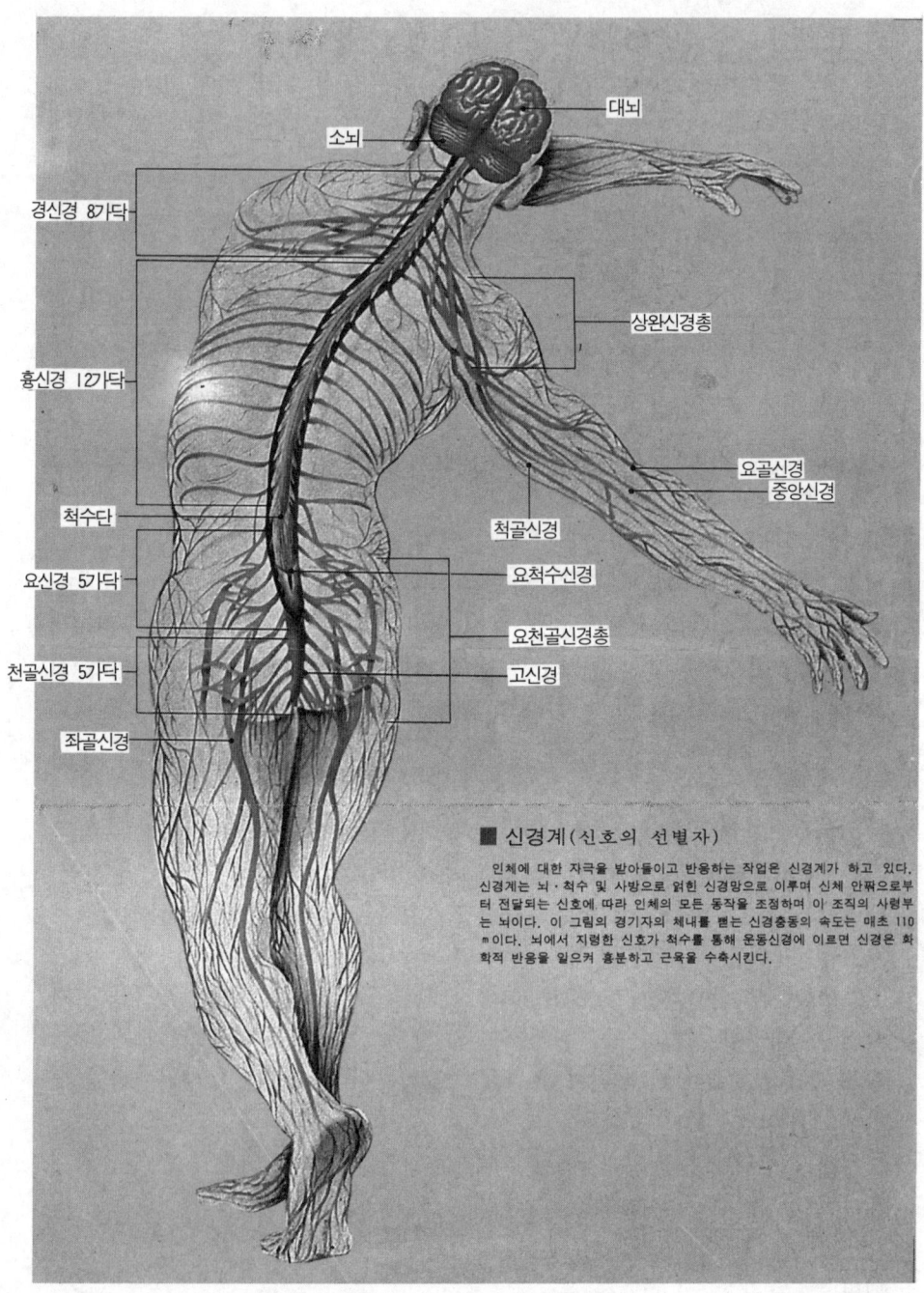

〈그림 6-8〉 전신의 신경계

해시킬 수 있을 정도의 양이 못 된다. 이러한 현상이 계속되면 결국은 간장병이 생기게 된다. 이것은 알콜 등 불순물을 분해할 산소의 양이 불충분함을 의미한다. 여기에 자력선을 투여함으로써 적혈구의 왕성한 생성과 활동을 유도하여 산소를 증가시킨다.

그렇게 함으로써 항상 신선한 혈액을 몸에 내보낼 수가 있어 우리들의 몸은 면역력이 높아져 병에 걸리지 않고 건강하고 젊게 살 수 있다.

자력선을 투여하면 뼈를 활성화시킨다(뼈를 튼튼하게 한다). 또는 신경선의 흐름을 좋게 한다(신경선에 피순환이 잘 된다). 뼈가 튼튼해지면 몸이 단단하고 거뜬해지며 장기가 활성화됨으로써 피로가 풀리게 된다.

우리 몸 속의 장기는 모두 신경선에 의해서 움직인다. 그러므로 이러한 신경선의 흐름이 좋아지면 당연히 장기가 활발해지게 된다.

스트레스로 위가 나빠지거나 심근경색(심장마비)이 나빠졌다는 것은 신경선의 흐름이 나빠져 장기를 움직이는 신경선이 움직이지 않기 때문에 일어나는 것이다. 따라서 세포에 신선한 혈액을, 새로운 영양과 색소를 넣어 주면 세포는 항시 젊어져 활성화되어 병에 걸리지 않게 된다.

혈전이 생긴 부분이나 동맥의 혈관을 봉합했을 경우 봉합부전의 장소에 마이너스(−)의 전위가 되도록 자석을 놓으면 혈전이 용해되거나 봉합봉전이 개선되어 완벽하게 봉합된다. 이것은 동맥의 혈류가 빨라서 자장에 의한 혈류기전력이 정맥에서보다 크게 작용하기 때문이다.

(5) 효소에 자기가 미치는 영향

몸 안에 들어온 음식물은 약 1천여 종의 효소작용으로 인체에 필요한 화학물질로 변화한다.

1) 효소(enzyme)
동물에서 식물에 이르기까지 모든 생물의 하나하나의 세포 속에는 여러 가지 효소가 널리 분포한다.

효소는 생명체 내 화학반응의 촉매가 되는 여러 가지 미생물로부터 생기는 교질상태의 것으로서 살아서 활동하고 있는 것이다. 이것은 영양소를 소화·흡수시켜 활력을 불어넣는다든지 낡은 조직을 버리고 새로운 조직을 만드는 촉매로서의 역할을 한다.[158] 효소는 신체의 여러 장기와 조직에 많이 존재하며 서로서로 독특한 역할을 한다.
만일 효소가 없다면 지구상의 생물은 단 하루라도 생명을 유지할 수가 없게 된다. 즉 효소는 생명을 유지케 하는 기본이 된다.

2) 효소의 역할
효소는 체내에서 다음과 같은 역할과 작용을 한다.

작 용	역 할
1)체내의 항상성 유지작용	・혈액을 약알칼리로 유지한다. ・체내의 이물을 제거한다. ・장내 세균의 평형을 유지한다. ・세포의 강화작용을 한다. ・소화촉진 작용을 한다. ・병원균에 대하여 저항력을 강화한다.
2)항염증작용	・세포의 일부가 상처・파괴 혹은 손상되어 병원균이 성장하여 염증이 생기는데 효소는 백혈구를 운반하여 백혈구의 활동을 도와 상처입은 세포에 치유력을 주는 작용을 한다.
3)분해작용	・병 부위 관내에 저류된 오물을 분해・배설한다.
4)혈액 정화작용	・혈액 중의 노폐물과 염증의 병독을 분해하여 배설하는 작용을 한다. ・혈액 중의 콜레스테롤을 용해시키는 작용을 한다. ・혈류의 흐름을 좋게 한다.

우리 인체를 구성하고 있는 세포는 약 60조나 되는데 이들 세포는 효소에 의해서 만들어지고 있다. 효소가 세포를 만들려면 단백질, 비타민, 미네랄, 체액의 액성, 체온, 습도 등이 적당해야 한다. 이와 같이 최적의 조건에서 효소는 활성화되며, 효소가 정상적으로 활동할 때를 건강한 상태라고 한다.
그러나 효소가 활성화할 수 있는 최적조건이 갖추어지지 않으면 효소는 순조롭게 활동할 수 없거나 그 활동이 감소하게 되어 신체의 각 기능이 저하되고 활력이 떨어지게 된다.
효소는 0°~25℃ 사이에서는 효소의 작용이 급격히 증가하고, 30°~40℃에서 가장 활발하며, 40℃ 이상에서는 감소하기 시작한다. 그 이상의 온도가 계속되면 효소는 대개 비활성 상태가 되는데 이는 고온에 의해서 효소의 주성분인 단백질이 변성되기 때문이다. 대부분의 세포는 40℃ 이상에서 물질대사의 능력을 상실하게 된다.

이러한 반건강 상태가 계속되면 외적인 병원균에 대한 저항력이 약화되어 병이 발병하는 것이다.

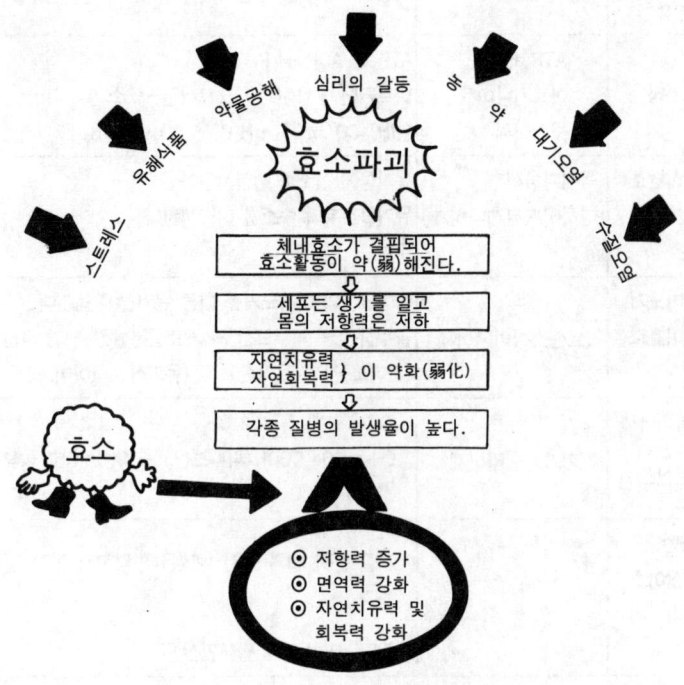

<그림 6-9> 반건강상태의 원인

효소에는 소화효소인 트립신이나 알콜을 분해하고 해독하는 알콜탈수소효소 등 여러 가지 것들이 있다. 다음은 효소의 종류와 그 작용을 나타낸 것이다.

종류		효소의 명칭	작 용
가수	탄수화물	아밀라아제	$(C_6H_{10}O_5)_n$(녹말)$+nH_2O \rightarrow nC_{12}H_{22}O_{11}$(엿당)
		말타아제	$C_{12}H_{22}O_{11}$(엿당)$+H_2O \rightarrow 2C_6H_{12}O_6$(포도당)
		락타아제	$C_{12}H_{22}O_{11}$(젖당)$+H_2O \rightarrow C_6H_{12}O_6$(포도당)$+C_6H_{12}O_6$(갈락토오스)

분 해 효 소	분해효소	슈크라아제	$C_{12}H_{22}O_{11}$(설탕)+H_2O→$C_6H_{12}O_6$(포도당)+ $C_6H_{12}O_6$(과당)
	단백질 분해효소	펩신 트립신 펩티다아제	단백질 → 폴리펩티드 폴리펩티드 → 작은 폴리펩티드 폴리펩티드 → 아미노산
	지방분해효소	리파아제	지방 → 지방산 + 글리세롤
	기타	ATP ase 아르기나아제 우레아제	ATP → ADP + Pi 아르기닌 + H_2O → 오르니틴+요소 $(NH_2)_2CO$(요소)+H_2O → CO_2+ $2NH_3$
산화 환원 효소	산화효소 탈수소 효소	옥시다아제 (디하이드로게나아제)	유기물에 산소를 결합시킨다. 유기물로부터 수소를 이탈시킨다.
전이 효소	아미노기 전이효소	(트랜스아미나아제)	아미노산의 아미노기를 다른 유기산에 옮긴다. 글루탐산 + 피루브산 → 케토글루탈산 + 알라닌 (아미노산) (유기산) (유기산) (아미노산)
이탈 효소	카탈라아제 탈탄산효소	(카르복실라아제)	H_2O_2 → H_2O + $1/2\ O_2$ $CH_3 \cdot CO \cdot COOH$(피루브산) → $CH_3 \cdot CHO$(아세트 알데히드) + CO_2
이성화 효소	6탄당 인산이소 메라아제		기질 분자 내의 원자 배열을 변경시켜 이성(질)체로 만든다. 포도당·인산 → 과당·인산

이러한 효소의 작용에 자기가 영향을 미친다.

원생동물인 짚신벌레를 사용한 실험에서는 효소작용의 변화가 지자기의 변화에 따른다고 한다. 또 인간의 경우에도 1,300G의 자장을 인체에 걸면 소화효소인 트립신의 작용이 촉진되고 4,000G의 자장을 걸면 뇌의 신경 세포의 정보전달에 밀접한 관계가 있는 아세틸콜라에스테라제라는 효소가 활성화한다고 한다.

그러므로 위가 나쁘다던가, 머리가 개운치 않는 두통(만성두통)에 자기를 걸어 줌으로써 효소의 기능을 활성화시켜 몸의 컨디션을 회복시켜 준다.

술을 많이 마신 뒤 생기는 숙취에도 자기가 알콜탈수소효소의 기능을 조절함으로써 머리가 아프지 않고 개운하게 해준다. 이러한 효소의 기능을 활성화하는 것은 인체의 대사기능을 높인다는 것이다. 즉 피로나 불쾌감은 대사 기능의 저하현상이며, 대사의 주역인 효소의 기능을 자기에 의해 강화하거나 조절하게 된다. 그러면 쾌적한 생활을 누릴 수가 있다.

우리의 몸은 스트레스 상태가 되면 관자놀이에서 안으로 들어간 부분에 있는 뇌하수체란 곳에서 지령이 나와 부신피질에서 스트레스에 대항하는 호르몬을 분비시킨다. 이것이 스테로이드 호르몬이다. 이 호르몬을 분비하는 부신피질에 자기 물질이 있다고 생각한다.

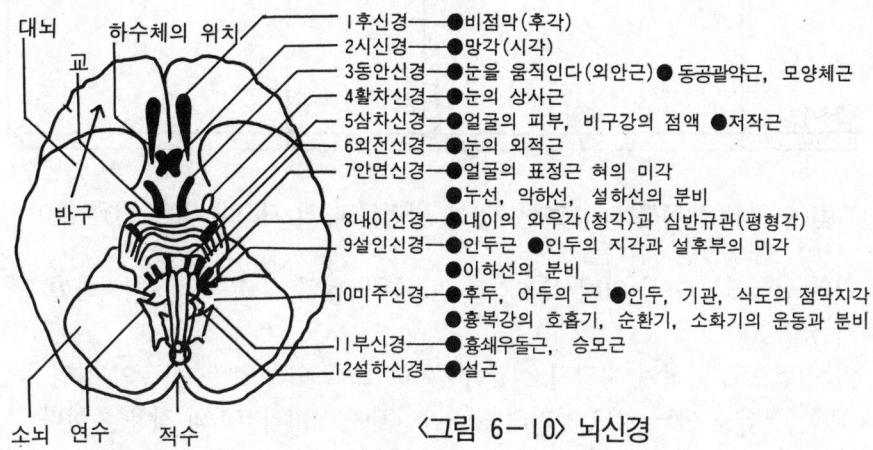

〈그림 6-10〉 뇌신경

(6) 혈액에 자기가 미치는 영향

혈액은 앞장에서 살펴본 바와 같이 조직이나 기관에 산소와 영양소를 쉴새 없이 내보내고, 이산화탄소와 노폐물을 거둬들여 폐와 콩팥으로 운반함으로써 생명활동을 유지하게 한다.

혈소판은 상처가 생겨 출혈이 있을 때, 혈액의 손실을 막기 위해 응고시키는 역할을 한다.

최초의 혈소판은 수일간 25%나 증가하고, 10일이 경과하자 최초의 수치로 되돌아갔다. 그리고 자계를 제거하자 다시 증가하여 최고치에 가까워졌다. 이후 다시 원래의 수치로 되돌아갔다.

적혈구는 헤모글로빈과 연결하여 산소를 운반하는 일을 한다. 4,200G의 균일 자장에서 59일간 마우스(생쥐)를 사육했을 경우, 자장에 있는 동안에는 적혈구가 120일의 수명을 갖게 되어 수명이 연장되었다.

백혈구는 세균 등의 이물질이 생체 내에 들어오면 백혈구가 증가하여 식균 작용을 하여 세균을 잡아먹는 역할을 한다.

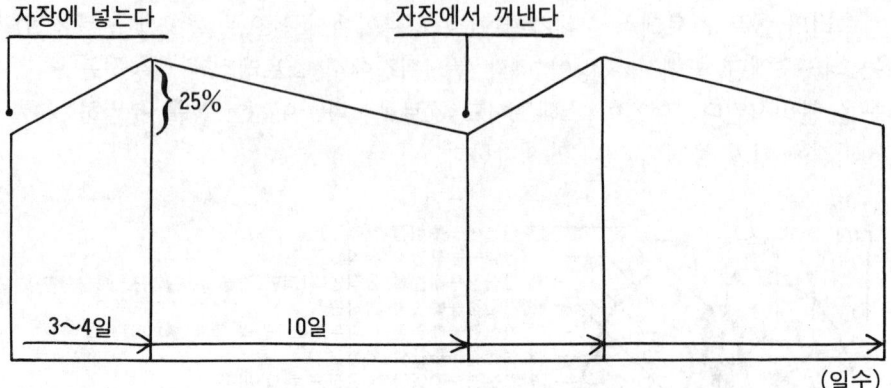

〈그림 6-11〉 생쥐를 9000G의 자장에 넣었을 때의 자장에 따른 변화 추이

위의 실험에서 자장 안에서는 거의 변화하지 않았으나 자장을 제거하면 갑자기 증가했다.

이 실험으로 인하여 자장의 식균작용이나 그 밖의 이로운 작용의 감염 등에 의한 질병을 어느 정도 제거해 준다. 인체에도 마찬가지의 작용을 한다.

인체에는 혈액의 흐름이나 장기의 작용(생체반응)이 있어 전기현상을 갖고 있다(앞의 생체전기편 참조).

의사가 고치지 못하는 만성병, 불면증, 어깨결림, 요통 등에 자기가 작용하여 혈액순환을 좋게 하기 때문에 효과가 있다.

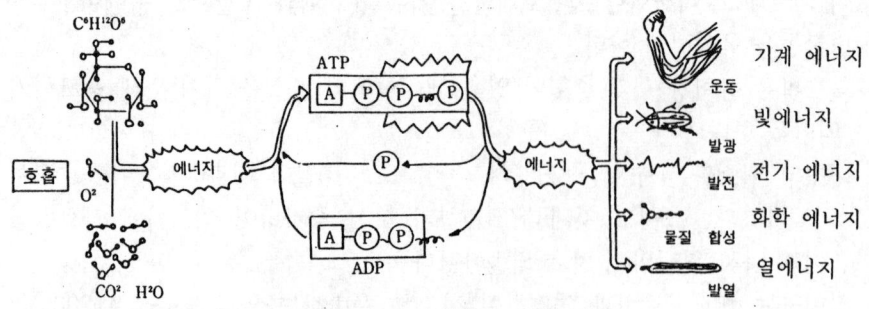

〈그림 6-12〉 ATP와 에너지 방출[159]

°ATP : Adenosine triphosphate
ADP : Adenosine diphosphate

인간의 혈액은 항상 약알칼리성의 상태가 되어야만 건강을 유지한다. 혈액이 산성화하더라도 그것이 단기간의 것이라면 사람의 몸은 자연치유력으로 산성을 약화시켜 알칼리성으로 회복시킬 수가 있다.

(7) 혈액의 산성화

인간의 골격을 형성하는 뼈(등뼈) 속에서 이것을 혈액 속으로 방출함으로써 산과 결합한다. 이렇게 하여 결합하면 산화칼슘이란 물질이 만들어지고 이것을 몸 밖으로 배출하는 것이다. 이것을 배설시킴으로써 몸 안의 산은 약해진다(뼈 속의 칼슘을 꺼내 산을 중화시킨다).

산성혈액이 오래 계속되면 산을 중화시키기 위해 뼈 속에서 끊임없이 칼슘을 뽑아내므로 뼈는 점점 약해져 부러지기가 쉽고 조각조각 부서지게 된다. 산화칼슘은 오줌에 섞여 몸 밖으로 배설되고, 일부는 피부조직이나 혈관 안쪽에 부착된다. 이로 인해 피부는 탄력을 잃고 노화하고 혈관을 경화하여 파열되기 쉽다. 또 혈액도 점액이 찐덕찐덕해진다. 이것으로 인해 동맥경화나 핏덩어리가 생성된다. 산화칼슘은 결석이 되어 신장결석이나 담석·방광결석 등의 원인이 된다.

1) 산성체질

체중의 약 60~70%를 점하고 있는 체액은 정상적인 경우 항상 pH(산알칼리도 : 7이면 중성, 7 이상이면 알칼리성, 7 이하면 산성) 7.44 정도의 약알칼리성을 유지하도록 조절되고 있다. 인체를 구성하고 있는 무기질(미네랄) 중에서 전체 양의 2%를 칼슘이온이 차지하는데 이 칼슘의 양에 의하여 산성체질이 되기도 하고 약알칼리성 체질이 되기도 한다. 즉 칼슘이온이 혈액의 4%에 이를 때 혈액의 액성(pH)은 7.44가 되고, 이 상태를 약알칼리성 체질이라 하며 무병상태인 가장 건강한 이상체질이다.

약알칼리성 체질은 혈액순환이 잘 되고 호르몬이나 효소의 움직임이 활발하며 질병에 대한 저항력이나 회복력이 뛰어나다. 또한 두뇌가 명석하고 직감력이나 통찰력이 뛰어나 사리판단에 정확성이 있다.

그러나 혈액의 칼슘이온이 감소하게 되면 혈액의 액성(pH)이 7.44 이하로 떨어지게 되어 많은 양의 산소공급을 요구하므로 혈액이 산독화되어 쉬이 피로를 느끼며 감기에 잘 걸리는 산성 체질로 변하게 된다. 이러한 산성 체질을 예방·개선하기 위해서는 체액을 약알칼리성으로 유지해야 한다. 예를 들어 결핵균은 pH가 6.8에서 왕성하게 번식한다. 그러나 약알칼리성에서는 발육이 둔화된다.

〈표 6-2〉 사람 체액의 액성(pH)

구 분	pH	구 분	pH
침(타액)	6.4~6.9	뇌 액	7.3~7.5
위 액	1.0~1.5	눈 물	7.4
담 즙	5.4~6.9	간 장	6.4~7.4
췌 액	7.5~8.0	젖	6.6~6.9
장 액	7.0~8.6	인 분	7.0~7.5
혈 액	7.36~7.44	뇨	4.8~7.5

인간은 원래 약알칼리성 체질로 태어나는데 생활을 하는 동안 섭취된 음식물에 의하여 자신도 모르게 산성 체질로 변화된다. 이것은 근육의 활동이 심할 때 많은 양의 젖산이 발생하여 혈액 속으로 들어가게 되고, 또 폐렴이나 폐질환·심장장애로 인해 조직에 산소의 공급이 적을 때도 초성포도산과 젖산이 증가하여 체내에 축적되기 때문이다.

이러한 초성포도산과 젖산은 효소의 촉매 역할로 빨리 분해하여 탄산가스(CO_2)와 물로 변화시켜 몸 밖으로 배출시켜야 한다. 그런데 몹시 심한 운동을 하거나 스트레스를 받으면 효소가 부족해 이러한 산(酸)들이 분해되지 않는다. 그러므로 생체(生體)는 이들 산을 중화시키기 위해 많은 양의 칼슘이온을 소모하므로 산성 체질로 되는 것이다.

우리 인체가 이들 산의 독성으로 인해 산성 체질화될 경우 근육이나 뇌 및 신경조직이 피로해져서 기억력을 감퇴시키고, 세포의 노화를 촉진시키므로 체내의 저항력과 자연치유력이 약화되어 질병에 걸릴 확률이 높아지게 된다.

2) 산성 체질시 나타나는 증상

각종 성인병과 여러 잡다한 만성질환들이 산성 체질의 사람에게서 많이 유발되기 때문에 건강을 유지하기 위해서는 산성 체질을 약알칼리성 체질로 개선·유지하는 것이 매우 중요하다.

산성 체질시 여성에게 나타나는 증상
• 눈·얼굴·손·발이 자주 붓는다. • 기동을 하면 부종이 빠지게 된다. • 기미가 생기고 살결이 거칠어지며 탄력성이 없고 화장이 잘 받지 않는다. • 가슴이 두근거리고 숨이 차며, 차멀미를 하고 구토를 종종 한다. • 신경을 조금만 써도 얼굴이 화끈거리고 눈이 침침하며 눈물이 잘 나온다. • 배란이 잘 안 되거나 임신이 불가능하고 유산이 잘 된다. • 임신중에는 피부가 거칠어지며 기미가 많이 생기고 입덧이 유달리 심하다. • 월경주기가 자주 변하고 때때로 아랫배가 차갑고 아프며 생리 때가 아닌데도 생리가 비친다. • 출산 후 손발이나 몸이 많이 붓고 잇몸이 들뜨게 된다. • 생리통이 심하고 빛깔이 검고 탁하며 엉키거나 양이 고르지 못하다.
산성 체질시 남성에게 나타나는 증상
• 신경을 조금만 써도 두통이 온다. • 머리가 무겁고 빈혈이나 현기증 같은 증세가 있다. • 가끔 귀가 멍할 때가 있다. • 잠이 잘 오지 않으며, 잠잘 때 꿈을 많이 꾸거나 잘 놀라고, 혀에 백태가 자주 낀다. • 조금만 활동을 해도 쉬 피로를 느끼며 추위를 많이 타게 된다. • 눈이 충혈되고 피로하며 티가 들어간 것처럼 눈을 뜨기가 어렵다. • 배가 나오고 화를 잘 낸다. • 기억력이 급격히 감퇴된다. • 살이 찌지 않고 속이 메슥거리며, 신경을 좀 쓰거나 술을 조금만 마셔도 설사를 하게 된다. • 사타구니가 축축하며 냄새가 많이 나고 조루증이 있거나 새벽에 생리현상이 일어나지 않아 부부생활에 지장을 초래하게 된다. • 폐결핵 같은 만성전염성 질환을 앓고 있거나 앓은 병력이 있으며, 끈기가 부족하고 쉽게 권태와 피로감을 느끼며 매사에 의욕이 없어진다. • 당뇨병·고혈압·동맥경화증·간장병·비만증 등의 성인병을 중년기 이후의 다른 사람들보다 훨씬 빠른 나이에 갖게 된다. • 두통·신경통·요통·관절통·류머티즘·어깨결림 등의 증상을 호소하게 된다.

혈액은 몸의 각 부위에 영양소와 산소를 운반한 후 돌아올 때는 이산화탄

소와 노폐물을 몸 밖으로 배출시킨다(앞의 혈액편 참조).

몸을 만들고 있는 세포는 영양도 필요하고 산소도 필요하다. 그런데 근육을 만들고 있는 무수한 세포에 영양과 산소를 충분히 공급해 주지 않으면 근육에 이상이 생기게 된다.

혈압이 높아지면 뇌혈류량이 정상치보다 내려가고 그 결과 혈류의 흐름이 늦어지게 된다. 그러면 혈액이 운반하는 영양소와 산소의 공급이 늦어져 뇌의 혈관벽은 산소 부족 상태가 되고 이 상태가 계속되면 세포가 죽어 버린다.

약알칼리성일 때는 부드럽게 흐르던 혈액이 산성이 되면 끈적끈적한 상태인 산성이 되어 혈액의 흐름이 늦어진다. 전해질은 혈액의 산·알칼리를 조절하고 이산화탄소를 꺼내 몸 밖으로 운반하며, 세포에 영양을 공급해 준다. 그리고 삼투압의 조정도 한다. 혈액을 맑게 하는 전해질을 외부에서 자기로 활성화시켜 준다. 즉 전해질은 자기를 만나면 이온화가 촉진되고 활발해진다.

(7) 신경에 자기가 미치는 영향

자기에 의해 자극을 받은 신경섬유는 순간적인 속도로 이웃해 있는 세포막에 충동을 보낸다. 신경섬유의 세포막이 놀라운 속도로 변화하기 때문에 일어나는 것이다. 이 세포막의 변화는 안쪽의 칼슘이온과 체액 속에 있는 나트륨(Na)이온 등 2종류의 하전이온의 전기적 반응에 의해 전달되고 흐른다.

이러한 플러스(+)와 마이너스(-)의 이온이 번갈아 가며 왕복운동을 일으키고 여기서 전위가 발생하며 잇달아 반응을 일으킴으로써 신경이 온몸을 자극한다.

혈액이 산성화가 되면 앞에서 살펴본 바와 같이 혈액의 끈적거림이 증가하고 그로 인해 산소나 영양소의 운반이 늦어져 세포가 영양실조로 인해 죽게 된다. 보통 세포와 신경 세포 뉴런도 산소를 필요로 한다.

1) 신경 단위와 흥분의 전달

①신경 단위(Neuron : 뉴런)

뉴런	뉴런의 종류	뉴런의 기능
• 뉴런은 신경계의 구조적·기능적 단위이다. • 뉴런은 신경세포체, 수상돌기, 신경돌기(축색)로 되어 있다. ① 신경세포체 : 뉴런의 생활 중심과 중추의 작용을 한다. ② 수상돌기 : 외부나 뉴런으로부터 오는 자극을 받는다. ③ 신경돌기 : 흥분을 다른 뉴런이나 운동기에 전달한다. 【신경돌기의 미세 구조】	*구조 • 유수신경 : 수초가 있으며 전달 속도가 빠르다(척추동물). • 무수신경 : 수초가 없으며 전달속도가 느리다 (무척추동물).	*기능 ① 감각(구심성) 뉴런 : 감각기에서 자극을 중추부에 전달하는 뉴런으로 수상돌기가 길고 수초에 싸여 있다. 신경세포체는 배근(후근)에 있다. ② 운동(원심성) 뉴런 : 중추부의 명령을 근육이나 샘에 전달하는 뉴런으로 신경돌기가 길고 여러 개의 수상돌기가 있다. ③ 연합 뉴런 : 중추부를 구성하는 신경으로 감각 뉴런과 운동 뉴런 사이의 흥분을 전달한다.

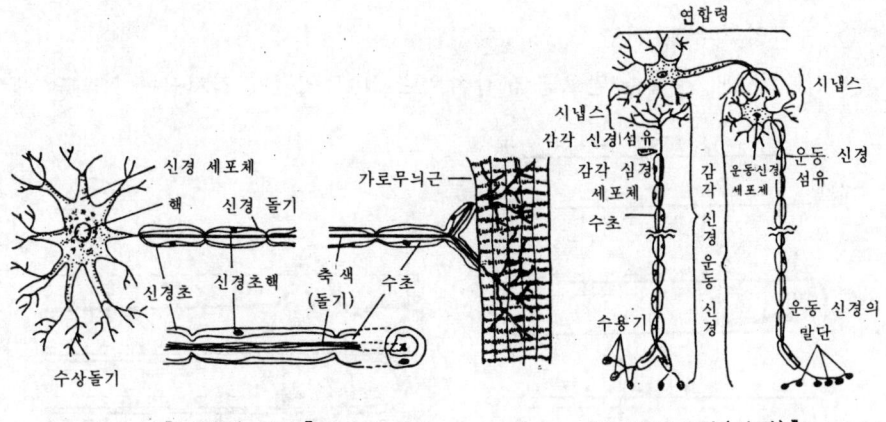

【뉴런의 구조】　　　【뉴런의 3형(사람)】

② 흥분과 전도(생체전기편 참조)
ⓐ 뉴런의 정지전위[160]
 ⅰ) 뉴런이 휴지 상태에 있을 때 나트륨(Na^+) 펌프에 의하여 외부는 내부에 대하여 전위차를 나타낸다. (내부는 외부에 대하여 -70 mv의 전위차를 유지하고 있다). 즉 내부($-$)와 외부($+$)에 전하가 다른 이온이 있어서 그 사이에 전위차가 생기는데 이것을 정지전위(막전위)라 한다.
 ⅱ) 나트륨 펌프 : 안정된 상태의 뉴런은 ATP를 소모하면서 Na^+은 세포 밖으로 내보내고, K^+은 내부로 받아들여 세포 내외의 Na^+과 K^+의 농도를 비교적 일정하게 유지하게 한다〔휴지막 전위 : 바깥쪽($+$), 안쪽($-$)〕

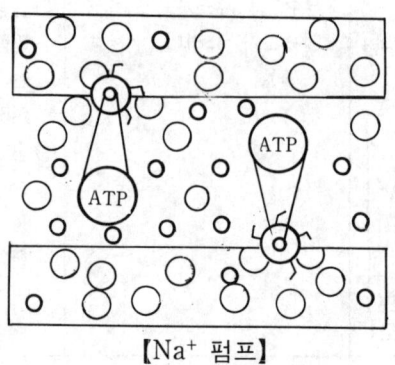
【Na^+ 펌프】

ⓑ 뉴런의 흥분과 전도
 ⅰ) 뉴런이 자극을 받으면 순간적으로 Na^+ 펌프가 정지되어 Na^+은 세

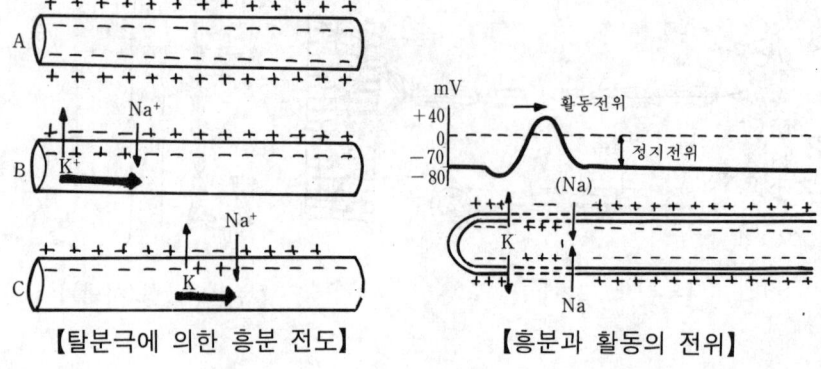
【탈분극에 의한 흥분 전도】   【흥분과 활동의 전위】

포 밖으로 이동하여 자극 부위를 탈분극시킨다〔안쪽은(+), 바깥쪽은(-)〕이 현상을 흥분이라 한다. 이때에 전위차(30mv)가 생기는데, 이 전위를 활동전위라 하고 이때 흐르는 전류를 활동전류라 한다.
ii) 다량의 Na^+은 바로 옆부분의 막을 탈분극시키고 처음 자극받은 부위는 재분극된다(바깥쪽은(+), 안쪽은(-)). 이것이 흥분의 전도이다.
ⓒ 흥분 전달 속도
 i) 뉴런은 섬유가 굵을수록 전달속도가 빠른데, 유수신경은 무수신경보다 전달 속도가 빠르다(약 100배). 유수신경은 그림과 같이 P에 자극이 가해져서 생긴 흥분이 a까지 전해지면, 그곳에는 축색이 노출되었으므로 그곳에서부터는 체액을 통하여 한 발짝을 뛰어서 a→b→c 순으로 전해진다(도약전도).

신경	종류	속도(m/sec)	온도(℃)
유수신경	사람	100	37
	개구리	30	20
무수신경	사람	1	37
	개구리	0.3	20

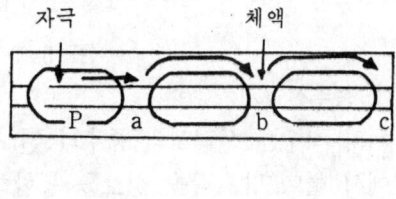

2) 사람의 신경계

　인체는 대단히 많은 수의 세포와 조직에 의하여 구성된 복합체라고 할 수 있다. 이들이 정상적인 생명활동을 영위하기 위해서는 인체 각부의 조직이나 기관들이 질서를 유지해야 하며, 내외의 변화에 의하여 적절히 통제하고 연락하면서 조절을 해야 하는데 이 기능을 담당하는 것이 내분비계와 신경계이다. 내분비계는 특수한 물질을 선으로부터 방출하여 도관이 없이 순환계를 통해 각 기관의 기능을 조절한다. 그리고 신경계는 전신에 그물망처럼 분포되어 체내 및 체외의 여러 자극을 감수하며 이것을 중추로 보낸다. 그리고 중추에서는 그 자극에 대한 알맞은 흥분을 일으킨다. 이 흥분을 원심적으로 신체의 효과기인 근이나 선과 같은 말초부에 적절한 반응을 나타나게 하고, 체외로는 외계의 정서에 알맞은 반응을, 체내로는 체내 각 기관의 일사분란한 연락・조화를 통제하고 있다.

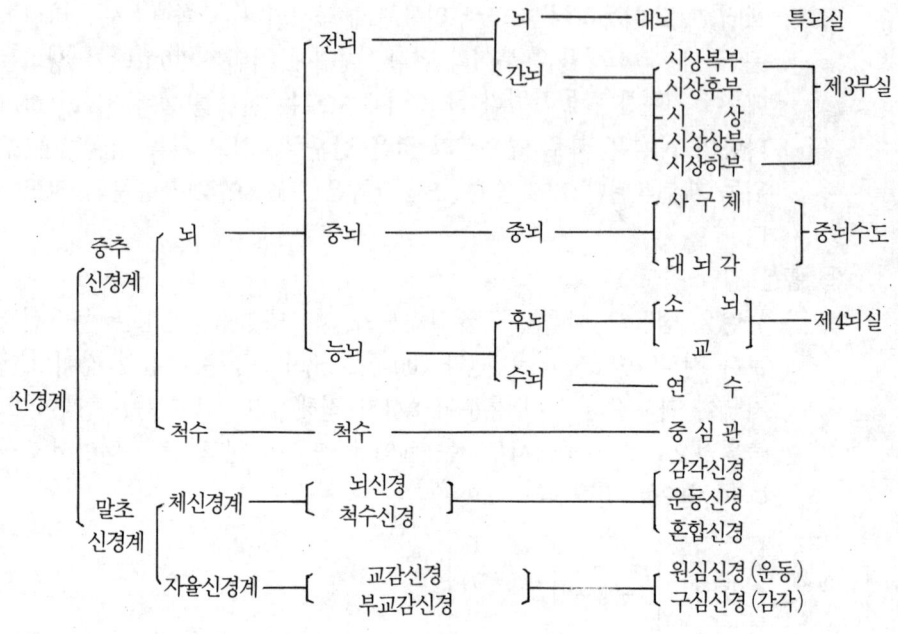

<표 6-3> 신경계의 구분

① 중추신경계

뇌와 척수는 신경계의 중추가 된다. 이 중추신경계는 구심신경을 따라 몸 밖에서 들어오는 각종 정보를 통합하는 정보센터로, 입력된 정보를 분석한 다음 다시 원심신경을 따라 신체 각 부위로 보내져 적절한 신체반응을 일으킨다.

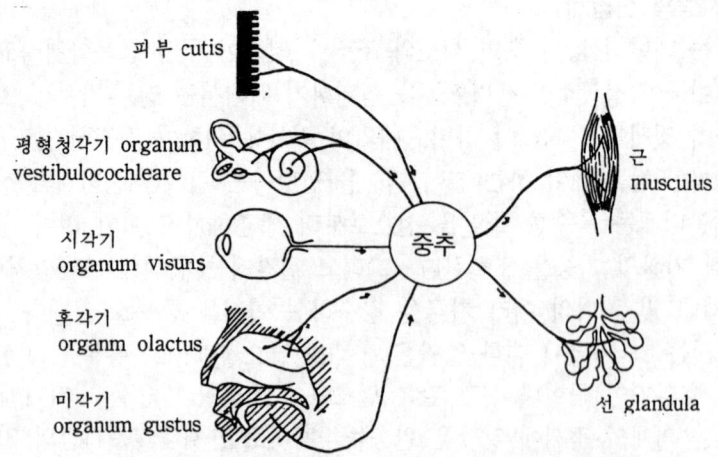

<그림 6-13> 신경계의 기능을 표시하는 모형도

A. 대뇌
 a. 구조 및 작용
  (a) 특히 포유류에 발달되어 있으며 바깥 부분에는 많은 주름으로 이루어져 있다.
  (b) 좌·우 2반구로 나누어 반대편 반신을 지배한다(연수에서 교차한다).
   ⓐ 피질부(회백질부)—신경세포의 집단이며 구피질과 신피질이 있다.
    · 구피질(고피질 : 古피질) : 원시적인 대뇌로 포유류는 뇌의 내부에 조금 남아 있다. 간뇌를 지배하고 본능행동과 감정의 기초적인 행동의 중추이다.
    · 신피질 : 대뇌피질의 대부분을 차지하고, 감각이나 수의 운동에 관한 중추, 정신생활에 관계하는 중추가 있다.
   ⓑ 수질부(백질부)—신경섬유의 다발이 지난다. 그리고 흥분 전달을 중계한다.
  (c) 작용
   ⓐ 감각령(지각령)—감각중추가 된다(시각·청각·언어중추 등).
   ⓑ 운동령—수의운동(의지에 의한 운동)의 중추이다.
   ⓒ 종합령(연합령)—피질부의 약 3분의 2가 된다. 사고·기억·이해·판단·추리 등 고등한 정신작용의 중추이다 (知, 情, 意의 중추).

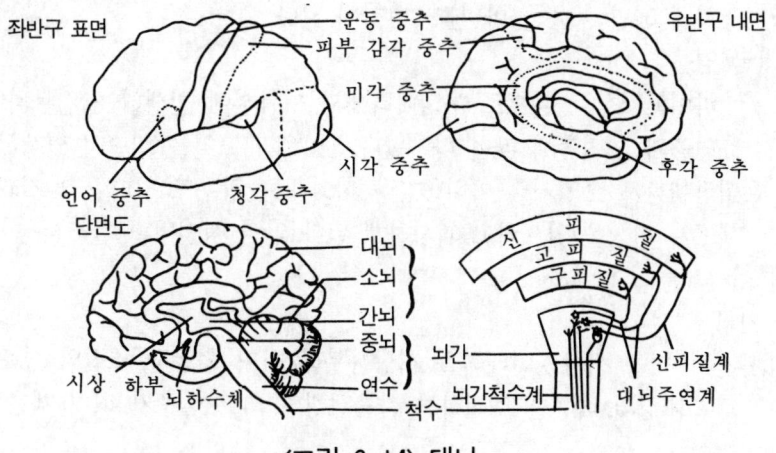

〈그림 6-14〉 대뇌

(D) 대뇌질환의 발생 원인은 대뇌조직의 손상이며 대체로 뇌압이 높아진다는 것이다. 그 결과 뇌조직에 분포된 혈관이 압박을 받아 혈액 공급이 중단되고, 아울러 뇌조직은 산소와 탄수화물의 공급을 받지 못해 결핍상태에 빠지면서 중추신경계에 여러 가지 장애가 일어나며, 심지어는 전신마비를 비롯해 생명에 위험을 초래하게 된다.

ⓐ 뇌종양

두개강 내 발생하는 종괴를 총칭하며 그중 신경교세포에서 유래하는 신경교종이 과반수를 차지한다. 신경교종 중에는 다형성 교아종이 가장 많은데 악성으로 1년 정도에서 사망하게 된다. 이 종양은 성인의 대뇌에 가장 많이 발생한다.

ⓑ 뇌일혈

일명 뇌졸중이라고 하는데 뇌순환의 장애로 일어나며 급성운동마비, 의식장애가 일어난다. 뇌일혈 중 대표적인 것은 뇌출혈·뇌경색·지주막하 출혈등을 들 수 있다. 뇌출혈의 원인은 고혈압증과 합병해서 뇌의 소동맥 벽에 장애가 일어나 괴사를 일으키는데, 괴사됨으로써 출혈될 때가 많으며 이를 고혈압성 뇌출혈이라고 한다. 발생 부위는 내포 부근이 가장 많으며 혈종이 형성되고 주위에는 뇌부종을 수반하게 된다.

ⓒ 뇌막염

일명 수막염이라고 하며, 이는 수막염균이나 화농균에 감염되어 일어난다. 지주막하강에 농성 삼출물이 고여서 두통이나 의식장애 등의 증상이 일어나는데, 조기에 항생물질로 치료하면 치유가 가능하나 시기를 놓치게 되면 후유증(마비)을 남기게 된다.

ⓓ 뇌염

바이러스성 질환으로 우리나라에서 여름철에 발생하는 일본뇌염이며 유년층과 노년층에 많이 나타난다. 40℃의 고열을 내면서 발생하여 의식장애를 일으키거나 마비증상을 나타내는 경우도 있다. 그 결과 신경세포가 변성을 일으키고 괴사하게 된다(앞의 성인병편 참조).

B. 간뇌

a. 간뇌 벽을 시상, 아래쪽을 시상하부라 하며 혈당량 조절의 중추가 된다. 내장의 작용을 조절하는 자율신경의 최고 중추가 되며 체온조절·

생장·물질 교대의 중추가 된다. 특히 시상하부는 그 아래에 붙은 뇌하수체의 호르몬 분비를 지배하는 중요한 역할을 한다.
b. 시상의 손상시에는 ⓐ 동통·온도의 변화·촉각에 대한 인식이 강화되거나 감소된다.
　　　　　　　　ⓑ 감각에 대한 정보를 대뇌에 전달하는 중계 역할을 담당하고 있기 때문에 통각에 대한 예민성이 커지든가 아니면 의식 상실에까지 갈 수 있다.
　　　　　　　　ⓒ 기분이 매우 좋은 자극으로 전환될 수도 있고 기쁨의 감각을 정서적으로 느끼게 한다. 반면 불쾌감이 극도에 달하여 성격의 괴팍성도 나타낸다.

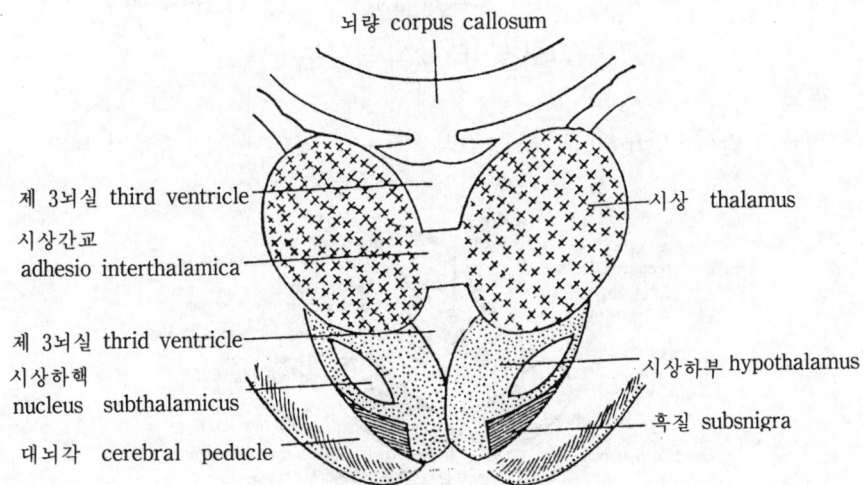

〈그림 6-15〉 간뇌의 전두단면 모형도

C. 소뇌
　a. 몸의 균형조절 중추로서 근육운동이 무의식적으로 잘 조절되도록 하며 어류·조류·포유류에 잘 발달되어 있다.
　b. 소뇌를 완전히 적출했을 때 나타내는 증상
　　ⓐ 관절의 고정이 약하여 수동적으로 움직였을 때 저항이 감소된다.
　　ⓑ 어떤 자세를 취하고 있을 때 떨림 현상이 일어난다.
　　ⓒ 발을 내디딜 때 필요 이상으로 내딛어 앞으로 간다든지 혹은 손을 펴

서 물건을 잡으려 할 때 목적한 물건에 닿기 전에 멈추는 현상 등이 나타난다.
ⓓ 어떤 동작을 할 때 개개의 운동 순서가 잘 맞지 않는다.

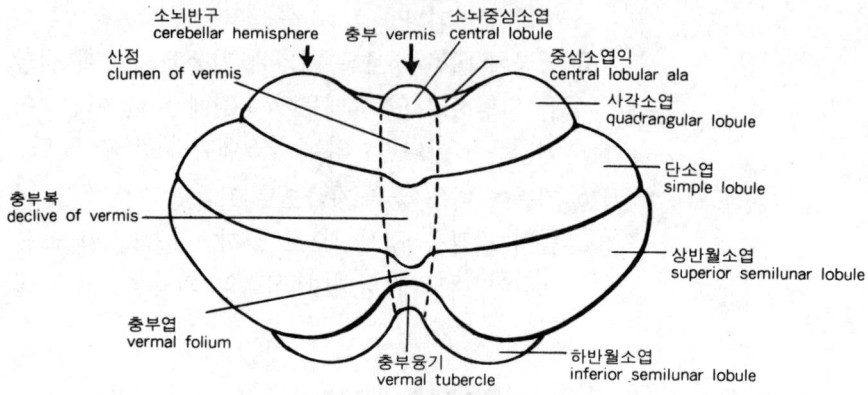

〈그림 6-16〉 소뇌의 구분

D. 중뇌

눈꺼풀의 반사·안구의 운동·눈조리개의 수축을 지배하는 중추가 된다.

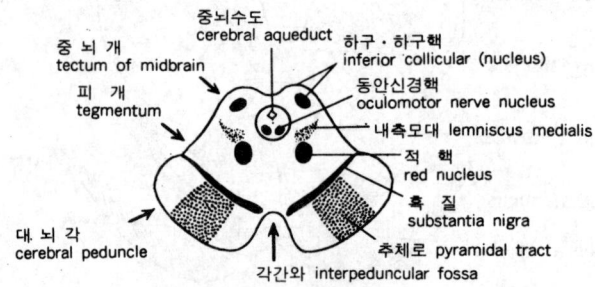

〈그림 6-17〉 중뇌

E. 연수
  a. 뇌와 척수를 연결하며 뇌신경이 이곳에서 교차된다.
  b. 다음은 생명에 관여하는 많은 중추들을 열거한 것이다.
  가) 호흡중추
      연수에는 호흡운동을 조절하는 중추가 있어 혈액내 CO_2의 농도가 높아지면 이 중추가 자극되어 호흡운동이 활발해지며 기침이나 재채기에 관한 중추도 있다.
나) 심장중추 및 혈관운동 중추
대동맥이나 경동맥동에 있는 압력수용기 등으로부터 흥분을 받으면 그에 따라서 혈압의 과도한 상승이나 하강을 막도록 심장의 활동을 조절하게 된다.
다) 소화기에 관한 중추
연수에는 타액분비중추, 저작반사중추, 흡반사중추, 연하중추, 구토중추, 위액분비 중추가 있어 소화에 지배적으로 관여하고 있다.
라) 발한중추
발한중추가 있어 땀의 분비 조절에 관여하고 있다.
마) 눈의 보호작용을 하는 중추
각막이나 결막 등의 자극에 의해 눈을 감는 반사(폐안반사, 각막반사) 중추나 누액분비 중추가 있으며, 특히 각막반사는 마취시 연수의 기능을 조사하는 데 쓰이고 있다.

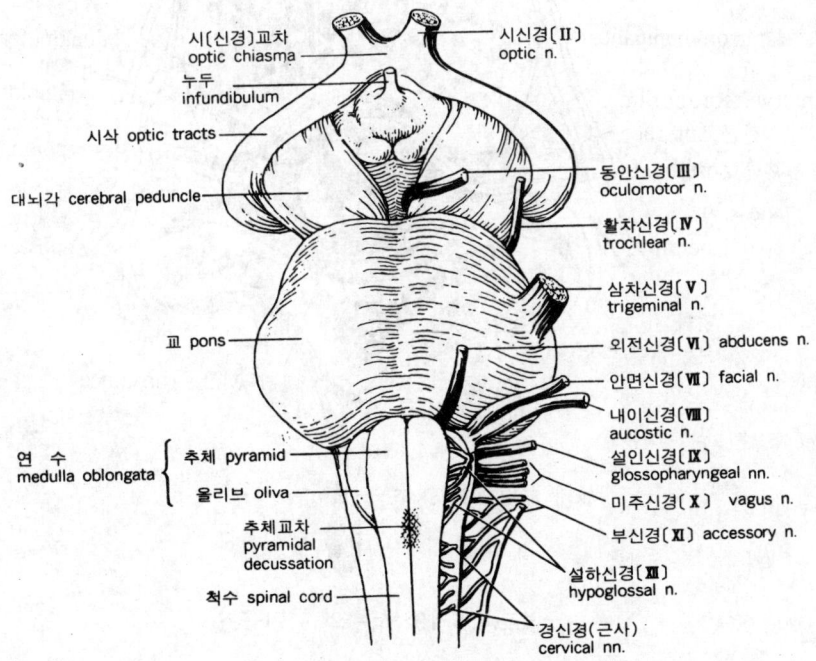

〈그림 6-18〉 뇌간(복측면), 뇌신경의 출발 부위를 표시

F. 척수

a. 척추(등뼈) 속에 들어 있다.
- 피질부(백질부) — 신경의 다발이 들어가고(후근) 나온다(복근).
- 수질부(회백질부) — H자형이며, 이곳에서 뉴런과 시냅스가 이루어진다.
- 전근(복근) — 운동신경(원심성신경)이 나오는 신경의 다발이며, 중추의 명령을 운동기에 전한다.
- 후근(배근) - 감각신경(구심성신경)이 들어가는 다발이며, 감각기관에서 받은 자극을 중추에 전한다.
- 등골반사의 중추가 된다(그 경로를 반사궁이라 한다).

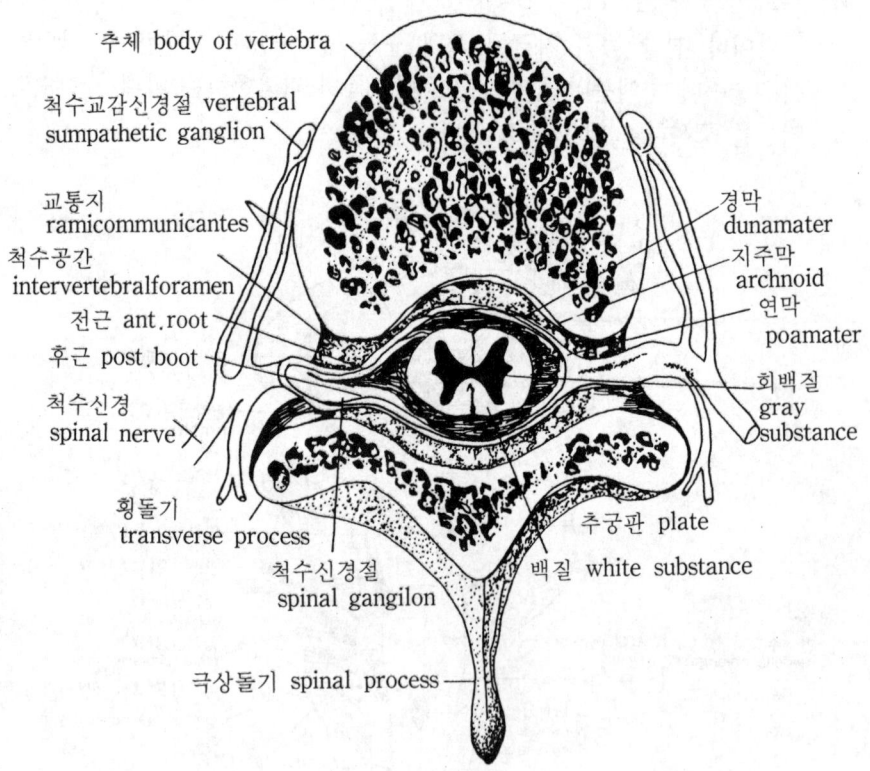

〈그림 6-19〉 척수의 단면구조

b. 운동신경과 감각신경의 통로이다.

c. 척수반사의 중추이다(젖분비, 무릎반사, 발한, 배뇨, 배변 등의 중추이다).

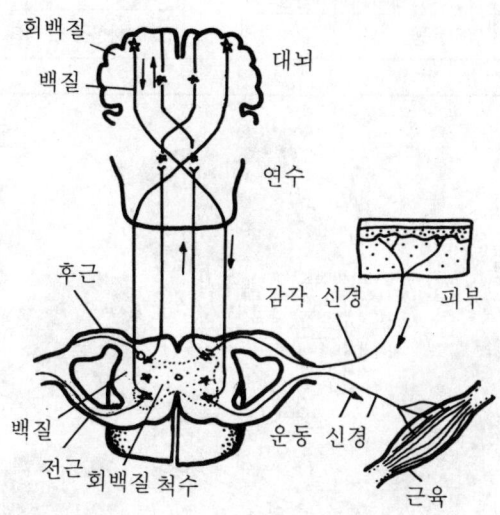

〈그림 6-20〉 흥분의 전달 경로

② 말초신경계

뇌와 척수에서 나오는 신경으로 뇌신경·척수신경·자율신경으로 되어 있다.

A. 뇌신경

파충류 이상의 동물은 뇌에서 나오는 뇌신경이 12쌍이 있다. 감각기의 흥분을 뇌에 전달하는 감각신경과 뇌의 명령을 내장·근육에 전하는 운동신경으로 구분한다.

중추	뇌신경	작용	중추	뇌신경	작용
대뇌	1.후신경	냄새 감각(후각)	연수	7.안면신경	안면의 근육 운동
				8.청신경	청각, 평형 감각
간뇌	2.시신경	보기 감각(시각)		9.설인신경	미각, 혀의 운동

중뇌	3. 동안신경	동안근의 수축		10. 미주신경	내장의 운동
	4. 활차신경	동안근의 감각		11. 부신경	목의 근육 운동
연수	5. 삼차신경	안면, 혀 등의 감각, 운동			
	6. 외선신경	안구운동		12. 설하신경	혀의 운동

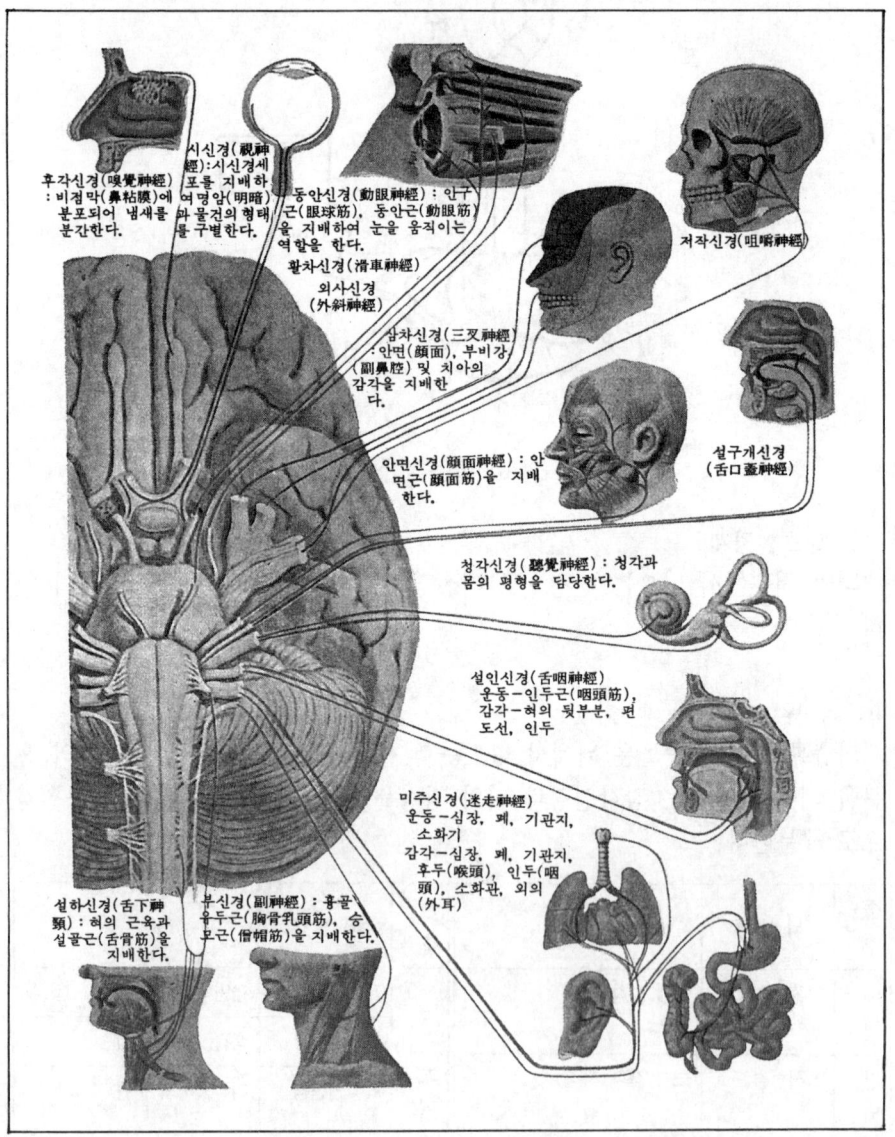

〈그림 6-21〉 뇌신경과 지배기관

B. 척수신경

척수에서 나와 몸의 각 기관에 분포하며 31쌍의 척수신경이 있다. 전근으로 운동신경이 나가고 후근으로는 감각신경이 들어간다.

척골신경 마비가 오면 손가락의 말절은 굴곡위가 되고 손가락의 내·외전이 불가능하게 되어 독수리손(claw hand)이 된다.

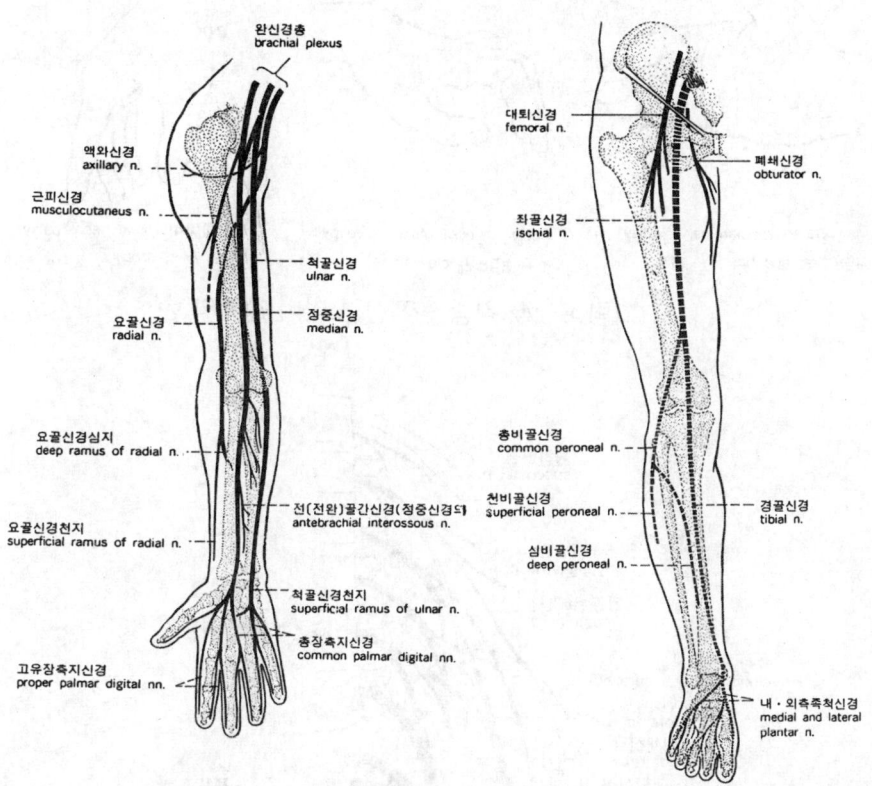

〈그림 6-22〉 상지에서 주요 신경의 주요 신경의 주행방향   〈그림 6-23〉 주요 하지신경의 주행 방향(우측, 전면)

요골신경(C_5-Th_1)은 상완골의 요골신경구를 따라서 상완 후측의 심부로 달리고 나서 전완 요측을 따라 손으로 향하는데 상지의 모든 신근을 지배하는 큰 신경이다. 근지는 상완부와 전완의 모든 신근에 분포하고 피지는 상완과 전완의 배측 및 손바닥의 요측 2분의 1에 분포한다.

요골신경마비에서는 팔꿈치가 펴지지 않는 것 외에 손목과 손가락이 구부러지고 팔이 축 늘어지는 하수수의 상태가 된다.
  정중신경(C_5-Thn)의 근지(운동신경)는 전환굴근군의 대부분과 회내근 그리고 손바닥 외측부(무지구)의 근을 지배하며 피지(감각신경)는 손바닥

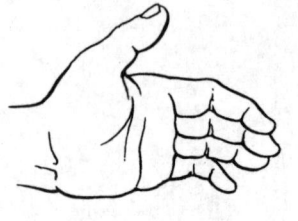

정중신경마비 madian nerve palsy
(원숭이 손 ape hand)

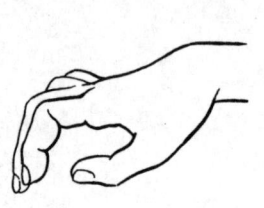

척골신경마비 ulnar nerve palsy
(독수리 손 claw hand)

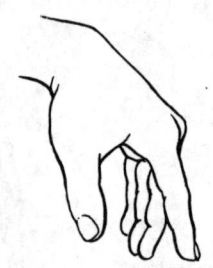

요골신경마비 radial nerve palsy
(하수수 wrist drop)

〈그림 6-24〉 각종 상지신경 마비 환자의 손

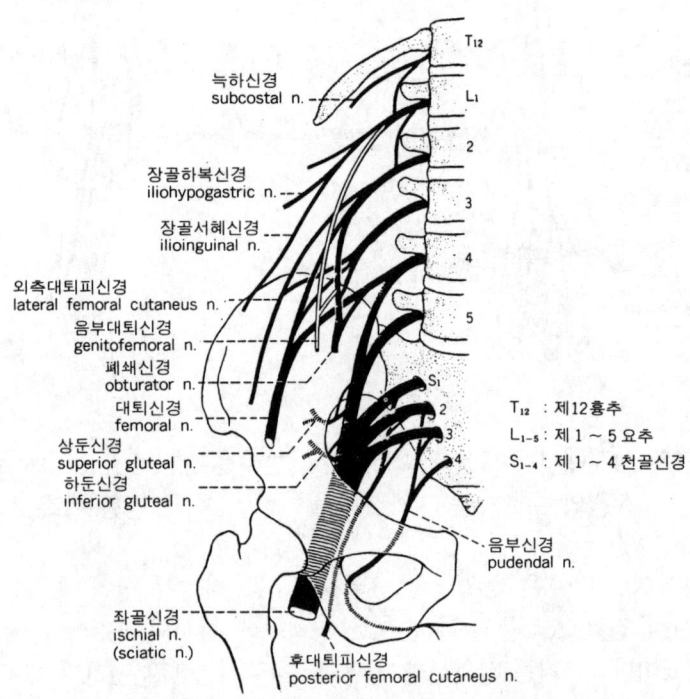

〈그림 6-25〉 요신경과 천골신경(우측)

의 피부와 외측 2분의 1을 지배하고 있으나 정중신경이 마비되면 손의 회내나 손목과 손가락의 굴곡불능, 부지외전근 등이 일어나는데 이러한 증상을 원숭이 손이라 한다.
③ 자율신경
말초신경 중에서 내장·혈관·샘에 분포되어 있는 신경을 자율신경이라 하는데 여기엔 교감신경과 부교감신경이 있다(자율신경편 참조).
④ 감각신경
구심성 신경을 말한다(감각기→중추).
⑤ 운동신경
원심성 신경이다(중추→운동기).

제2장 우리 몸의 환경과 지구

사람의 몸은 세포라는 기본 단위를 중심으로 세포가 만들어 내는 내부환경, 즉 내장이나 혈액·체액 등을 보호하는 형태로 피부나 점막이 그것을 덮고 있으며, 각종 감각계가 외부환경에서 들어오는 정보를 받아들이고 내부에 전달하는 작용을 하고 있다. 즉 입에서 항문에 이르는 소화기계의 장점막도 내부환경과 외부환경과의 접점이라고 할 수 있다.

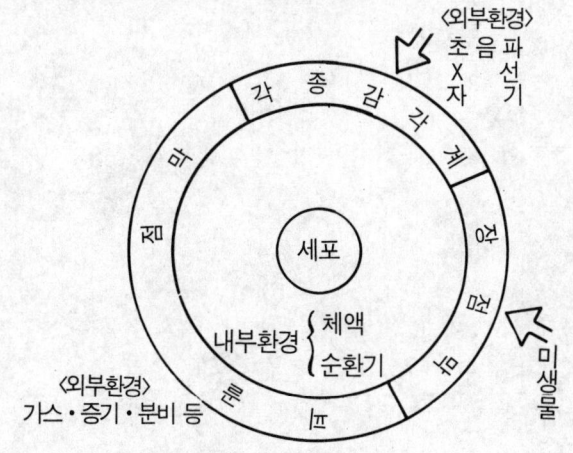

〈그림 6-26〉 우리 몸의 환경

외부로부터의 자극은 감각계 혹은 피부, 점막신경계를 통해서 세포에 전달되어 내부환경에 즉시 효과가 나타나며, 자기를 가까이하는 것도 마찬가지의 원리이다.

자기라는 외부환경은 물리적으로 무기적인 것이지만 생체 내의 약전(弱電)과는 밀접한 연관을 가지고 있다(앞의 생체전기편 참조).

1962년 태양관측위성 발사로 비롯되어 수많은 천문관측위성들에 의하여 지구가 자장은 물론 에너지를 지닌 입자(粒子), 방사선, 플라즈마(고도로 전리한 기체)와 같은 초속 1,000km에 달하기도 하는 태양으로부터 넘쳐 나온 '에너지의 홍수' 속을 돌진하고 있으며 우주는 거대한 에너지가 소용돌이치는 대양(大洋)이라는 것이 밝혀지고 있다.

이 '에너지 홍수'가 지구를 둘러싼 자기권에 충돌하며 거대한 운동에너지를 담은 다이내믹한 환경이 생긴다(그림 6-27 참조).

NASA는 이것을 지오스페이스(Geo-Space)라고 명명하였으며, 규모는 수백만km에 이른다고 한다.

지오스페이스는 강한 상호작용을 내포하는 종합시스템(General System)

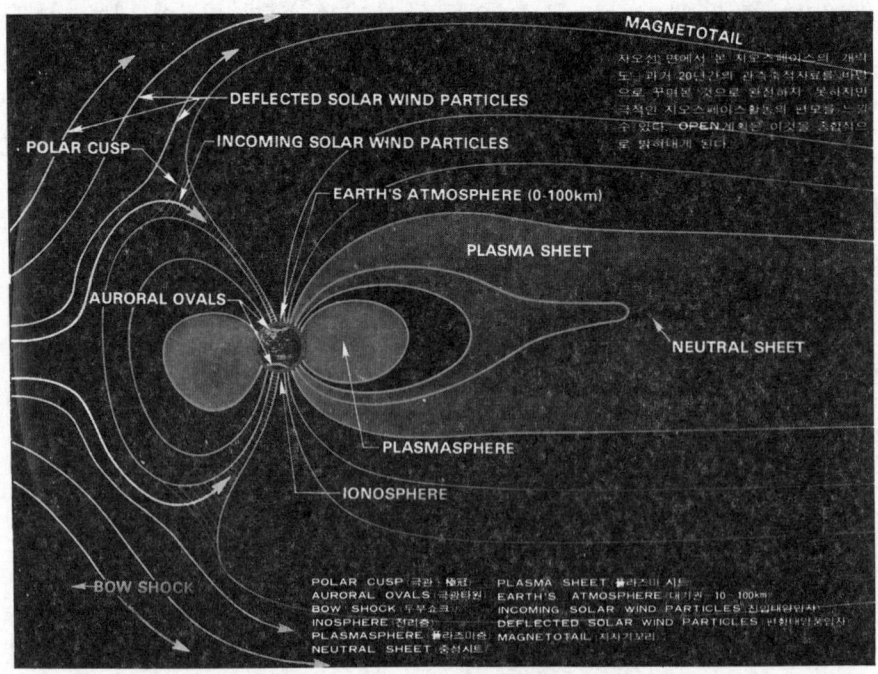

〈그림 6-27〉 반 알렌대(帶) 현상

으로 끊임없이 에너지를 발생하고 저장하며 교환하고 해방시키기도 한다. 그리고 이러한 것이 지구를 덮은 대기나 지상계에 영향을 미치며, 지오스페이스 자체가 우주에 널리 존재하는 플라즈마 시스템의 전형이라는 사실도 밝혀냈다.

인류에게 자장의 존재는 꽤 오래 전에 알려졌으나 그 자장은 막대자석이 그리는 쌍극자 자장선에 따르는 형상이라고 생각해 왔다. 또 자장의 인과율이 태양면의 폭발, 오로라, 전파장애를 규정하고 있다고 상상하면서도, 이들 지상현상이 일어나는 이유나 태양활동의 관련성에 관해서는 거의 이해를 하지 못하고 있었다.

이 같은 사실을 깨닫게 된 것이 1957년의 관측위성 발사 이후로 지구 주변의 지오스페이스가 비로소 주목을 끌게 되었던 것이다.

엑스플로러 1호의 간단한 방사선 측정장치에 의해 제임스·밴앨런 교수팀이 지구를 둘러싼 도우넛형 공간에, 고에너지를 띤 하전입자가 갇혀 있는 것을 발견하였고 그때부터 밴앨런방사선대로 알려지게 되었다.

혹성간에 우주는 끊임없이 태양으로부터 방출되는 고온이며 희박한 플라즈마로 가득 채워져 있다는 것도 알려졌다. 플라즈마는 마치 대전한 바람과 같이 휘몰아치고 있다. 이 태양의 폭풍이 지구자장에 부딪히면 충격파가 상류를 형성한다. 그 결과 자장은 지구의 낮 쪽에서는 압축되고 밤 쪽에서는 물방울이 꼬리를 물고 흐르는 형상이 된다. 한편 초기의 위성관측에서는 자장이 많은 에너지를 저장할 수 있는 공동(空洞)을 쌍극자 자장선에 따라 이루고 있다는 것도 인정되었다.

지오스페이스 안에서도 지구의 낮쪽 고위도에서는 자력선의 일부가 자기권에서 지구의 표면을 향해 수로를 여는 모양이 된다. 이 같은 채널을 통해서 고에너지를 띤 태양입자가 전리층과 대기권으로 침투해 들어오므로 지역에 따라 플라즈마의 양태가 다르다.

한편 경계층의 플라즈마는 자기권 공동으로 침투한 찬 태양 폭풍과 자기권 내의 원천 또는 저장공간으로부터 도망쳐 나온 다른 입자가 혼합한 것으로, 그것이 자기권 외면을 감싸듯 유동하고 있다.

적도를 둘러싼 방사대에는 고에너지 전자와 이온이 차 있고 지자기 꼬리부의 얇은형 중간대로부터의 고온의 이온화 가스가 검출된다.

이러한 각 입자군에 저장된 에너지가 지구의 자기폭풍에 깊이 관계하고 있다.

제3장 자석의 발달 과정

A. 기원전 : 천연자철광 발견.
 ① 서기 300년경 탄소 성분을 지닌 쇠로서의 강철이 아주 좋은 자석이 된다는 사실이 알려져 강철자석(금속자석)이 탄생한다.
 ② 텅스텐과 크롬(Cr)이 함유된 자석강이 만들어졌다.
B. 1600년 : 길버트(Gilbert)의 자기 연구.
C. 1700년 : 인공자석(人工磁石 : 강철)의 제작, 쿨롱(coulomb)법칙 발견.
D. 1800년 : 전류의 자기작용, 전류에 의한 자화, 반자성체의 발견(패러데이), 자곡의 연구, 삐에르 퀴리에 의해서 퀴리법칙 발견, 히스테리시스(자화곡선)의 발견.
E. 1904년 : 보이스라 합금(合金)을 Heusler가 발견.
F. 1905년 : 상자성의 통계역할을 랑게번(Langevin)이 발견.
G. 1915년 : 아인스타인 드 하스(Einstein de Haas) 효과의 발견.
H. 1917년 : KS자석강.
 ① 일본의 혼다(Honda) 박사들이 KS강을 발명하였다.
 ② 이 자석은 그때 당시 사용되던 자석의 보자력을 세 배나 강화시켜 주었다.
 ③ 보자력은 자석의 성질을 보존해 주는 힘이다.
I. 1919년 : 박하우슨(Barkhausen)효과 발견.
J. 1923년 : 퍼멀로이(Permalloy)를 아놀드(Arnold)가 발명.
K. 1926년 : 단결정(單結晶) 자화곡선 발견.
L. 1931년 : MK강 발명.
 ① 일본의 미시다 박사에 의해서 발명되었다.
 ② 이것은 KS강보다 보자력이 2배 이상이다.
 ③ 보자력이 크다는 것은 자석의 성질을 오랫동안 잘 지켜 준다는 것을 뜻한다.
 ④ 보자력은 자석 발달 기준의 척도가 된다.
 ⑤ 자석의 재료에다 어떻게 보자력을 강화시켜 주느냐 하는 것을 연구

하는 것이 자석을 연구하는 사람의 임무이다.
⑥ MK 강은 니켈(Ni)+알루미늄(Al)의 합금으로서 일본에서 발전하였다.
⑦ MK강+코발트(Co)를 첨가한 것이 미국에서 발전된 알코니 자석이
⑧ 잔류자화의 법칙은 케냐(Kaya)에 의해 발전되었다.

M. 1933년 : OP[161]자석의 발명.
① 일본과학자 가토(Kato) 박사와 다케이(Takei) 박사에 의해 발명되었다.
② OP자석은 금속에 생기는 녹성분을 이용해서 만든다.
③ 이 녹성분은 공기중에 오랫동안 방치하면 산소에 의해서 녹이 생긴다.
④ 이 녹을 금속산화물이라 하며 OP자석 금속의 산화물에서 페라이트를 추출해서 만든다.
⑤ OP자석의 원료인 금속산화물 자석의 성분인 미니자석이 엠케이(MK)자석보다 훨씬 적게 들어 있다. 즉 같은 면적의 자극에서 나오는 자기력선의 수가 강철로 만든 자석의 3분의 1 내이다. 그러나 OP자석은 강철자석보다 무게가 가벼워서 자극 면적을 강철자극의 면적보다 세 배 넓게 만들어서 자기력선의 수를 증가시켜 OP자석을 개발하였다.

N. 1934년 : 신 KS강을 혼다(Honda)와 마수모토(Masumoto)가 발명하였으며 방향성 규소(Si)동판을 고스(Goss)가 발명하였다.
O. 1935년 : 보조스(Bozorth)가 자계 중 냉각효과 발명.
P. 1936년 : 스노크(Snock)가 페라이트(Ferrite)를 연구하였다.
Q. 1937년 : 반 블러크에 의한 자기이방성이론이 체계화되었다.
R. 1948년 : 도링(Doring)이 자벽관성의 이론을 확립하였으며 닐(Neel)에 의해서 페리자성 이론이 성립되었다.
S. 1949년 : 윌리암스(Williams)와 보조스(Bozorth)가 자구 도형법을 성공시켰다.
T. 1951년 : 바륨 페라이트 자석(Ba-Ferrite)이 개발되었다.
① 네덜란드 필립스회사에서 개발하였다.
② 바륨페라이트 자석은 보자력이 아주 높다.
③ 이것은 자석을 만드는 데 필수적으로 들어가는 코발트를 거의 사용하지 않았다. 왜냐하면 코발트 값이 고가이기 때문에 쓰이지 않는다.

코발트를 쓰지 않았기 때문에 자석의 가격을 줄이게 되었다.
④ 이것을 약해서 페라이트(Ferrite) 자석이라 부른다.

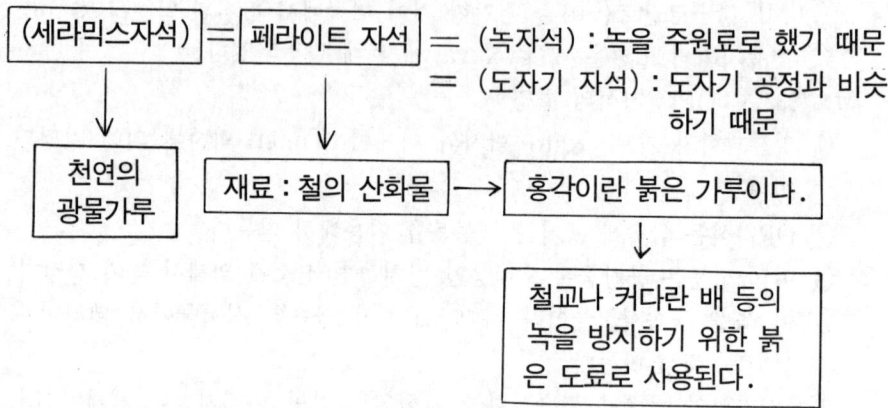

⑤ 바륨페라이트 자석의 공정은 다음과 같다.

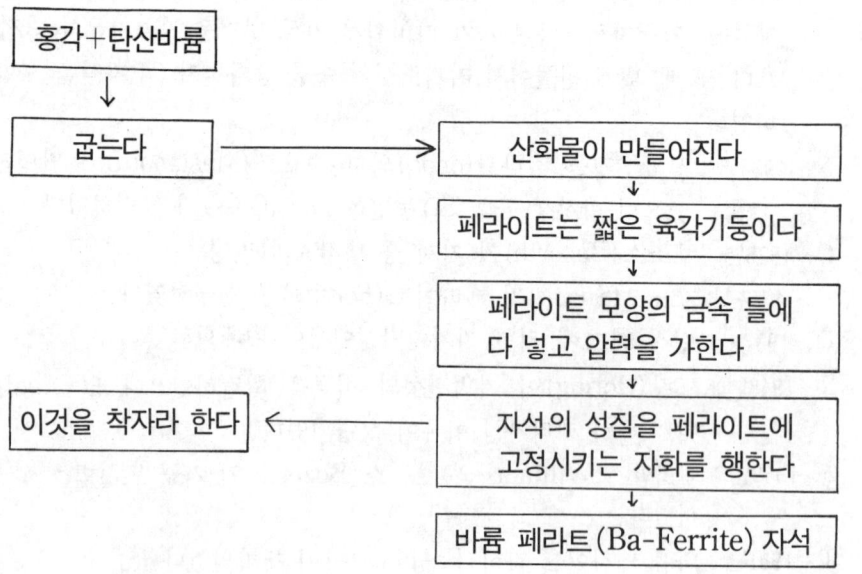

⑥ 바륨 페라이트 자석의 모양
   a) 기둥의 높이 방향이 자화를 잘 받는다(높이의 방향에서 자성이 들어가기 좋은 상태이다.)

b) 육각기둥의 높이 방향에서 가지런히 배열하여 아주 납작한 자석을 만든다.
c) 납작한 모양의 이방성 자석은 등방성 자석보다 만들기가 어렵다.

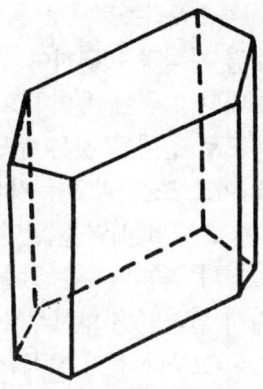

〈그림 6-28〉 바륨페라이트자석의 모양

⑦ 등방성 자석과 이방성 자석
  a) 페라이트의 특정한 방향에서만 착자시키는 것을 이방성 자석이라 한다.
  b) 자석의 세기가 부분별로 다른 자석을 만드는 것을 이방성 자석이라 한다.
  c) 착자를 시켜 준 방향이 다른 것이다.

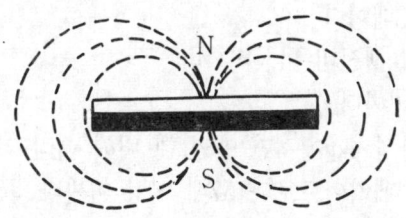
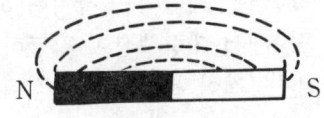

※ 두께부분은 자력이 없음

(a) 이방석 자석
제조과정에서 자화하고 싶은 방향으로 하나의 면에 한가지 극만 존재하고 있어 보자력이 크며 투과력이 높다.

(b) 등방석 자석
하나의 면에 두 가지의 다른 극의 존재하는 자석

d) 자화를 보통 방법으로 자석에 균일하게 착자시킨 자석을 등방성 자석이라 한다.

U. 1955년 : 고무 자석과 플라스틱 자석
① 고무 자석은 고무+자석으로 만든다(보자력 문제 대두).
② 플라스틱 자석은 자석가루+플라스틱으로 혼합하여 만든다.
③ 고무 자석은 기존의 소결 자석과 비교하여 볼 때 충격강도, 절단 및 굽힘이 쉬워 복잡한 형태의 가공이 용이하고 가격이 저렴하다. 특히 이 자석의 개발이 급속도로 진행된 것은 분말로 쉽게 제조가 가능하며, 보자력이 높은 페라이트 또는 희토류 자석이 있었기 때문이다.
④ 이들의 제조방법은 자기 스핀의 배열을 일연되게 배향함으로써 자성의 특성을 증가시키고 있다. 즉 이들은 압출성형 과정중 이방성으로 자화되도록 만든다. 다시 말하면 자화시키려는 방향에 적합하도록 자석가루의 모양을 만든 후 고무나 플라스틱과 반죽한다.

V. 1970년 : 1) 란탄계열 코발트 합금자석 개발
① 가로·세로 높이가 각각 1cm이다.
② 자력은 페라이트 자석의 5배이다. 즉 같은 크기의 다른 두 자석을 들어올릴 때의 무게를 비교하면 다음과 같다.

철의 무게	0.6kg	3.3kg
자석의 종류	페라이트	란탄 코발트 자석

③ 보자력은 페라이트 자석의 3.3배이다.
④ 공장에서 대량생산이 가능하고 생산비용이 비싸다.
⑤ 제조공정이 복잡하고 가격이 비싸다.
⑥ 가격면에서는 란탄 코발트 자석 4kg에 4만 엔인 데 비해 페라이트는 1kg에 700엔밖에 안 된다. 즉 페라이트보다 57배 이상 비싸다.

2) 사마륨 코발트자석 개발(란탄계열 철자석 : $SmCo_5$ 자석).
① 일본에서 더욱 개발·진전되었다.
② 재료 : 네오디뮴
③ 코발트 대신에 철을 사용한다.
④ 이것은 가로·세로의 높이가 각각 1cm의 크기로서 4.7kg의 철을 들

어올릴 수 있다. 즉 페라이트의 8배, 란탄코발트자석의 1.4배 정도이다.
⑤ 보자력이 페라이트 자석은 2,500Oe인 데 비해 사마륨 코발트 자석은 20,000Oe이다.
⑥ 그러나 원료의 가격이 상당히 비싸다. 이것을 해결하기 위해 니오듐계 자석이 개발되었다.
⑦ 이것이 개발된 후에도 더 강력한 자석을 개발하고자 세계 각국에서 노력하고 있다.

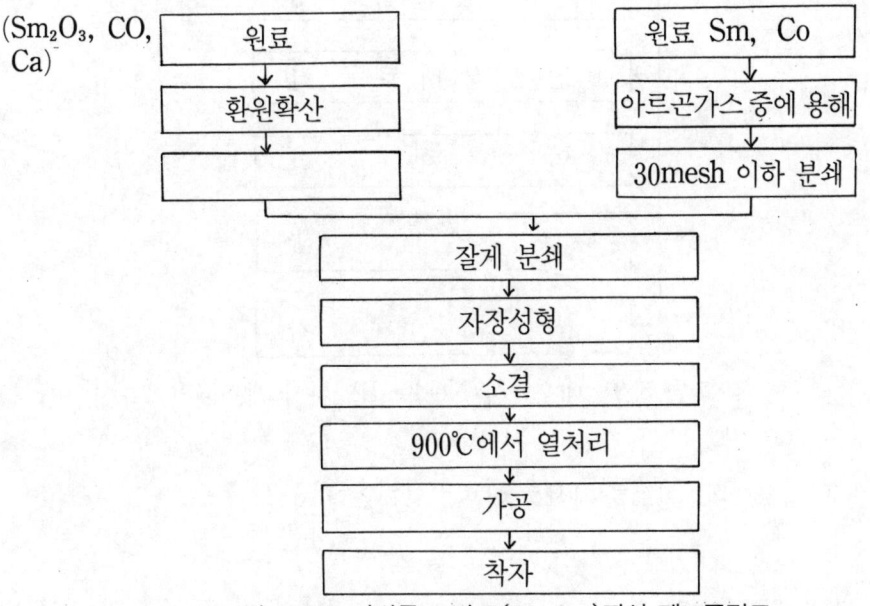

〈그림 6-30〉 사미륨 코발트(Sm Co₅)자석 제조공정도

Y. 1980년대 : 니오듐계 자석

사마륨 코발트 자석보다 훨씬 우수하다.

〈자석 1cm³로 들어올릴 수 있는 철의 무게〉

종류	에너지(MG Oe)	비중(g/cm³)	Max Lift Weight (kg)	지중에 대한 철함량비
사마륨코발트	25	8.4	3.3	390
나오듐系	35	7.4	4.7	640
페라이트	4	4.9	0.6	120

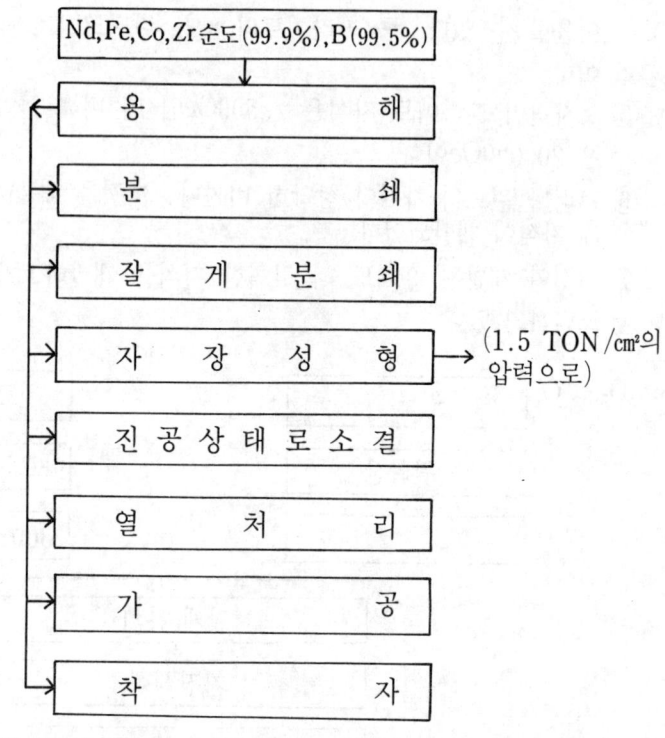

<그림 6-31> 네오듐계 (Ne-Fe-B) 자석 제조공정

Z. 1985년대 : 희토류 자석을 이용한 플라스틱 자석

제4장 자장의 종류

우리를 지켜 주는 자연의 지자기 외에도 오늘날에는 여러 가지 인공적인 자장이 만들어지고 있다.

임상실험이나 관계자료에 의하면 자장의 종류가 달라지면 그 자장이 생체에 대한 효과가 달라진다는 것이다. 그러므로 각종 자장의 특성과 생물에 대한 효과를 잘 아는 것은 자기치료와 임상실험 연구에 있어서 대단히 중요하다. 자장의 종류는 다음 표와 같다.

형 태	자장의 종류
자장과 시간에 따른 분류	정자장 변동자장
자장의 공간적인 분포 상황에 따른 분류	균일자장 불균일자장
자장의 강도에 따른 분류	강자장 약자장

(1) 자장의 특성

1) 정자장
① 자장의 강도는 시간의 경과에 따라 변화하지 않는다.
② 자장의 강도(크기와 방향)는 처음부터 끝까지 변하지 않는다.
③ 정상(定常)자장이라고도 하며 영구자석 또는 전자석에 직류전류를 통했을 때 생긴다.
④ 임상에 사용되는 영구자석(각종 마그네트)은 주로 인조(人造)의 각종 영구자석 재료로 만들어져 있다. 이러한 영구자석의 재료에는 훼라이트 자석, 희토류코발트 자석, 알코니 자석 등이 있다. 직류 전자석은 요구하는 자장 면적이 크거나 자력선의 투과 깊이가 깊거나 자장의 균일성이 요구되는 경우에 자장이나 초강자장을 조절할 수가 있다.

2) 변동자장
① 자장의 강도 또는 방향이 시간과 같이 주기적으로 변화하는 자장이다.
② 변동자장은 파형의 차이에 따라서 교번자장, 맥동자장, 파루스자장으로 분류된다.

파형에 따른 자장의 종류	
교번자장	• 교류 전자석 또는 이극(다른 극), 즉 기계머리 부분에 부착시키는 자석이 서로 다른 극에 놓여 있다. • 회전 자기치료기에서 생기는 자장이다. • 교류 전자석의 전력은 보통 상용주파수(50~60Hz)의 전원에서 공급된다.

맥동자장	• 자장의 크기가 시간과 함께 변화하는데 그 방향은 변화하지 않는 자장이다. • 맥동자장은 보통 상용 주파수의 교류를 전파장(全波長) 혹은 반파장을 정류시킨 맥동전류에서 전자석에 공급되는 전류에 발생하는 자장이다.
파루스자장	• 파루스자장은 갑자기 나타나고 갑자기 없어진다. 게다가 재출현하기 전에 자주 간헐(間歇) 기간이 있어 교번자장처럼 시간에 따라 연속적으로 변화하지 않는다. • 파루스자장은 간헐발전기에서 마그네트 코일(또는 전자석)에 공급되는 전류로 발생한다.

3) 균일자장과 불균일자장

전자석의 양극(N·S) 사이에 자장의 방향에 따라 측정되는 각점의 자장강도가 균등하거나 거의 비슷하면 균일자장이라 하고 그렇지 않으면 불균일자장이라 한다.

자기치료의 임상 및 실험에서 인체조직의 대부분은 반자성 체질이므로 전자와 후자의 생물에 대한 작용효과는 다르다. 그런데 일부 조직은 상자성체이다. 더욱이 그것들은 약자성체이므로 자장의 경도[162]가 큰 불균일자장 속에서 작용효과가 나타난다.

제5장 자장 강도의 분류

지구자기장의 세기는 $0.3 \sim 0.7G$(가우스)이다. (앞의 지구의 자성편 참조) 이것보다 작은 약한 자장이 인체에 미치는 효과는 명확하지 않고 임상에 응용하는 일도 있다.

그러나 인체에 심(心)·폐·뇌 등에 발생하는 약 $10^{-5} \sim 10^{-9}$(극히 미약한 자장) 가우스를 정확하게 측정할 수만 있다면 이러한 자장의 시간적 변화 곡선은 질병의 진단이나 병변의 메커니즘 연구에 대단히 유익하며 이러한 것을 심자도나 뇌자도라 한다.

<표 6-3> 재료 중에 사용하는 자장의 강도 등급(반드시 시간을 조절하여야 한다)

범위	미약자장	약자장	저자장	중자장	강자장	초강자장
자장의 강도 (단위 : Gauss)	0.3~0.7 이하	1~100	100~500	500~1800	1800~3000	3000 이상
사람에 대한 작용효과	불확실	어린이와 유아에 효과	일부질환에 대해 효과	효과	효과	효과
임상응용	극히 적다	성인에게 부착 이혈	소수 질환에 적응	많은 질환에 적응	많은 질환에 적응	작용량에 주의 서서히 증가하는 것이 좋다

지금까지 임상에 응용되는 대다수의 자기치료 기구는 저·중·강의 3종류이다. 자장용량(자장 작용 면적의 넓이와 자석수, 치료시간의 길이 등을 포함)이 지나치게 커서 어느 정도의 부작용을 일으킬 위험이 있기 때문에 그 사용에 있어서는 자장 용량도 서서히 증가해야 한다.

즉 자기치료기를 쓸 때는 반드시 인체에 부작용이 생기지 않도록 가우스 조정이 되어 있어야 한다. 그렇지 않은 자기치료기를 썼을 때는 인체에 해를 끼친다.

훼라이트 자석은 1933년 일본에 가도오 다께이에 의하여 발견되었으나 빛을 보지 못하다가 1952년에 필립스사에서 바륨훼라이트가 발견되어 오늘날 영구자석의 주류가 되어 있다. 일본의 예를 보면 1985년에 자석 총생산량 중 훼라이트 자석이 약 96%(금액으로는 65%)를 점유하고 있다.

국내 생산현황은 두 기업, 즉 태평양금속(주), 한국 훼라이트(주)에서 등방성 및 이방성 자석을 생산하고 3기업, 즉 경원훼라이트, 동서산업 및 동양정공에서 등방성 자석을 생산하고 있다.

태평양금속(주)은 일본 히다찌(HIDACHI) 금속(주)과의 합작회사로서 훼라이트 원료 분말로 1985년에 6,000톤을 생산하여 한국훼라이트(주) 등에 공급하고 있다. 생산하는 제품의 용도는 주로 스피커, 모터용이며 일부는 전자레인지용이다. 두 기업의 제품 품질은 범용품에 있어서는 만족스러운 상태이다.

훼라이트 자석의 기술은 태평양금속(주)이 히다찌의 기술이고, 그 외에는 자체기술이라고 할 수 있다. 그러나 이 분야의 연구개발 노력은 별로 특기

할 만한 것이 없다.
다음은 1985년의 한국의 5개 기업의 생산량을 도시한 것이다.

〈표 6-4〉 1985년 한국의 훼라이트자석 생산량

회사명	(주)태평양금속	(주)한국훼라이트	경원훼라이트	동서산업	동양전공
톤수 (ton)	2,400	2,630	180	100	90

제6장 의료용 자석의 구비조건

첫째, 얇을 것.
 자료기에 붙이는 자석은 조금 두꺼워도 괜찮지만 첨부용 자석은 얇아야 한다. 그러나 지나치게 얇으면 자력이 약해진다. 실제로 첨부할 때는 두께나 직경의 3분의 1에서 6분의 1의 범위 내에서 사용함이 타당하다.
 둘째, 형태가 적당할 것.
 자석을 환자의 몸에 부착시킬 때 혐오감이 생기지 않아야 한다. 또한 덮는 이불용으로 사용할 때는 무게와 형태가 적당하여야 하며, 무게는 인체에 무리를 주어서는 안 되며 원형이나 타원형이 적당하며 모가 난 것은 피해야 한다.
 셋째, 인체에 해가 없이 가우스(Gauss) 조정이 되어 있어야 한다.
 보통 표면자장[163]이 500~3,000G의 자석을 사용하는 것이 바람직하며 인체에 맞지 않는 자장일 때는 반드시 시간을 조절하여야 한다.
 표면자장의 강도는 자석의 성능, 재료, 자석의 크기, 두께와 관계가 있다. 결국 표면자장은 자석의 두께가 증가할수록 커지고 직경 혹은 자장면적이 커질수록 약해진다.
 부착할 자석 또는 자기치료기의 첨단(尖端)[164]에 붙이는 자석을 동시에 2개 병렬로 할 필요가 있을 경우 양(兩)자석을 똑같이 남극 또는 북극의 방향으로 맞추는 것을 동극(同極)이라 한다.
 동극으로 하면 자력선의 투과력이 깊어진다. 이와 반대로 A자석은 남극(S)을 가리키고, B자석은 북극(N)을 가리키도록 A와 B자석의 극을 다르게 해놓은 것을 이극(異極)이라 한다. 이렇게 이극으로 하면 자력선의 투과력이 얕아진다.

〈표 6-5〉 영구재료의 성능 비교

품 종		잔류자기 Br(Gauss)	보자력(Hc) (엘스뎃드)	최대에너지적(BH) max(MGOe)	Bdϕ10×5mm 자석의 표면자장(G)	장·단점 비교
휘토류코발트자석	사마륨 코발트합금 (SMCo$_5$)	8000~9500	8000~9500	16~20	3200~4000	·자석의 성능이 최고 ·가격이 비싸다 ·대량생산에 부적합
	세듐 코발트합금 (CeCo CuFe5)	5000~6500	4600~5600	8~12	2200~2800	·충분한 보자력을 갖고 있다 ·가격이 유동적 ·인체에 부착용으로 적합
훼라이트자석	바륨 훼라이트 (BaFe$_{12}$O$_{19}$)	3200~3600	2000~2400	2~2.4	600~900	·값이 싸다 ·각지에서 생산 ·Bd가 높지 않고 자석체적이 두텁다.
	스트롱 훼라이트 (SrFe$_{12}$O$_{19}$)	2600~3900	3000~3300	3~3.3	1000~1200	·성능은 산화바륨철보다 좋다. ·가격이 조금 비싸다.
알코니자석	알코니-5 자석 (AlNiCo$_5$)	11500~13000	570~630	3.5~5	200~400	·보자력이 적다. ·Bd가 높지 않다. ·납작하게 만들기가 어렵다.
	알코니-8 자석 (AlNiCo$_8$)	7800~8000	1200~1600	4~6	800~1200	·보자력이 알코니-5보다 크다. ·가격이 비싸다.

위 표에서 잔류자기(Br)란 영구자성 재료에 외부로부터 자장을 작용시킨 후 재료 중에 잔류되어 있는 최대 자기감응(磁氣感應)[165]의 강도이다. 자석의 두께를 얇게 하기 위해서 생기는 자기감쇠(磁氣減衰) 효과가 있기 때문에 잔류자기는 표면자장보다 크다. 그러나 재료의 잔류자기가 높으면 그 자석의 표면자장은 높은 것이다.

보자력(HC)은 영구자석 재료가 외부로부터 반대방향의 자장작용을 받거나 진동, 자석 자체의 두께가 얇아지는 것 등으로 생기는 자기감쇠에 대항하는 능력, 즉 재료의 보지력(保持力)이 크면 자석의 두께를 얇게 하여도 그 자력을 보유하는 능력이 강하다는 뜻이다.

최대에너지적(積)이란 영구자성 재료의 단위체적이 갖는 최대 자기에너지이다. 영구자성 재료의 종합적인 표시 지표이다. 재료의 최대 에너지적이 크면 자석의 체적을 작게 하여도 그 자력은 강하다.

제7장 고보자력성

영구자석은 보통 아래 그림과 같이 그 일부에 공극을 두어 이 공간에 축적되는 자기에너지를 이용한다. 영구자석의 단면에 자하(磁荷)를 갖게 되므로 내부에는 반자계가 생겨 자성체 내부의 자화방향과 자계방향은 반대로 된다. 이 상태는 자기 히스테리시스 곡선상에서 그림의 (BpHp) 부분이며 이것을 감자곡선이라 하고 고보자력 재료의 성능 평가에 이용된다.

감자곡선상의 자계(Hp)와 자속밀도(Bp)에서 공극에 이용할 수 있는 에너지는 (BpHp)에 비례한다.

(HpBp)는 감자곡선상의 각 점에서 변하므로 이 값은 B축에 대해서 우측의 곡선이 되고 P_0점에서 최대가 된다. 이런 최대의 (BH)max를 최대에너지적이라 한다. 이것이 영구자석 재료의 자기적 성질을 나타내는 중요한 값이다.

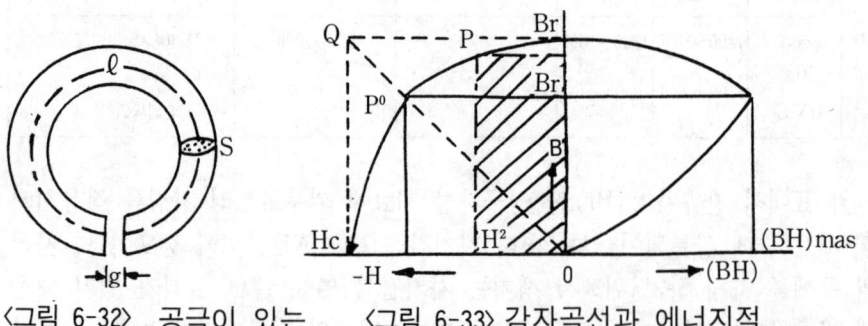

〈그림 6-32〉 공극이 있는 자기회로   〈그림 6-33〉 감자곡선과 에너지적

영구자석을 설계하려면 치수를 적당히 하고 동작점이 (BH)max 부근에 오게 할 필요가 있다. (BH)max에 대한 점 P_0는 Br과 Hc의 교점 Q를 좌표원점 0에 연결한 직선과 감자곡선과의 교점이다.

그러므로 영구자석의 재료는 잔류자속밀도(Br), 보자력(Hc)이 되도록 크고, 최대 에너지적(BH)max를 크게 하기 위하여 히스테리시스곡선이 가능한 한 각형(네모형)에 가까운 것이 좋다.

잔류 자속밀도(Br)는 재료의 성분에 의해 결정되며 변하지 않는다. 그러나 보자력(Hc)은 동일 물질이라도 결정입자의 대소, 모양, 불순물 등에 의해 크게 변한다. 보자력을 크게 하기 위하여는 자벽의 이동이나 자화벡터의 회전을 억제하면 되고 어떤 방법으로 내부응력을 높이거나 입자를 미세화시켜 단자구(單磁區) 구조로 한다.

(1) 자화곡선(磁化曲線)

자화되어 있지 않은 강자성체 외부에서 서서히 자계 H를 가하면 자화 I 또는 자속밀도 B와의 관계는 아래 그림에 나타나 있다.

그림에서 Oabc는 자화곡선, Is(Bm)는 일정한 포화치(飽和値)[166], H를 감소해서 O으로 하여도 자화가 남은 Br(d점)을 잔류자기, 이 잔류자기를 없애기 위해서 역방향으로 자계를 가하는 Hc(e점)을 보자력이라 하고 c→d→e→f→g→h→c의 곡선을 자기히스테리시스 곡선(hysteresis Curve)이라 한다.

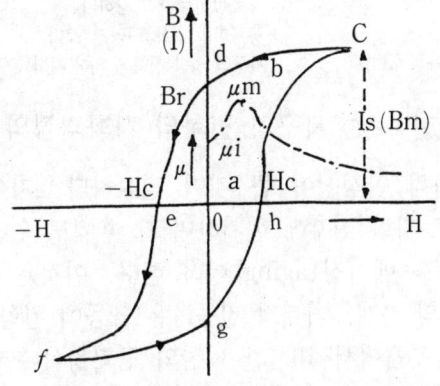

〈그림 6-34〉 자화곡선과 B-H 곡선

(2) 자구(磁區)

강자성체는 포화상태에까지 자화되어 있는 0.1mm 정도의 소구역(小區域)의 입자의 집합체이며, 이 소구역을 자구, 자구의 경계를 자벽이라 한다. 자구 모양은 적당히 처리한 규소강의 표면에 Fe_3O_4의 분말을 부착시키면 현미경으로 볼 수 있다.

약화된 강자성체가 외부자계 H에 의해서 자화되려면 자벽이동(자구의 체적변화), 자구의 자화방향의 회전(자구의 자화방향의 변화)을 거친다.

이러한 과정은 아래 그림과 같으며, 그림(b)는 히스테리시스 곡선의 Oa 부분에서 거의 가역적[167]으로 일어난다. 그리고 자화곡선의 ab에서는 외부자계가 강해짐에 따라 자벽은 비가역적(非可逆的)이고 불연속적으로 이동하여 자화되고 바크하우젠효과[168]가 나타난다.

자화가 진행됨에 따라 자계와 방향이 다른 자화를 가진 자구수(磁區數)는 감소하고 자계가 더욱 강해지면 소수화(小數化)된 자구 내의 자화가 자계 방향으로 회전하여 그림(c)와 같이 되고 자화곡선은 그림(b), (c)와 같이 되어 포화상태가 된다.

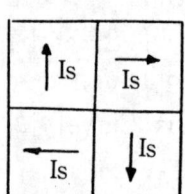
(a) 자계(H)=0
총포화치(Is)=0
자구배열에 의한 비자화(非磁化)

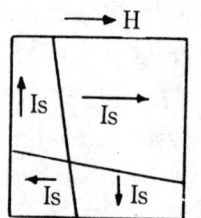
(b) 자계(H)=약간 강하다.
총포화치(ΣIs)=약간 크다
자구의 성장 변화에 의한 자화

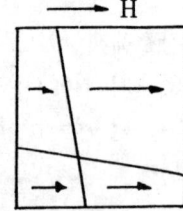
(c) 자계(H)=대단히 강하다.
총포화치(ΣIs)=포화
자구회전에 의한 자화

〈그림 6-35〉 자구의 변화와 자화과정의 모형도

영구자석은 자기적 안정성이 큰 것이 필요하다. 자석의 잔류자속 밀도(B_r)는 일반적으로 자화 직후에 현저하며 그 후에도 수년 동안 약간씩 감소된다. 이러한 현상을 에이징(aging)이라 한다. 이것은 재료 자신의 조직의 변화와 외부로부터의 자계, 기계적 진동, 온도 등에 원인이 있다.

그러므로 100℃ 부근에서 10시간 이상의 템퍼링이나 진동을 주거나 교번 자계를 가하는 방법으로 잔류자속 밀도가 일정하게 된 후에 사용한다. 이러한 것을 인공에이징이라 한다.

영구자석을 착자(자화)시키려면 공극을 반드시 연강 또는 순철로 단락하여 폐자로를 만들어 놓고 직접 권선을 하여, 직류의 대전류를 흘리거나 충격적인 대전류를 흘려서 보자력의 5배 정도의 자화력을 가한다. 자화력을 가하는 시간은 짧아도 좋으나 두꺼운 것은 2~8초이다.

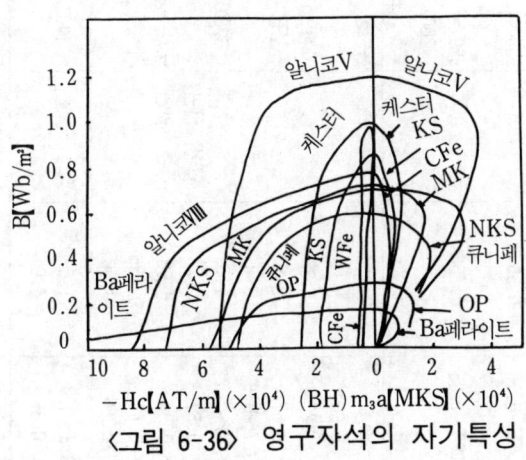

〈그림 6-36〉 영구자석의 자기특성

분류	종류 및 명칭	성분[%](나머지 Fe)	보자력 H_c [AT/m]×10^3	잔류자속밀도 B_r[wb/m²]	최대에너지적 $(BH)_{max}$×10^4 [J/m³]	성형법	열처리
소입	탄소강	C 0.8~1.2	3.58~5.17	0.85~0.70	0.143~0.159	압연단조	780℃
	텅스텐강	C 0.70~0.75, W5.0~7.0	5.17~5.57	1.05~1.10	0.223~0.239	〃	800~900℃, 수입
	크롬강	C0.60~1.0, Cr1.0~3.0	3.42~5.02	0.9~1.0	0.191~0.215	〃	780~850℃, 유입
	고코발트강	C 0.90~1.3, Mn0.3~0.5, Cr 9~11, Co 14~17	13.5~15.9	0.75~0.95	0.557	〃	980~1,000℃, 유입
화합자석	K S 강	C 0.7~1.5, Mn 0.3~0.8, W 6~8, Cr 1~3, Co 20~36	15.9~19.9	0.88~1.25	0.756	〃	950℃, 유입 1,200℃, 유입 300℃ 드임질
	M T 강	C1.7, Al 8	12.3	0.51	0.26	주조	등방성
석출경화형	M K 강	Ni 35, Al 12.5	39.8	0.6	0.954	〃	자계 냉각, 이방성
	알니코 IA	Ni 22.5, Al 12, Co 5	43.0	0.66	1.13	〃	규상점, 자계냉각 이방성
	알니코 V	Ni 14, Al8, Co24, Cu3	51.7	1.27	4.38	〃	〃
	알니코 VIII	Ni 15, Al7, Co34, Ti5	115	0.87	3.5	〃	〃
	NKS강	Ni 10~20, Co 20~36, Ti 8~25	74	0.7~0.9	3.0	〃	〃
	쿠네티강	Co 5~12, Mo 14~19	8~28	0.73~1.2	1.0	압연, 선인	1,300℃ 소입, 800℃ 열처리
	쿠니페 I	Cu 60, Ni 20	47.0	0.57	1.47	주조, 압연	〃
	쿠니코 I	Cu 50, Ni 21, Co29	56.5	0.34	0.68	〃	냉간가공함
	실마날 I	Co 52, V 10	23.8	0.88	0.796	〃	기계가공 후 뜨임질
		Al4.4, Ag86.8, Mn8.8	480	0.055	0.06	주 조	〃
규칙격자경화형	Pt-Fe	Pt 75, Fe 25	144	0.3~0.4	1.6	〃	1,200℃소입
	Pt-Co	Pt 77, Co 23	320	0.3	4.0	〃	〃
미분말자석	E S D	Co 36, Fe 64	91.5	0.5	1.8	프레스 소 결	자계냉각
	OP자석	CoOFe₂O₃ 50, FeOFe₂O₃ 50	31.9~55.7	0.25~0.32	0.975	〃	등방성
	Ba페라이트	BaFe₁₂O₁₉	128	0.22	0.72	〃	이방성
	〃	〃	159	0.37	2.65		

제8장 자장의 기능

인체에 대한 자장의 작용기서, 진단, 치료에 응용되고 있는 것에 대해서 알아보자.

(1) 역학적 인척력

자석이 지닌 끌어당기는 힘은 의학적 분야에서도 여러 가지로 이용된다. 즉 자석 본래의 성질인 흡인반발력을 이용한 것이다. 의치의 고정이나 눈에 쇳가루가 들어갔을 때의 제거 등이다.

일본의 동경의과대학의 기재연구소(器材硏究所)에서 개발된 저용점에서 주조성이 우수한 의료용 자성합금, 특히 희토류코발트 자석과 조합해서 사용하기에 좋다.

의료 영역에서 영구자석을 사용하고자 하는 시도는 오래 전부터 있었으나, 자석의 흡인반발력(吸引反撥力)을 이용해서 의의(義齒)의 유지 안정성에 이르는 것은 실용화되지 못했다.

그러나 요사이 아주 소형이며 강력한 자석인 희토류코발트 자석이 출현되어 실용화에 이르렀다.

다음 그림은 자석식 보철방식(補綴方式)[169] 중의 하나인 근면판방식을 응

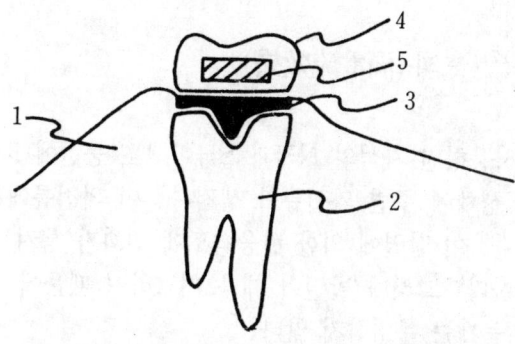

〈그림 6-37〉 자석식 보철방식

용하면, 낙의방지(落齒防止)라든가 혹은 혹식 등의 어태치먼트와 비교해서 잔존의에 무리한 힘이 들지 않으며, 교합압(咬合壓)이 경감되는 외에 청결하다는 등의 장점이 있다.

〈그림 6-37〉에서 희토류 코발트 자석 ⑤에 의해서 자화되며, 자석 ⑤와의 사이에는 충분한 흡인력을 가진 자성합금 ③이 사용되며, 여기에 사용되는 자성합금은 자기 특성 외에 의과주조용으로서의 가공성을 가질 필요가 있으며, 의과주조용으로서의 필요조건인 물리적 성질, 기계적 성질, 화학적 성질 등이 우수해야 한다.

이러한 자성합금으로서는 코발트(Co), 니켈(Ni) 및 납(Pb)을 주성분으로 하는 합금이 있지만, 그 합금은 용융온도가 1,350℃ 이하이며, 포화자속밀도는 2,000G 이상으로서 내융성이 우수하다.

(2) 기전력효과(起電力效果)

생체는 반드시 동맥의 흐름과 그 반대의 정맥의 흐름이 있다. 이 흐름(혈류)에 자기를 가하면 혈류가 흐르는 방향과 자장의 방향으로 직각인 방향으로 혈류에 의한 기전력이 생긴다(앞의 자기치료의 원리편 참조).

일반적으로 동맥과 정맥은 혈류가 반대방향으로 흐르고 있으며, 동맥혈관의 반경은 작으며 혈류도 빠르다. 다른 한편 정맥은 반경이 크고 혈류도 느리다. 따라서 전자기유도의 법칙에 따라 같은 혈류량이라도 동맥 쪽이 기전력이 커진다. 이 기전력이 혈관 가까이에 있는 신경종말을 자극하여 축색반사[170]에 의해 혈관이 확장되고 혈류가 증가한다는 가설이다.

(3) 와전류[171] 효과(渦電流效果)

교류자석을 사용하면 자석의 N극과 S극이 1초 동안에 50회 변한다. 이러한 교류자계를 생체에 주면 와전류가 생긴다. 이 와전류에 의해 이론적으로 발열이 일어난다. 이 발열에 의한 반응속도에 변화가 생겨 신체적 반응이 나타난다고 생각한다. 그러나 발열이 매우 미약하기 때문에 신체의 반응이 나타나는가 하는 문제는 분명하지 않다.

(4) 핵자기공명(核磁氣空鳴)

전자의 스핀자기 모멘트 M에 자계 H가 가해지면 H방향으로 M의 축을 향하게 하는 힘이 작용하는데, 전자의 자전각 운동량 때문에 다음 그림과 같이 M은 H와 일정한 각 θ(쎄타)를 유지하면서 H방향을 축으로 ω_0의 각속도로 회전운동을 한다. 이 운동은 중력방향에서 θ만큼 기울어진 축으로 자전하는 팽이의 수진운동[172]과 같은 세차운동[173]이라 한다. 그러나 전자스핀은 부근에 많은 원자의 작용으로 세차운동의 에너지를 잃어버리기 때문에 세

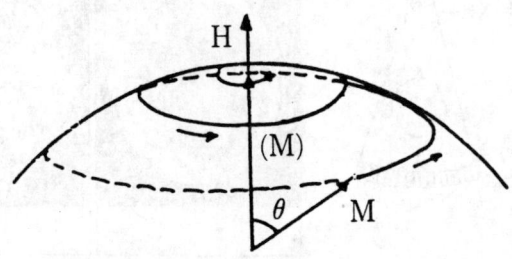

〈그림 6-38〉 자기 스핀의 세차운동

차운동의 진폭이 차차 감소되어 마침내 자계 방향으로 향하게 된다. 금소자성체는 이런 과정이 신속하게 진행되고 정자계나 저주파에서의 자화는 순간적으로 자계방향이 되고 자계 H를 가한 후 전자스핀 자기모멘트 M축이 H방향으로 향하기까지의 시간 지연은 $10^{-6} \sim 10^{-11}$초 정도이다.

그러나 자계 H에 직각으로 세차운동의 각속도 ω_0와 같은 각 주파수의 교번자계를 가하면 세차운동은 양자가 반대 위상이면 감속되나 같은 위상이면 가속되어 세차운동의 진목은 점점 커진다. 이것을 자기공명이라 한다. 즉 직류자계에 둔 생물에 특정 주파수의 전자파를 가하면 핵자기공명이 일어난다. 전자파를 제거할 때 완화시간이 구해진다. 건강한 상태의 조직과 멍울 등 병적인 상태에 있는 조직과는 완화시간이 다르다. 이를 이용하여 조직의 상태를 포착하는 진단방법이 이용되고 있다.

자장에 의한 CT스켄은 장기의 어느 부분에서나 조직의 유연도 계측이 가능하여 각광을 받고 있다.

1) X선 컴퓨터 토모그래피

① 컴퓨터 토모그래피란?

　CT는 다음 그림과 같이 인체를 둥글게 절단했을 때의 내부구조를 화상으로 표시하는 장치이다. 이 화상은 컴퓨터에 의해 작성되기 때문에 컴퓨터 단층상 혹은 컴퓨터 단층사진이라 불러지기도 하며 특히 단층상을 몇 장 겹침으로써 3차원의 물체를 표현할 수가 있다.

　다음 그림은 인체를 검사하는 모습이다.

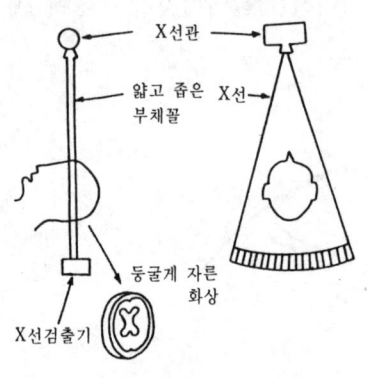

〈그림 6-39〉 CT의 설명도

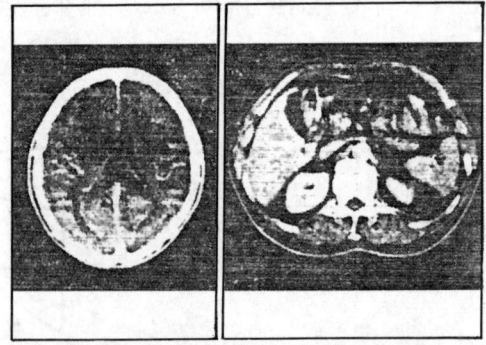

(a) 두부(頭部) 단층상　(b) 복부(腹部) 단층상

〈그림 6-40〉 임상 회상의 보기

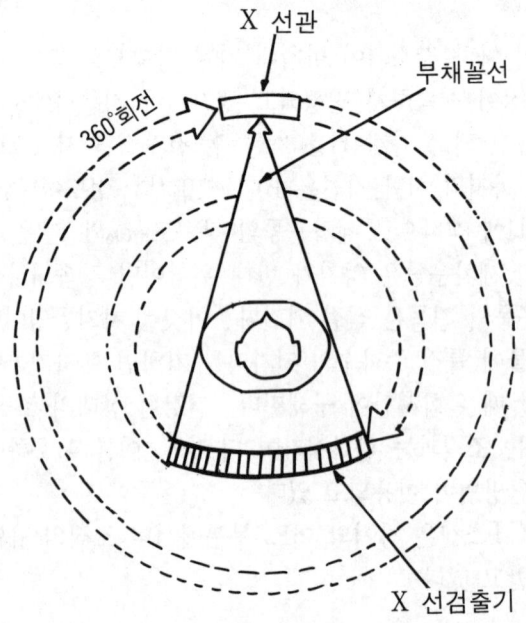

〈그림 6-41〉 CT의 구조와 동작설명도

인체를 사이에 두고 X선관과 X선 검출기가 서로 마주 보게 설치되어 있으며 이것들이 인체의 주위를 마주 보고 돌면서 촬영한다. X선관에서 나온 X선의 일부는 인체에 흡수되고, 그 나머지가 수백 개로 분할된 검출기에 도달하여 검출된다. 검출된 X선의 강도는 디지털 수치로 변환되어 컴퓨터로 보내어진다. 이러한 과정을 약 0.2~1.0° 간격으로 고속 실시하게 된다.

한번 회전하면 수십만 개의 데이터로 되며, 이 데이터를 이용하여 컴퓨터는 하나의 단층상을 만들어 낸다.

② 컴퓨터 토모그래피의 원리

우리가 알고 있는 일반적인 렌트겐사진은 어떤 한 방향에서 찍는 투영상(投影像)이다. 한 방향에서 찍는 투영상만으로도 물체의 내부가 어떻게 되어 있는가를 대략 파악할 수는 있으나 겹쳐 있기 때문에 정확한 상태를 알 수 없다. 그러나 45°, 90°, 135°와 같이 각도를 바꾸어 가면서 몇 가지 방향에서 렌트겐사진을 촬영하면 내부구조를 더욱더 정확하게 알 수 있을 것이다. 또한 이 각도를 1°마다 더욱 세분하여 사진을 촬영한다면 정보는 더욱더 증가할 것이다.

CT는 이와 같이 모든 각도에서 찍은 투영도를 측정하여 이 데이터를 가지고 실제의 내부구조를 계산에 의하여 구할 수 있다. 따라서 측정기(이 경우는 렌트겐사진)의 해상도(解像度)나 신호의 정도(精度)가 정확하다면 투영각도의 방향을 무한히 함으로써 물체의 구조를 정확히 재현시킬 수가 있다. 이것이 컴퓨터 토모그래피의 기본원리이다.

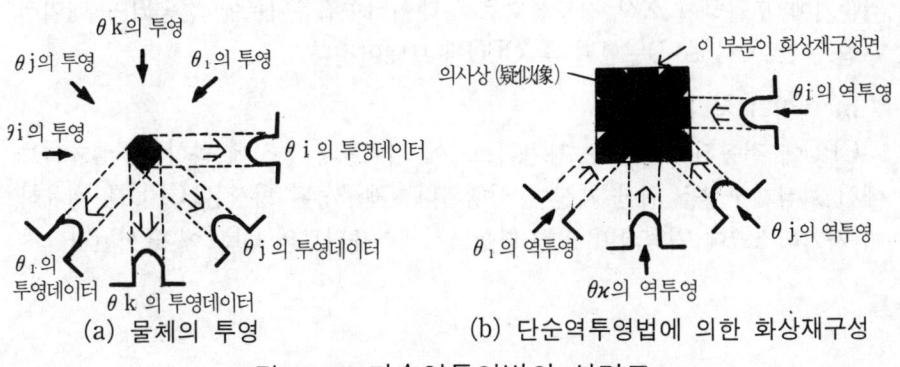

(a) 물체의 투영 (b) 단순역투영법에 의한 화상재구성

〈그림 6-42〉 단순역투영법의 설명도

그리고 단층상이 작성되는 원리는 측정된 데이터를 이용하여 단층상을 재생(재구성)시키는 방법은 가장 간단한 단순 역투영법(單純逆投影法)이다.
중심에 둥근 단면을 가진 균일한 물체가 있는 경우 이 투영데이터는 다음 그림에서 (a)에서와 같이 모든 방향에 대하여 동일하게 된다. (b)에서는 (a)에서의 투영데이터를 화상재구성면상에 측정시와는 역방향으로 투영(역투영)시키면 단순 역투영상이 재구성되어 실제의 상에 의사(擬似)화상이 만들어진다.
여기서 재구성된 화상은 물체가 존재하는 부분의 중심이 가장 진하고 물체에서 떨어질수록 엷어진다. 결국 실제의 상에 의사상이 더해진 상이 얻어진다. 이 단순역투영법은 이 의사상 때문에 아무리 투영데이터를 많이 하여도 정확한 상을 얻을 수 없으므로 CT로는 실용화시킬 수 없다. 이 의사상을 없애 바른 재구성상을 얻는 방법의 하나로서 '필터화 역투상법'이 있다(그림 참조).
측정(투영)데이터에 정(正) 및 부(負)의 성분을 가진 어떤 필터를 걸어 그 뒤에서 역투영시키면 의사상이 제거되어 정확한 단층상을 얻을 수 있다. 현재는 대부분 이 방식 혹은 이와 유사한 방식이 사용되고 있다.

③ CT의 구성과 각 부분

a) 스캔(Scan)부
오퍼레이터가 제어유니트를 조작함으로써 스캔제어유니트에서 스캔실행신호가 X선제어, 기구제어의 양 유니트에 보내어진다. 인체를 투과한 X선은 검출기에 도달하여 X선 강도신호로서 데이터수집유니트에 전송되며 데이터수집유니트에서 A-D변환된 후 CPO에 보내어진다.

b) 데이터 처리부
CPU에 전송된 데이터는 자기디스크에 기억됨과 동시에 화상재구성유니트에서 화상재구성을 위한 계산이 실행된다. 재구성된 화상은 CPU를 경유하여 자기디스크에 기억되며 또한 화상표시제어유니트의 CRT에 표시된다.

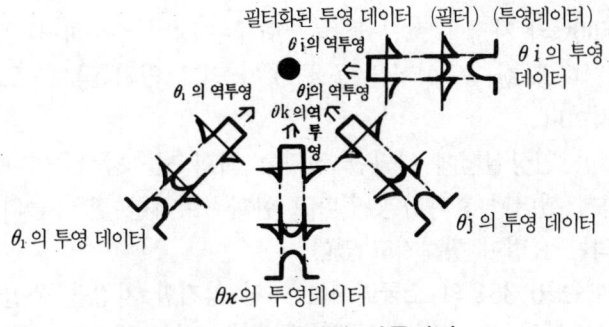

〈그림 6-43〉 필터화 역투영법

c) 화상표시부

CRT에서 표시된 화상을 의사가 관찰하여 필요하다면 여러 가지 화상처리를 하여 진단을 내린다.

d) 화상의 기억

재구성된 화상은 필름에 촬영됨과 동시에 플로피(floppy) 혹은 자기데이프를 이용하여 디지털 수치로 장기간 기억 보존된다. 단기적 화상데이터의 기억은 보통 자기디스크로 하며 수백 가지의 화상을 기억시켜 놓을 수 있다.

(5) 용해력 증강작용

인체의 약 90%가 물이기 때문에 인체에 자기를 작용시켜서 몸 속의 물을

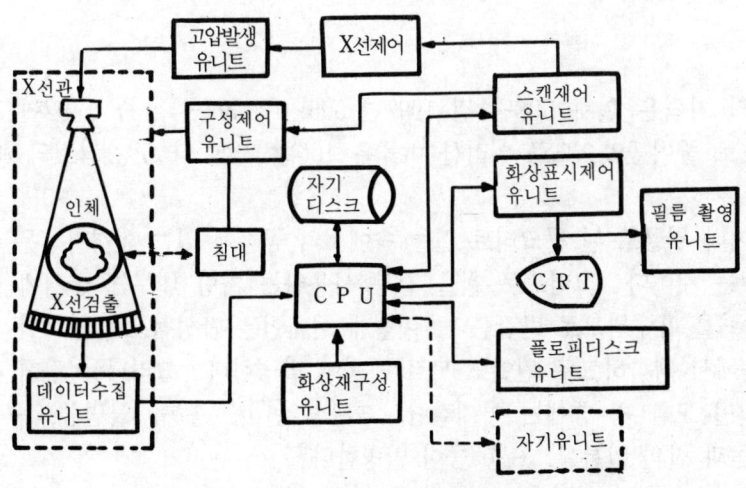

〈그림 6-44〉 CT시스템의 구성도

1,000~1,500G의 자장에 쪼인 물을 생쥐에게 정맥 주사하면 오줌의 양이 약 60% 늘어난다고 한다. 이것은 물을 많이 먹고 있지 않으므로 자화수의 작용에 의한 것이다.

소련에서의 한 임상실험에 나타난 결과는 자화수를 담석증이나 신장결석 환자에게 마시게 했더니 효과가 있었다고 한다. 이러한 결석 등의 치료에는 현재도 물을 먹는 요법이 행해지고 있다.

100ml의 물에는 0.36g의 소금밖에는 녹지 않지만 자장을 쪼인 물에서는 용해력[175]이 증강하여 그 이상의 소금이 녹는다. 이를 이용하여 혈액의 용해력을 증가시키고 콜레스테롤 등이 혈관벽에 엉겨 붙는 것을 방지한다. 즉 적당한 자계 중에 통과한 물(자기수)은 용해력이 증가한다고 한다.

(6) 촉매작용

생체가 살아 있다고 하는 것은 생체가 살기 위해 필요한 화학반응[176]이 진행되고 있다는 것을 나타낸다. 자계의 작용에 의한 반응속도에 변화를 가져오는 것으로부터 촉매작용이 존재한다(앞의 효소편 참조).

제 9 장 지구의 자력
(자기결핍증후군)

지구의 자력은 현재 500년 전(1992년-500년=1492년), 즉 1492년 전의 약 반으로 줄어들었으므로 이러한 비율은 100년 간에 약 5% 감소되었다고 한다.

철근이나 철골로 된 콘크리트 건물 속에서의 공간에 있는 환경자장은 감소되어 있는 것이다. 그러므로 철을 전부 사용하는 차량 내부는 공기에 비해 철이 자력을 흡수하므로 반감한다. 이렇게 현대인은 만성적으로 부족한 환경자장 속에서 생활하므로 원인도 모르는 병이 발병한다. 그러나 이렇게 하여 생긴 원인 모를 병 중에는 어깨결림, 습관성 변비, 흉통, 불면증, 수족의 아픔, 몸과 발의 나른함, 요통 등이 발병한다.

이러한 원인에는 자율신경[177]실조증과 부정수소증후군(不定愁訴症候群)이 있다. 또한 이것에는 혈압 이상, 당뇨병, 소화기 질환, 뼈와 신경에도 수반하는 것이 있다. 그러므로 중하지 않지만 어려운 증상에 자기치료를 하면 난치병에도 효과가 있다. 그러나 이것은 약간의 차이가 있다.

(1) 자율신경실조증

심장이나 위장의 움직임처럼 우리들의 의지에 관계없이 조정되는 것이 자율신경으로, 소화, 호흡, 발한, 체온조절, 물질대사, 배설, 성주기 등의 기능을 지배한다. 자율신경에는 교감신경과 부교감신경의 두 종류가 있는데,

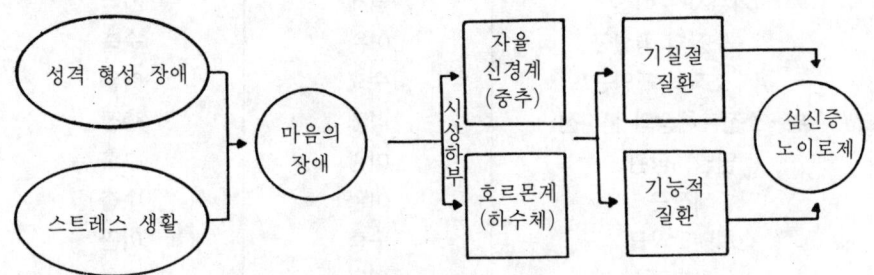

〈그림 6-45〉 스트레스와 생체 반응과 질병

전자는 내장의 활동이나 각종 분비를 활성화시키는 역할을 하고, 후자는 반대로 기능을 진정시키는 역할을 한다.

이 두 가지가 균형 있게 기능하면 아무 문제가 없지만, 어떤 계기에 의해 균형이 깨질 수가 있다.

특히 감수성이 예민하고 신경질적인 사람이 강한 스트레스를 받으면 교감신경과 부교감신경의 균형이 깨져 자율신경실조증에 걸리기 쉽다.

교감신경이 과도하게 움직이면 심장의 고동이 높아지고, 혈압이 상승하며 호흡이 거칠어지는 반면 위장의 운동이나 분비는 둔해진다. 이에 대해 부교감 신경이 작용하면 심장의 고동은 느려지고, 혈압이 하강하며 호흡도 고르고 위장의 운동이나 분비는 촉진된다. 이렇게 자율신경은 서로 대항하고 혹은 협조하며 생체활동의 균형을 유지하고 있다.

〈표 6-6〉 자율신경계의 길항과 협조

효과기	교감신경 작용	부교감신경 작용
동방결절	박동수 증가	박동수 감소
심방	수축력 증가	수축력 감소
동방결절과 전도계	전도속도의 증가	전도속도의 감소
관상동맥	확장	수축
골격근 혈관	확장	수축
안면혈관	수축, 안면창백	확장
동공	산대	축소
모양체근	원점을 위한 이완	근점을 위한 수축
기관지근	수축	이완
기관지 분비선	억제	자극
위·소장의 평활근	이완	수축
위·소장의 괄약근	수축	이완
위·소장·췌장의 분비선	억제	촉진
담낭, 담관	이완	수축
대장근	이완	수축
회맹팔약근	수축	이완
식도근	이완	수축
타액선	소량분비	대량분비
방광의 배뇨근	이완	수축
방광의 삼각근과 괄약근	수축	이완
남성생식기	사정	발기
자궁	수축	이완
외음부 혈관	수축	확장
땀샘	분비촉진	없음

　우리들의 의지에 따라 행해지는 수의운동(隨意運動)은 뇌척수신경이 지배하지만 심장·위장 등 우리의 의식을 떠나서 행해지는 불수의 운동은 자율신경계가 지배하고 있다.

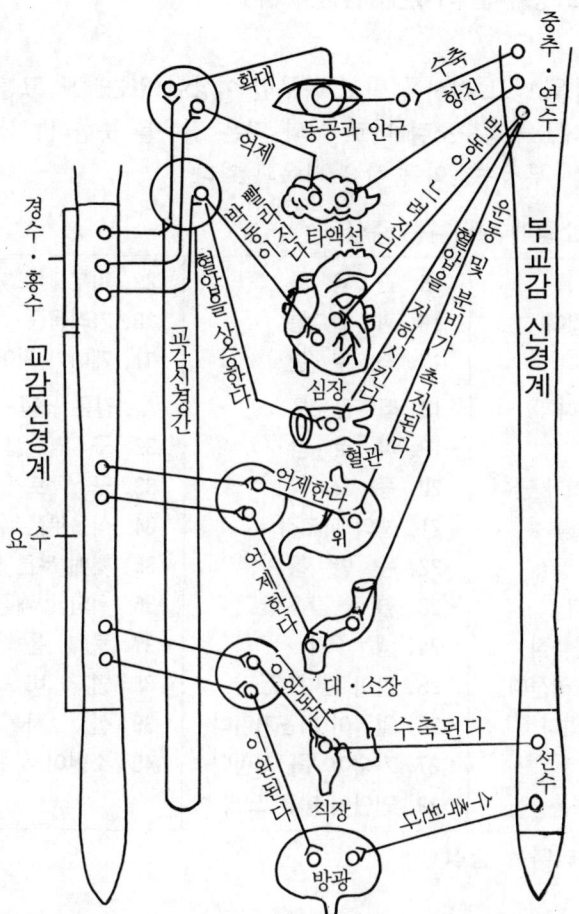

〈그림 6-46〉 자율 신경계의 길항과 협조

  자율신경실조증의 신체적 원인으로는 유전, 발육장애, 정신적 스트레스, 외상, 화상, 수술, 중독, 감염증, 쇼크, 빈혈, 기생충병, 그 외에 만성질병, 임신, 분만 등이 있다.
  정신적 원인으로는 불안정한 성격, 유아기의 예절, 성장 후의 교육, 가정생활, 환경의 변화, 직업적인 대인관계, 지위, 명예, 경제력, 이성관계, 욕구불만 등 여러 가지가 있다.

(2) 부정수소증후군(不定愁訴症候群)

병원에서 진찰을 받고 검사를 받고 아무런 이상이 없는데도 고통을 호소하는 경우가 있는데, 부정수소란 바로 이와 같은 경우를 뜻한다. 특히 갱년기에 많이 나타나는 부정수소의 증상은 다음과 같다.

〈표 6-7〉 부정수소증에 나타나는 증상

* 1. 두 통	15. 근 육 통	29. 피부 건조
* 2. 머리가 무겁다	16. 관 절 통	30. 가려움증
* 3. 어지럽다	17. 척 추 통	31. 개미가 기어다는 것
* 4. 잠이 안 온다	18. 좌 골 통	같은 느낌
5. 꿈이 많다	*19. 피 로 감	32. 구 역 질
6. 귀에서 소리가 난다	20. 동 요 감	33. 구 토
7. 불안, 초조감	21. 눈의 피로감	34. 식욕부진
8. 우울증	22. 유 방 통	35. 헛배 부른 느낌
9. 눈이 부시다	*23. 열 감	36. 위의 불쾌감
10. 기억력이 나빠짐	*24. 냉 기	*37. 복 통
11. 판단력이 흐려진다	25. 땀이 난다(發汗)	38. 변 비
*12. 손발이 저리다	*26. 얼굴이 화끈거린다	39. 설 사
*13. 어깨결림	*27. 가슴이 두근거린다	40. 소변이 자주 마렵다
*14. 요 통	28. 입안이 마른 느낌	

* 표는 많이 나타나는 증상

제10장 자석과 자기장

(1) 자석과 자기력

자석 주위에 다른 자석을 가까이하면 서로 끌어당기거나 밀어내는 현상이 나타나는 것을 볼 수 있다. 자석 주위에서 이와 같은 자기력이 작용하는 것은 자석이 주위에 자기장을 형성하기 때문이다.

1) 자석

철·니켈·크롬과 같은 금속을 끌어당기는 성질을 자성이라 하며, 자성을 띤 물체를 자석이라 한다.

① 자극 : 자석을 수평으로 매달았을 때 지구의 북쪽을 가리키는 극을 북극 (N극), 남쪽을 가리키는 극을 남극(S극)이라 한다.

② 분자자석 : 자석을 계속해서 잘라 가면 최후에는 대단히 작은 단위 자석이 된다. 이와 같은 자석을 분자자석이라 한다.

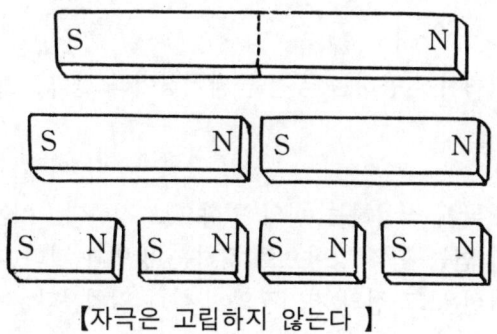

【자극은 고립하지 않는다】

2) 자기력

자석의 극을 가까이하면 같은 종류의 극 사이에는 척력이 작용하고 다른 종류의 극 사이에는 인력이 작용한다. 자석의 이와 같은 힘을 자기력이라 하며, 자기력은 쿨롱의 법칙에 의해 구할 수 있다.

쿨롱의 법칙 ($F = \frac{m_1 \times m_2}{r^2}$: ① r : 거리, ② m : 자석의 세기, ③ m_2 : 다른 자석의 세기)에서 거리가 2배로 되면 작용하는 힘이 $1/2^2 = 1/4$로 약해지고, 3배로 멀어지면 $1/3^2 = 1/9$로 약해지는 것은 거리가 멀어질수록 자력선의 밀도가 월등히 적어지기 때문이다.

자석에서 나오는 자력선은 멀리 가면서 점점 약해지다가 없어지는 일이 없이 자력선은 무한대로 나가고 있으나 그림과 같이 거리가 2배로 되면 자력선이 통과하고 있는 면적은 2^2인 4배의 넓이에 고루 퍼지기 때문에 B쪽에 1cm² 당 통과하는 자력선의 수는 자석에 가까운 A쪽의 1cm²에 통과하는 자력선의 1/4밖에 안 된다. 따라서 거리가 2배로 되면 자력은 $1/2^2 = 1/4$로 약해지고, 3배로 멀어지면 $1/3^2 = 1/9$로 약해지는 것이다.

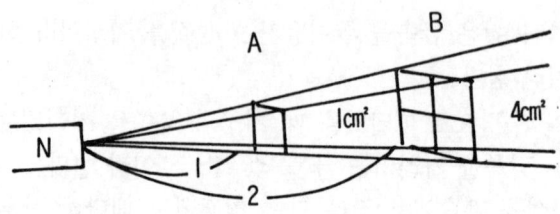

(2) 자기장

1) 자기장
자석 둘레에 자기력이 작용하는 공간을 자기장이라 한다.

2) 자기장의 방향
자기장의 방향은 극에 작용하는 힘의 방향으로 정한다. 이는 전기장의 방향을 플러스 전하가 받는 힘의 방향으로 정하는 방법과 같다. 또 자기력선의 임의의 점에서의 접선은 그 점의 자기장의 방향과 일치한다.

3) 자기력선
자기장 내에서 자침이 가리키는 방향을 따라 조금씩 이동해 가면 하나의 곡선이 그려진다. 이를 자기력선이라 한다. 자기력선의 방향은 N극에서 나

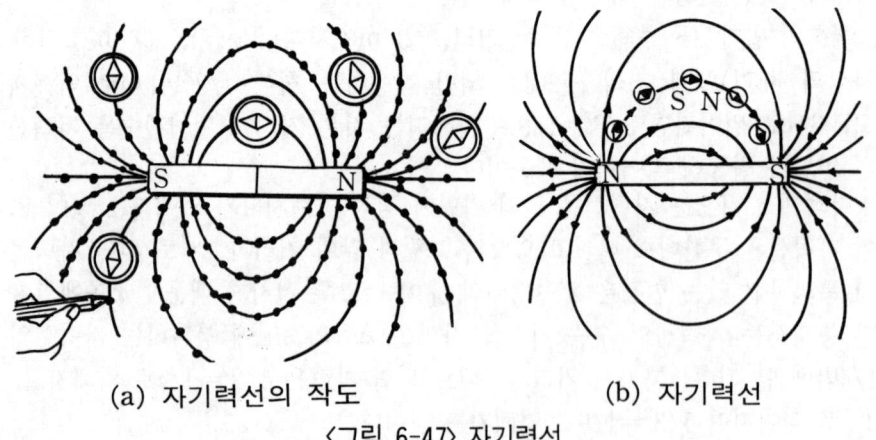

(a) 자기력선의 작도　　　　(b) 자기력선

〈그림 6-47〉 자기력선

와 S극으로 향하며 그 선상의 임의의 점에서의 접선의 방향이 그 점의 자기장의 방향과 일치한다. 그리고 자기력선은 도중에 끊어지거나 교차하지 않으며 자기력선의 밀도가 그 점에서의 자기장의 세기를 나타낸다. 즉, 자기력선이 밀할수록 자기장의 세기가 크다.

그리고 자석 근처에 자력이 미치고 있는 주위 공간을 자계 또는 자장이라 한다.

자계의 세기는 자석으로부터 멀어질수록 적어지는데 자계의 세기는 자계 내에 단위자극인 1CGS·emu를 놓았을 때 1다인의 힘이 작용한다면 그 점에 자계의 세기는 1CGS·emu 또는 1가우스(gauss)가 된다. 그러므로 2다인이면 2가우스가 된다.

자력선의 갯수는 셀 수 없는 것이나 자계의 세기가 1gauss인 곳에서 자계의 방향과 지각으로 1cm²에는 자력선이 1개가 통과하는 것이다. 따라서 자력이 미치고 있는 것을 선으로 가상하여 자력선이라고 부르고 있으며, 이러한 자력선이 미치고 있는 자석 부근을 자계 또는 자장이라고 부른다.

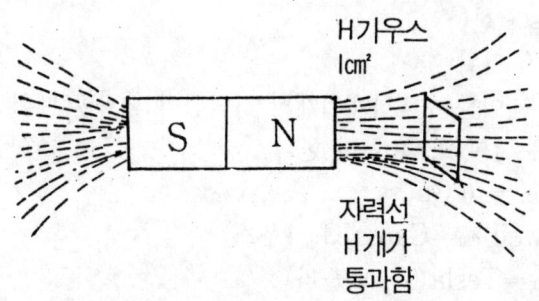

4) 자속과 자속밀도

① 자속(flux)

자기장에 수직인 단면을 통과하는 자기력선의 총수이다.

② 자속밀도

자기장에 수직인 단위면적당 통과하는 자속수로서 가우스(Gauss) 정리에 의해 자기량이 m인 자극이 내는 총자력선의 수는 CGSemu 단위로 $4\pi m$개이고 MKSA 단위로 m개이다.

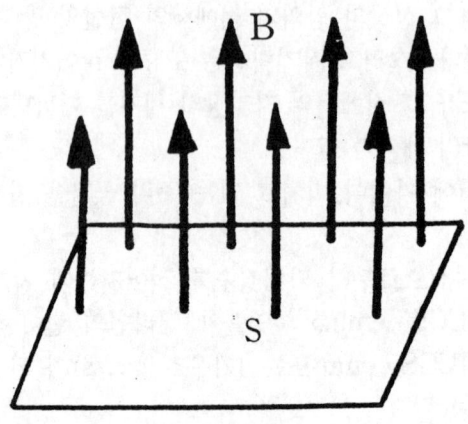

〈그림 6-48〉 자속밀도

③자속밀도의 단위
a. CGS·emu 단위
 1cm²의 넓이를 수직하게 1개의 자력선이 통과할 때의 자속밀도를 1 Gauss라 한다.
b. MKSA 단위
 1m²의 넓이를 수직하게 1개의 자력선이 통과할 때의 자속밀도를 1wb/m² 또는 1N/A·m이라 한다.
c. 1wb/m²=10⁴Gauss
d. maxwell/cm²=Gauss(G 가우스)
e. wb/m²=Tesla(T ; 테슬라)

④ 750Gauss·900Gauss·1,000Gauss 자기치료기에 자석이 300개에서 4,500개가 붙어 있다는 것은 750·900·1,000Gauss짜리 자석이 750개·900개·1,000개가 붙어 있는 것이 아니라, 즉 750Gauss×750EA=562,500Gauss, 900Gauss×900EA=810,000Gauss, 1,000Gauss×1,000EA =1,000,000Gauss로 계산이 되는 것이 아니다.

 750Gauss·900Gauss·1,000Gauss 자석을 300개나 4,500개를 포개어 놓아도 역시 750·900·1,000Gauss이지만 자장형성이 300배나 4,500배 넓다는 것을 뜻한다.

그러므로 예를 들어 1,000Gauss란 1cm² 내에 1,000개의 자력선의 수가 형성된다는 것이다.

자기공명영상전산화단층촬영인 MRI가 0.2T(테슬라)인데 이것을 가우스로 환산하여 계산하면, 자속밀도의 단위에서 나타나듯 1Tesla는 10^4가우스 즉 1T=10,000Gauss이므로 0.2Tesla×10,000Gauss=2,000Gauss이다. 그런데 여기서 중요한 것은 촬영을 할 때는 인체에 맞는 가우스가 아니므로 반드시 인체에 맞게 가우스를 조정하든지 그렇지 않으면 그 가우스에 맞게 시간을 조정하여야 한다는 사실이 자기치료에 있어서는 가장 중요한 사항임을 잊어서는 안 되며, 이것을 무시했을 경우는 인체에 해를 입힌다는 사실을 명심하여야 한다.

대체적으로 인정되는 인체에 적합한 가우스는 750가우스에서 1,300가우스이다.

결론적으로 의료용 자석으로서 인정이 되려면 반드시 인체에 알맞은 가우스를 조정하여야 하며, 그렇지 않는 경우는 시간을 조정하여야 한다. 즉 자기치료는 치사율에 있어서 100%로 안전하다. 그러나 가우스 조정을 하지 않았을 때에는 인체에 피해를 입히므로 신중을 기하여야 한다.

〈표 6-8〉 동식물에 자장을 걸었을 때 나타나는 현상

자장의 강도 (Oe)	자장을 걸었을 때 나타나는 현상
600	종양의 발육 억제(세포)
800	중추신경 기능에 대한 작용(토끼)
1,000	자율신경 기능에 대한 작용(사람)
1,200	식물의 성장촉진(보리)
2,400~4,500	이식종양의 발육 억제(마우스)
3,000~4,000	이식종양의 예방효과 (마우스의 수명연장작용)
4,000	날이 있는 물건에 다친 상처에 치료지연(마우스)
4,200	방사선 장해의 예방효과(마우스)

4,200	노화의 억제(마우스)
500~8,000	트립신(췌장에서 분비되는 소화효소) 활성증대(마우스)
8,000	적혈구 응집반응의 변화(사람)
10,000	종양의 성장이 정지됨(마우스)

〈표 6-9〉 자장의 강도에 따른 생체반응 조건

자장의 강도 (Oe)	생체반응 조건
(정상자장) 40~140	8년간 작업환경이 완전히 개방된 곳(사람에게 이상 없음)
(정상자장) 700~1,300	목걸이를 2주간 연속 착용하였으나 인체에 무해
(정상자장) 1,000~2,000	사람의 몸이 완전히 노출되었으나 맥박, 호흡, 동공빈자 무해
(정상자장) 3,300	사람의 우측 전신을 30분간 쪼였을 때 무해
3,000~4,000	쥐를 자장 속에서 2주간 사육한 결과 백혈구가 증가함
3,000~6,000	쥐를 장시간 완전히 노출시켰을 때 간장의 무게가 50% 감소됨
(교번자장) 8,800~14,400	쥐를 3주 동안 사육하였으나 체중 외 다른 부위에 영향을 미치지 않음
12,000~45,000	쥐를 1시간 완전히 노출시켰으나 사망한 경우 없음

자기치료에 의한 국내 임상실험 결과를 살펴보자.

지난 1985년 대전대 한방병원에서 통원치료중인 남녀 환자 1백명(요통·생리통·관절질환자)을 대상으로 임준규(林準圭)·이철완(李哲浣) 교수팀이 연구한 결과로 질병치료에 효과가 있다는 '유효율'이 최저 60%에서 최고 80%에 이르고 있다는 놀라운 사실을 밝혀 냈다.

연구팀은 평균 6백가우스의 자석(원료 $Ba\ Fe_3O_3$, 규경 직경 6mm, 높이 3.5mm)을 8개 1조로 해 환자 질환에 따라 탄력붕대와 팬티에 부착하고 효능을 관찰했다.
 임상실험 결과는 도표와 같이 효과가 높게 나타났는데, 연구팀은 자기치료의 원인을 문명상 가톨릭의대 교수·임준규 대전대한의대 교수 등의 논문을 기초로 Ⓐ자기는 통증에 대한 부위의 진통효과가 우수하며, 특히 경락(經絡) 및 경혈(經穴)을 자극함으로써 더 높은 효과를 얻을 수 있다고 밝히고, 이는 Ⓑ한의학적인 기(氣)의 개념에서 기의 부족현상이나 기의 순행부조화 등을 보충 및 개선시키고 Ⓒ현대사회의 환경구조·대기오염·식생활 습관 등으로 오는 자기 부족이 체내 전해질의 불균형으로 발전되는데, 자기력의 경락적 응용은 이 같은 체내 전해질의 활성화를 촉진시키기 때문이라고 규정하고 있다.

〈표 6-10〉 자기치료 임상실험 결과(대전대 한의대 연구팀)

질 병	조사대상자	효과 없다	효과 있다	현저한 효과	유효율
요 통	20명	5명	10명	5명	75%
요통 및 생리통	5명	2명	0	3명	60%
생리통 및 하복통	5명	1명	3명	1명	80%
팔꿈치 관절질환	20명	5명	12명	3명	75%
팔목 관절질환	20명	10명	7명	3명	50%
무릎 관절질환	30명	7명	18명	5명	76.6%

제 VII 편
자기치료에 의한 적응증과 금기증

제1장 적응증(適應症)[178)]

(1) 간경변증

 간경변증은 간장병의 최후의 모습으로, 간세포가 사멸하여 딱딱한 선유(線維)로 변하는 질병이다.
 가장 많은 것은 간염 비루스(B형, 비B·비A형)에 의한 것으로 특히 B형 간염이 만성화하여 간경변이 되는 것이 특징이다. 또 알콜의 과잉섭취, 저단백이나 불균형적인 식사에 의한 영양장애, 기생충, 대사성 이상, 심장병이나 담석증 등의 질병도 원인으로 여겨진다.
 처음에는 증상이 나타나지 않지만 점차 식욕부진, 체중감소, 욕지기, 구토 등이 나타난다. 피부에 나타나는 증상은 간경변에 특징적인 것으로 앞가슴이나 등에 거미가 발을 뻗치고 있는 것과 같은 홍반이나 손바닥의 엄지손가락과 새끼손가락 쪽에 발적되는 수장홍반(手掌紅斑)이 나타나며, 피부 전체가 꺼칠꺼칠해지고 정맥이 두드러진다. 또 코가 빨개지기도 한다. 더 진행되면 황달이 나타나고, 간장을 만지면 딱딱한 감이 느껴지며 비대해진다. 이어 복부가 팽만되어 가는 것을 느끼게 되고 복수가 차게 된다. 남성의 경우 유방이 커지고, 코피를 자주 흘리며, 잇몸이나 피하에서 출혈을 하게 된다.

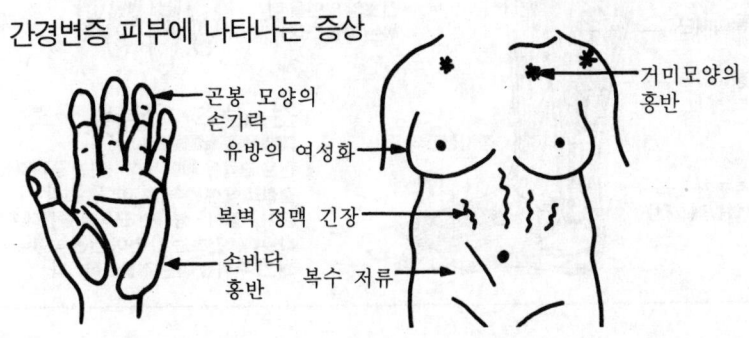

간경변증 피부에 나타나는 증상

말기에는 황달이 심해지고 여러 가지 정신신경 증상이 나타나다가 마침내는 혼수상태에 빠져 죽게 되는 경우도 있다. 문맥압이 높아지며, 식도나 위에 정맥류를 형성하여 대출혈을 일으키기도 한다.

(2) 건초염

건을 둘러싸고 있는 건초에 염증이 생기는 것을 말한다. 손가락 사용시 무리가 와서 생기는 기계적 자극이 원인인 경우가 가장 많다. 그 외에 세균성 감염(결핵균이나 화농균)이나 류머티스에 의해서도 발생한다. 엄지, 중지, 약지의 굴근건에 많이 발병한다.

증상은 가벼운 팽창감과 발적(發赤 ; 살갗이 붉어지는 현상)이 있고, 특히 손가락을 움직일 때마다 통증이 오며, 살짝 닿아도 묘한 수포음이 나는 것도 있다. 일반적으로 많이 보여지는 것은 협착성 건초염이라는 것인데 손가락을 무리하게 사용하거나 구두와 발 등의 뼈 사이에서 힘줄이나 건초가 압박·마찰되어 생긴다.

우선 국소의 안정을 취하고 부목 고정이나 습포를 하고 소염제·진통제 등

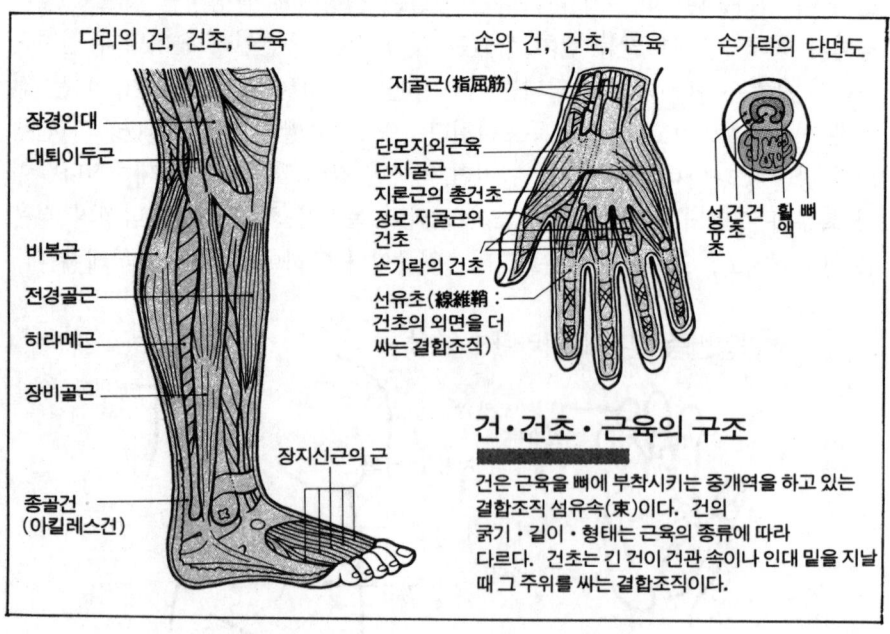

을 복용한다. 결핵성이나 화농성 건초염이 아니라면 건초 내 스테로이드제 주입이 효과적이다. 아무래도 치유되지 않는 듯하면 수술을 실시한다. 결핵성 건초염의 경우는 항결핵 요법과 수술을 병용한다.

(3) 간염

1) 급성간염

급성간염은 간염 비루스, 알콜, 약제 등에 의해 일어나는 전염성 질병이지만, 간염 비루스에 의한 것이 대부분이다.

간염 비루스는 A형과 B형 그 어느 쪽도 아닌 비(非) A형·비(非) B형 (아직 비루스가 발견되지 않음)의 3종류가 있는데 이를 각각 A형간염, B형간염, 비A·비B형 간염이라 부른다. 전에는 A형을 유행성간염, B형을 혈청 또는 수혈 후 간염이라 불렀지만, 현재는 비A·비B형 간염이 가장 많아 수혈 후 간염의 80%를 차지하며, 그 본체는 잘 알려져 있지 않다.

① A형간염의 원인과 증상 : A형간염 비루스의 감염에 의해 일어나며, 동남아시아, 중근동 등지에서는 항상 유행하는 병이다.

비루스에 오염된 음료수, 조개 등에 의해 경구가 감염되어 일어나며, 특히 젊은 사람이 걸리기 쉽다. 증상은 감기와 같이 발열, 두통, 관절통, 권태감, 구토, 식욕부진, 상복부 압통이 나타난 후에 황달이 나타난다.

② B형간염의 원인과 증상 : B형간염 비루스(HBs 항원)의 감염에 의해 일어나는 병이다. 비루스는 주로 피 속에 존재하므로 수혈 등 비경구적 감염에 의해 전염되지만, 혈액검사 등의 향상으로 수혈에 의한 것은 격감하고 있다. 잠복 기간은 50~180일 정도로 길고 증상은 A형간염과 비슷하지만, 발열을 동반하는 경우는 드물다. 또 비루스를 갖고 있더라도 발병하지 않고 지나치는 사람도 많다(B형 비루스 보유자라고 한다).

2) 만성간염

간염이 장기간에 걸쳐 지속되는 경우를 만성간염이라 하는데 간염 비루스(B형, 비A·비B형)의 지속적 감염이나 자기의 세포조직에 항체가 생겨 버린 자기 면역반응에 의해 일어난다. 드물게는 특수 약제를 장기간 복용함으로써 발병하는 경우도 있다.

 증상은 특징적인 것이 없지만 B형, 비A·비B형 간염에 걸린 적이 있는 사람으로 가벼운 황달, 전신권태감, 피로감, 식욕부진이 나타나는 경우는 의사의 진찰을 받는 것이 좋다.

 우선 육체적·정신적 과로를 피하고 알콜이나 약제 등 원인이 되는 물질을 제거한다. 식이요법 및 안정이 치료의 기본이나, 보조요법으로서 비타민제, 간비호제, 부신피질 스테로이드 호르몬, 면역 억제제 등을 투여하기도 한다. 또 B형간염 비루스 보유자에 대해서는 항비루스제로서 인터페론을 투여하는 것이 시도되고 있다.

 치료로 완치되는 것은 10% 정도이며 완치 기간은 수년에서 10년 이상을 필요로 한다. 또 만성 간염의 약 20%는 간경변으로 진행되며, B형간염 비루스 보유자의 예후는 별로 좋지 않다.

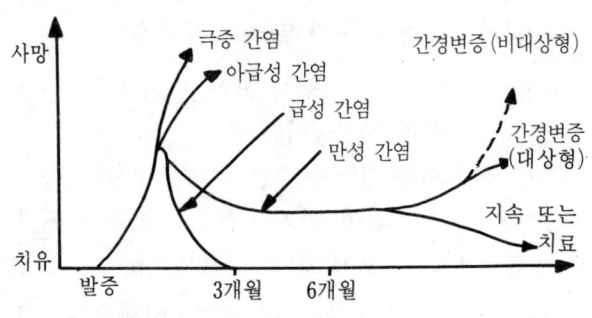

간염의 경과
급성 간염은 약 70%가 대개 1~3개월 이내에 치유되지만 그렇지 않은 것 중 15%가 만성 간염으로, 그 일부가 간경변으로 이행한다. 만성 간염은 복잡하여 쉽게 치유되지 않는데, 활동성이라는 병형은 염증이 지속적으로 진행하여 방치하면 곧 간경변으로 될 가능성이 많다.

(4) 간장

 간장은 대단히 신비적인 존재로 인체 내부의 대화학 공장에 비교되고 있다. 체내에서 여러 가지 물질을 이용하기 위해 계속 변화해 가는데, 이 과정과 간장은 매우 밀접한 관계를 지니고 있다.

 몸 안에서 물질이 변화하는 것을 중간대사라고 하는데, 그 중간대사의 중추적인 역할을 한다. 알려진 바에 의하면 간장은 5백 종류 이상의 대사를 행하고 있다고 한다.

1) 간장의 주요 작용
① 소화의 촉진
 담즙을 분비하여 소화에 관계하는 외에 소화산물은 장관에서 흡수된 뒤 문

맥을 거쳐 간장으로 보내진다. 탄수화물은 글리코겐으로 저장되고 필요에 따라 간세포는 이것을 포도당으로 바꾼다. 포도당을 혈액에 주어 혈액 안의 혈당량을 일정하게 유지한다. 또한 탄수화물로부터 지방도 생산한다.

음식에서 섭취한 지방은 이용되기 쉬운 형태로 준비하여 아미노산을 생산하며, 여기에서 아미노기를 제거하여 유리된 암모니아를 요소로 전환시켜 배설하기 쉽게 만든다.

② 혈류의 조절

혈류를 조절한다. 간장은 무혈시의 용적의 50%, 전혈량의 20%나 되는 혈량을 축적할 수 있을 만큼 혈액 함유량이 크며, 평소에는 과중한 혈량을 조절하고 근운동이 행해지면 축소하여 포함하고 있는 혈액을 송출한다.

③ 혈액의 응고

혈액의 응고에 필요한 프로트롬빈이라는 물질을 만들어 혈류에 공급한다.

④ 영양소의 저장

비타민 A와 적혈구의 성숙에 필요한 비타민 B_{12}를 저장하고 있다.

⑤ 해독작용

세균독이나 그 밖의 독에 대해 해독작용이 있다. 우리의 몸은 외계에서 침입하거나 또는 몸 안에서 만들어진 유해물을 해독하는 작용이 있다.

또한 세균 등의 독소가 들어간 경우 항체를 만들어 그 후 똑같은 독소가 침입했을 때 이것을 무독화시켜 버리는 작용을 지니고 있다.

이 항체를 만드는 작용도 간장이 행하고 있는 것이다.

⑥ 체열의 발생

물질대사가 왕성하여 다량의 온열이 발생하여 체온유지에도 도움을 준다.

2) 단백질과 간장의 역할

① 우리 몸의 연부조직의 약 75%는 단백질로 구성되어 있다. 이 단백질은 우리 몸 각 조직의 구석구석에 세포원형질의 주성분으로 되어 있다.

따라서 단백질은 이 세포의 증식이나 신생 및 발육에 없어서는 안 될 필수불가결한 요소이다.

이 단백질은 어떤 경우에는 필요에 따라 분해되어서 최소단위의 아미노산이 되며, 이것이 나아가서 탈아미노라는 작용을 받아 에너지원이 되어 연소에도 한몫을 하는 것이다.

간장의 작용 가운데는 단백질 대사가 차지하는 비중이 상당히 크다. 단백질, 특히 알부민, 글로블린, 프로트롬빈, 피브리노겐 등의 합성은 가장 중요한 것의 하나이다.

간장은 혈액 가운데 단백의 농도나 성분의 역할을 일정하게 유지하고 또 조절해 준다. 혈장단백질 가운데는 알부민, 글로블린, 피브리노겐 등이 포함되어 있다.

이와 같은 혈장단백질은 보통 혈액 안에 대략 7~8% 존재하고 있으며, 이것은 우리의 생명을 유지하는 데 없어서는 안 될 중요한 역할을 맡고 있다. 이 가운데서도 혈장알부민은 혈장단백질의 약 50%를 차지하며, 교질 삼투압의 80%는 이 알부민분획에 의한다. 또한 글로블린도 삼투압의 조절에 관계가 있다.

피브리노겐은 혈액을 응고시키는 작용을 하며(혈액편 참조), 이것이 생성되지 않으면 부상을 당해 출혈상을 당했을 경우 피가 멈추지 않아 생명을 잃을 수도 있다.

② 우리의 몸에서 매우 중요한 것은 수분의 조절에 관계가 있는 교질 삼투압이다. 이것과 관계 있는 알부민은 혈액과 조직간(혈액도 움직이는 조직이라고 말할 정도로 중요한 갖가지 작용을 하고 있는데)을 혈관벽을 통해서 여러 물질이 드나드는 조절을 하는 것이다.

혈장 가운데 알부민분획이 적어지면 삼투압이 저하하여 혈액 안의 수분을 조직 쪽으로 빼앗긴다. 반대로 이 알부민분획이 많아지면 혈장의 삼투압이 올라가 조직에서 혈액 쪽으로 수분이 이행하는 셈이다.

간장・담・췌장의구조

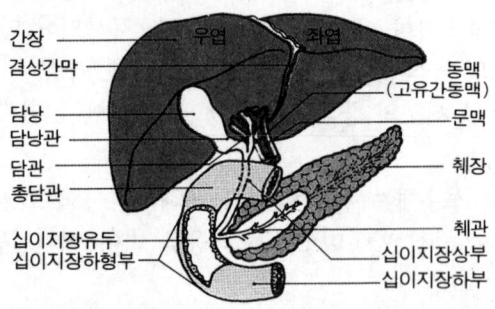

우리가 흔히 말하는 '부종'이라는 것이 이와 같은 작용변조로 일어나는 것이다. 정강이를 손가락으로 눌러 보면 움푹 들어간 곳이 원래의 상태로 되돌아오지 않는 경우를 말한다.

결국 우리 몸의 조직에 수분이 많아 저류된 채 혈액 쪽으로 삼투해 가지 않기 때문에 '부종'이 일어나는 것이다. 혈장단백질은 이렇게 체조(體調)의 유지에 중요한 수분조절을 수행하고 있다.

(5) 관상동맥경화증·협심증·심근경색증

심장은 근육(심근)으로 된 펌프이므로 이 심근펌프가 쉴 사이 없이 수축과 확장운동을 반복하려면 그 자체가 혈액공급(산소공급)을 받아야 한다.

그런데 심장 속에서는 늘 혈액이 꽉 차 있으므로 심장근육 하등동물에서와 같이 심장 내부의 혈액에서 직접 산소공급을 받는다면 얼마나 좋으랴마는 우리 인간의 심장은 너무 진화를 해서인지 심장 내부의 혈액의 산소가 심근으로 오는 것을 완전히 차단하고 있어서 좌심실에서 일단 대동맥으로 혈액이

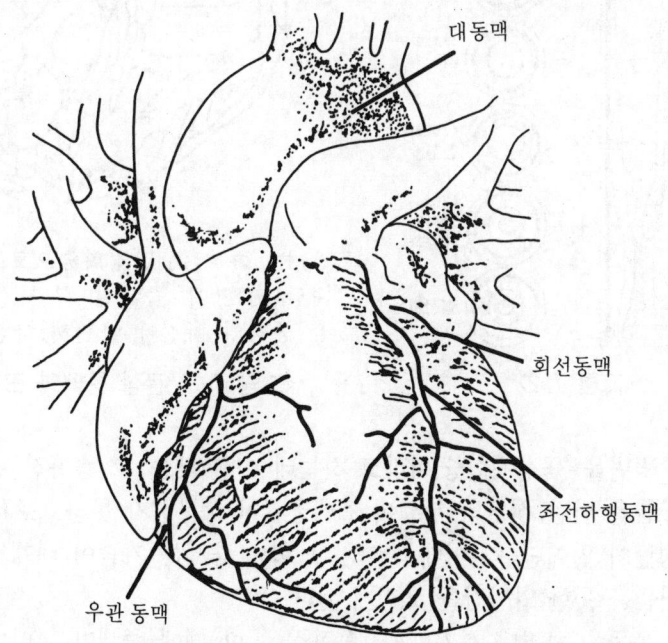

〈그림 7-1〉 정상인의 관상(심장)동맥

분출된 다음에야 '관상동맥'을 타고 거꾸로 심근으로 가게 되어 있다.
 심근에 혈액을 공급하는 동맥을 '관상동맥'이라고 하는데 이것은 대동맥의 기시부에서 세 갈래의 커다란 동맥이 나와서 심장을 싸고 돌며 가지를 치는 (분지하는) 모양이 마치 면류관을 쓴 것같이 생겼다고 해서 '관상동맥'이라고 부른다(그림 1).
 정상적인 사람은 관상동맥의 안쪽 벽이 넓고 매끈매끈해서 혈액의 유통이 원활히 되나 간혹 '콜레스테롤' 등의 동물성 지방질이 안벽에 끼어서 관상동맥의 내강이 좁아지는 수가 있다(그림 2).

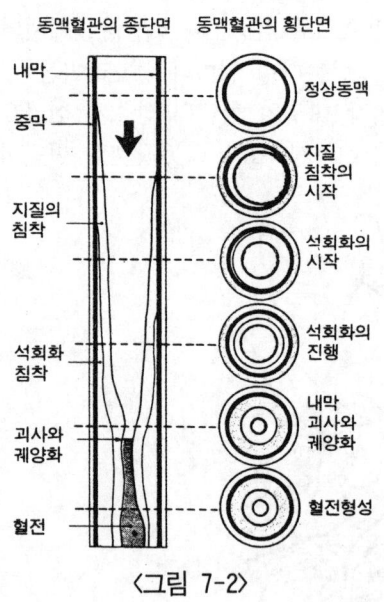

〈그림 7-2〉

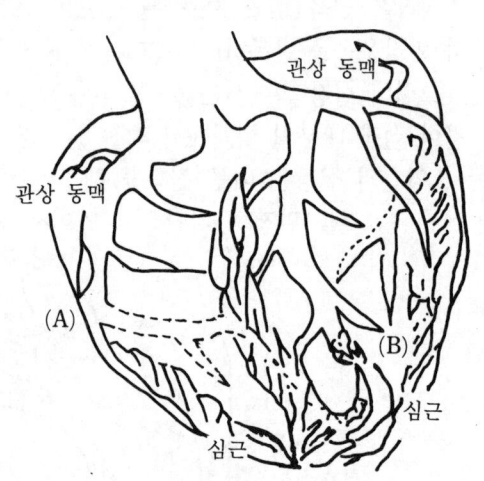

〈(A)는 죽상(粥狀)경화증으로 관상동의 내강(內腔)이 좁아진 부위, (B)는 관상 동맥의 내강이 완전히 막힌 부위〉
〈그림 7-3〉 관상 동맥의 모형도

 이러한 병변을 '죽상경화증'이라고 하는데 이럴 때는 그 좁아진 혈관에 의해 혈액공급을 받던 심근의 부위에 혈액공급이 충분하지 못하므로(허혈) 그 심근에 경련이 일어난다. 이때 환자가 느끼는 증세는 가슴이 뻐개지는 듯하거나 쥐어뜯는 듯한 압박감을 느끼게 된다.
 대개는 운동을 하거나 화가 나거나 포식을 할 때에 증세가 나타나게 되며 가만히 안정을 취하면 곧 스스로 가라앉는다. 이것을 '협심증'이라고 한다.

그러므로 대개 협심증은 관상동맥이 이미 상당히 막혀 있다는 위험신호이다. 아주 드물게는 관상동맥 자체는 정상이나 심근이 비정상적으로 두꺼워져서 (비후성 심근증이나 심한 고혈압의 경우) 심근의 산소 수요량이 크게 늘어나서 '협심증'이 생기는 수도 있다. 관상동맥의 경화증이 더욱 심해지면 어떠한 기전으로 죽상경화증 부위에 별안간 혈전이 생기면서 관상동맥이 완전히 막혀 혈액의 유통이 단절되며(그림 3), 심근의 부위가 허혈성(혈액이 차단된 상태) 괴사를 일으키는데, 이것을 '심근경색증'이라고 한다.

심근경색증은 보통 '심장마비'라고도 불리우는 아주 위험한 병이다. 증세는 협심증보다 훨씬 심한 흉부압박감이 오래 지속되며 힘이 없고, 땀이 나며 공포감이 엄습한다.

심근경색증은 빨리 적절한 치료를 하지 않으면 그야말로 '심장마비'를 일으켜 곧 죽게 되는 경우가 반 이상이다. 빨리 진단하여 병원에 응급치료를 하는 경우도 약 20%에서 심장마비를 일으켜 죽게 되므로 아주 위험한 병임을 알아야 한다.

협심증과 심근경색증은 근본적으로 같은 병리학적 변화(관상동맥경화증)에서 일어나는 병이므로 협심증이 심해지면 심근경색증이 초래되는 수도 있고 심근경색증에서 일단 회복한 후에도 협심증으로 오래 고생하는 경우도 있다. 치료는 합병증을 방지하거나 관상동맥 내강을 막고 있는 혈전을 녹여 주어야 한다. 또 혈액 내에 너무 많은 콜레스테롤 등의 지방질의 농도를 낮추는 일이다.

(6) 기관지천식

1) 천식

천식은 비특이성 기관지 과민증에 의한 질환으로 이는 물리적·화학적 및 약물학적 자극에 대해서 정상인에 비하여 기관지가 과민하게 수축반응을 일으키는 현상이다.

천식엔 내인성 천식과 외인성 천식이 있다.

외인성 천식의 경우 먼지, 꽃가루 및 짐승의 털 등과 같은 항원성 물질이 이미 형성되어 기도의 비만세포(肥滿細胞)에 결합된 항체와 작용하여 비만세포로부터 화학조절 물질을 분비하여 이 물질 자체가 혹은 미주신경의 자극을 통하여 기관지에 작용을 나타내며, 내인성 천식의 경우 감염, 공해, 운동, 한기 및 신경적 요소와 같은 비항원성 자극에 의한 화학조절 물질의 분비 및 미주신경의 자극에 의한 기관지 근육의 수축, 혈관확장에 의한 부종, 점액분비 및 점막하 염증 소견을 초래하게 된다.

2) 천식의 증상

천식의 증상은 대부분의 환자에서 발작적인 기침, 천명음 및 호흡곤란 등으로 주로 저녁이나 수면시에 나타나며 이들 증상들은 저절로 혹은 치료에 의해 사라지게 된다. 증상의 경중 및 지속 시간이 다양하여 단지 원인 없이 기침만 하는 환자에서 심한 기도폐쇄에 의한 급성호흡부전증 환자에까지 다양한 임상 양상을 보이게 된다.

임상적으로 외인성 천식은 학동기에 발생하고, 계절적인 변화가 있으며 대개 특별한 항원에 대한 알레르기 병력이 있는 것이 특징이다. 그리고 내인성 천식은 주로 30대 이후의 성인에게서 발생하고 통년성(通年性)이며 증상이 좀더 심한 것으로 되어 있다. 천식환자 중 순수한 외인성 천식 환자는 10% 미만이고 80% 이상의 환자에서 양쪽 특성을 공유하고 있는 것으로 알려져 있다.

〈표 7-1〉 유형에 따른 천식 환자의 임상적 특징

외인성 천식	내인성 천식
항원성 물질이 존재	항원성 물질이 존재하지 않음
피부 반응 검사 양성	피부 반응 검사 음성
50~60% 환자에서 혈청 IgE 높음	혈청 IgE 정상이거나 낮음
어린이 혹은 성인에 발병	주로 성인에 발병
증상이 비교적 간헐적이다	증상이 좀더 지속적이다
다른 알레르기 질환(고초열 및 습진) 동반이 흔하다(54%)	다른 알레르기 질환 동반이 드물다 (7%)
다양한 알레르기 질환의 가족력이 흔하다(50%)	다양한 알레르기 질환의 가족력이 드물다(20%)

(7) 규폐증

유리규산(SiO_2)의 미립자가 섞여 있는 공기를 장기간 마심으로써 발병하는 만성질환이다. 오래 전부터 광산 등지에서 알려진 직업병의 하나이다.

초기 증세는 운동시 호흡곤란을 가져오며 차츰 지나면서 기침과 담이 나오고 피부가 검푸러지고 호흡장애를 일으킨다.

중증이 되면 폐활량이 격감되어 폐기능 부전을 일으킨다.

(8) 근시

근시·원시·난시를 모두 합하여 굴절 이상이라 부른다. 이들을 이해하기 위해서는 먼 곳에 있는 물체를 볼 때의 눈의 상태를 알아 둘 필요가 있다. 그림 〈수정체의 조절작용〉은 정시(正視)의 눈이 먼 곳과 가까운 곳을 볼 때의 수정체의 조절상태를 보여주는 것이다. 수정체는 먼 곳을 보고 있을 때는 얇아지고 가까운 곳을 볼 때는 두꺼워진다.

근시·원시인 눈이 각각 먼 곳을 볼 때에 근시는 물체의 상이 눈의 필름인 망막의 앞에 맺히고, 원시인 경우엔 망막의 뒤쪽에 맺힌다.

따라서 근시·원시의 교정법은 먼 곳을 보고 있는 상태에서 보정(補正)렌즈를 끼어 정시와 같이 보이게 하면 된다. 근시의 경우에는 오목렌즈 안경이나 콘택트렌즈를 사용하고 원시인 경우에는 볼록렌즈를 사용하여 교정한다.

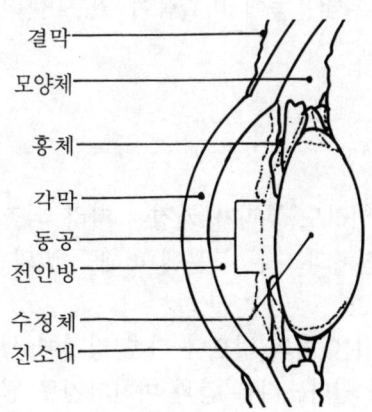

수정체의 조절작용: 수정체는 먼 곳을 볼때는 얇아지고 가까운 곳을 볼 때는 두꺼워진다.

(9) 골관절염

골관절염은 퇴행성 관절염 또는 퇴행성 관절질환이라고도 하며 중년에서 노년이 되면 정도의 차이는 있지만 일종의 노화현상으로 누구에게나 발생한다. 이는 류머티성 관절염과 아주 다르므로 감별진단을 하여야 한다.

관절연골의 국소 변질(變質)에서 시작하여 주로 체중을 담당하는 체중부하관절(體重負荷關節)에 침범하며 관절연골의 퇴행성 변화와 관절면의 과잉 골형성을 특징으로 한다. 또 2차적으로는 관절활액막의 염증반응이 있지만 전신적인 증상이 없거나 경미하며 다만 침범된 관절에 국소적인 장애를 초래한다.

골관절염에는 2가지 형태가 있는데 원발성(原發性) 골관절염은 여자에게 흔하며 유전·비만증이 원인이라고 할 수 있으나 아직도 원인이 확실하지 않다. 2차적 골관절염은 관절의 선천적 이상, 다른 종류의 관절염 이후의 발생, 어떤 원인이든지 계속적인 관절내 출혈, 외상, 관절의 불안정한 상태, 관절질환 후 2차적 변화 등으로 골관절염이 발생한다고 보며 어느 연령층에서도 발생할 수 있다.

임상 증상은 60대의 노년층에서 85% 정도가 골관절염이 있으나 약 5%만이 증상을 호소하고 있다. 초기에는 가벼운 관절 통증이 있고 운동에 제한을 받는데, 활동시에는 악화되고 휴식을 취하면 소실된다. 추운 날씨 습기가 많은 날씨에는 관절의 통증과 경직이 악화되고 쉽게 관절에 불쾌감·피로감을 느끼는 것이 특징이다. 무릎관절 및 고관절 척추에 잘 발생하고 손에는 제일 끝마디가 종창되어 있는 것을 만져 볼 수 있다. 더욱 병이 진행하면 2차적인 관절활액막 반응으로 관절이 부어오르고 관절운동에 마찰음이 있으며 더욱 진행할 때에는 관절변형이 초래된다.

(10) 뇌종양

뇌종양에는 양성과 악성이 있으나 양성이라도 부피가 커짐에 따라 뇌조직이 압박되어 아주 위험하게 되기 때문에 신체의 다른 부분에 비해 구별의 의미가 별로 없다.

악성뇌종양이라도 딴 부위로 전이되는 일은 거의 없으나 다른 장기에 생긴 악성종양이 뇌로 전이되는 경우는 꽤 많이 있다. 다른 암과 마찬가지로 원인은 잘 모르고 성인과 소아에 각각 특유의 뇌종양이 있다. 뇌가 압박되면 뇌압이 올라가서 두통, 토기(위 속의 것이 도로 입으로 나오려는 기운), 구토 등이 일어난다. 눈의 신경이 압박되어 시력 저하와 복시(複視)·사시(斜視) 등이 생기고, 압박이 더 심해지면 직접 뇌손상이 일어나며 그 부위에 따라 특징적인 기능장애가 나타난다.

(11) 누관협착

깊이 곪은 자리에서 피부 밖으로 통한 구멍이 난 줄기로서 고름이 이곳을 통해서 흘러나와야 하는데 관(구멍)이 좁아지는 현상이다.

(12) 누낭염

안구를 적셔 주는 눈물은 눈과 코 사이에 있는 누낭(눈물주머니)을 통하여 코로 흘러 나간다. 이 누낭의 염증을 누낭염이라 한다. 신생아에서 흔히 보이는 것과 어른에게 나타나는 것의 두 가지가 있다.
신생아의 경우는 코 쪽에 있는 눈물의 출구가 막혀 누낭에 눈물과 분비물이 괴어 염증이 생긴다. 따라서 출생시부터 눈곱이 끼는 게 특징이다.
성인의 경우는 세균감염에 의해 발생하고 누낭 부위가 빨갛게 부어오르며, 통증이 있고 누르면 눈 쪽으로 농이 역류되어 나온다. 급성염증이 일단 치유되어도 가끔 염증이 반복되는 수가 많다. 즉 트라코마(전염성이 있는 눈의

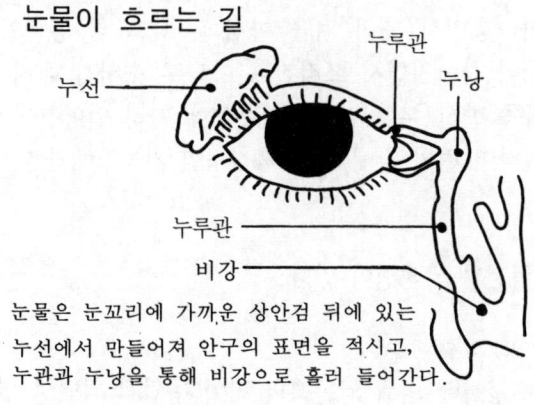

눈물이 흐르는 길

눈물은 눈꼬리에 가까운 상안검 뒤에 있는
누선에서 만들어져 안구의 표면을 적시고,
누관과 누낭을 통해 비강으로 흘러 들어간다.

결막질환)나 결핵·매독 등의 원인으로 누도(눈물길)가 수축되어 막힐 때, 눈물이 누낭에 괴고 거기에 폐렴구균 등의 세균이 번식하여 일어난다.

(13) 냉대하증

여자의 음부에서 흰색 또는 붉은 색의 분비액이 흘러내리는 병이다. 흰 색의 것은 백대하, 붉은 색의 것은 적대하라 한다. 몸 특히 하체를 차게 했을 때 생기는 병이다.

(14) 뇌졸중

뇌에 영양분이나 산소를 보내는 경동맥이나 추골(椎骨)동맥이 파열되거나 막혀서 생기는 질병을 총칭해서 뇌졸중이라고 한다. 돌연 의식이 몽롱해지거나, 아주 잃고 쓰러지는 수가 많고 대부분 운동마비나 지각 이상 등의 신경증상을 수반한다. 뇌졸중에는 뇌출혈, 뇌경색(腦硬塞), 거미막하출혈, 일과성 뇌허혈발작 등이 있다. 한국에서 뇌졸중은 전체 사망 원인 중 제1위이다.

1) 뇌출혈

뇌동맥이 경화(硬化)되어 혈관이 약하게 되거나 고혈압이 있으면 혈관이 혈압에 견딜 수 없게 되어 파열된다. 혈액이 뇌 속으로 스며나와 뇌신경조직의 여러 가지 장애를 일으킨다. 대체로 40대에서 60대에 많이 발생한다.

뇌출혈은 고혈압이나 동맥경화에 의한 두통, 현기증, 귀울림, 불면증 등이 계속되다가 발생하는 경우도 있으나 대개는 전구증상 없이 갑자기 생기게 된다. 목욕, 식사, 용변시(특히 겨울 아침)나 대화 중 흥분할 경우 갑자기 의식을 잃고 얼굴이 붉어지면서 쓰러진다. 그 후 수시간 내지 수일 후에 뇌출혈 부위의 반대쪽 반신(半身)에 출혈 부위에 따라 언어장애, 기억력장애, 감정장애, 방광이나 배변의 장애 등의 특징적인 기능장애가 나타난다.

2) 뇌경색

뇌경색에는 뇌혈전과 뇌색전이 있다.

① 뇌혈전

뇌혈전은 뇌동맥경화에 의해 뇌동맥의 벽이 두껍게 되면서 혈관 안이 좁아져서 생긴다. 뇌색전은 혈전의 일부가 떨어져 나가며 뇌혈관 안을 막아서 일어나는데, 다른 부위에서(심장이나 기타 혈관 이상) 생긴 혈전이 뇌로 운반되어 혈관을 막는 경우도 있다. 혈류가 막히면 뇌조직으로 영양분이 가지 못하게 되고 마침내 뇌세포가 죽어 버린다. 대체로 50세 이상에 많이 발생하고 밤에 더 많이 일어난다.

② 뇌색전

뇌색전은 뇌출혈과 마찬가지로 마비나 그 밖의 신경증상이 급격히 발생하기도 한다.

뇌혈전에서는 증상이 서서히 발생하며, 의식장애가 일어나도 가벼우며 지속 시간도 뇌출혈에 비해 짧고 얼굴색이 파랗게 되기도 한다. 그러나 운동마비·지각마비 등의 증상은 뇌출혈과 거의 같다. 또한 증상은 일과성(一過性)으로 수시간 내지 수일 내에 자연히 소실되거나 일시적으로 개선되는 경우도 있다.

(15) 대상포진

바리셀과 조스터 바이러스에 의해 대상포진(帶狀疱疹)과 수두가 발생한다. 수두는 면역이 없는 사람에게 발생하고, 대상포진은 수두를 앓은 후 잠복해 있던 바이러스가 다시 활동함으로써 발생한다.

대상포진은 40~60세의 연령층에서 많이 발생하며 증상으로는 통증이 피부발진보다 1~10일 먼저 나타나는 것이 특징이다. 피부발진은 침범한 신경을 따라 띠 모양으로 분포되어 처음에는 홍반이 생겼다가 수포가 집단적으로 발생한다. 2~3일 후 수포액이 화농되어 터지고 딱지가 앉는다. 심할 경우는 짓물러서 궤양이 되기도 한다. 약 2~4주 내에 치유되지만 중증환자에게는 반흔이 남는다.

통증은 30세 이하의 환자에게는 없거나 경미하지만, 60세 이상의 노인에게는 발진이 사라진 후에도 수개월간 지속되기도 한다.

(16) 단독

피부나 점막부의 다친 곳이 헐은 곳에 연쇄상구균이 들어가 발생하는 급성

전염병이다. 며칠 동안의 잠복기를 거쳐 갑자기 오한이 나며 몹시 열이 오른다. 곪은 부분의 피부는 붉어지며 붓고 차차 퍼져서 종창·동통을 일으키는데 치료를 하지 않으면 생명이 위독하다.

(17) 동상

한랭이라는 자극으로 혈관벽의 투과성이 높아져서 혈장이 밖으로 새어 나옴으로써 피부조직이 부어오르고(제1도), 한랭이 심해지면 혈구가 막혀서 피가 통하지 않아 피부에는 수포가 생기며(제2도), 아주 심해지면 피가 완전히 통하지 않아서 피부조직이 상한다(제3도).

(18) 담석증

명치로부터 오른쪽 위 복부에 이르기까지 담석 산통발작 같은 격렬한 통증이 특징적인 증상이다. 시간이 지나면 오른쪽 어깨와 오른쪽 배 가운데로 통증이 점점 확대돼 나간다. 합병증이 있을 경우 오한이 있거나 열이 나기도 한다. 감염증을 수반했을 경우에는 계속 높은 열이 난다.

이 산통발작은 기름기가 많은 저녁식사를 하고 잠자리에 들면 취침중에 일어나는 경우가 많은데, 구토증을 수반하는 경우도 있다.

때로는 황색 담즙이 섞인 액체를 토하는 수도 있다. 발작이 서서히 가라앉으면 일시적으로 하얀 대변이 나오고 가벼운 황달 증세가 나타나기도 한다. 황달이 심한 것은 담석이 담관 출구에 꽉 끼여 있는 경우이므로 조속한 수술이 필요하다.

이처럼 심한 통증을 보이는 담석증 외에도 오른쪽 위 복부와 오른쪽 어깨 가운데에 둔한 통증과 압박감 또는 상복부의 불쾌감·소화불량 등을 나타내는 담석증도 있고, 혹은 가슴앓이 같은 형태의 증상도 있다.

또 증상을 전혀 느끼지 못하는 경우도 있는데, 이런 경우는 정기검사나 다른 상복부 질환의 감별진단에서 담석이 발견되기도 한다. 이러한 담석을 무증상 담석이라 한다.

담석에는 크게 콜레스테롤 석과 빌리루빈 석이 있다. 콜레스테롤 석은 간장에서 배출된 담즙에 콜레스테롤 비율이 높은 사람에게 만들어지기 쉽다.

빌리루빈 석은 담관이 감염되었거나 담관이 막혔을 때 만들어진다.
　빌리루빈 석은 담관 안에 있기 때문에 복통과 황달·발열 등의 증상이 반복하여 나타나나, 콜레스테롤 석은 주로 담낭 안에서 생기므로 황달이 적고 증상이 없는 경우도 있다.
　담석증은 남성의 약 1.5~2배 정도로 여성에게 많고 동양인보다는 서양인에게 많고 살찐 사람, 다산부에게 비교적 많이 나타나는 병으로 이 같은 상태가 병의 원인이 된다고 생각된다. 연령은 40~50대에 가장 많다.
　담석증을 유발시키는 음식은 예전에는 콜레스테롤 함량이 많은 지방식이 원인이 된다고 알려져 왔으나 그보다는 섬유질이 적은 정제된 음식과 설탕 같은 고탄수화물의 음식이 담석증을 유발시킬 수 있다고 최근에 알려졌다. 그러나 이러한 조건이 없더라도 담석을 갖고 있는 사람이 적지 않고, 조건을 갖추었더라도 담석이 없는 사람이 있다는 사실을 감안하면 이러한 조건들이 담석의 직접적인 원인이라고 단언할 수는 없다. 단지 이것들은 발병이 가능한 조건 중 하나라고만 할 수 있다.

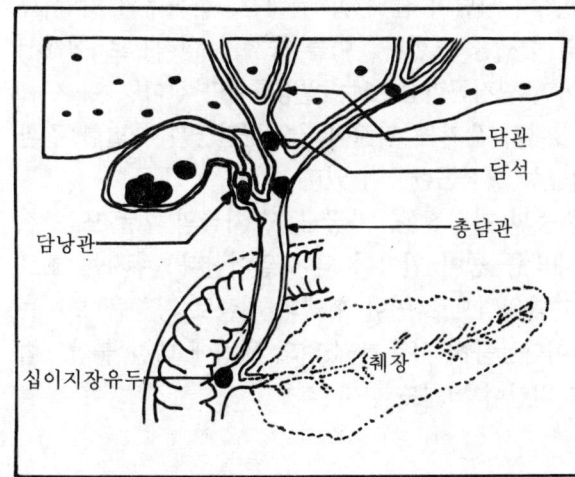

(19) 담낭염·담관염

　내장에 감염원이 있든가 장 안의 세균이 담관을 타고 올라갔을 때 생긴다. 윗배에 통증이 옴과 동시에 고열·황달 등의 증상이 나타난다.

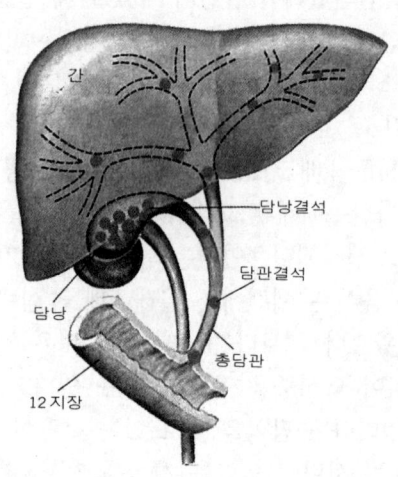

(20) 월경통(월경곤란증)

월경이 있을 때에는 약 80%의 사람이 불쾌감, 권태감, 하복부의 압박감, 경한 통증, 요통, 두통 등의 증세를 느낀다. 이들 증세가 병적으로 심해서 일상생활에 방해가 될 정도이면 월경곤란증 또는 월경통이라 한다.

원인은 내성기에 원인이 있어서 생기는 기질적 월경곤란증과 특별한 질환 없이 기능의 이상에 의한 기능성 월경곤란증이 있다.

전자의 경우는 자궁·난관 등의 만성질환, 자궁근종, 자궁의 후굴 또는 전굴이 아주 심한 경우, 자궁내막증 등이 원인이 되어 일어난다. 후자는 호르몬의 이상, 자궁발육부전, 과다월경으로 인한 혈액의 배출로 통증을 느끼는 경우 심리적 긴장 등이 원인이다. 특히 사춘기 소녀의 월경에 대한 불안, 혐오, 긴장 등이 월경곤란증의 원인이 되기도 한다.

(21) 유선섬유선종

가장 흔히 발생하는 유방의 양성종양이다. 젊은 여성, 특히 21세부터 25세까지의 연령층에서 발생하며, 원인은 여성호르몬인 에스트로겐 분비과다증과 관계가 있다.

이 종양의 멍울은 유방의 피부와는 고정되어 있지 않고 자유롭게 움직인다. 또 멍울의 표면은 평탄하며 만졌을 때 통증을 느낄 수 없다. 유두도 별

이상이 없고 분비물도 없는 것이 특징이다. 크기는 둥근 모양의 수cm 직경의 크기가 보통이지만 간혹 큰 섬유선종도 있다.

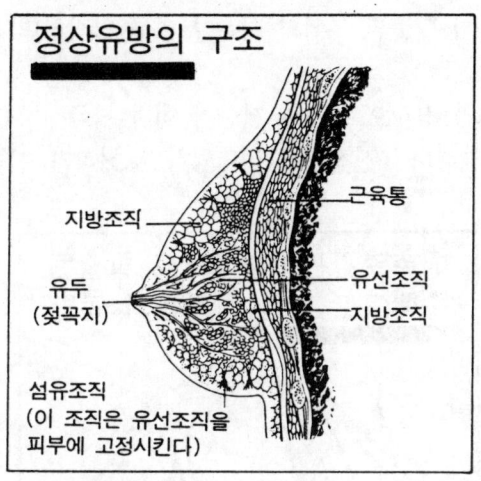

(22) 요추추간판탈출증

요추추간판탈출증은 추간판의 퇴행성 변화가 시작되는 20대초부터 발생할 수 있고 30대 전후하여 빈도가 많으며 50대 이상 고령에는 드물다. 추간판의 해부학적 구조 중 수핵이 농축되어 섬유륜 및 연골단판이 외상 또는 만성적 자극 퇴행성 변화 등 기타 원인으로 파열되어 수핵의 내용물이 척추체의 후방 또는 후외측으로 탈출되면서 해당되는 신경근을 압박함으로써 요통과 좌골신경통을 일으킨 것이다. 성별로는 남자에게 많으며 제4, 제5 요추간에 잘 발생하고, 다음 제5 요추와 제1 천추에 많다.

수핵 탈출의 원인은 외상·척추의 굴신운동, 허리를 굽혀서 물건을 들어올리는 동작, 과대한 체중증가의 상태에서 흔히 발생하나 때로는 환자가 기억할 수 있는 원인이 없이 추간판 자체의 변화 또는 단순한 체중 이동으로 발생할 수도 있다. 대개 외상 직후 요통 및 좌골신경통의 증상이 간헐적으로 나타나며 이는 수개월 지속되는 경우가 많고 증세가 호전 또는 소실된 후에도 가벼운 외상, 비정상적인 몸의 위치, 심한 기침 후에 자주 재발된다.

통증은 요추 부위에 비교적 넓고 불확실하며 요천추 부위 둔부 하퇴 부위의 해당신경근 분포에 따라 방사통을 호소하며 때로는 무릎관절 이하의 국소 부위에서만 통증이 있을 수도 있다. 이런 통증은 요추의 운동, 부적당한 자세, 기침, 재채기, 힘을 주는 배변, 허리를 구부려 물건을 들어올릴 때, 장기간의 보행, 의자에 앉는 자세 등으로 악화되며 누우면 감소되거나 소실된다. 압통은 추간판이 탈출된 부위의 척추 부위를 압박하면 해당신경근에 방사통을 호소한다.

급성기에는 근육의 경직으로 운동 제한이 심하나 급성기를 벗어나면 어느 정도의 운동은 가능하다. 신경근이 압박당하면 허리가 한쪽으로 기울어진다.

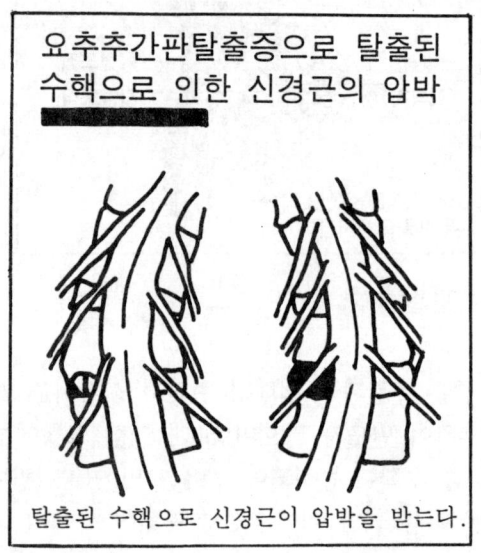

(23) 아토피성 피부염

흔히 태열이라고 알고 있는 이 피부질병은 알레르기성 습진, 소아습진, 굴전부습진, 범발신경피부염, 베니에 소양증으로도 불린다.

1925년 피부과 의사 코카가 처음으로 보고한 아토피 피부염은 선천적으로 음식물과 흡입성 물질에 대한 과민반응으로 천식, 고초열(枯草熱) 등의 임상증상을 나타내고 가족이나 근친자에서 발견되는 경우를 말하는데, 이런 환자에게는 비정상적인 혈관반응이나 면역학적 반응을 나타낸다.

유아기 아토피 피부염은 생후 2개월부터 2세까지의 유아에게 발생하는 것으로 양볼에 소양성홍반이 나타난다. 이 홍반에는 미세한 수포가 생기고 이들이 터져서 습윤성 가피(부스럼딱지)를 형성한다. 이들 병변은 급속히 번져 머리, 목, 이마, 손목, 팔, 다리, 둔부 등의 다른 부위로 번진다.

어릴 때부터 계속 진행되어 온 경우도 있고 사춘기에 갑자기 나타나는 경우도 있다. 가려움증이 주요 증상으로 홍반, 인설, 수포성 반(斑)을 형성하거나 피부가 가죽처럼 두꺼워지는 태선화반으로 나타난다.

아토피 피부염은 온도와 습도에 민감하여 겨울이나 습한 여름에 심하게 나타나며 정서적으로 불안해지거나 스트레스를 받으면 악화된다. 또 병변은 세균이나 곰팡이, 바이러스에 감염되기 쉽고 만성이 된 경우 긁으면 색소 침착과 영구적인 색소 탈실이 되는 수도 있다.

소아기 아토피 피부염은 2~10세 사이의 어린이에게 보이는 습진으로 유아기와 같은 장소에 나타나지만 진물이 적고 보다 건조한 병변이 나타나는 경향이 있다. 팔꿈치, 무릎, 손목, 눈꺼풀, 안면, 목 주위 등에 병변이 잘 나타나는데 유아기 습진보다는 다소 경미한 급성 병변을 보인다.

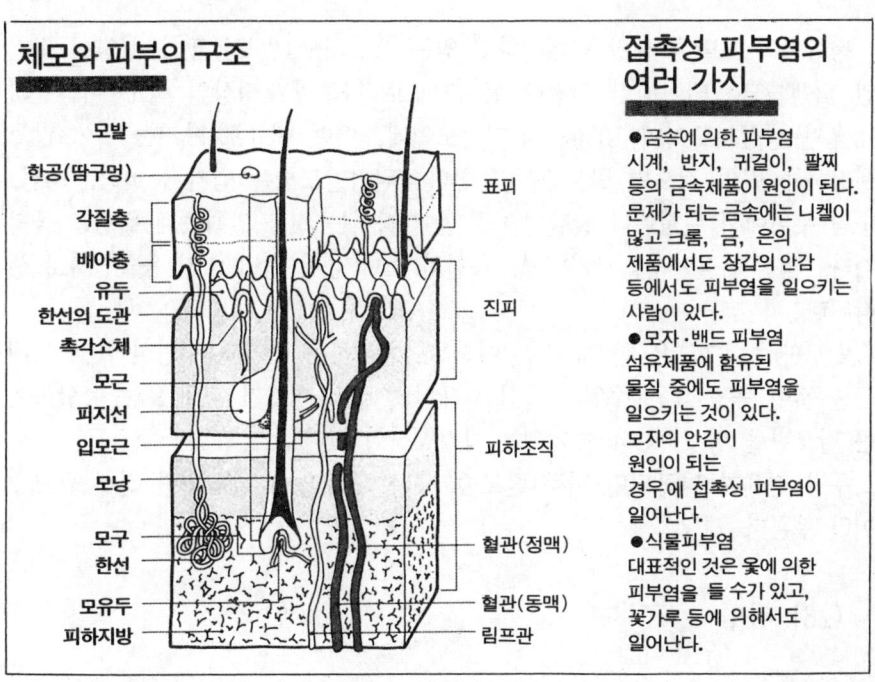

(24) 두드러기(담마진)

병의 기간에 따라 급성과 만성으로 구분한다. 수일 내에 발진이 더 이상 나타나지 않을 때는 급성이며 발진이 생겼다가 소실되었다 하는 과정을 1개월 이상 지속할 때는 만성이다. 발진의 형태와 증상은 동일하나 급성의 경우 비교적 쉽게 원인을 알 수 있지만 만성에서는 원인이 불확실할 때가 많다.
　원인으로는 음식물(고등어, 갈치, 방어 등의 생선, 조개, 달걀, 메밀국수 등)과 약물에 의한 알레르기에 기인하는 수가 많다. 또 사람에 따라서는 벌레에 물리거나, 한랭 온열, 태양광선, 정신적 스트레스를 받은 후에 생기는 경우도 있다.
　증상으로는 피부가 부어오르면서 붉게 되는데 몹시 가렵다. 특히 옷에 가려지는 몸통 부위에 잘 생긴다. 음식물이 원인인 경우는 식후 수분에서 수시간 내에 두드러기가 생기므로 원인 규명이 쉽다.

(25) 원형탈모증

　정상인의 모발은 생장을 계속하고 있는 생장기모(生長期毛), 성장이 정지된 퇴행기모, 떨어지기 직전에 휴지기모로 나눈다. 정상일 경우 머리털의 90%가 생장기모이며 10%가 휴지기모인데, 어떤 이유로 빠지는 털이 많고 생장하는 털이 적으면 탈모증이라 한다. 원형탈모증은 갑자기 머리, 눈썹, 수염 부위에서 원형이나 달걀형으로 털이 빠지는 것을 말하는데 원인은 불명이다. 정신적 불안정, 자기면역, 유전적 소인 등이 원인 내지 유발인자로 생각된다.
　탈모반(脫毛斑)은 한 개 또는 여러 개 발생하는데 가피나 인설이 없고 매끈한 것이 특징이다. 주위로 확산이 대단히 빨라 병소가 확대 또는 융합하여 큰 탈모반을 형성하는데 초기에는 자각증상이 없다.
　두발 전체가 탈락되면 전두 탈모증, 전신의 모발이 탈락되면 전신 탈모증이라 부른다.

(26) 위염

1) 급성위염

　위점막에 급성 염증이 생기는 경우는 점막이 붓고 빨갛게 되는 급성미란성 위염과 작은 출혈반이 나타나는 급성출혈성 위염으로 나눌 수 있다. 과식, 과음, 심한 부식성이 있는 약물이나 자극성이 있는 음식의 섭취, 급성열성질환 등이 원인이 된다. 증상으로는 속쓰림, 트림, 구역, 구토, 복통, 구취,

설사 등이 나타난다.

2) 만성위염

급성위염을 앓고 난 후에 오는 경우가 많고 담배를 많이 피우거나 술을 과음하거나 자극성 음식을 자주 먹는 것이 중요 원인이다. 내시경 소견으로 표재성(表在性) 위염, 위축성 위염, 비후성 위염 등으로 분류할 수 있다.

증상은 급성위염과 비슷하나 대체로 그 정도가 약하고 오랫동안 지속하는 것이 특징이다. 속쓰림, 신트림, 헛구역 등의 증상이 가장 흔하다.

(27) 위하수증

위가 과도하게 늘어나 서 있는 상태에서 정상적인 위치보다 아래로 처져 있는 상태를 위하수증이라고 불러 왔으나 최근에는 이를 독립된 질환으로 보지 않는 경향이 많다. 아주 드문 경우이지만 간이나 비장, 신장, 대장 등이 위와 함께 모두 아래로 처지는 경우도 있다. 그러나 이것도 복벽의 근육 및 지방이 감소하여 탄력성이 없어 일어나는 것이지 그 자체를 독립된 질병으로 인정할 수는 없다.

더욱이 대부분의 경우에는 위장 기능의 이상으로 위 내용물의 배출 시간이 다소 지연되는 경우를 위하수증으로 부르기도 하는데 역시 독립된 질환이라고 생각할 수 없다.

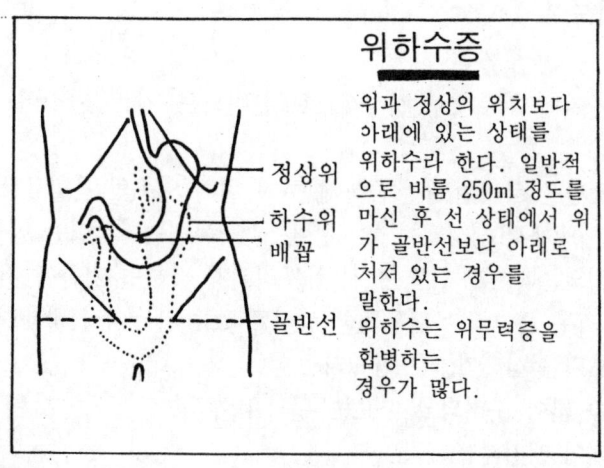

위하수증

위과 정상의 위치보다 아래에 있는 상태를 위하수라 한다. 일반적으로 바륨 250ml 정도를 마신 후 선 상태에서 위가 골반선보다 아래로 처져 있는 경우를 말한다.
위하수는 위무력증을 합병하는 경우가 많다.

(28) 위궤양

위궤양은 위벽의 점막에 생기는 조직 결손을 말한다. 원인으로는 유전적 요인, 체질적 요인, 위산과다증, 동맥경화, 혈관수축 등 여러 가지 설이 있으나, 일반적으로 위액(위샘에서 위 속으로 분비되는 소화액으로서 단백질을 분해하는 한편 음식물의 해독도 한다)이 산성화되어 위벽 점막이 소화됨으로써 장애를 받는 궤양이 생긴다고 여겨진다.

증상은 전혀 없는 경우도 있지만, 갑작스런 토혈이나 격심한 상복부 통증의 시작으로 궤양을 의심하게 된다. 심하면 중압감, 욕지기(토할 것 같은 메슥메슥한 느낌), 격한 통증을 느낀다.

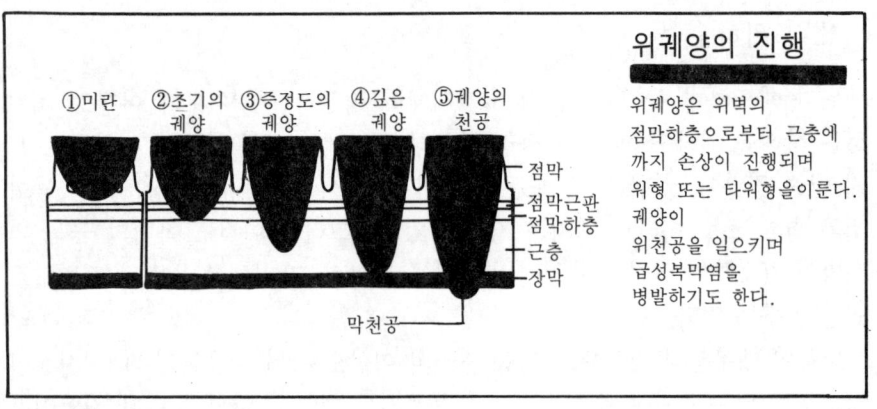

(29) 여드름

여드름은 인체 피부에서 정상적으로 분비되는 기름(皮脂)이 잘못되어 생긴다.

피부는 표면을 부드럽고 매끈하게 하기 위해 일종의 윤활유를 분비하는데 이 피지는 체내에서 생성되는 호르몬에 영향을 받는다. 어떤 경우 이 피지가 과다히 분비되는데, 그 나오는 길이 두터워져 막히면 기름이 저류된 상태가 되며 이때 피부 표면에 무해무득한 상태로 있는 세균이나 박테리아가 들어가 염증을 일으키는 상태가 여드름이다.

왜 피지가 많이 분비되고 나오는 길이 비후되는가 하는 것은 수많은 조건들이 복합되어 생긴다.

첫째는 나이가 들수록 많이 쌓이는 스트레스에 의한 자율신경계의 불안정이며, 둘째는 피부 신진대사에 필수적인 비타민의 부족, 셋째, 탄수화물의 대사이상, 넷째, 위장이나 간장장애, 다섯째, 변비, 여섯째, 유전적 요인 등을 들 수 있다.

유전적 요인이라 함은 부모 중 한 사람이 여드름이 많이 난 경험이 있는 경우 45% 정도, 양쪽 부모 모두 여드름 환자였던 때는 60~70%에서 그 자녀가 여드름으로 고생하게 된다는 통계다.

여드름 발생 요인 중 연고 사용의 남용도 빼놓을 수 없다. 제약회사의 연고에도 부신피질호르몬제가 거의 다 섞여 있어 이 연고를 화장용이나 조그만 피부트러블에도 자주 바르면 여드름이 발생한다.

자신의 피부상태를 정확히 모르면서 유성 성분이 많은 화장품을 주로 사용한다든가 피부를 보호하기 위해 사용하는 태양광선차단제가 여드름을 발생시킬 수 있는 것이다.

그뿐만 아니라, 햇볕에 자주 노출됐을 때 자외선에 자극을 받아 여드름이 발생하고, 손톱으로 짜내 염증을 악화시키는 경우도 외적 원인에 속한다.

처음 여드름이 생기면 우유빛 좁쌀 모양의 백색 면포가 발생하고 먼지나 때, 색소 침착이 생겨 백색 면포의 중앙이 까맣게 보이는 흑색 면포가 보이게 된다.

이 면포(고름집)를 방치해 두면 빨간 염증이 생기고 이것이 진전되어 노란 고름이 잡히며 더 진행되면 수없이 많은 구진이 주머니를 만들고 뭉쳐 결절을 만들어 멍게 같은 피부를 만든다.

(30) 적리

무른 변에서 진흙 상태, 다시 액체 상태의 물 같은 변을 배설하는 것을 말한다. 변을 보는 횟수는 빈번한 경우가 많으나, 때로는 1일 1회일 때도 있다. 1주일 이내에 증세가 낫는 것을 급성적리, 수주 내지 수개월에 이르는 것을 만성적리라 한다.

(31) 좌골신경통

(앞편 디스크질병 참조)
원인은 요부(腰部) 추간판 헤르니아에 의한 신경 근부의 압박이 가장 많고, 다음으로 척추의 변성질환이나 종양에 의한 영향, 전염병이나 감염증 등이다. 당뇨병·술·담배도 유인이 되고, 냉기나 외상·피로에 의해서도 발증한다. 일반적으로 성인 남자에게 많다. 주로 허리에서 다리, 발끝에 걸쳐 심한 통증이 일어난다. 걷거나 서고 앉는 것이 불가능해질 수도 있다. 엉덩이 아래쪽을 강하게 누르면 뛰어오를 만큼 심한 통증을 느끼거나 기침·재채기를 하거나 몸을 뒤틀어도 통증이 심하다. 누운 자세에서 다리를 펴 올리면 대퇴부 뒤쪽에 심한 통증을 느낀다.

(32) 전립선염

급성 전립선염은 요도염으로 인해 상행성으로 발생한다. 세균 감염이 원인이며 균이 침범하는 방법은 요도를 통한 상행성, 임파성 전이 또는 혈행성 전이 등이 있다.

만성은 급성의 후유증으로 오는 경우가 많다. 그러나 그 감염균이 증명되지 않는 경우가 많다. 대개는 원만한 경과를 보이며, 간혹 전립선 내에 농양을 형성하거나 직장 내로 직장루를 형성할 때도 있다. 정낭염, 부고환염 등의 합병증이 생길 수도 있다.

자각증상으로는 회음부에 경한 긴장감과 압박감이 있으며 이 느낌이 회음부와 서혜부(하복부의 다리와 맞닿는 안쪽)에 방산되는 수가 있다. 천골부에 통증을 느끼며 오래 앉아 있거나 찬 곳에 노출된 후에는 통증이 심해질

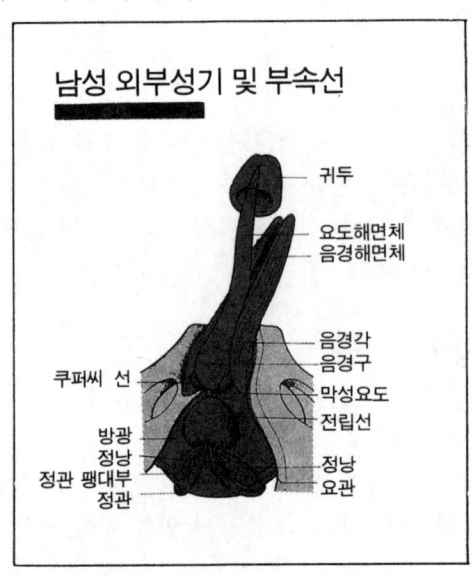

남성 외부성기 및 부속선

수가 있다. 배뇨이상, 발기부전, 성욕감퇴, 전신권태감 등의 전신증상을 호소하는 수가 있다.

(33) 중심성 맥락·망막염

망막의 황반부의 염증이다. 40세 전후의 남자에게 많이 볼 수 있다. 대개는 한쪽 눈에 일어나지만 양쪽 눈에 나타나는 수도 있다. 증세로는 비교적 가벼운 시력장애를 위시하여 원형의 중심암점(보려고 하는 곳이 보이지 않는 것), 청색과 황색에 강하게 나타나는 색각장애, 변시(물체가 삐뚤어져 보이는 것), 소시증(물체가 작게 보인다), 원시 등이다. 원인 결핵성 알레르기라고 하지만 직접적인 유인은 심신의 과로, 수면부족, 눈의 혹사 등이다. 치료로서는 심신의 안정과 충분한 영양섭취에 의해서 저항력을 증대시킨다. 소염제, 혈관확장제 등을 내복한다.

(34) 장결핵

결핵균에 의하여 일어나는 장의 염증성 병변이다. 폐결핵 환자가 결핵균이 함유된 자신의 객담을 삼킴으로써 결핵균이 장에 이르러 직접 장점막을 침해하여 발병한다. 호발 부위는 소장의 하부이며 특히 대장과의 이행부이다. 증세는 완고한 설사가 지속되며, 설사에 점액, 혈액, 농이 섞여 배출되는 경우가 많다.

(35) 자반병

전신의 피하나 점막에 출혈이 일어나서 자색의 작은 반점이 생기는 병의 총칭이다. 자반(紫斑)은 점상출혈반 또는 피하일혈반(皮下溢血斑)으로서, 새로 생긴 것은 붉은색을 띠고, 시간의 경과와 함께 다갈색에서 황색으로 변해 가는 것도 있다. 출혈성 소인 중 주로 혈관벽의 이상에 의하는 것과 혈소판(血小板)의 감소에 의한 것이 자반병의 형태를 취한다.

1) 혈관벽의 이상

단순성 자반병이나 기계적 자극에 의한 자반병은 특별한 치료를 하지 않아도 자연히 소실되는 것이 많다. 치료의 필요가 있는 대표적인 것은 쉰라인-헤노호병으로서, 아나필락시 자반병 또는 알레르기성 자반병이라고도 하는 일종의 알레르기성 질환이다. 독물 중독·감염증·당뇨병·요독증 등이 원인이 되는 수가 많아 이들 원인질환의 치료가 주가 되는 경우도 있다. 피부에 생기는 것을 쉰라인 자반, 소화기의 점막에 생기는 것을 헤노호 자반이라고 한다. 전자는 안정을 취하면 자반의 출현이 적어지고 방치하여도 자연히 소실된다. 후자의 경우는 심한 복통 외에 관절염·신경통·근육통·신출혈(腎出血) 등을 일으키거나 혈변이 배출되는 수도 있으므로 급성 복막염·충수염·장폐색 등과 혼동되기 쉽다. 보통 동시에 나타나는 일이 많지만 단독으로 나타나는 수도 있다. 치료약으로서는 부신피질 스테로이드(프레드니솔론)가 우선되지만, 복통의 대중요법으로서 ACTH(부신피질자극 호르몬)나 모르핀제 등이 쓰인다. J.L.쉰라인과 E. 헤노호는 다같이 독일의 의사로서 각각의 자반을 처음으로 기재한 사람들이다.

2) 혈소판의 이상

약물이나 방사선이 원인이 되거나 백혈병·재생불량성 빈혈·판치 증후군 등의 부분현상으로 출현하는 것도 있지만, 이들의 경우는 병인의 제거나 원병(原病)의 치료를 하면 된다. 이 종류의 대표적인 것은 원인 불명의 특발성 혈소판감소성자반병(ITP로 약칭)으로서, 기재자의 이름을 따서 벨호프병이라고도 한다. 이들 자반병은 어느 것이나 모두 후천성 용혈성 빈혈이나 대부분의 교원병(膠原病:온몸의 결체조직이 계통적으로 침해를 받는 증후군) 등과 같이 일종의 자기면역질환이라고 생각되고 있다.

(36) 만성비후염

1) 급성비염

감기와 함께 코 점막의 염증으로 다량의 콧물 때문에 코를 풀어서 코의 입구가 빨개지며 심하면 코피를 흘리는 경우도 있다. 또한 코가 막히고 코맹맹이 소리가 심해지고 후각장애 등도 일어난다.

특히 신생아는 코막힘이 심할 경우 젖 먹이기가 곤란해지고 호흡곤란을 동반하여 수면부족에 빠지기 쉽다. 유아에서는 급성의 열을 동반하는 전염병의 조기증세로서 급성비염이 나타나는 경우가 있다.

 2) 만성비염
 급성비염이 만성화한 것으로 코의 점막이 부어서 코가 막히는 것을 비후성 비염이라고 한다.
 주요 증상은 코막힘, 콧물, 후각이상 등이다.

 (37) 무좀

 (앞의 성인병편 참조)
 생기는 부위와 증상에 따라 지간형(趾間型), 소수포형(小水疱型), 각화형(角化型)으로 분류한다.
 지간형은 발가락과 발가락 사이 혹은 손가락 사이가 물에 불은 것처럼 하얗게 되고 피부가 벗겨져 동통과 함께 가려움증이 온다.
 소수포형은 소수포가 여러 개 모여 발바닥, 손가락, 손바닥에 생겨 매우 가렵다.
 각화형은 무좀을 오래 방치해 둔 결과로 생기며 가려움증과 소수포가 생기지 않는 대신에 발바닥, 손가락, 손바닥의 피부가 각화되어 두꺼워지고 비듬이 낀다.

 (38) 메니에르 증후군

 내이(內耳)의 혈관성 변화를 주로 하는 특이한 질환이다. 원인은 자율신경이나 호르몬의 변조, 알레르기 감염 등이다. 이 병은 남성에게 많으며, 여성에서는 월경, 산욕(해산할 때에 산모가 까는 요), 갱년기 등과 관계되는데 호르몬 실조설의 근거로 되고 있다. 증세는 발작적으로 반복되는 회전성 또는 부동성 현기증, 이명, 난청인데 현기증은 수분에서 수 시간 사이에 가라앉고 발작 중에는 식은땀, 구역질, 구토 등 심한 자율신경 증세가 따른다. 동맥경화나 고혈압 등과는 무관하다.

 (39) 지방종
 지방세포로 이루어지는 양성종양이다. 정상의 지방세포와 구별할 수 없을 정도로 잘 성숙한 세포로 이루어진다. 피부 밑, 근육 사이, 후복막, 장관의 점막 하층에 생기며 고립성의 것이 많다. 그 자체로 중대한 병상을 유발하는 일이 적고 절제하면 치유된다.

(40) 위·십이지장궤양

1) 위·십이지장궤양

동물 실험 결과를 보면 위궤양이나 십이지장궤양은 점막이 붕괴되기 시작하면 순식간에 해지고 만다. 궤양이 점막 하층에 그치는 정도의 가벼운 것이라면 그다지 문제가 되지 않지만 깊이 패인 경우나 얕더라도 거기에 혈관이 있는 경우는 쉽게 출혈이 일어난다. 출혈량이 많으면 혈압이 내려가면서 맥박이 느려지고 안색은 창백해지며 쇼크상태에 빠진다.

또 궤양의 정도에 따라서는 위벽이나 십이지장을 완전히 꿰뚫는 일도 적지 않다. 이것을 천공성 궤양이라 하는데, 위와 십이지장의 내용물이 천공된 장소에서 복강으로 흘러나와 복암염을 일으킨다.

십이지장궤양은 좁은 부분에 생기는 궤양이므로 완치되더라도 흔적을 남기는 수가 있다. 그렇게 되면 음식물의 통과가 어려워지기 때문에 구토 등 여러 가지 장애가 일어난다.

2) 위·십이지장궤양의 발생 요인

① 나이

위·십이지장궤양은 30대에서 60대까지 한창 일할 나이의 사람에게 많이 나타나는데, 위궤양은 89%, 십이지장궤양은 87%가 이 연령층에 해당된다.

② 성격

위·십이지장궤양과 성격과의 관계는 코넬 의학 지수라든지 야다베·길퍼드 검사 등의 성격 조사를 이용한 연구가 있는데, 일반적으로 고지식한 사람, 꼼꼼한 사람, 책임감이 강한 사람, 감정을 별로 나타내지 않는 사람에게 많이 나타난다.

③ 불규칙한 식사

식사와 관련시켜 보면 식사 시간이 불규칙한 사람, 빨리 먹는 사람, 뜨거운 음식을 즐기는 사람, 단백질 섭취가 부족한 사람 등이 궤양 환자가 되기 쉽다.

(41) 암치질(내치핵)

치상선(齒狀線) 상부에 생긴 치핵(痔核)이다. 통증은 별로 없는 것이 보통이다. 있어도 그다지 심하지 않다. 이것은 배변시 출혈과 빈혈증을 동반한다. 심하면 탈항을 일으키며, 탈항이 압박을 받아 원상회복이 안 되면 통증이 심해지고 치핵이 궤사를 일으켜 썩어 떨어지기도 한다.

원인은 다음과 같다.

① 습관성 변비증이나 임신중의 변비증, 특히 임신 7~8개월에 태아가 골반 내에 고정되는 시기나 분만시에 잘 생긴다.
② 발이나 둔부를 차게 했을 때.
③ 소장염·대장염 때 설사를 심하게 할 경우.
④ 자궁, 난소, 방광, 전립선, 직장의 종양, 전립선 비대증, 요도협착증이 있을 경우.

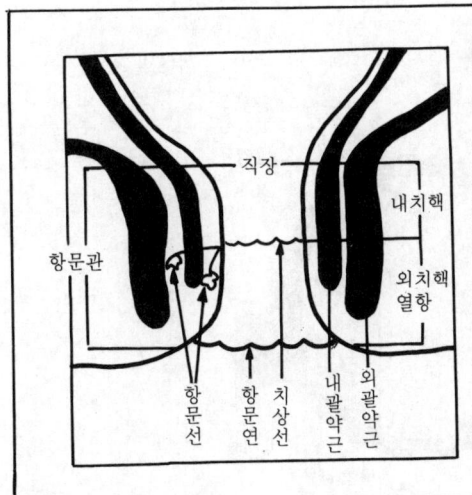

항문의 구조

항문은 소화관의 최하부로서 직장의 개구부에 해당하며 외부의 피부로 이행하는 부분을 일컫는다. 이행부에는 바퀴모양의 융기부가 있는데, 이것을 치대 또는 치륜·항문륜이라고 한다. 이 부분에서는 윤상의 평활근층이 두꺼워져서 내항문괄약근이 되고, 그 바깥 둘레에는 횡문근층이 발달하여 외항문괄약근이 되어 있다. 이들 항문괄약근의 긴장에 의하여 항문은 항상 닫혀져 있다. 외항문괄약근은 수의근이므로 마음대로 조절할 수가 있다. 치대의 부분에는 정맥총이 발달해 있는데, 이것이 치질의 원인이 된다. 치대의 위쪽에는 세로로 달리는 6~10가닥의 점막주름이 있고, 각 주름 사이는 점막이 오목하게 되어 항문동을 이루고 있다.

⑤ 간장, 비장, 폐, 심장의 질환으로 순환장애가 생겨 복수(腹水)가 차 있을 경우.
⑥ 오랫동안 서서 심하게 노동을 할 경우.
⑦ 포경인 경우.
⑧ 독한 술이나 곶감 등을 먹고 변비가 생긴 경우.

이 밖에도 음식물(대구탕·매운탕), 종이(신문지), 재래식 변소 등 생활환경에서 치핵이 발생할 수도 있다. 또 고혈압 환자의 반 이상이 심한 치핵으로 고생한다.

(42) 탈항증

직장의 일부 혹은 항문이 밖으로 빠져나온 것으로 어린이와 노인에게 많다. 어린이는 미골이 거의 수직으로 되어 있어 지지조직이 약하기 때문에 잘 일어난다. 어른은 직장의 지지조직이 느슨하거나 항문 괄약근이 선천적으로 약한 사람에게 생긴다.

후천적으로는 습관성 변비, 급성 혹은 만성 장카타르에 의한 설사, 큰 치핵, 임신·분만시, 백일해, 요결석, 요도협착증, 전립선의 비대증, 포경, 복수, 복강내종양, 난소종양, 항문종양, 직장종양 등이 있을 때 잘 생긴다.

(43) 시신경 위축

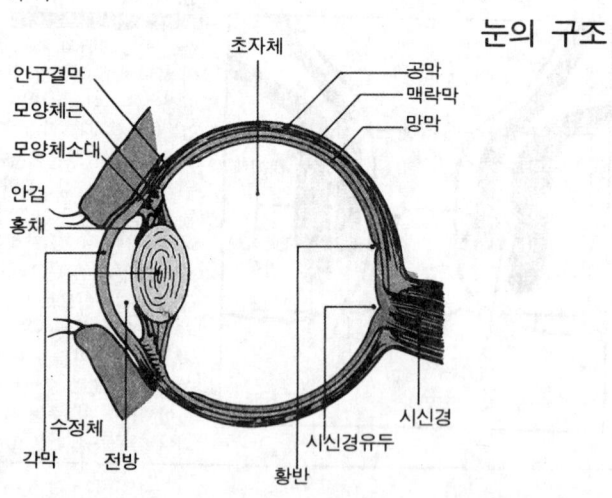

눈의 구조

시신경 유두가 창백해지고 시력이 감퇴하는 눈의 질병으로서, 시신경은 매우 상해되기 쉽고 한번 파괴되면 재생기능이 없으므로 치유되지 않고 변성으로 되어 버린다. 원인은 두개저 골절, 뇌하수체 종양, 매독, 중독, 녹내장, 다발성, 경화증, 유전 등이다. 이들로 인하여 산소결핍에 대하여 극히 예민한 시신경세포가 산소부족이 되어 기능장애·변성을 일으키는 것으로 보고 있다.

(44) 소아 야뇨증

야뇨증이란 소변을 가릴 수 있는 나이가 지났는데도 불구하고 밤에 잠을 자면서 자기도 모르게 소변을 보는 경우를 말한다. 상당수의 환아가 이 문제로 비뇨기과를 찾는 경우를 흔히 볼 수 있다. 일반적으로 야뇨증을 정의할 때 3세를 기준으로 하고 있으나, 대개 정상적인 아이들의 약 15%에서는 5세가 되어서도 밤에 오줌을 싸는 것으로 알려져 있다. 이러한 증상은 나이를 먹음에 따라 자연적으로 소실되어 실제로 15세가 되었을 때는 99%에서 증상의 완전소실을 가져온다고 하고 있어 야뇨증을 가진 아이들은 대개 양성적인 임상경과를 갖는다.

아직까지 야뇨증의 확실한 원인은 밝혀진 바 없으며, 신경계의 성숙 과정의 자연현상이 그 주요 원인이다.

(45) 신우신염(신우염)

신장은 소변을 만들어서 배설하는 매우 중요한 기관으로 몸에서 쓰고 남은 불필요한 물질을 걸러내어 소변을 만드는 실질과 이 소변을 모아 배설하는 신우로 이루어져 있다. 신장에서 만들어진 소변은 긴 요관을 타고 내려가 방광에 모이게 되며, 여기에서 얼마간 정체되어 있다가 방광이 충만되면 요의를 느껴 요도를 통해 몸 밖으로 배출하게 된다. 급성신우신염이란 세균이 신장의 실질과 신우를 모두 침범하여 급성 염증성 변화를 일으키는 것을 말하며, 비뇨기과 영역에서 비교적 흔히 볼 수 있는 질환이다.

세균이 신장을 침범하는 길은 소변이 통로를 따라 거꾸로 올라가는 경우가 대부분이며, 간혹 혈관이나 주위 임파선을 통해 일어날 수도 있으나 이것은 매우 드물다. 여자의 경우 남자에 비해 요도의 길이가 매우 짧고 항문 및 질과 가깝게 위치하고 있는 관계로 요도 주위의 병원균이 요도를 통해 방광 내로 침입할 위험성이 높으며, 특히 성관계를 하는 동안에는 더더욱 균이 침입할 위험성이 많다. 반면에 남자의 경우에는 요도의 길이가 길고 균의 침입이 줄어든다. 따라서 신우신염이 어린 여자아이나 성생활이 활발한 젊은 여자에게 많은 것은 당연하다.

(46) 삼차 신경통

주로 중년 내지 고령자의 머리·얼굴에서 일어나는 신경통으로, 때때로 매우 심한 통증이 발작적으로 일어난다. 삼차 신경통의 대부분은 원인불명이지만, 이나 위아래 턱, 부비강의 외상, 감염에 의하는 경우가 많으므로 냉풍을 맞거나 식사, 말할 때의 근육운동 등이 원인이 된다. 또 젊었을 때의 다발성 경화증, 뇌저부 동맥류, 후두개와 종양 등에 의해서도 발병한다. 갑자기 나타나는 통증은 작열통, 충격통, 저림 통증으로서, '송곳으로 찌르는 듯한' 또는 '전기가 통하는 듯한'이라고 표현될 정도로 격렬하다. 통증으로 인해 일상생활을 정상적으로 할 수 없게 되고, 때로 안면이나 아래턱에 격심한 경련이 일고, 안면의 감각이 없어지기도 한다.

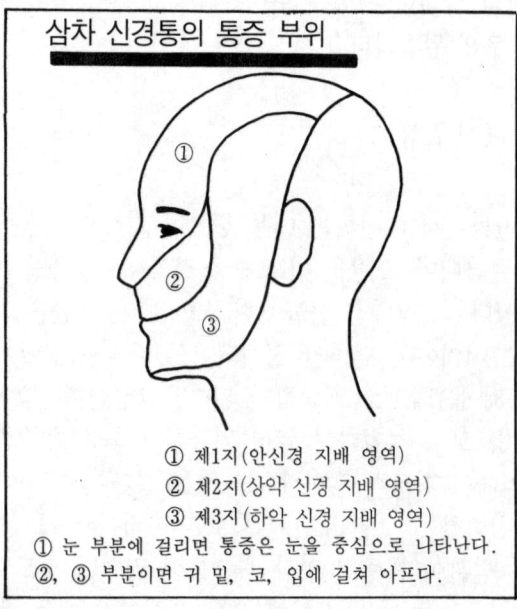

(47) 신경염

중독, 대사장애, 감염증 등으로 인해 사지가 좌우 동시에 침범당하는 말초 신경의 질환이다. 원인을 알 수 없는 경우도 많으며 양쪽 발이 저리면서 시작된다. 차츰 양손에도 감각 이상이 생기면서 힘이 빠지고 건반사가 소실된다. 특히 말초 부위일수록 증상이 심하고 걷거나 글씨 쓰기가 힘들어진다. 마비가 급격히 위로 올라가면 사지와 몸통의 근육이 위축되고 호흡곤란에 빠지는 수도 있다.

당뇨병, 술, 아밀로이드증 등에 의한 경우는 동공 이상, 다한(多汗), 기립성 저혈압, 성기능 저하 등의 증상도 동반할 수 있다. 다발성 신경염 중추로 운동장애가 오며, 감기 증상에 속발되어 나타나는 것을 길레인 바레 증후군이라고 한다.

(48) 식도암

식도는 인두에서 위까지의 기관으로 점막층, 점막 하층의 두 근육층으로 되어 있다. 식도경 검사에 의해 앞니에서부터의 거리를 기준으로 경부, 흉부, 위, 식도 경계부 등으로 크게 나눌 수 있다. 경부와 흉부 식도에서 생기는 암은 대부분 편평상피암이며 위·식도 경계부의 암은 위에서 생긴 암이 식도로 파급된 경우가 대두분이다. 식도암은 식도가 $\frac{1}{3}$까지 좁아졌을 때 나타나므로 암이 상당히 진행된 경우일 때가 많다. 또한 음식물 섭취가 제대로 안 되므로 체중감소가 흔히 동반된다. 구토와 음식물의 역류도 나타날 수 있고 토혈도 있을 수 있으나 흔한 증상은 아니다. 위의 모든 증상이 식도암 이외에 식도염 또는 다른 양성 종양일 때도 나타날 수 있는 증상이므로 꼭 전문의와 상의, 확진을 하는 것이 좋다.

식도암은 식도 내벽을 싸고 있는 점막에서 발생하여 내부 통로로 종괴를 형성하여 융기하거나 궤양을 형성하거나 식도 내벽 내에 넓게 침윤하여 강화 협착의 형태를 취하는 등 변화가 많다. 어떤 형태라도 식도암은 종축 방향으로 침윤, 발육하는 경향이 강하고 점막면으로는 정상으로 보여도 점막 하층은 상하로 4~5cm까지 침윤되는 일이 많다. 또 점막 밑의 임파조직을 거쳐 징검다리식 전이를 보이는 일도 드물지 않다.

점막에서 근육층을 뚫고 외막까지 침윤된 암은 기관, 대동맥, 심막, 흉막 등의 인접 장기까지 급속히 퍼져 간다. 이때 임파절 전이도 종축 방향으로 멀리까지 일어날 가능성이 높고 경부나 복부의 임파절에 전이하는 일도 일어나 간, 폐, 뼈 등에 전파될 수 있다.

식도암의 자각증상

자각 증상	상·중부의 암	하부의 암
무엇인가 걸려 있는 것 같은 느낌	32%	32%
흉골 후방의 불쾌감	23%	16%
흉골 후방의 압박감	19%	13%
음식물의 통과를 의식하는 느낌	16%	6%
연하(嚥下 : 삼킴) 장애	13%	7%
통과 장애	12%	10%
음식물이 통과할 때 쓰리거나 따가운 느낌	12%	7%

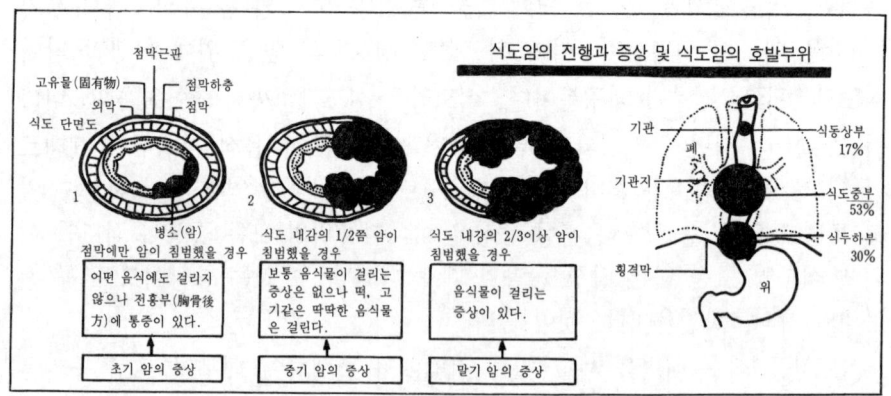

(49) 파킨슨 증후군

주로 간뇌의 선조체·담낭구 등의 변성 또는 동맥경화적인 변화를 주로 한

중추신경계의 퇴행성 질환으로 증세가 유행성 뇌염, 뇌매독, 일산화탄소 중독, 망간 중독, 윌슨병[179] 등일 때도 나타나며 파킨슨 증후군이라 한다.
　주 증세인 운동장애가 서서히 발병하여 운동이 감소됨과 동시에 근육의 긴장이 증가하고 손가락, 목, 입술 등에 진전이 보인다.
　눈이 깜박이지 않고 얼굴은 표정이 거의 없어서 가면을 쓴 것 같은 표정이 된다. 머리를 앞으로 내밀고 몸통과 무릎이 굽은 특이한 굴곡 자세를 취한다. 음식을 먹거나 말하는 등의 동작도 원활하게 되지 않고, 심할 경우에는 일상의 동작이 전혀 불가능해질 때도 있다. 자율신경에 이상이 오면 유연과 발한 이상이 있고 동시에 안면의 지방분비가 많으며, 마치 지고를 칠한 것 같은 광택을 띤다.

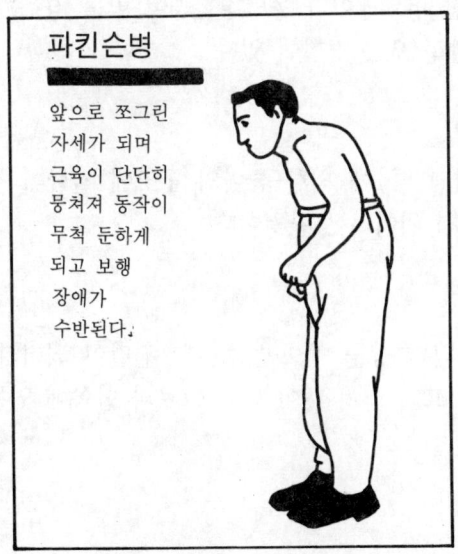

(50) 난청

1) 돌발성 난청
　갑자기 한쪽 귀가 귀울림과 같이 잘 안 들리게 되는 상태로 대개의 경우 어지럼증을 동반한다. 내이의 혈관장애에 의한 혈전이나 혈관의 경련이나 바이러스 감염 등이 그 원인으로 생각되며 청장년층에 많이 발병한다.

2) 소음성 난청

오랫동안 에어해머를 사용한 작업, 록 밴드 연주 등과 같은 90dB(데시벨) 이상의 고소음 환경에서 일하거나 생활하면 귀에 난청이 일어난다. 이 난청은 내이의 와우라는 기관 내의 감각신경 세포의 일부가 손상되어 일어나는 경우가 많다.

최근 문제시된 '헤드폰난청'은 자기도 모르는 사이에 카세트의 소리를 크게 틀기 때문에 생기는데, 이 같은 난청은 감음성 난청으로서 치료에 의한 회복은 불가능하기 때문에 무엇보다 예방이 중요하다.

3) 노인성 난청

나이가 듦에 따라 양쪽 귀가 잘 들리지 않게 되는 것으로 특별한 질병은 아니다. 그러나 같은 나이의 노인이라도 체질 등의 차이에 따라 난청의 정도가 달라진다. 또한 당뇨병이나 동맥경화증이 있는 경우는 그렇지 않은 사람에 비해 난청이 빨리 오는 경향이 있다.

4) 전음성 난청

어떤 원인(중이염 등)에 의한 중이의 구조에 결함이 생겨 소리가 중이에 잘 전달되지 않아서 일어나는 난청이다.

5) 감음성 난청

내이 안의 와우의 손상을 받으면 소리의 전달이 되더라도 뇌에 전달이 잘 안 되는 난청으로 그 원인이 내이 또는 그보다 안쪽에 있는 경우를 말한다.

(51) 저혈압

갑자기 발생하는 저혈압과 수축기 혈압이 80~110mmHg 정도인 만성 저혈압으로 나눈다. 갑자기 발생하는 저혈압에는 일반적으로 쇼크가 여기에 속한다. 원인으로는 외상에 의한 출혈, 위장관 대량출혈 등에 의한 실혈, 화상 등에 의한 체액감소, 심한 구토 또는 설사 등에 의한 체액감소가 되는 체액감소성 쇼크와 심근경색증 등의 관상동맥 질환에 의한 심인성 쇼크, 온몸에 균이 퍼져서 생기는 패혈성 쇼크 등을 들 수 있다.

만성 저혈압은 일반적으로 병변이 없는 경우가 많다. 만성 저혈압의 기준을 일정 혈압치 이하라는 단순한 수치로 생각해서는 안 된다. 혈압치가 어떤 한계치 이하로 떨어졌을 때 그 개개인에게 신체적으로 어떠한 유해한 결과가 생겼는가를 바탕으로 저혈압 여부를 가려야 한다.

만성 저혈압을 일으키는 질병으로는 심장부정맥이나 심장의 전도장애, 좌심실 및 우심실의 혈류장애, 심장근육 질환으로 인한 좌심실 기능장애와 같은 심장 기능의 이상으로 생긴 저혈압, 다발성 경화증, 근위축성 축색경화증, 당뇨병성 신경질환과 같은 혈관 및 신경질환에 의한 저혈압, 대사성 및 내분비성 장애로 인한 저혈압, 장기간에 걸친 혈관확장제, 교감신경 전도 차단제, 이뇨제 등 약물 투여에 의한 저혈압이 있을 수 있으며 이때에 탈력감, 피로감, 현기증, 실신 등의 증상을 보인다.

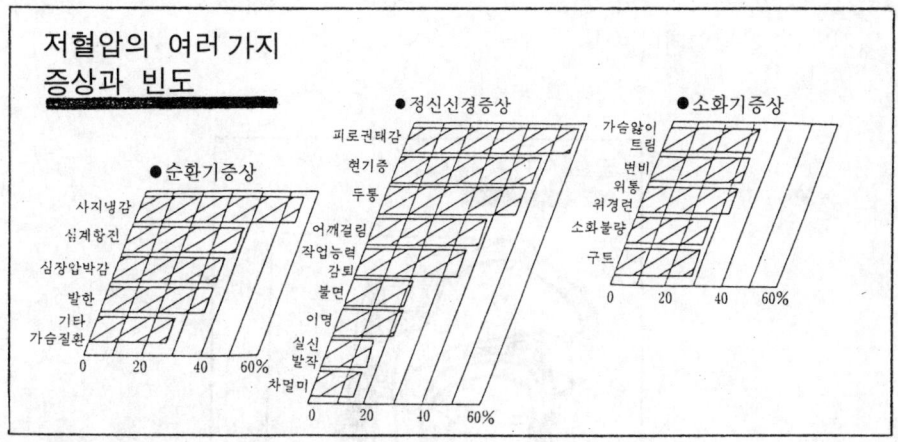

연령별 최고·저혈압의 판정평균치 (단위 mmHg)

연령		20~24세	25~29	30~34	35~39	40~44	45~49	50~54	55~58	60~64	65~69
남	최고혈압평균치	130	130	131	132	133	139	144	151	157	160	165
	최저혈압평균치	77	79	79	81	82	86	88	89	90	90	89
녀	최고혈압평균치	120	122	124	128	133	138	145	149	155	160	167
	최저혈압평균치	73	73	76	78	81	83	86	87	88	89	89

(52) 편도선(편도염)

1) 급성 편도선

편도선의 표면은 凹凸이 많고 그 안에는 평상시에도 여러 세균이 기생하고 있다. 감기, 피로 등으로 전신의 저항력이 저하하여 기온의 급변, 가스 등의 자극에 의해 편도선에 염증이 생긴다. 편도선은 목 안에 원형상으로 여러 개가 있으나 흔히 말하는 편도선은 목 안 양쪽에 위치하는 구개편도로서 여기에 염증이 가장 많이 나타난다.

증상은 발열, 목의 심한 통증, 두통, 관절통 등이 일어나며 음식을 삼킬 때 목의 통증 때문에 음식 섭취가 힘들다.

2) 만성 편도선

편도선의 급성 염증이 계속 되풀이되면 편도선 조직에 항상 세균이나 고름이 존재하게 된다. 자각 증상으로는 급성에 비해 가볍지만 항상 목에 통증이 있거나 자주 발열된다.

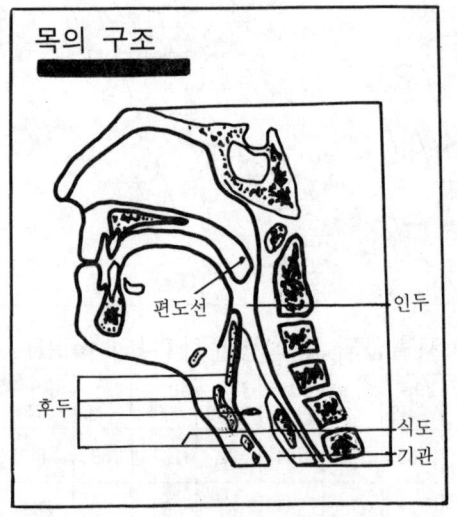

(53) 혈전 혈관염(폐쇄성 혈전 혈관염)

정맥에 발생하는 순수한 염증성 질환으로 표재성 정맥의 염증과 심부성 정맥의 염증으로 구분된다.

표재성 정맥염은 보통 염증 부위에 통증과 발적을 보이며 만지면 압통이 없이 딱딱한 노끈과 같은 것이 만져지나 부종은 보통 없다.

심부정맥에 혈전성 염증이 발생한 경우엔 하지에 부종이 있으며 발등을 구부리면 장딴지 근육에 심한 통증을 느끼게 된다. 이 질환은 급성 폐경색증과 같은 치명적인 합병증이 생길 위험이 있다.

(54) 장 회충증

가장 흔히 볼 수 있는 흰색의 지렁이같이 생긴 기생충으로(암놈 30cm, 수놈 15cm 정도 크기) 작은창자에 기생한다.

암놈 한 마리가 하루 약 20만 개의 알을 배출하여 대변을 통해 밖으로 배출한다. 이것이 인분비료로 채소밭에 뿌려지면 흙 속에서 성숙란이 된다. 이 성숙란이 흙을 만진 손으로 혹은 먼지에 섞여 사람의 입으로 들어오면 작은창자 안에서 부화하여 애벌레가 된다. 이 애벌레는 곧장 점막으로 침입하여 혈관을 타고 간과 폐를 거쳐 기관지로 들어간다. 그 다음 인후, 식도, 위를 거쳐 작은창자로 다시 돌아와 성충이 되며 약 1년 동안 사람 몸에 기생한다.

대부분 별증상을 느끼지 못하는 것이 보통이다. 다만 식욕부진, 복통, 설사, 변비 등이 있을 수 있다. 창자 안을 돌아다니는 회충이 간의 담관에 들어가 담관을 막아 버리든가 혹은 담관염을 일으키게 하여 담석증과 비슷한 증상을 일으킨다. 때로는 맹장에 있는 충수돌기 속에 침입하여 맹장염을 일으키기도 한다. 수백 마리의 회충이 작은창자에서 서로 엉켜서 덩어리가 되어 창자를 막아 장폐쇄증을 일으킬 수도 있다.

기생충에는 이질아메바와 같이 현미경으로 겨우 볼 수 있을 정도의 작은 것부터 촌충과 같이 길이가 10m나 되는 큰 것이 있다. 기생충은 우리 몸의 창자에만 기생하는 것이 아니라 간, 폐, 뇌, 혈액 등 인체의 어느 곳에나 들어와 살면서 우리의 몸 속에 있는 영양분을 빼앗아 먹으며 여러 가지 무서운 병을 일으킨다.

(55) 류머티성 관절염

현재까지 확실한 원인이 알려져 있지 않은 전신질환으로 관절 활액막의 만성적 비대 및 염증 반응이 나타나 관절 연골과 주위의 조직을 파괴한다. 초기에는 관절의 부종과 동통이 있으나 점차 진행하여 특징적인 관절의 파괴, 변형 및 강직이 발생되고 전신적인 쇠약이 동반한다.

만성 류머티스 관절염은 퇴행성 관절질환 다음으로 흔히 볼 수 있다. 보통 남성보다 여성이 3배나 많고 40~60세 사이에 흔하다.

증상은 아주 다양하여 갑자기 시작되기도 하고 수개월에 걸쳐 서서히 발병되기도 한다. 인체의 여러 관절에 대부분 양측으로 동통, 부종, 관절강직, 운동 제한, 기능손실, 변형 등이 있고, 그 정도도 아주 많은 차이가 있다.

특히 관절강직은 아침 기상 후에 심하다. 손이 자주 침범되는데 둘째마디에 부종(피부의 진피 아래에 있는, 주로 지방으로 된 조직의 틈에 조직액 또는 림프액이 많이 괴어 몸의 전체 또는 일부가 부어 오른 상태)이 생기며 제2, 제3의 중수지관절(中手指關節)도 자주 침범되는 부위이다.

(56) 류머티양 관절염

원인이 아직 확실하지 않은 만성 전신성 염증성 질환이다. 주로 여러 관절의 활막을 침범하는 이 질병은 변화가 많아서 관절뿐만 아니라 관절 이외의 부위에도 증상을 나타내곤 한다. 발생 빈도는 전인구의 1~2% 정도이며 여성 대 남성의 비율은 3:1 정도이다. 주로 20~40세 여성에게서 볼 수 있는 병이나 어떤 연령에서도 발생한다.

증상은 일반적으로 언제부터인지 모르게 서서히 발생한다. 관절염 증세가 일어나기 전에 전구증상(前驅症狀 : 전염병의 잠복기, 또는 뇌출혈이나 간질병 따위가 일어나기 직전에 나타나는 증세)으로 전신권태증, 피로감, 무기력, 체중감소, 감각이상, 레이노 현상 등의 혈관운동장애, 관절 주위 통증 및 경직 등이 있다. 흔하지는 않지만 감염, 수술, 외상, 정서적 긴장, 출산 후 등과 같은 스트레스가 있는 상태에서는 급성으로 생기는 수도 있다.

① 관절증상 : 관절증상의 특징은 좌우 대칭적으로 관절 부위에 종창(腫脹)이 생기면서 뻣뻣해지게 된다. 이런 관절의 경직은 하루 중 아침에 가장 심하며 오후가 되면 차츰 부드러워지는 것이 중요한 특징이다. 어떤 관절에도 병변이 생길 수 있겠으나 손가락의 둘째마디나 셋째마디에 가장 많이 발생하며, 손목, 무릎, 관절, 발목과 발가락 등을 흔히 침범한다.

병의 초기에는 한 군데 관절통을 느끼게 되다가 차츰 안정하고 있어도 자발통(自發痛)을 느끼게 된다. 따라서 수면·휴식중의 경직, 운동능력의 제한이 일어난다. 초기증상은 관절 부위의 종창, 인접 근군(筋群)의 위축으로 관절 모양이 방추상(紡錘狀)으로 변한다.
② 근육증상 : 근육이 위축되고 약화되는 증상인데 일반적으로 압통은 없다.
③ 혈관이상 증세 : 혈관의 이상으로 손발이 마비되는 것같이 차갑고 땀이 축축하게 난다. 혈관염의 한 형태로 손바닥에 홍반이 나타난다.
④ 피부증상 : 때로는 피부가 위축되고 색소 침착이 증가하여 갈색으로 변한다. 환자의 약 20%는 주로 압박을 받는 관절외측의 피하에서 피하결절이 나타난다. 특히 팔꿈치 바깥쪽의 피하에서 자주 관절된다.
⑤ 전신증상 : 소수의 환자에서는 비장 및 림프선의 비대, 미열, 식욕부진, 체중감소, 피로감, 허약감 등이 나타날 수 있다. 수개월 또는 수년에 걸쳐 관절 주위 조직이 두꺼워져 관절의 기형이 생기거나 탈골, 섬유화가 되어 강직이 오게 된다. 피부나 근육이 흔히 위축되고 결막과 각막, 입 안의 점막이 마르는 증세도 나타난다. 중증인 경우 눈에도 이상이 생긴다. 심낭염이나 늑막의 질환도 나타나지만 일반적으로 큰 문제를 일으키지는 않는다.

(57) 중이염

1) 급성중이염

감기에 의한 상기도(기도의 윗부분으로서 비강·구강·인두·후두 등을 통틀어 이르는 말)의 염증이 이관(유스타키오관)을 통하여 중이를 침범해

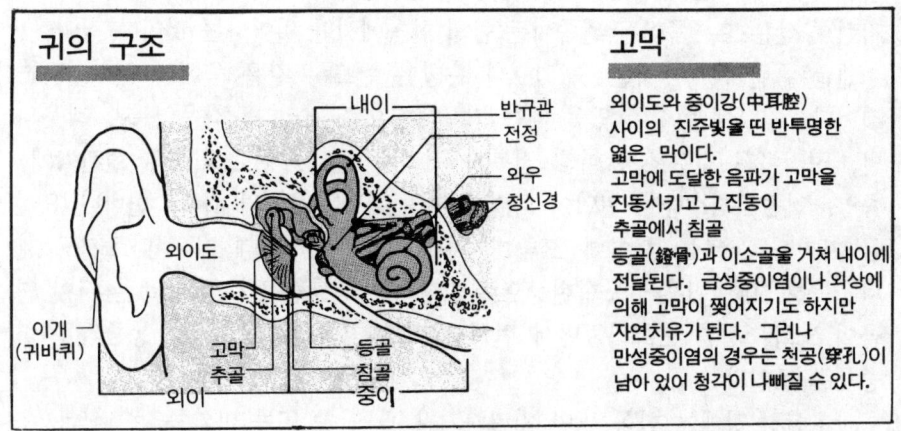

생기는 염증이다. 어린이들은 어른에 비해 이관이 굵어 세균이 쉽게 중이에 침범하기 때문에 어린이에게 많다.
귀의 충만감과 심한 통증의 증상이 있다. 유아는 열이 나기 쉽고 난청을 일으킬 수도 있다.

2) 만성중이염

중이염이 장기화하여 고막에 구멍이 생긴 것으로 중이에 감염이 자주 재발한다. 주된 증상은 가벼운 난청, 고름 등으로 합병증은 비교적 드물다. 특히 감기나 물이 귀에 들어가는 경우 감염을 일으키고 증상이 나타난다.

(58) 손발 저림

오랫동안 무릎을 꿇고 앉아 있으면 감각이상(별안간 바늘이나 솔 따위로 찌르는 듯하며 뻣뻣하고 힘이 없어지는 증세)을 느끼게 되는데 손발에서 느끼는 미약한 정도의 찌릿찌릿한 감, 손발이 내 살 같지 않을 정도의 둔중감 등을 포함해서 손발 저림이라 한다.
이러한 손발 저림은 생리적 기능이 항진되는 경우, 손발이 저리거나 찌르는 것 같거나 타는 듯한 느낌과 신경의 기능이 저하되어서 느끼는 손발의 감각이 무디고 가끔씩 약간 시리는 증상들이 나타난다.
저린 증상의 원인이 되는 병은 크게는 신경계, 혈액순환계 장애 등이며 세분하면 뇌, 척수, 말초신경, 말초혈관장애 등 4가지로 나눌 수 있다. 뇌경색이나 피의 흐름이 순간적으로 멈추는 일과성 뇌허혈과 같은 뇌질환에 의한 저린 증상은 오른쪽이든 왼쪽이든 몸의 한쪽에서만 일어나는 것이 특징이다.
얼굴은 반대편이 저릴 수 있으나 손발은 반드시 같은 쪽에서 일어난다는 것이다. 척수에 이상이 있을 때는 좌우대칭으로 저리다. 좌우의 손, 좌우의 발, 허리아래 전부, 목 아래 전부가 저리게 된다. 주로 척수의 혈관장애, 종양, 염증, 척추증이 원인이 되며 손발의 마비, 근육의 위축, 변비나 요실금(자기도 모르는 사이에 오줌이 저절로 나오는 상태)이 뒤따르기도 한다. 특히 50대 이후에 노화현상으로 발생하는 척추증은 추골과 추골 사이 연골이 노화, 차츰 오그라들면서 변형된 뼈가 척수신경을 자극, 통증과 저림 증세를 보인다.
말초신경 장애는 한쪽 팔만 저린다거나 팔 안쪽 또는 바깥쪽, 손바닥, 손등, 손가락 몇 개만 저리는 경우가 많다. 다리나 발도 마찬가지다. 저림 증세는 장갑을 끼었거나 양말을 신은 듯한 느낌이 많다고 한다.

당뇨병은 동맥경화를 동반, 혈관이 굳어져서 말초혈관을 둘러싸고 있는 지각신경이 장애를 받아 저림 증세를 부른다. 중년 여성들에게 비교적 많은 수근관 증후군은 손의 가운데 세 손가락을 저리게 한다. 이것은 팔의 요골신경과 척골신경 가운데 있는 정중신경이 죄어져 신경을 압박하기 때문에 발생하나 뚜렷한 원인은 밝혀지지 않고 있다.

아침에 세수를 하려고 찬물에 손을 넣으면 손가락끝이 저려 오는 레이노병은 말초혈관 장애의 경우다. 즉 찬물로 수축된 말초혈관이 좀처럼 확장되지 못해서 생긴 저림 증세이다.

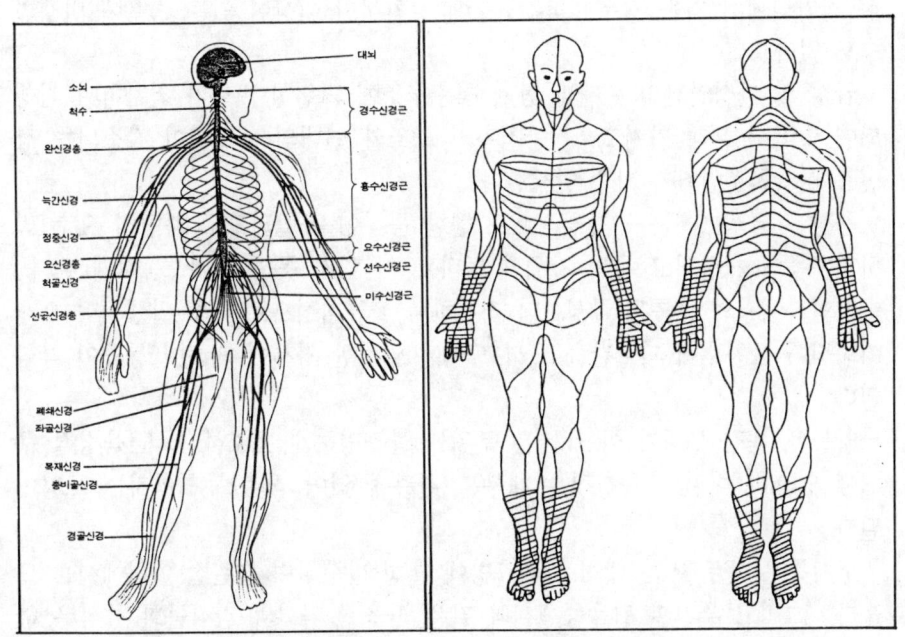

〈중추신경계와 말초신경계〉   〈glove and stocking type〉

(59) 요천추부염좌

경험은 모든 사람이 일생 동안 한번 정도는 요통을 호소하는데 요천추부염좌(腰薦椎部捻挫)는 요통에서 가장 많이 적용시키는 진단이다. 어느 연령에서나 발생할 수 있으나 특히 20~50대에 가장 흔하다. 요천추부염좌는 급성 또는 만성으로 나눌 수 있는데 급성염좌는 요추에 직접 외상을 입거나 허리를 구부려서 무거운 물건을 들거나, 불안정한 자세로 선반 위의 물건을 꺼내는 경우, 평소에 숙달되지 못했던 운동을 갑자기 할 때, 부적당한 자세로 장시간 자동차를 운전할 때 발생할 수 있다. 이때 추간판의 외상적 변화, 인대조직의 신전, 긴장, 부분파열이 일어난다.

만성염좌는 환자가 기억할 수 없는 여러 가지 역학적 자극이 부적당하게 지속적으로 요천추 부위에 가해져 발생한다. 즉 과도한 체중을 지탱해야 하거나 광부와 같이 직업적으로 무거운 물건을 운반하거나 부적당한 자세를 계속 취하는 경우이다. 또 척추에는 역학적으로 알맞게 생긴 곡선구조가 있는데, 이러한 구조가 어떤 지속적이고 반복적인 자극으로 없어지는 경우, 불편한 잠자리에서 자는 경우, 척추구조에 선천적인 이상이 있는 경우에 발생할 수도 있다.

급성 및 만성염좌의 요인과 함께 척추구조에 퇴행성 변화가 첨가하여 진행되어 있어서 본래 가지고 있는 척추의 구조와 인대의 탄력성이 감소되는 장년층에서 척추염좌가 자주 발생한다.

증상은 급성기에는 근육경직으로 심한 동통이 유발되므로 자연히 요추 및 하지운동이 제한되고 몸의 자세가 똑바로 서 있지 못하고 비스듬하게 된다. 만성염좌에서의 동통은 급성보다 경미하나 불규칙적으로 자주 발생되며 오래 지속되어 요천추에 피로감을 느끼고 어떤 일정한 자세에 의하여 통증이 악화된다.

압통은 특정 부위가 아닌 넓은 부위에 불분명하게 호소하나, 근육경직 부위에 있으며 이런 근육경직은 대부분 편측에 있어 척추가 휘어지는 모양이 된다.

방사통은 둔부 또는 대퇴부 외측방에 흔히 발생하며 슬관절 이하에서는 드물다. 그리고 추간판 탈출증에서와 같은 근육력 약화와 감각둔화 증상은 없다. 운동제한은 근육경직이 심할 때 하지와 척추의 모든 운동에서 제한되고 강제로 운동시킬 때 요추 부위에 통증을 유발한다.

(60) 피부암

피부암의 발생에는 인종적 차이가 있으며 동양인은 백인종에 비해 발생률이 적다. 성별로는 남자에게 많고 40~50대에 많이 발생한다. 피부암은 여러 형태를 취하지만 중요한 것은 기저 세포암, 유극 세포암, 악성 흑색종의 세 가지가 있다.

1) 기저 세포암

표피의 기저층에 생긴 암으로 대부분이 안면, 특히 눈 주위나 코 주위에 생긴다. 처음에는 피부가 흑갈색으로 부어오르고 매우 늦은 속도로 커진다. 피부의 병변은 발견하기 쉬워 이상한 변화를 발견하면 바로 피부과 의사의 진찰을 받는 것이 중요하다.

2) 유극 세포암

피부암 중에서 가장 많은 것으로 흔히 발생하는 부위는 일광에 노출된 안면, 손등, 머리, 발바닥 등이다. 처음에는 약간 딱딱하고 담홍색으로 부어오르는 경우가 많다. 발육이 빨라 사마귀처럼 커지고, 중심부가 궤양화하는 것도 있다. 원추형 또는 부정형인데 통증은 없으나 독특한 악취가 난다. 진행되면 다른 장기로 전이하여 치료가 어려워진다. 또 노인성 각화증, 백반증, 색소성 건피증, 귀두 포피염(성기의 귀두부를 싼 살가죽의 포피에 생기는 염증) 등은 암으로 변화하는 경우가 있다.

3) 악성 흑색종

악성 흑색종은 전이가 빨리 일어난다는 점에서 가장 악성인 암이다. 잘 발생하는 부위는 멜라노사이드(피부 특유의 멜라닌 색소를 만드는 세포)가 존재하는 곳이다. 즉 햇볕이 닿는 안면 손등, 손관절, 눈꺼풀, 안구 또는 발바닥 등에 생긴다.

가장 많은 발증 형태는 전부터 있던 점이나 반점이 커진다든지 색조의 변화, 주변부의 흑색화, 출혈 경향, 가려움증이 나타나는 것부터 시작한다. 그 밖에 처음부터 악성 흑색종으로서 발생한다든지, 노인에게 많은 기미 속에 깃든다든지 하는 경우도 있다.

(61) 불면증

1) 불면증이란

잠이 잘 오지 않는다, 깊이 잠들지 못한다, 잠은 금세 들지만 깨기를 잘한다, 꿈을 자주 꾼다, 새벽 일찍 눈을 떠서 다시는 잠들지 못한다는 것 등을 호소하는 경우를 말한다. 즉 자고 싶은데도 잠들지 못하는 것을 고통으로 느끼는 경우를 불면증이라 부른다.

2) 걱정할 필요가 없는 불면

인간은 누구나 잠자리가 바뀌면 잠을 잘 이루지 못하는 수가 있다. 걱정이 있거나 하면 평소에 잘 자던 사람도 좀처럼 잠을 이루지 못하는 경우가 있는데, 잠을 이루지 못해도 그것을 고통으로 느끼지 않거나, 느끼더라도 구애받지 않으면 대개는 짧은 시간 내에 잠들게 되어 고민하지 않게 된다.

3) 불면 노이로제(불면 공포증)

잠을 못 잔다는 일에 신경을 집중하면 점점 더 불면을 조장하게 되는데, 이것을 불면 노이로제라 한다. 이것은 신경질적인 젊은이와 중년에 많다. 이런 유형의 사람 중에는 잘 못 잔다고 하면서도 실제로는 잘 자는 경우가 많다. 밤샘을 하는 습관을 고치고 규칙적인 생활을 하도록 노력하면 극복할 수 있다.

4) 실제로 심신에 고통을 느낀다

잠을 잘 들지 못할 뿐만 아니라 실제로 수면장애가 있어 정신적으로나 육체적으로 고통이 심한 경우는 불면증이다. 나이가 든 사람이면 동맥경화나 고혈압이 원인일 때가 있다.

5) 잠은 잘 들지만 새벽 일찍 눈을 뜬다

새벽 2~3시에 잠에서 깨어난 뒤 전혀 잠을 이루지 못하거나, 도중에 몇 번이나 눈을 뜨는 경우, 잠이 깊이 들지 않아 숙면하지 못하는 상태가 오래 지속되는 경우는 대개 우울증이다. 이런 상태가 오래 지속되면 당연히 불쾌한 기분으로 아침을 맞이하게 된다. 우울증은 감정을 조절하는 약물 사용으로 기분을 상쾌하게 하고 불면도 깨끗이 치료할 수 있다. 전문의의 지시에 따라 적절한 치료를 계속하는 일이 중요하다.

(62) 두통

두통의 원인을 대별해 보면 두개골 안의 원인으로는 신경, 혈관, 뇌기저부의 뇌막을 자극하는 질환이 있으며 두개골 밖의 원인으로는 축농증, 중이염, 시력장애, 목뼈의 이상, 하악(아래턱)관절의 이상, 치아의 이상, 혈압상승, 빈혈, 심한 고혈압, 열성질환 및 성교, 운동, 흥분에 따르는 급격한 혈압상승 등이 있다.

이렇게 많은 원인이 있지만 참으로 다행스러운 것은 뇌종양, 뇌출혈, 수막염같이 치명적일 수 있는 원인에 의한 경우는 두통 환자 만 명 중 네 명 꼴 밖에 안 된다는 사실이다. 이러한 치명적인 질환을 제외한 여러 원인 중 혈관성 두통(편두통)과 긴장성(신경성) 두통은 특별한 뇌의 기질적 병변 없이 생기는 만성 두통의 대표적인 질환이다.

긴장성 두통은 흔히 신경성이라고 불리워지는데 오랫동안 지속적으로 머리를 졸라매는 듯한 통증이 있고 하루도 머리가 맑은 날이 없다고 호소한다.

이런 환자들의 대부분은 우울증을 갖고 있기 때문에 수면장애(자주 깬다), 기억력 감퇴, 의욕 저하, 쉬이 피곤함 등이 동반된다.

수년에 걸쳐 반복적으로 나타나는 두통이 있으면서 두통이 없는 날은 머리가 맑지만 아플 때면 으례 속이 불편해지고 토하기도 하는 특징을 갖는데 이를 일반적인 편두통(common migraine)이라고 한다. 그리고 눈이 일시적으로 안 보이거나 번쩍이는 것이 보이거나 손발이 저리거나, 운동마비 증상 등 신경학적 증상이 동반되는 경우를 특징적 편두통(classic migraine)이라고 한다. 편두통 환자의 절반 정도가 가족 중에 유사한 두통에 시달리는 사람이 있으며, 어릴 때부터 증상이 나타난 경우가 흔하다. 편두통 환자들은 일반적으로 강박관념을 갖고 있는 완벽주의자들에게 많다. 특히 술이나 화학조미료, 양파, 땅콩, 초콜렛, 바나나, 감귤, 토마토, 우유 및 치즈 등 유제품, 햄 등 훈제품, 피임약 등에 의해 두통이 유발되는 경우가 있는가 하면 여성의 경우 월경과 관계가 있을 수 있다.

(63) 당뇨병

췌장에서 만들어지는 인슐린이라는 호르몬의 양과 그 기능이 부족하여 생겨나는 병이다. 당뇨병은 혈당이 증가되고 소변 속에 포도당이 섞여 나오는 것이다. 발병률이 높은 연령은 40대 이상으로, 가까운 장래에 그 환자수가 전인구의 10%에 달할 정도로 많이 발생하는 병이다. 최근에는 어린이에게서도 발견되는 경우가 있다.

1) 당뇨병의 진단 기준
자각 증상이 있어 이른 아침 공복시의 혈당치가 140mg/dl 이상인 것이 두 번 이상 측정되면 당뇨병이라고 진단한다.

   A. 당뇨병
      a) 아침식사 전의 글루코스 농도≧140mg/dl 이고, 당뇨병 증상이 있을 때
      b) 공복시의 혈장 글루코스 농도＜140mg/dl 이고, 2시간치가 ≧200 mg/dl 일 때
   B. 정상형 : 공복시의 혈장 글루코스 농도＜110mg/dl, 1시간치＜160 mg/dl, 2시간치＜120mg/dl
   C. 내당(耐撞) 기능장애 : 공복시 혈장 글루코스 농도＜140mg/dl 이거나 2시간치가 140~199mg/dl 인 경우
   D. 경계형 : 위의 ①~④의 어느 것에도 속하지 않는 경우

2) 당뇨병의 종류
   A. 인슐린 의존형(I형) : 청소년층에게 많이 나타난다. 인슐린이 췌장에서 거의 분비되지 않기 때문에 인슐린 주사를 맞아야 한다.
   B. 인슐린 비의존형(II형) : 40대 이후에 많이 나타나는데 청년층에서도 보여진다.
   C. 증후성 당뇨병/기타 : 췌장염, 간경변 뇌하수체와 부신, 갑상선의 병 등이 원인이 되어 생긴 당뇨병이다.
   D. 임신 당뇨병 : 임신에 의해 생기는 당뇨병으로 분만 후 정상 회복된다.

3) 당뇨병의 합병증
① 망막증 : 당뇨병 환자에게만 나타나는 것으로 안구의 망막에 있는 실핏줄에 자그마한 혹(모세혈관)이 생겨 시간이 지나면 파열되어 안저 출혈을 일으킨다. 이것이 계속되면 망막이 상해 실명하게 된다.
② 신증 : 역시 당뇨병 환자에게만 나타나는데 언제나 소변에 단백질이 섞

여 나오며 더 진행되어 단백뇨가 되어 고혈압과 부증(부종이라고도 한다)을 일으키고 결국은 신부전증(요독증)이 되어 사망하게 된다.

③ **동맥경화증** : 당뇨병 환자는 일반인들보다 동맥경화증에 잘 걸려 뇌졸중과 심장 발작을 일으킨다. 또한 신경화증과 수족의 괴저(신체 일부분의 조직이 죽은 상태) 등도 일으켜 더 진행되면 하지절단을 해야 한다.

④ **신경장애** : 사지의 말초신경이 병에 걸리는데 주로 양쪽 다리의 신경통, 권태감, 작열감, 마비 증세 등이 나타난다. 병이 진행되면 지각이 둔해지고 발바닥 굴력이 저하되며 아킬레스건 반사가 약해지거나 소실된다. 또한 내장의 자율신경도 장애를 일으켜 설사와 소변의 배설장애를 일으키며, 혈관 운동신경에 장애가 생기면 기립성 저혈압에 걸리고 땀의 분비작용에도 이상이 생긴다.

⑤ **감염증** : 세균과 바이러스의 감염에 대한 저항력이 소실돼 많은 감염증에 걸리기 쉬우며 쉽게 악화되는 경향이 있다. 여자 환자에게는 진균(칸디다)성 질염을 초래하여 음부 소양증이 나타나는 경우가 많다.

4) 인슐린의 분비와 기능

인슐린은 췌장 속에 있는 랑게르한스섬이라는 내분비선에서 생합성되며, 언제나 소량이 분비되고 있다. 식사를 하면 추가로 분비되어 문맥을 타고 간으로 가 거기서 상당한 인슐린이 소비되는데(40~60%), 일부는 대순환을 하여 근육과 지방세포, 혈구 등에서 포도당을 에너지원으로서 흡수한다.

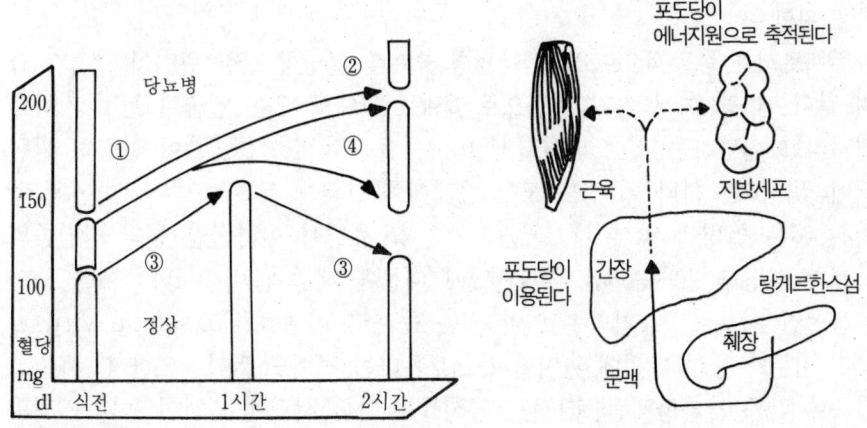

5) 소아 당뇨병

소아에 나타나는 당뇨병이다. 당뇨병은 인슐린 부족으로 체내 포도당 이용이 저하되어 탄수화물·지방 및 단백질 대사가 장애를 일으키는 질병으로 성인형 당뇨병과 연소형 당뇨병이 있다. 성인형은 인슐린의 상대적 부족 즉 비만으로 인한 인슐린 감수성의 저하 결과 인슐린 필요량의 증대에서 오는 데 비하여, 연소형 당뇨병은 췌장의 랑게르한스섬 베타(β) 세포의 장애로 인한 인슐린의 절대적 결핍에서 온다. 세계보건기구의 권장에 따라, 15세 이전에 발병하는 당뇨병을 모두 소아 당뇨병이라 하는데, 어린이에게도 간혹 성인형(또는 비만형) 당뇨병이 있으므로 소아 당뇨병이라 함은 소아기에 발병하는 연소형과 성인형 당뇨병의 총칭이라 할 수 있다. 그러나 대부분은 연소형 당뇨병이므로 일반적으로 소아 당뇨병은 연소형 당뇨병을 뜻한다 해도 무방하다. 현재까지의 통계에 의하면 전인구의 약 5%가 당뇨병을 앓고 있으며, 그 가운데 약 2%가 15세 이전에 발병하는 것으로 알려져 있다.

① 증세

㉮ 다뇨(多尿)·다식(多食)·다갈(多渴)의 소위 삼다(三多) 증세가 나타나며, ㉯ 충분한 음식을 섭취하는데도 체중이 계속 감소되며, ㉰ 치료를 하지 않고 방치하면 탈수상태까지 이르며, ㉱ 혈액의 산성화 현상이 나타나고, 이 산혈증(酸血症)이 심해지면 급기야 혼수상태에 빠지고 사망하는 예도 있으며, ㉲ 복통과 구토증 그리고 피부감염·신(腎)장애 및 호흡기 감염 등이 일어난다.

② 원인

현재로서는 총괄적으로 모든 당뇨병 증례를 설명할 만한 원인이 알려져 있지 않다. 다만 여러 가지 원인으로 β세포 장애로 오는 인슐린 분비 저하의 결과라고 설명하는 것이 타당할 것이다. 유전적 소인(素因)이 확실히 관련되어 있다고는 하나 이 점도 모든 증례에 해당되는 것은 아니다. 반면에 발병시 혹은 발병에 앞서 감기·풍진·홍역·유행성 이하선염 등의 감염증의 증례가 상당수(20~30%) 관찰되었기 때문에 혹종의 바이러스나, 예를 들면 이하선염 바이러스, 감기의 원인이 되는 콕사키 바이러스(Coxsackie virus), 풍진 바이러스 등이 발병에 관여할지도 모른다는 견해도 있다. 또한 환자와 그 가족이 각종 자가항체(自家抗體) 양성률이 다른 사람에 비하여 높다는 점과 그 가운데는 자가면역 질병환자도 다수이며, 환자 중에서 랑게르한스섬 β세포에 대한 항체가 발견되는 예가 많은 점 등으로 미루어, 연소형 당뇨병 또한 자가면역 질병으로 보는 설도 있다. 아무튼 이러한 원인들이 단독으로 당뇨병을 발병시킨다기보다는 많은 인자가 복합적으로 작용하여 발병시킨다고 해야 할 것이다.

(64) 골수염

골수에 생기는 염증의 일종이다. 즉 세균감염으로 인한 골수의 염증으로 골질염, 골막염이 함께 일어나는 수가 많다. 뼈가 쑤시고 아프며 붓고 발열하는 증세를 나타낸다. 특히 척추골이나 늑골 등 작은 뼈에 발생되기 쉬운 골염이다.

(65) 가위눌림

잠자다가 꿈에 괴물 등 무서운 꼴을 당해 제 몸을 마음대로 움직이지 못하고 몸짓을 하거나 소리를 지르는 증세다. 흔히 심장이 약한 사람에게서 볼 수 있다.

(66) 경피증(공피증)

피부가 굳어져 나뭇조각처럼 되는 피부 병증을 말한다.

(67) 건초낭종(건초염 참조)

칼집 모양으로 손발의 힘줄을 싸고 있으며 안팎 두 층으로 되어 있다. 안의 것을 활막층, 밖의 것을 섬유층이라 하며 두 층 사이의 점액에 의해 힘줄 운동이 원활하게 된다(건초염 참조).
낭종은 진피(척추동물의 표피 아래에 있는 섬유성 결합조직 표피와 함께 피부를 형성하며 모세혈관 신경이 들어와 있다) 보안에 공통(염증이나 괴사 등으로 허물어진 몸의 조직이 배출되거나 흡수된 자리에 생긴 장기 내의 공간)이 생기어 장액이나 지방이 들어 있는 발진(열성병으로 피부 점막에 좁쌀만한 종기가 생기는 것)의 하나이다.

(68) 장유착증

장관의 유착은 여러 가지 원인에 의한 것이다. 그 중에 가장 많이 볼 수 있는 것은 수술적 침습 후에 일어나는 것으로 특히 충수염 후의 것이 빈도가 높다. 복명이 따르는 복통이나 긴장, 팽만감, 구토, 변비, 설사에 이르기까지 여러 가지 증후를 나타낸다.

(69) 이하선염(유행성 이하선염)

이하선(때로는 기타의 수액선도 동시에)의 종창을 주징으로 하는 바이러스성 전염병이다. 사람의 침을 생산하는 샘은 3가지가 있는데, ① 귀의 전하방에 있는 이하선, ② 턱밑에 있는 막하선, ③ 혀 밑에 있는 설하선이다. 즉 일종의 바이러스가 이들 샘에 들어가서 병을 일으킨다. 일단 이환(병에 걸림)되면 면역성을 얻는다. 경중인 경우는 이하선의 총칭으로 발병하지만 중증인 경우는 식욕부진, 두통, 구토, 사지통, 배통, 발열 등을 초래하는 전구기가 있다. 합병증으로 고환염(남자의 경우)이 있고 여자에게는 유선·난소가 침해될 우려가 있다.

(70) 오줌소태

어떤 자극적인 원인으로 방광의 탄력이 감소되거나 방광의 수축 동통이 올 때 소변을 자주 보게 되는 질환이다.

(71) 요통

요통은 허리의 한쪽 또는 양쪽에 발생하는 통증으로 환자의 건강과 노동력에 영향을 주는데 일상생활에서 흔히 나타나는 병이다. 발병률이 매우 높아 80%의 사람이 일생 동안 한번쯤은 경험하는 것으로 조사되고 있다.
많은 연령층에서 발병하는데 주로 20대·30대·40대·50대로 활동을 많이

하는 연령순으로 발생한다. 출산 경험이 있는 30대 부인들은 약 80%가 허리 통증을 호소한다.

평소 자세가 바르지 않을 때도 요통이 발생한다. 요통 환자의 양다리를 비교하여 보면 90% 정도가 다리의 길이에 차이가 난다. 이런 환자는 평소 앉는 자세나 잠자는 자세 등이 비뚤어진 사람들이 대부분이다. 상태가 악화되면 고관절이 탈구되어 골반과 요추가 변형된다. 또한 편식으로 연골이 약해지는 경우에도 발생한다.

젊은 사람의 경우에는 지나친 운동으로 허리의 협부가 끊어지거나 어긋나서 오는 경우가 많다. 여성은 갱년기를 전후해서 호르몬의 부조화로 인해 뼈에 조그만한 구멍이 생기는 경우 등이 있다.

(72) 이명

실제로는 달리 음원이 없는데도 청각이 생기는 것이다.

(73) 정맥염

정맥염에 걸리면 정맥벽에 염증성 침윤이 나타남과 동시에 혈전형성이 나타난다.

(74) 치통

치아의 범낭질이 세균의 작용에 의해 파괴되고 구강 내의 이 사이에 끼어 있는 함수탄소가 분해되어 형성된 산의 영향으로 탈퇴하는 질환이다.

(75) 뇌순환 장애

뇌의 혈액순환 장애의 원인으로서 두개내압의 항진, 혈액점조도의 이상, 혈액 중의 화학적 인자의 변화, 뇌 내의 각 부의 대사 요구의 이상, 뇌혈관의 거질적 변화 등이다. 일반적으로 뇌순환 장애는 임상적으로 지각퇴각의 증상으로서 나타나는 바에 따라 진단된다.

(76) 전간(간질)

체질적인 원인에 의한 간질과 출산시 장애나 뇌외상, 중독, 염증 등의 후유증으로 발생하는 증후성 포질로 대별된다. 기본적인 증상은 발작이라고 불리우는 단기간의 행동이상인데, 대발작, 소발작, 정신운동발작 등 여러 가지 형태가 있다.

대발작은 두통, 토기, 의식몽롱 상태 등의 전구증상 후에 급격히 팔다리가 굳어지며 의식을 잃는다. 그리고 수분 동안 팔다리의 경련, 침을 흘리고, 입에서 거품을 내뿜는다. 혀를 깨물기도 하고 실금(失禁 : 대소변을 참지 못하고 쌈)하기도 한다.

발작 후 의식이 서서히 회복되는데 바로 잠들거나 혹은 두통, 흥분상태나 허둥거리는 예도 있다. 대체로 두통이 잠시 계속되며 발작 횟수가 잦고 많아

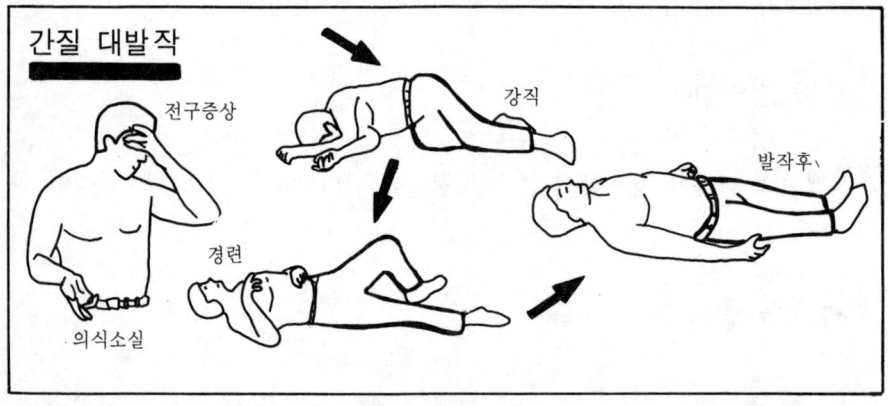

질수록 뇌에 회복 불능의 상해를 주게 된다.

소발작은 경련증상이 없고 수초간의 의식상실만을 보이는데 대체로 사춘기 이전의 소아에서 볼 수 있다.

정신운동 발작시는 경련이나 의식의 완전 소실은 없으나 발작적으로 일정 시간 동안 기묘한 행동을 보인다. 입맛을 다시거나 씹는 동작, 방안을 걸어 다니거나 이유없이 기분이 나빠져서 화를 내기도 하는데 발작 후에는 모두 잊어버리게 된다. 이러한 간질은 체액의 산성화로 인하여 생긴다.

(77) 잔뇨감

배뇨 직후에 방광 내에 남은 오줌에서 느껴지는 것을 말한다.

(78) 담도암

간장 외에 간관, 담낭관, 총담관에서 발생하는 암종의 총칭이다. 호발 부위는 파테르(Vater)의 유두부를 들 수 있다.

(79) 부속기염

자궁부속기(유관, 유와 이에 연결되는 복막의 재조직)의 염증을 말한다.

(80) 부정맥

건강한 성인의 심장박동은 1분간 70회 전후이며 항상 규칙적인 리듬이 있다. 그것이 이상하게 빨라진다든가 늦어진다든가 또는 그 리듬에 불규칙하게 될 때를 총괄하여 부정맥이라 한다.

(81) 빈뇨증(뇨의 빈삭)

건강인의 배뇨 횟수는 하루에 5~6회이고 야간 수면중에는 0~1회에 불과하다. 이 이상으로 많은 것을 요의 빈삭이라 한다. 다뇨증, 방광, 뇨량의 감소, 방광자극 상태(염증·결석 등), 신경증(신경성 빈뇨), 방광으로부터의 요 배출 장애(전립선 비대, 요도 협착) 등에서 볼 수 있다.

(82) 배뇨 곤란

일반적으로 오줌을 누고 싶은 생각이 들어도 원활하게 배뇨할 수 없는 상태를 말한다. 천연성 배뇨는 방광 괄약근의 불수의적 수축, 방광배뇨근 수축의 천연에 의하여 일어나며, 염연성 배뇨는 요로 통과장애(요도협착증·전립선·비대증·전립선염·요도결석증), 방광배뇨근 수축 부전에 의하여 일어난다.

(83) 신석증

신결석증이라고도 한다. 신우 또는 신배에 형성된 요석을 신석이라 한다. 그 사립상인 것을 신사라고 한다.

(84) 편도선(구개편도)

설근의 상외측 쪽이며, 설구개궁의 후방에 있는 좌우 한 쌍의 타원형으로 되어 불거진 것인데, 그 표면에 다수의 작은 구멍이 있는 것이 구개편도이다. 그 조직은 임파여포가 집합된 임파성 조직으로 되어 있다.

(85) 백반

후천성 탈색소 질환 중 가장 대표적인 질병으로, 멜라닌색소의 결핍으로 크기와 형태가 다양한 백색 반점이 피부에 나타난다.
　대개 10~30대 사이의 연령층에게 많이 발생하는데 환자의 약 30%에서 가족력이 발견되고 있다.
　원인은 정확하게 밝혀져 있지 않으나 현재까지는 면역설, 신경체액설, 멜라닌색소 자가 파괴설 등이 유력시되고 있다. 또 정신적·신체적 장애나 일광, 화상 등이 백반증 발생의 보조 요인으로 작용하기도 한다.
　백반증은 대개 자각증상이 없다. 단지 미용상의 결함이 문제되는 경우가 대부분이다. 백반 부위의 모발, 특히 머리카락 눈썹 등이 탈색되는 경우가 많아 비로소 백반증에 걸렸음을 알게 된다. 피부의 탈색 이외에도 눈의 홍채 망막의 색소 이상을 동반하기도 하고 갑상선 중독증, 애디슨병 등의 여러 전신질환의 병발 빈도가 높다.

(86) 신염(신장염, 사구체신염)

용혈성 연쇄상구균의 감염 뒤에 발생하는 경우가 많다. 그 밖에 피부 화농병의 원인이 되는 포도상구균, 폐렴의 원인이 되는 폐렴균 등과 바이러스에 의해서도 발생한다. 감염된 지 약 7~10일을 경과하여 갑자기 발병하는 것이 특징이다. 특히 어린아이에게 많으며 장년층이나 노인에게도 발생한다. 때로는 집단적으로 발생하거나 유행성의 성질도 있다. 또 남자의 발생률은 여자의 약 2~3배이다.

 증상은 얼굴이나 눈꺼풀부터 부어오르기 시작하며, 심한 경우에는 전신이 붓기도 한다. 소변량이 현저히 줄어들고 검붉고 탁해지며(혈뇨), 단백질이 유출되거나(단백뇨) 혈압이 상승하며, 심계항진(평상시보다 심한 심장의 박동), 헐떡임, 호흡곤란 등의 증상을 보인다.

 이러한 증상은 처음의 약 1주일이 가장 심하나 그 이후에는 점차 가벼워져 약 2~3개월 후에는 거의 아무런 증상도 나타나지 않는다. 단 소변 속의 적혈구는 계속 남아 있다.

(87) 고혈압성 심장병

 이는 심장 자체의 질환이라기보다는 고혈압을 장기간 치료하지 않아 심장 근육 특히 좌심실의 근육이 더 많은 일을 하게 되어 좌심실의 벽이 두터워지게 되는 것이다. 이것이 장기간 계속되면 심장에 많은 부담을 갖게 되고 처음에는 좌심실 비대로 견디어 나가다가 좌심실의 기능이 쇠퇴하기 시작하면 심부전을 초래한다.

(88) 판막 질환 (류머티스 심장병)

 심장 판막에 이상을 가져오는 병들이다. 판막이 좁아지거나 혹은 판막이 잘 닫히지 않고 피가 새는 경우 등을 말한다. 그 원인으로서는 여러 가지가 있겠지만 우리나라에서 가장 흔한 것은 류머티스 심장병이다.

 류머티스 심장병은 보통 어린 시절에 특수한 세균에 의한 인후염의 합병증으로 류머티스열을 앓고 난 다음에 심장 판막의 손상으로 생기는 후유증에 의한 것이다. 류머티스열은 체내의 일종의 면역 상태의 이상으로써 심장 판막에 이상을 초래할 뿐 아니라 관절의 이상, 발열 기타 전신적인 증상을 가져오게 한다. 특히 치명적인 것은 심장의 판막에 손상을 초래하는 것이다.

그 외에 갑상선비대, 급성 연조직 손상, 간경화, 견관절주위염, 골반감염, 갑상선기능 판저증, 가슴 저림, 갑상선 기능 항진증, 농아, 낙침, 다리 통증, 류머티스, 외상성 마비, 외음백반증, 유선소엽 증식증, 이개가성낭종, 임파선 결핵, 외상후유증, 임파육종, 알레르기성 피부염, 어깨 결림, 임파선 혈종, 무릎연골 파열, 지방종, 정맥곡장, 장염, 지조갑염, 좌골디스크, 잠을 잘 못 자서 목이 결리는 병, 맥접종, 망막진탕, 망양세포육종, 무릎 인대 늘어남, 만성 심장병, 비대성 척추염, 비만암, 분종, B형간염(간경화), 습진, 수술후유증, 소아의 급·만성설사, 소아마비 후유증, 신장병, 선천성 심장판막증, 신경성 위염, 수족냉증, 4번 척추탈추증, 신경성 피부염, 피부궤양, 폐경, 팔목통증, 피부 가려움증, 퇴행성 관절염, 후천성 심장판막증, 후반강창, 후염, 닭살 등이 적응증에 속한다.

제2장 금기증(禁忌症)

자기치료는 ①피부출혈파궤, ②백혈구의 총수가 4,000 이하, ③체질이 극도로 쇠약하여 고열인 경우에 있어서는 치료를 하여서는 안 된다고 본다. 그러나 광범위한 의료 관계자들의 깊은 연구와 임상실험, 새로운 자기치료기의 등장으로 이제까지는 금기증이던 것이 오늘날에 와서는 적응증으로 바뀌고 있는 실정이다.

즉 어떤 병원에서는 만성피부궤양에 대하여 임상실험을 하여 본즉 완쾌율이 78%에 달하여 자기치료의 주 적응증에 포함시키고 있으며, 백혈구 수가 4,000 이하의 환자에게 작용량을 적게 한 자장을 써서 백혈구 수를 증가시켰음을 임상실험으로 증명하여 주고 있으며, 여러 환자들에게 적용시키고 있다. 이와는 반대로 백혈구 수가 정상적인 사람에게 자기치료의 작용량을 세게 또는 크게 쓰고 치료 시간을 길게 하여 주면 백혈구의 수를 저하시킬 수도 있다.

체질이 극도로 쇠약하여 위독상태, 급성전염병 등으로 고열인 환자에게는 일반적으로 자기치료를 금하고 있다.

일부의 발표에 의하면 원인불명의 고열, 즉 무명열(無名熱)이 일정한 치료효과가 있다고 한다.

예컨대 자기치료는 많은 고질적인 병에 대하여도 연구와 임상실험을 거듭할 필요가 있다.

현재의 발전 상태로 보아 자기치료의 금기증이란 별로 많지 않다고 보고 있다.

환자에게 자기치료를 실시할 때의 판단기준은 연령, 체질, 병상, 병의 진행상태, 합병증 유무 등의 요소를 고려하여야 한다. 비교적 소수이기는 하지만 자기치료에는 ①체질이 약한 것, ②병이 복잡한 것, ③백혈구의 계수가 표준보다 낮은 것(혈액편 참조), ④저혈압인 환자는 주의를 요한다. 즉 자장의 작용량[180]이 너무 큰 것, 치료 시간이 너무 긴 것, 치료 방법이 부적합한 것 등이다.

일반적으로 자기치료는 0.5~10%가 부작용을 일으킨다. 그러나 부작용은 자기치료를 중단하면 자연적으로 없어진다. 즉 후유증은 남기지 않는 것으로 보아서 자기치료는 안전한 치료법이다. 그리고 ①신생아, ②임산부, ③위독한 상태에 있는 환자, ④급성전염병이 이완된 자, ⑤열이 많이 나는 사람, ⑥혈압이 특히 높은 사람은 자기치료시 작용량이 적당해야 하며 투약중인 환자에게 있어서는 투약과 자기치료의 한계가 명확히 밝혀지는 단계에서 투약을 중지해야 한다.

효과가 나타나는 시간은 일률적인 표준치가 없으므로 치료하는 병증의 예후와 관계가 있다. 예후가 몇 번이고 발작을 반복하는 증례도 있다.

주증상이 없어지고 병이 완쾌되었다고 생각하고 즉시 치료를 중단하는 것은 자기치료시에는 좋지 않으며, 치료를 계속해야 완전한 치료효과를 얻을 수 있다. 예를 들어 당뇨병 환자가 자기치료를 시작하여 당치가 떨어졌다고 곧바로 중단하거나 하면 안 된다. 치료 상태를 계속 지속시켜 주어야 한다.

자기치료시 자장은 인체에 부작용이 생기지 않게 가우스가 조정되어 있어야 무해하다(부작용이 생기지 않고 효과를 볼 수 있다). 이렇게 되면 완쾌될 가능성이 아주 높다.

자기치료를 하다가 중단하는 시기가 지나치게 빠르면 병이 재발되어 무효가 된다. 자기치료에 있어서는 이 점(치료하다 중단하는 기간)이 가장 중요한 포인트이다.

자기치료는 다른 방법의 치료요법과 병행되면 치료효과가 더 높아진다. 즉 자기치료 기간 중 투약을 하지 말고 다른 치료도 받지 않는 것이 자기치료의 유효율을 높이는 것을 위해 바람직하다.

찾아보기

※ 【주】 설명

1) 1988년~1989년 환경청 발표 통계.
2) Parts per millon의 약자로 농도나 존재비를 나타내는 단위이며, 1ppm은 10^{-6}을 뜻한다.
3) 도시의 매연을 비롯하여 대기 속의 오염물질이 안개 모양의 기체가 된 것이다. 이것은 Smoke(연기)와 fog(안개)의 합성어이다. 이것은 공업지대나 도시 같은 데서 발생하면 시계를 나쁘게 하고, 생리적으로 인체에 해독을 준다(가령 천식의 발작 등).
4) 용액의 산성의 정도(보통 수소이온 농도 또는 수소이온 PH로 나타낸다) 및 산의 세기의 정도(산도 : 酸度)라고도 한다.
5) dissolved oxygen(용존 산소량)의 약자. 물 속에 녹아 있는 산소량을 나타내는 수치로, 이 수치가 클수록 물이 깨끗한 것을 의미한다.
6) biological oxygen demand(생물학적 산소 요구량)의 약자. 물 속의 유기물질이 호기성 세균에 의해 분해될 때 소모되는 산소의 양을 나타내는 수치로, 대체로 BOD가 클수록 물 속에 유기물이 많아 오염도가 높다.
7) 4단계로 나누어 1ppm 이하일 때는 생수 사용이 가능하고, 2급 기준인 3ppm을 넘었을 때에는 약품처리로 식수 사용이 가능하며, 3급 기준인 6ppm을 넘었을 때에는 약품처리로도 식수 사용이 불가능하다.
8) 제2차 세계대전 말기에서 종전 후에 걸쳐 일본 도야마현의 진즈강 연안의 한 지역에 국한하여 발생한 연골화층의 증세를 띤 질병으로서 주로 갱년기의 여성에서 발병하며, 요통·하지 근육통으로 시작하여 수년 후에는 보행불능이 되고, 병세가 급격히 진행하여 몸을 조금만 움직이거나 기침 등에 의해서도 병적 골절을 일으켜, 밤낮 우리 말의 '아프다, 아프다'에 해당하는 일본 말인 '이따이 이따이'라고 고통을 호소하는 데서 이름을 붙였으며, 병이 더 진행되면 전신쇠약이 되어 사망한다. 치료로서는 비타민D의 대량 투여가 효과가 있다.
9) 1991년 환경청 발표 통계이다.
10) 동해에서 오염이 가장 심한 속초 연안의 작년 상반기 오염도는 화학적 산소 요구량(BOD)이 6.5ppm이었다.
11) 토양미생물이다.
12) 환경청 집계에 의하면 한국 사람의 경우 생활쓰레기의 양은 8톤 트럭 1만 대 분량의 8만 7천 톤으로서 1인당 2.1kg을 버린다. 이 가운데 1만 4천 톤은 농촌에서 버리는 쓰레기 양이다. 또한 산업쓰레기의 배출량은 하루 5만 1천 톤이다.
13) DDT는 dichloro diphenyl trichloroeane의 약자로서 $(ClC_6H_4)_2CHCCl_3$ 원자인 백색·비수용성 결정을 가지며, 살충제·살균제로 사용한다.
14) BHC는 bengene hexa chloride의 약자이다. 6염화벤젠($C_6H_6Cl_6$)인 백색 또는 담황색의 유독 수용성 결정을 가지며 살충제로 사용한다.
15) polychlorinated biphenyl(폴로크롤비페닐)의 약자로서 전기절연체나 플라스틱 제품의 제조에 널리 사용되고 있는 일군의 화합물의 일종이다. 최근 DDT 등의 살충제와 맞먹을 정도로 자연을 오염시킨다는 것이 판명되었다.

16) 프레온가스(CFC)의 파괴 과정은 다음과 같다.
   ① 프레온가스는 인체에 해가 없으나 대류권에서 천천히 성층권의 대기와 혼합된다.
   ② 성층권까지 도달한 프레온가스는 강한 자외선에 분해되어 염소를 발생시킨다.
   ③ 염소가 성층권의 오존을 분해한다.

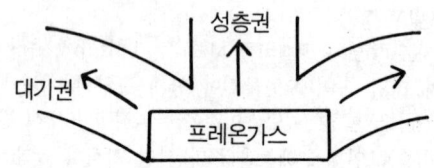

① 프레온가스는 인체에 해가 없으나 대류권에서 천천히 성층권의 대기와 혼합된다.

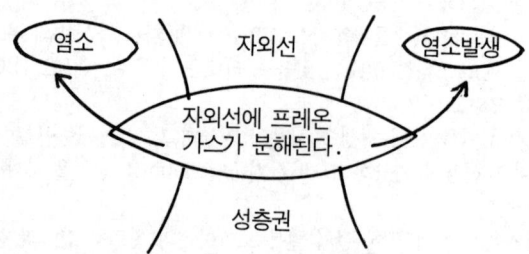

② 성층권까지 도달한 프레온가스는 강한 자외선에 분해되어 염소를 발생시킨다.

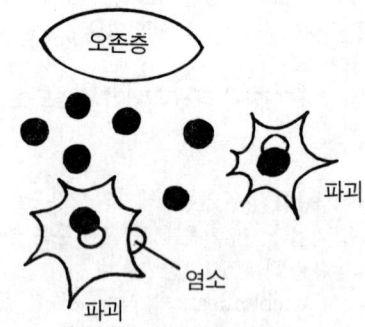

③ 염소가 성층권의 오존을 분해한다.

17) 혈액이 엉겨 굳을 때 혈병(응고된 피로서 피가 엉길 때 섬유소가 혈구를 싸고 가라앉아 검붉은 덩어리가 된다)에서 분리되는 담황색의 투명액체이다.
18) 해발 18,000피트에 살고 있는 페루 사람은 830만 개나 된다.

19) 지라는 비장이라고도 하며 핏속의 오래된 것과 필요없는 것을 파괴하고, 임파구를 만들어 병균과 싸우게 한다(피의 양조절).
20) 혈장과 백혈구는 실핏줄 벽을 통해 혈관 밖으로 나가서 림프가 되기도 한다. 림프는 액상인 림프장과 백혈구의 일종인 림프구로 구성된다. 림프는 담황색이며 림프장은 혈장에 비해 단백질이 적다. 이러한 림프는 조직에 O_2와 양분을 공급하고 노폐물을 회수한다. 림프구는 백혈구와 같이 균을 포식한다(식균작용). 소장의 융털에 분포되어 지방을 운반한다.
21) 생물의 화학적 자극에 대하여 쏠리어 향하는 성질이다.
22) 세포질 내에 있는 과립으로서 많은 가수분해 효소가 들어 있다. 세균 용해효소의 일종으로서 멸균제가 된다. 눈물·백혈구·침·콧물·흰자위 및 어떤 종류의 식물에 함유된다.
23) 단백질, 다당류, 핵산분자 등으로 생체 내에 투여하면 이것에 대응하는 항체를 혈청 속에 신생시켜 생체 내에서나 시험관 내에서 그 항체와 특이적으로 반응하는 성질을 가지는 물질이다.
24) 동물의 조직 내에 널리 존재하는 화학물질로서 상처나 약에 의해 활성형이 되어 강한 혈관확장을 일으키며, 또 가려움이나 통증의 원인이 되며, 과잉으로 활성화하면 알레르기의 원인이 된다.
25) 백혈구가 종양성(세포가 병적으로 증식하여 생리적으로 아무 쓸모 없는 덩어리를 만드는 병증)에 증식하여 병적인 유약(어리고 잔약함, 여림)한 백혈구가 혈액 속으로 유출되는 병증이다.
26) 혈액 속에 혈소판이 없다면 상처가 나면 피는 계속 흘러 생명을 잃는다.
27) 특별히 큰 핵을 지닌 세포로서 거대 핵세포 또는 대핵세포라고도 하며 혈소판의 모세포이다. 골수 속에 골수세포, 혈구와 섞여 있으며, 지름 약 $30 \sim 40 \mu$이다. 기원은 혈구아세포이며, 유사분열에 의하여 증식 붕괴하여 혈소판이 된다.
28) 혈장은 소화하여 흡수된 영양분을 나르고, 이산화탄소와 찌꺼기는 폐와 심장으로 날라다준다. 혈장이라는 액체 속에 혈구가 들어 있다.
29) 혈액을 용기에 받아 방치했을 때 세포 성분과 응고 성분이 제거되어 생기는 담황색 투명의 액체이다.
30) 혈병은 응고된 피, 즉 피가 엉길 때 섬유소가 혈구를 싸고 가라앉아 검붉은 덩어리가 된다.
31) 생물체의 세포를 이루는 기초 물질이다. 핵과 세포질을 포함하는 세포 안의 살아 있는 물질계이다.
32) 전기장 내의 두 점 사이의 차를 말한다.
33) 뇌파계는 뇌의 활동전위를 기록지 위에 파형으로 그려 내는 장치로서 두피상 또는 내부에 부착한 금속전극에서 주파수 $1 \sim 60HZ$, $50 \mu V$ 정도의 극소 전압을 유도, 증폭하여 잉크로 기록하는 오실로그래프로 파형을 그린다.
34) 정상 뇌파에는 ① α파 : 주파수 $8 \sim 13HZ$, 진폭 $20 \sim 60 \mu V$. ② β파 : α파보다도 주파수가 크다($13 \sim 30HZ$). 진폭이 작은 불규칙한 파형 ③ δ파 : 주파수 $3.5HZ$이하로 유아에서 많이 보인다 ④ θ파 : 주파수 $3.5 \sim 7.5HZ$, $2 \sim 4$세의 어린아이에서 많이 보인다. 즉 ①, ②는 정상적인 성인에서 보이며, ③, ④는 서파로서 정상적 수면중에 나타난다. 이상뇌파에는 간질에서 볼 수 있는 경련파가 가장 현저한 것으로, 진폭이 크고, 뾰족한 파형이 나타

난다. 간질, 뇌종양, 뇌외상, 뇌출혈, 기질성 정신장애 등의 진단, 정신기능의 해명 등에 응용된다.

35) 생물에서 볼 수 있는 전기현상을 말한다. 막의 대전을 주로 한 정전기 현상과 생체의 기능, 운동에 관련해서 전위의 변화를 수반하는 것이 있고, 신경흥분의 전도, 근수축 등 전기생리학적 현상의 기초가 되는 것이다(심전도, 시납스라고한다). 또 좁게는 전기가오리, 전기뱀장어 등에서 볼 수 있는 발전을 의미할 때가 많다. 어느 현상이나 전기분극에 기인하는 것이며 구조가 10mV 정도의 전위차가 있는 단위가 여러 개 모여서 수백 V에 달한다.

36) 심장에서 일어나는 전기는 손발에 전극을 이어서 흘러나오게 할 수 있다. 이것을 기록한 그래프를 '심전도'라고 한다. 심장병을 앓으면 심전도의 모양이 불규칙하게 된다.

37) 심장은 근육으로 만들어진 일종의 펌프이며 혈액은 이 펌프의 힘으로 몸의 구석구석에까지 보내진다. 심장을 이루고 있는 심근이라는 근육은 쉬지 않고 자동적으로 수축을 되풀이하므로 심장은 펌프의 구실을 한다. 심장은 수축할 때마다 규칙적인 전기를 일으키고 있다. 이 전기를 심장전기라고 부른다.

38) 손의 피부에 전극을 이어서 피부의 전기 저항을 잴 수 있게 한 장치가 거짓말 탐지기이다. 사람이 거짓말을 하면 땀을 흘려 전기저항이 적어지므로 거짓말하는 것을 알 수 있게 된다.

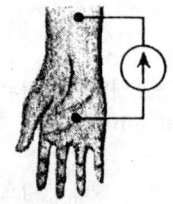 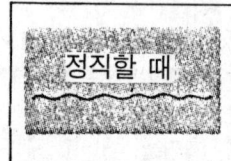 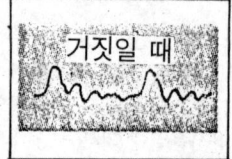

39) 전해질이란 특정한 용모에 녹였을 때, 그 용액이 전기전도성을 갖게 되는 물질을 말한다. 전해질은 용액 속에서 이온으로 해리되어 있고, 전기장이 걸리면 이 이온이 전하를 운반한다. 전해질을 전이시키는 용매로서는 물이 가장 많이 사용되나 이 밖에도 액체 암모니아, 과산화수소, 플루오르화수소 등이 사용되는데, 어느 것이나 유전율이 높고 분자의 전기쌍극자 모멘트가 큰 유극성 액체이다. 전해질은 전이도의 대소에 따라 강전해질과 약전해질로 구별된다. 또 NaCl처럼 1가의 이온을 하나씩 합계 두 개의 이온으로 해리하는 것을 1가 2원 전해질, K_2, SO_2처럼 2가의 이온 한 개의 1가의 이온 두 개 합계 세 개의 이온으로 해리하는 것을 2가 3원 전해질 등이라 한다. 전해질감류의 고체는 보통 이온결정을 만들며 융해상태에서도 전기전도성을 갖는다. 또 분자 내의 결합의 이온성이 작으므로 용액으로 하면 용매와의 상호작용에 의해 이온이 생기는 것이 있다. HCl은 그 대표적인 것이며, $HCl + H_2O \rightarrow H_3O^+ + Cl^-$으로 전리한다. 이와 같은 물질을 제2종 전해질이라 부르기도 한다.

40) 상처가 났을 때 피가 계속 흐르지 않는 이유는 다음과 같다. 혈액은 공기와 만나면 혈소판이 파괴되어 혈장 속의 단백질과 엉겨 굳기 때문에 더 이상 흐르지 않는다.

① 혈소판은 상처난 곳을 막고 죽는다.
② 늙은 적혈구와 백혈구는 지라에서 파괴되어 죽는다.

③ 백혈구는 세균을 잡아 먹고 죽는다(이것이 고름이다).
④ 어떤 늙은 적혈구는 간에 가서 파괴되어 대변으로 배출된다.

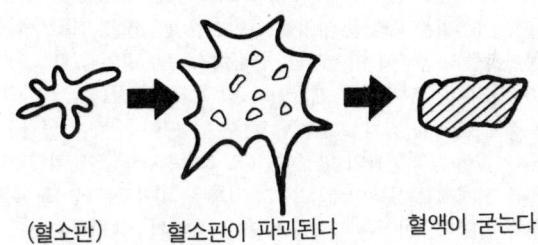

(혈소판)   혈소판이 파괴된다   혈액이 굳는다

41) 혈액이 엉기는 데 관계되는 단백질 분해효소이다.
42) 글로블린에 속하는 단백질의 하나로서 섬유소원이라고도 한다. 혈액응고의 중심적 역할을 한다. 척추동물의 혈장 속에 존재하며, 사람인 경우에는 1ℓ 속에 2~4g함유되어 있다. 주로 간장에서 생성되고 혈장 속의 농도는 생리적으로, 또 백혈구의 증가나 발열시 등과 같은 병적인 경우에도, 또는 결핵이나 류머티즘 열 등의 감염증 질환에 의해서도 쉽게 대폭으로 증감하여, 이것이 증가하면 적혈구 침강 속도(혈침)를 촉진하는 외에 혈액의 점성도(차고 끈끈한 성질) 등에 현저한 영향을 준다.
43) 경단백질의 하나로서 섬유소라고도 한다. 혈장 속의 피브리노겐에 효소 트롬빈이 작용하여 생기는 불용성 단백질이며 섬유상을 이루고 응혈 속에서는 망상(그물 모양)으로 연결되며 적혈구·백혈구 등을 둘러싸고 있다. 채혈 직후에 혈액을 유리막대로 저으면 피브린이 막대에 엉겨붙어서 석출되어 나온다.
44) 모세혈관은 적혈구가 겨우 하나씩 통과할 정도의 가는 혈관이 그물군처럼 되어 있다. 이것은 동맥의 종점이며 정맥의 출발점이다.
45) 성인병의 근본원인, 혈전증을 극복, 대도제약 1993.
46) 노이로제처럼 입구와 출구가 분명하지 않고 씻은 듯이 낫지도 않는 현대병이다.
47) SISA journal, 1992. 4.
48) 이것의 대표적인 상품은 직장인 스트레스를 일목요연하게 파악, 생산성 제고에 참고할 수 있는 스트레스 인벤터리이다.
49) NASA 자체조사 결과 종업원들의 93%가 건강이 향상되었다는 성과를 얻었다.
50) 문화일보, 1992. 6. 2, 과학건강.
51) 양수가 늦게 터지는 것을 말한다.
52) 세계 각국의 보고에 따르면 흡연 임산부는 비흡연자에 비해 170kg에서 530kg까지 체중이 적은 아이를 낳는다고 한다. 물론 키와 가슴의 발달도 저하된다.
53) 복벽의 찢어진 틈을 통하여 소장이나 대장 또는 다른 내장이 복막에 싸인 채 복강 밖으로 나오거나 또는 그러한 병증을 말한다.
54) '89년에 순천향병원 소아과에서 검진한 고도 비만아 324명 중 78.7%(255명)가 고지혈증(61.7%), 지방간(38.6%), 고혈압(7.4%), 당뇨병(0.3%) 같은 합병증을 가지고 있는 것으로 밝혀졌다.
55) 상용량에서 인체에 심각한 유해반응을 일으키는 약물이다.

56) 두통·신경통 등에 많이 사용하는 해열진통제이다.
57) 佛光, 약으로 병드는 현대인, 1992. 6.
58) 심장에는 4개의 판막이 있어 혈액이 거꾸로 흐르는 것을 방지한다. 즉 우심방과 우심실 사이에는 삼첨판이, 좌심방과 좌심실 사이에는 이첨판이 있으며, 또 우심실과 폐동맥이 이어지는 곳과 좌심실에서 대동맥이 어어지는 곳에 각각 반월판이 있다.
59) 17세기 중엽, 이탈리아인 말피기는 개구리의 허파를 관찰하다가 허파의 동맥과 정맥이 허파꽈리 안에서 잘게 가지를 거쳐 그물처럼 펴져 있는 아주 가는 혈관으로 이어져 있는 것을 발견하였다. 이것이 모세혈관의 발견이었다. 그 뒤의 연구에 의해 모세혈관은 허파꽈리뿐만 아니라 온몸 전체에 분포되어 있고, 그 지름은 10미크론(1미크론은 1mm의 1,000분의 1) 정도라는 것을 알았다. 이것은 적혈구가 겨우 하나씩 지나갈 수 있을 정도의 너비이다.
60) 혈액이 순환되는 경로를 처음으로 밝혀 낸 사람은 영국의 윌리암 하비(W.Harvey, 1578~1657)이다.
61) 혈액이 체순환을 거치는 경로는 좌심실→대동맥→동맥→소동맥→모세혈관→소정맥→정맥→대정맥→우심방이다.
62) 혈압은 심장의 수축기 때 최고가 되고(최대혈압) 확장기 때 최저가 된다(최소혈압).
63) 혈압은 동맥이 가장 높고 정맥이 가장 낮다.
64) 자기치료의 적응증과 금기증편 참조.
65) 과학동아, 1992. 2. pp76~81.
66) 혈액 속에 지방분(혈중지질이라고 함)이 필요 이상으로 많은 상태를 고지혈증이라고 하며 이것은 동맥경화를 촉진한다.
67) 동아일보, 1992. 5. 8.
68) 200m*l* 중 3m*l* 만이 혈장 용액에 의해서 운반되고 나머지는 모두 적혈구가 운반한다.
69) 이것은 혈장에는 없다.
70) 기관지의 최말단 분지인 호흡성 기관지에 이어진, 폐포관에 부속하는 반구상의 주머니로 지름 0.1~0.2㎜ 정도이며 사람의 경우 그 호흡면(폐포 내면)은 폐포 총수 약 4억 5,000만 개로서 50㎡가 되고, 이것은 체포 면적의 2.5배에 달하는 정도이다. 그러나 흡기 때에는 약 2배의 부피로 부풀어지기 때문에 다시 호흡면은 약 100㎡라는 넓은 넓이로 된다.

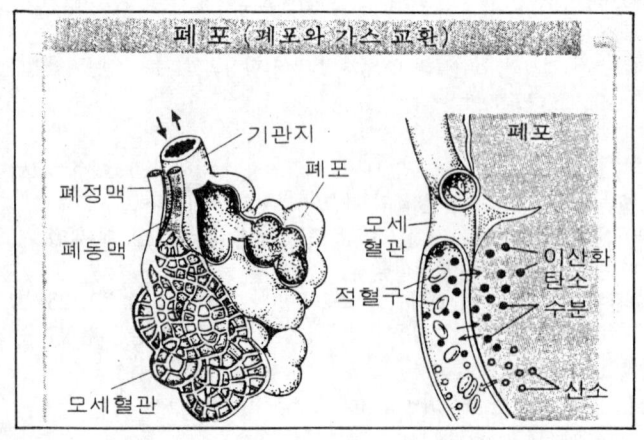

71) 문정맥의 준말로서 척추동물의 위·창자·이자·지라의 모세관을 돌고 온 정맥의 피를 모아 간에 보내는 굵은 정맥이다.
72) 외부환경이 변하더라도 체내의 내부환경을 일정하게 유지하려는 성질, 즉 항상 변동하는 속에서 내부환경을 대체로 일정한 동적 평형 상태로 유지하는 것을 말한다.
73) 체내의 수분이 10% 탈수되면 혼수상태가 되고, 20% 탈수되면 생명을 잃는다.
74) 사람의 뇌를 보면 시신경 교차가 먼저 눈에 띄고 그 뒤쪽에 뇌하수체로 연결되는 유두가 돌출하여 있으며, 계속해서 회백융기와 유두체가 나란히 있다. 이 시신경교차에서 유두체에 이르는 사이가 시상하부라고 하는 부분이다.

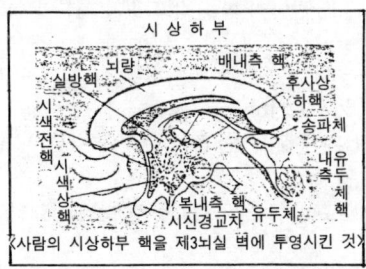
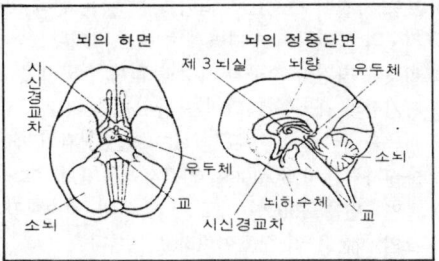

75) 동물의 호흡에 있어서 피부를 통하여 외계의 산소를 직접 체내에 넣는 피부호흡이 있다. 산소분압의 기울기에 따라 산소가 피부를 투과하는 것으로써 정도의 차이는 있지만 동물에 공통적인 것이다. 사람의 경우에는 0.6%를 차지한다.
76) hydrogen ion exponent 또는 potential of hydrogen의 약자로서 액체의 수소 이온 농도를 나타내는 기호이다.
77) 혈장 속에 있는 포도당의 농도를 말한다.
78) 식사 후 혈당량이 증가하면 간뇌의 시상하부에 전해지고 미주신경을 통하여 이자(β세포)를 자극하여 인슐린을 분비시켜 혈당량을 감소시킨다.
79) 우리나라 인구의 5%가 앓고 있는 국민병으로서 40대 사망률 1위 국의 주범이라고 규정하고 있다. '92년 말 학계에서 추정하고 있는 국내 당뇨병 환자는 2백만 명이다. 이들 중 절반은 자신이 당뇨병 환자라는 사실조차 모르고 있으며, 40대 이상의 비만인 4~5명 가운데 1명이 당뇨병 환자에 해당한다.
80) 인슐린 의존성 당뇨병으로서 insulin-dependent diabetes mellitus의 약자이다. 인슐린 분비가 안 돼 인슐린을 주입받아야 하는 인슐린 의존형으로 주로 소아에서 발생한다.
81) 인슐린 비의존성 당뇨병으로서 noninsulin-dependent diabetes mellitus의 약자이다. 혈관 속에 인슐린은 있지만 여러 가지 저항요인으로 인해 그 기능이 제대로 발휘되지 못해 혈관에 포도당이 축적되는 인슐린 비의존형이다.
82) 인슐린은 췌장의 랑게르한스섬의 β세포에서 분비되는 호르몬으로서 1922년 캐나다의 의사 반팅그와 베스트에 의하여 처음으로 췌장에서 채취되고, 그 후 인슐린의 결정을 얻게 되었다. 포도당으로부터 글리코겐의 형성, 포도당의 산화 및 지방으로의 전화 등을 촉진한다. 인슐린의 수용액을 주사하면 혈당이 저하하므로 당뇨병의 치료에 쓰인다.
83) 당뇨병성 혼수는 혈당 조절이 잘 안 돼서 나타나는 고혈당 상태로 탈수와 전해질 이상을 동반한다.

84) 췌장의 종양이나 그 밖의 원인에 의하여 일어나는 인슐린 분비의 과잉으로 저혈당증이 일어난다.
85) 상반되는 두 가지 요인이 동시에 작용하여 그 효과를 서로 상쇄시키는 일(약물 부작용을 없애기 위해 저항성이 있는 약물을 투여하는 일 따위)을 말한다.
86) 저혈당은 치료 과정의 부주의로 지나치게 당뇨병 약을 복용하거나 인슐린을 주사 받을 때 나타난다. 식은땀이나 심한 공복감·손떨림·시력장애를 일으키는데 이때는 사탕이나 설탕물을 먹어야 한다.
87) 자침이 가리키는 방향과 자외선이 이루는 각도를 편각이라 한다.
88) 보통 자침이 수평으로 되어 있는 것은 한쪽 극에 추를 달아 평형을 잡고 있기 때문이다.
89) 지구의 자기장이 수평면과 이루는 각이다.
90) 이것은 자침이 지구의 자장과 평행이 되려는 성질을 지니고 있기 때문이다.
91) 자기장의 세기를 나타내는 단위는 독일의 수학자 가우스(Johann Gauss, 1777~1855)의 이름을 딴 것이다. 또한 Gauss는 지자기 연구의 개척자이기도 하다. 서울에서 지자기의 수평자력은 0.3Gauss, 연직자력은 0.4Gauss이다.
92) 불연속면은 1909년 유고슬라비아의 지진학자 모호로비치(1875~1936)가 발견하였으므로 그의 이름을 따 모호면이라고 부른다.
93) 실선(지열곡선)은 지표로부터 지구 중심까지 온도가 어떻게 증가하는가를 보여준다. 맨틀과 핵에서의 용융온도는 점선으로 나타낸다. 대부분의 맨틀과 내핵에서처럼 지열이 용융점 아래인 곳에서는 그 물질이 고체이다. 지열이 용융점에 있는 100~300km 깊이에서는 상부 맨틀이 부분 용융되어 있다. 철로 된 외핵은 충분히 뜨거워서 완전히 용융되어 있다. 지구 중심부의 온도는 약 6,000℃에 달한다.
94) 전하란 여러 가지 전기현상을 일으키는 알갱이들을 말한다. 이 전하의 움직임이 곧 전류가 된다. 원자 속에서 양자(+전하)와 전자(-전하)의 수가 같으면 전기적으로 중성이다.
　원자는 핵의 인력이 더 강한 원자에게 전자를 잃기도 하고, 인력이 약한 원자로부터 전자를 얻기도 한다. 중성인 원자가 전자를 잃으면 (+)전하가 (-)전하보다 많아지기 때문에 (+)전기의 성질을 갖는다. 그리고 중성인 원자가 전자를 얻으면 (-)전하가 (+)전하보다 많아지기 때문에 (-)전기의 성질을 갖는다.

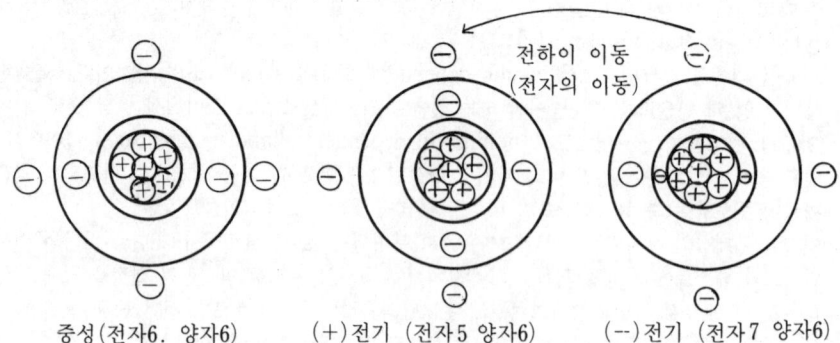

중성(전자6, 양자6)　　(+)전기(전자5 양자6)　　(-)전기 (전자7 양자6)

95) 천둥과 번개는 소나기 구름을 만들어 낸다. 이것은 빠른 속도로 움직인다.

96) 벼락이 칠 때 구름 속의 전기는 끝이 뾰족한 금속에 잘 모이는 성질이 있다. 미국의 벤저민 프랭클린이 1753년에 이 성질을 발견하고 피뢰침을 만들었다.

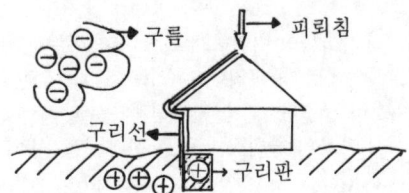

97) 전자란 모든 물질의 가장 작은 알갱이를 분자라고 하고, 분자를 더 쪼개면 원자가 된다. 원자의 중심(中心)에는 핵(核)이 있고, 그 둘레에 있는 전자가 핵의 인력에 끌려 핵 둘레를 빠르게 돈다(인력 : 끌어당기는 힘).
원자핵 속에는 양자가 있다. 양자와 전자의 수는 같다. 양자는 (+)전하를 띠고 전자는 (−)전하를 띤다.

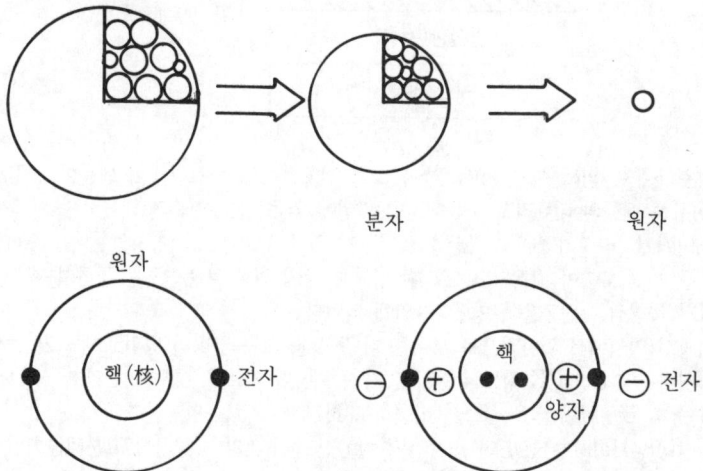

98) 가솔린을 운반하는 탱크차(유조차)는 휘발유가 출렁거리면서 마찰전기를 일으키므로 화재의 위험성이 있다. 그러므로 차에 쇠줄을 달아 전기를 땅 속으로 흘려보낸다.

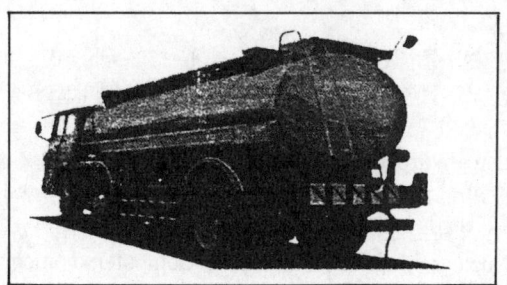

99) 전도체란 전기를 잘 통하는 물질이다.
100) 절연체에는 유리, 도자기, 플라스틱, 목면, 고무 등이 있다. 즉 전기를 안 통하는 물질이다.
101) 철(Fe)을 함유하는 금속산화물의 어떤한 무리를 가리키는데, 스피텔형 페라이트, 오도페라이트, 바륨페라이트, 가네트 형 페라이트(YIG 등) 등이 포함된다. 대부분이 페리자성체인데 그래서 페라이트라 불린다. 금속 강자성체와는 달러서 전기적으로 절연체 또는 반도체이므로 고주파 자성 재료의 중심적 역할을 한다. 전자병기(레이다)를 벗어나는 비행용 재료로서도 주목되고 있다.
102) 바다 밑에는 대륙의 모양을 따라 산맥 모양으로 솟은 해령이 이어지고 있다. 이 해령 부분에서 판(플레이트)이라는 것이 만들어지고 있는데, 이 판은 해령 양쪽으로 이동하고 있다. 이렇게 판이 이동할 때 판 위에 있는 대륙도 함께 움직이게 된다. 여기서 판(지각부분과 맨틀의 단단한 부분)이란 다음 그림과 같다.

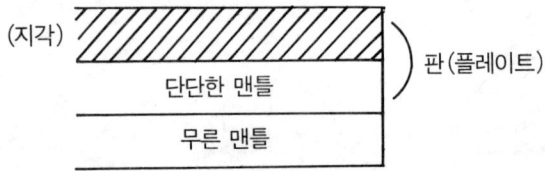

맨틀은 고온에 의해 부분적으로 녹아 있고 전체적으로 무르다. 이 맨틀이 천천히 움직이는 현상을 맨틀의 대류라고 하는데, 맨틀 위에 있는 판도 맨틀의 대류와 함께 움직인다.
103) 1920년에 J. 라모가 태양자기장을 설명하기 위하여 최초로 제창하였는데, 1934년에 콜링으로부터 그 모순이 지적되고, 그 후 여러 사람에 의한 보충연구를 통하여 지구 자기장의 생성과 특징적 사실들을 설명할 수 있게 되었다.
104) 가시광선 영역에서 일반적으로 보이는 밝은 빛을 내는 구형의 범위로 우리가 눈으로 보는 태양이다. 약 $6,000°K$ 정도의 온도를 가진 희박한 가스로 이루어져 있고, 핵으로부터 대류를 통해 끊임없이 더운 가스가 상승하고 하강하고 있는 영역이다.
105) 헤일(G.E.Hale)은 1908년 윌슨(Wilson)산 천문대의 망원경에 고분해능회절격자를 이용하여 지만(Zeeman) 효과를 흑점의 스펙트럼 중에서 검출하여 흑점에 강한 자기장이 존재함을 확인하였다.
106) 관 모양으로 감아 놓은 코일이다. (전자기 유도원리편 참조)
107) 전류에 의해서 자기화하고, 전류를 끊으면 자기화하지 않고 원래의 상태로 되돌아가는 자석을 말한다.
108) 열역학적으로 생각할 수 있는 최저온도로서 절대온도의 $0K, -273.16°C$에 해당한다. 통계학적으로 보면 모든 계가 그 최저 상태에 있는 것이 절대영도이며 이때의 계의 에너지는 완전히 확정되어 있다.
109) MHD란 Magneto-hydro-dynamics의 약자로서 전자(電磁)-유체(流體)-역학(力學)의 뜻으로 원동기에 의해 기계 에너지로 변환하는 일이 없이 직접 열에너지에서 전기 에너지를 얻는 직접발전 방식의 하나로서 전자기 유체 발전이라고도 한다.
110) NMR-CT는 Nuclear Magnetic Resonance Computer Tomography의 약자다. X선 CT라는 진단장치가 있는데 이것은 인체를 10mm 폭으로 마치 썰듯이 X선을 통과시켜,

뇌든 내장이든 그 단면을 영상화한 것이다. NMR-CT는 체내의 병변(종양 등)의 위치를 분명히 밝힐 뿐만 아니라, 그것이 암과 같은 악성(惡性)의 것인가 아닌가까지 밝혀 낼 수 있는 획기적인 진단장치이다.

111) 자기공명은 중력장(重力場)에 놓인 팽이가 세차운동(歲差運動)을 하듯이 자기장 안의 자기모멘트는 자기장 주위에서 세차운동을 하고, 그 주기와 같은 주파수의 전자기파를 보내면 그것에 공명한다. 이 현상을 자기공명이라 한다.

전자기파의 주파수 또는 자기장의 세기를 바꾸어 전자기파가 예민하게 흡수되는 것에서 공명조건을 알아낸다. 공명주파수는 자기모멘트의 그것에 따르는 각운동량(角運動量)에 대한 비(比)에 비례한다.

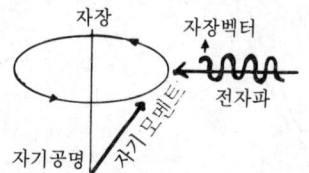

자장 속에 놓인 자기 모멘트는 특정한 주파수의 전자파를 보내면 이에 공명한다.

112) 전동체에 그 고유진동수와 동일한 진동을 외부로부터 가했을 때 매우 큰 진폭으로 진동하는 현상이다.
113) 권달관 外, 《최신 방사선 기기학》(서울 : 고문사, 1990), pp.403∼404에서 재인용.
114) 전자유도란 아래 그림과 같이 구리선을 둥글게 만들어 그 가운데에 강한 자석을 넣었다 뺐다 하면 구리선이 앞뒤로 움직인다. 이러한 현상은 전선 속에 있는 자유전자는 자기력이 움직이면 같이 움직인다. 자유전자가 한쪽으로 움직이면 전류가 흐르고 전류가 흐르는 것은 자기가 생긴 것이다. 즉 자기력이 자유전자를 움직여 전류가 생기게 하는 작용을 전자유도라고 한다. 이것은 전선 속에 있는 자유전자가 자기력이 움직이게 하였기 때문이다.

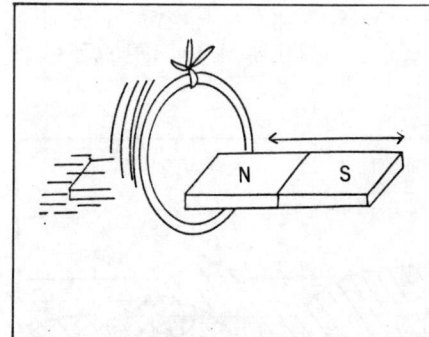
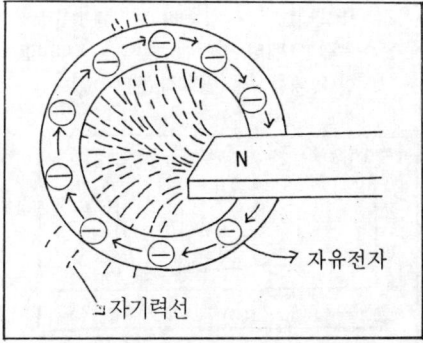

115) 강한 자석을 아크릴판과 알루미늄판에서 미끄러지게 하면 아크릴판에서는 빨리 미끄러 떨어지지만, 알루미늄판에서는 천천히 내려간다. 이러한 이유는 알루미늄판에 전기가 생겨서 자석이 미끄러짐을 방지하기 때문이다. 즉 구리판이나 알루미늄판에 자석이 전기를 일으키기 때문이다.

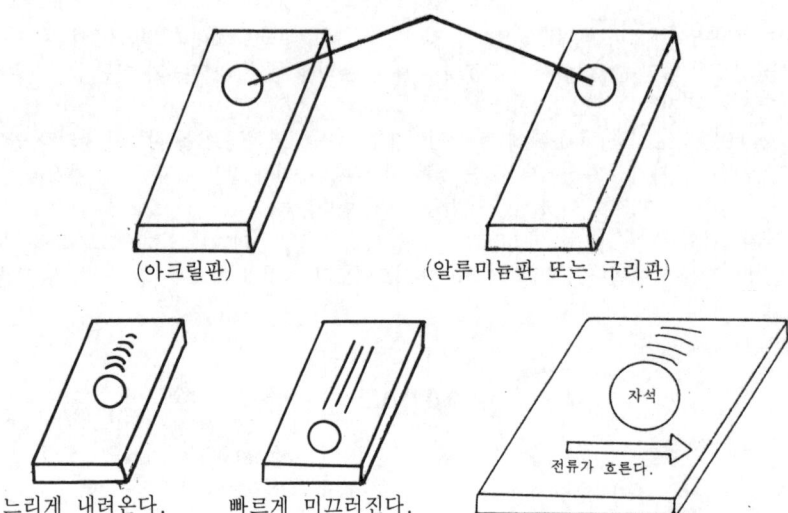

116) 이 이론은 1919년 영국의 라머(Joseph Larmor, 1857~1942)가 처음으로 이론화시켜 제창하였으며, 전후 미국의 앨제서(W.M.Elasser) 교수와 영국의 블러드경이다. 이 두 사람은 현재의 대표적인 지구물리학자이다.
117) 원종관 역, 《지구의 과학Ⅰ》(서울 : 현대과학신서 35, 1979), pp. 110~111에서 재인용.
118) 원종관 역, 《지구의 과학Ⅰ》(서울 : 현대과학신서35, 1979)을 요약 정리한 것임을 밝혀둔다.
119) 대륙표이설은 대륙을 움직일 수 있는 힘으로서 맨틀 내의 열대류에 의한 물질의 이동을 생각하게 하기에 이르러, 현대 지구과학의 가장 중요한 가설이라고 생각하게 되었다.
　　1930년대에 동인도제도의 해구(海溝)를 따라 (−)의 중력 이상대(異常帶)가 존재함을 발견한 베닝 마이네스(F.A.Vening Meinesz)는 2차대전 후 해구의 성인(成因)에 관한 열대류설을 활발히 전개하였다.

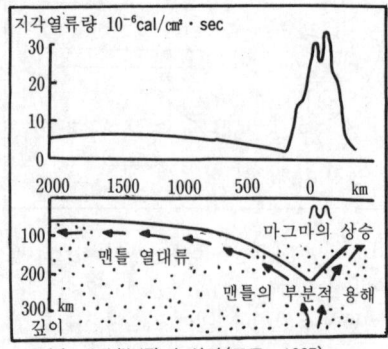

그림〔1〕해령(海嶺)의 성인(포트, 1967)

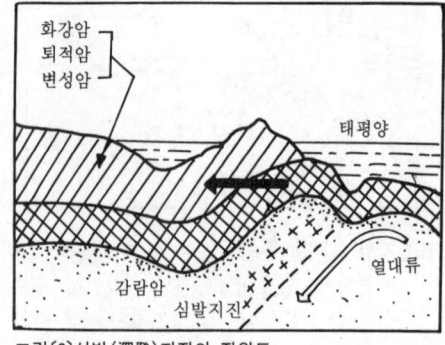

그림〔2〕심발(深發)지진의 진원도

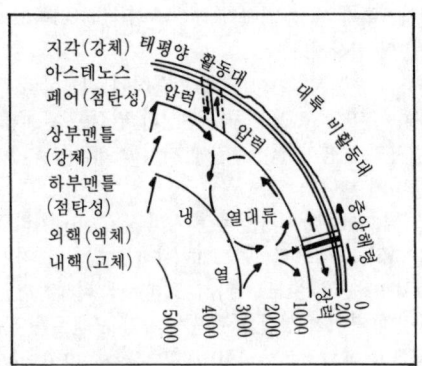
그림 (3) 맨틀 열대류

맨틀 열대류에 의해 합리적인 설명이 주어질 수 있는 현상에는, 해령(海嶺) 위에서 지각 열류량(地殼熱流量)이 현저하게 크다〈그림 (1)〉든지 심발(深發) 지진의 진원면(震源面)이 대륙 쪽으로 함입되어 있다〈그림 (2)〉든지 하는 것이 있다. 이들 현상의 맨틀 열대류에 의한 설명은 〈그림 (3)〉으로써 쉽게 이해될 수 있을 것이다. 그리고 이와 같은 열대류로 인하여 물질의 고르지 못한 분포가 생기면, 그것은 지오이드(geoid)의 요철(凹凸)로서 나타나게 되어 있고 거꾸로 지오이드의 분포로부터 열대류의 방향, 나아가서는 지각 표면에 작용하고 있는 힘도 추정할 수 있다.

120) 전류가 통과하기 어려운 정도를 표시하는 수치이다.
121) 유체란 기체와 액체를 통틀어 이르는 말이다. 즉 유동체를 말한다.
122) 도체간에 일정한 전위차를 보유하고 전류를 흐르게 하는 원동력을 말한다.
123) 화산이 폭발하여 분출된 용암이 식어서 차가워진 용암은 당시 지자기와 같은 방향의 자기를 띠게 된다. 그러므로 대륙 각지에 분포되어 있는 같은 시대에 생긴 암석의 잔류 자기를 조사해 보면 당시의 적도 위치나 남북극의 위치를 알 수 있다.
124) 어떤 자성 물질이 어느 온도 이상이 되면 그 특징을 잃고 상자성체와 같아지는데 이 온도를 퀴리온도라 한다. 철의 퀴리온도는 768℃이다.
125) 현무암과 같은 화성 암류가 용융 상태에서 식을 때 그 속에 들어 있는 자성 광물들이 퀴리온도를 통과하면서 생성되는 잔류자기이다.
126) 퇴적 잔류자기는 자성 광물이 퇴적물과 같이 쌓일 때 당시의 지구자기장과 평행한 방향으로 배열되어 획득하는 잔류자기이다.
127) 자계에 의하여 강하게 자화되어 자계를 없애도 자기가 남는 물체이다.
128) 잔류자화가 어느 정도의 역자기장에 저항할 수 있는가를 나타내는 것으로서 이것이 크다는 것은 안정된 영구자석이다.
129) 어느 일정한 온도보다 고온에서는 강자성체가 강자성을 상실하는 온도이다.
130) 암석이나 요토를 고온으로부터 역자기장 속에서 냉각시켜 자연 잔류자기를 재현한 것이다.
131) 채프먼은 지구상의 각 지점에서 일변화를 조사한 결과 위도가 다른 장소에서 특색 있는 일변화가 관측된 것은 상층 대기 중을 흐르는 적당한 전류계를 가정하면 설명할 수 있음을 밝혔다.

132) 오랜 세월에 걸쳐 편각, 복각 및 자기력의 세기가 조금씩 변하고 자극도 이동하여 자기장의 방향이 역전되는 등의 현상이다.
133) 지자기의 이상 변화 특히 수평지자력이 크게 변화하여 지구상의 각지에서 거의 동시에 일어난다. 태양면의 폭발·홍염·코로나 등의 현상과 밀접한 관계를 가진다. 태양면의 일부에서 방사된 하전미립자의 흐름이 전리층권에 침입한 결과에 의한다. 전리층의 요란에 의하여 전파통신은 불통하게 된다.
134) 자석의 자기극의 세기를 m(wb), 자기극간 거리를 l (m)이라 할 때, M=m×l (wb m)의 자기 모멘트라 하고, S극에서 N극으로 향하는 방향을 자기 모멘트의 방향이라 한다. 자석이 자기장에서 받는 힘은 모두 자기 모멘트에 비례한다. 폐전류(閉電流)도 자기 모멘트를 가지며, 물질의 자기적 성질을 원자가 자기 모멘트를 갖는 일에 기인한다. 원자의 자기 모멘트는 전자가 궤도 및 스핀의 각 운동량을 갖기 때문에 생기며, 그 크기는 (10^{-29}Wbm~10^{-26} G㎝²) 정도이다.

　원자의 자기 모멘트는 원리적으로 전자의 스핀(자전)과 궤도운동에 의하여 발생한다. 원자핵도 자기 모멘트를 가지고 있으나 1,000분의 1 이하 정도이며, 이것은 양성자나 중성자가 스핀을 갖기 때문이다. 다음 그림은 원자의 자기 모멘트이다.

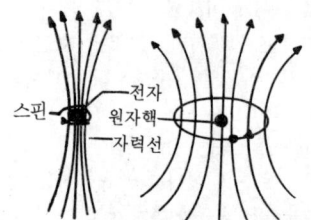

135) 반 알렌대 내에서는 높은 에너지를 가진 입자가 자력선을 따라 나선형을 그리면서 남반구와 북반구 사이를 왕복하면서 (+)대전 입자는 점차로 서쪽으로 (-)대전 입자는 동쪽으로 이동하므로 마치 이들 입자들이 지자장에 잡혀 있다고 한다.
136) 고도 2,400km에 이르는 궤도로부터, 무게 14kg의 위성은 세계의 허리둘레를 에워싼 폭 7,500km, 두께 2,200km의 넓고 깊은 지석의 띠라고 묘사하였다.
137) 1958년 미국의 연구반 주임 제임스 반 알렌 박사는 인공위성 엑스플로러와 파이어니가 탐지한 지구자장 속에서 지상 아득히 높은 곳에 사로잡혀 있는 두 개의 커다란 방사선대를 발견했다.
138) elect-volt의 약자로서 전위차 1볼트의 두 점 사이를 움직인 한 개의 전자가 얻을 수 있는 운동 에너지의 단위이다.
139) 극광이라고도 한다. 고도 110km 부근에서 일어나는 웅장하고도 화려한 대기 발광으로서, 극광대에서는 맑은 날 밤이면 90% 이상 극광을 볼 수 있다.
140) 태양의 채층의 바깥쪽에 있는 높이 수백만 km에 이르는 가스층이다. 개기 일식 때 눈으로 볼 수 있다.
141) 서신이나 일정한 메시지를 전달하는 훈련을 받은 비둘기를 말한다.
142) 일본 동경대학 공학부 자원응용화학과의 송영(松永) 조교수가 성공시켰다.
143) deoxyribo nucleic acid의 약자로서 디옥시리보스(deoxyribose)를 함유한 핵산의 총칭

으로서 주로 세포의 핵에 있고 RNA와 함께 유전형질의 전달과 단백질 합성작용을 맡고 있다.
　　DNA는 주로 핵(核) 속에 존재하며, 그 작용이 유전에 관계하고 있는 것으로 믿고 있다. 그 이유는 동종의 생물에서는 세포의 DNA량이 일정할 뿐만 아니라 몸의 어느 세포에서도 일정한 점, 정자(精子)나 난세포(卵細胞)에서는 반량(半量)인 점과 염색체(染色體)에는 특히 많이 포함되어 있는 점, 또 핵산이 특히 잘 흡수하는 자외선에서 돌연변이가 가장 잘 일어나는 점 등이다.

144) 후한의 사상가이다.
145) 기원전에는 자석을 '쇠의 어머니'라는 뜻에서 지금의 글자인 磁石을 쓰지 않고 慈石이라는 한자를 썼다.
146) 이규경(1788~?)은 조선시대의 실학자이다. 자는 백규(伯揆), 호는 오주(五洲)이며 소은거사이다. 본관은 전주, 평생 벼슬을 안하고 조부 덕무가 이룩한 실학을 계승하여 이를 집대성하였다.
147) 하늘과 땅을 나타내는 원과 네모의 판으로 만들어졌다. 그 안에는 하늘의 기본적인 별자리인 28숙, 8괘, 12지 그리고 10간 가운데 8간이 그려져 있다. 한가운데 둥근 판 안에 숟가락을 돌려 그것이 정지하는 것을 보고 점을 쳤다. 전국시대에는 이것을 사남이라 불렀는데 남쪽을 가리킨다는 성질을 따서 그렇게 부른 것이다.
148) 24층이 아주 복잡하고 넓게 상아나 나무를 재료로 만든 것이 있는가 하면 5층 정도로 간단하게 만든 것도 있다.
149) 편히 잘 잠.
150) 눈을 감고 있으면서 안구만이 여기저기 움직이기 때문에 'Rapid Eye Movement'의 첫 글자를 따서 렘(Rem)수면이라 부른다.
151) 체온은 보통 잠에서 깨기 전부터 오르기 시작하여 저녁 6시 무렵에 극대를 이룬다. 이후 하강하기 시작하여 밤 10시, 11시쯤 되면 체온이 내려간다. 이 시기가 잠을 취하기에 가장 좋은 상태이다. 밤 2시에서 3시까지 체온이 내려가면 5시에서 6시에 체온이 다시 올라가기 시작한다.
152) 지역의료보험과 보사부 자료를 요약 정리한 것임을 밝혀 둔다.
153) 콩팥은 몸 속의 노폐물을 걸러 내어 필요 없는 물질을 소변으로 배설시키는 일을 한다.
154) 어떤 때는 하루에 10ℓ 이상 나올 때도 있다.
155) 두 물통 사이에서 물이 일정한 율로 흐르게 하려면, 펌프로 낮은 물통의 물을 높은 물통에 올려서 일정한 水位를 유지해야 한다. 電氣의 경우 일정한 율의 電流를 흐르게 하기 위해서 일정한 電位差를 유지하게 하는 작용을 起電力이라 한다. 電池가 오랜 동안 일정한 電位를 유지하는 것은 化學的으로 起電力을 일으키기 때문이고, 發電機는 力學的으로 기전력을 發生한다.
156) 골조직에서 골질에는 단백질, 인산칼슘, 탄산칼슘 등이 있고, 헤버어즈관은 혈관과 신경이 통하는 가느다란 관이다.
157) 연골조직은 연골질에 연골세포가 들어 있다.

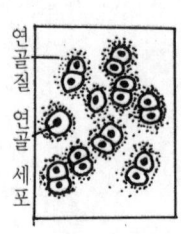
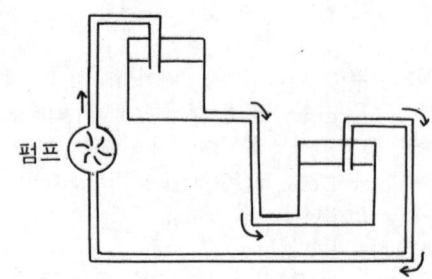

158) 효소의 촉매작용은 음식물을 위나 장에서 위액 및 장액의 효소에 의하여 소화(분해)흡수 시켜서 피와 살을 만드는 역할과 체내에서 생긴 노폐물이나, 유해물질을 분해 및 중화하여 체외로 배출시키는 역할을 한다.

159) ATP에 대한 비유로 다음 두 가지를 이해해 보라.

(1) 백화점에서 정가 ₩1,000인 물건을 사고 액면 백 만원의 자기앞 수표를 주었다고 가정하자. 9십 9만 9천원을 거슬러 받기가 힘들 것이다. 그러나 ₩500지폐 2장을 주면 간단하다. 어느 것이 사용하기에 효율적인가? 이 경우의 500원권 지폐에 해당하는 것이 세포 속에서의 ATP라고 생각하면 좋다. 즉 세포 속에서 방출되는 에너지를 사용하기에 편리하도록 APT속에 나누어 넣었다고 보면 된다. 그러므로 ATP를 "energy packet"라고 하는 것이다.

(2) 어떤 사람이 한국 지폐를 가지고 뉴욕에 가서 물건을 사려고 했다고 가정하자. 살 수 있겠는가? 안 될 것이다. 이때에는 한국 지폐를 달러(dollar)로 바꾸어야 사용할 수 있다. 이때에 교환한 달러가 APT에 해당한다고 생각하면 좋다. 즉 세포가 이용할 수 없는 에너지를

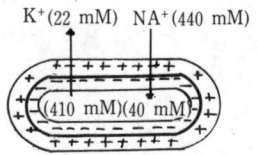

APT에 옮겨 넣음으로써 이용할 수 있게 되는 것이다.

(3) ATP의 고에너지 인산 결합(~ⓟ) 속에 있는 에너지는 세포 안에서 열로 소실되는 일이 없이 아주 효율적이다. 즉 APT가 ADP로 분해(가수분해 : 이때에 관하여는 효소는 ATPase이다)될 때 마지막 인산 (~ⓟ)이 다른 분자에 결합함으로써 그 에너지가 고스란히 그 분자 속으로 이동하여 그 분자가 활성화되기 때문이다.

160) 정지전위는 막 내외에 Na^+과 K^+이 그림과 같이 있으나 외부의 K^+과 Na^+의 합이, 내부의 Na^+, K^+의 합보다 많기 때문에 전위차가 생긴다.

161) Oxid powder Magnet의 약자로서 $3CoFe_2O_4 + Fe_3O_4$의 성분으로 구성되어 있다.

162) 자석의 표면은 불균일지장 이므로 가우스(Gauss)계로 측정해보면 자주연의 기장 가까운 곳에 가우스계를 갖다대면 지장에 더욱강하고 반대로 자극면에서 멀리하면 약해진다. 이것을 자장의 경도(傾度)라 한다.

163) 자석을 인체에 직접 붙일 때 인체표면에 작용하는 지장을 말한다.

164) 물체의 뾰족한 끝.

165) 자석 가까이에 쇠 등의 자성체를 둘 때, 그 자성체가 자성을 띠는 현상이다.
166) 포화의 극한.
167) 물질의 상태를 열역학적으로 다루는 경우에 다시 본래의 상태로 돌아갈 수 있는 것.
168) 자석을 시료 부근으로 옮기면 잡음을 들을 수 있는데, 이것은 자구가 자계에 의해서 변화하기 때문에 일어나는 현상이다.

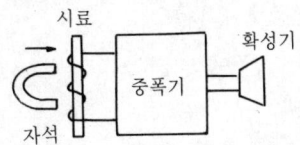

169) 부족한 것을 보충하여 철(綴)하는 것.
170) 상행성의 섬유와 하행성의 섬유가 합쳐져 한 가닥의 신경섬유로 되어 있어서, 상행성이 흥분하면 하행성의 섬유가 자극을 받아 혈관의 확장이 일어난다는 이론이다.
171) 맴돌이 전류라고도 한다. 도체를 통과하는 자기력선속이 변화할 때 전자기 유도 속에 흐르는 소용돌이 모양의 전류이다(푸코전류).

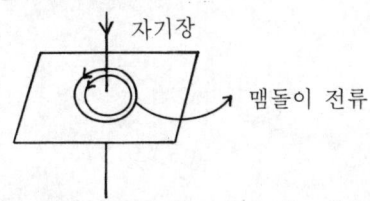

172) 기체 속에 고체 또는 액체의 미세한 입자가 분산되어 있는 상태인 연무질을 기체로부터 분리하여 제거하는 일이다.
173) 물리에서는 넘어지려는 팽이의 축이 그리는 원뿔모양의 운동을 가르키며, 지구에서는 지구의 자전축이 궤도 대하여 23°30′의 기울기를 가지고 자전하는 운동이다.
장동이란 태양이나 달의 인력에 의해 생기는, 지구 자전축의 공간에 대한 운동 중에서, 세차운동 이외의 주기적인 운동을 말한다.

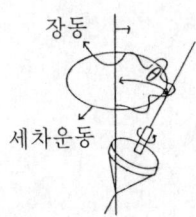

174) 유체가 형태를 바꾸려고 할 때에 작용하는 유체 내부의 저항으로서 유체내부에서 속도가 서로 다를 때 생긴다.
175) 물질이 액체 속에서 균일하게 녹아 용액을 만드는 일이다. 즉 녹이는 힘이다.
176) 실험실에서 화학 반응을 촉진시키기 위해 우리는 촉매를 이용하고 가열하는 경우가 많다. 생물체는 비교적 낮은 체온을 가지면서도 그 체내에서 일어나는 화학 반응은 보다 빨리 정확하게 진행이 된다. 이것은 효소(생체 촉매) 때문이다.
177) 자유신경계란 Autonomic N.S이다.
178) 자력만 충분히 보충되면 각종 성인병예방·치료돼 장수보장, 식량경제신보, 1987. 12. 4.과 이병국, 김남섭 공저, 자석치료법, 현대鍼灸院, 1988.

179) 혈액 중의 구리(銅)성분을 운반하는 단백질의 감소에 의해 구리가 간이나 뇌에 쌓이는 유전성 질병이다.
180) 손발이 떨리고 근육이 경직되어 걷기 힘들게 되며 바보가 되고, 피부가 검게 되며 언어장애, 연하(嚥下)장애, 무도병과 비슷한 불수의 운동이나 자세의 이상이 나타난다.
자석의 갯수, 지장의 강도, 면적, 종류, 자장의 강도 등이다.

참고문헌

I. 단행본
· 강만식 외 4인 공저, 현대생물학, 교학연구실, 서울, 1992.
· 강상주 외 2인 공역, 재료과학과 공학, 희중앙, 서울, 1987.
· 강신명 저, 암 한방치료와 예방, 형설출판사, 1992.
· 강신성 외 6인 공저, 생물과학, 아카데미서적, 서울, 1992.
· 강신주 저, 영양학, 형설출판사, 1993.
· 고건일 외 7인 공저, 인체생리학, 탐구당, 서울, 1993.
· 고려대 이공대학 물리학 교수실, 교양물리학, 고려대출판부, 서울, 1974.
· 고려의학출판부 역, 통증의 치료, 고려의학, 1991.
· 곽종흠 외 5인 공저, 지구과학개론, 교문사, 1987.
· 김규환 외 4인 공저, 대학지구과학, 형성출판사, 1984.
· 김명훈 외 13인 공저, 물리치료학 개론, 대학서림, 1993.
· 김봉윤 외 11인 공저, 지구과학개론, 교학사, 1977.
· 김영삼 저, 신시대의 자성재료, 대광문화사, 서울, 1989.
· 김영진 저, 핵자기공명과 그 응용, 학연사, 1988.
· 김조구 외 1인 공저, 지구과학, 청문각, 1988.
· 김홍근·최학근 공저, 최신전자기학, 동완사, 서울, 1988.
· 남상열 외 2인 공저, 생물학, 형설출판사, 서울, 1985.
· 노갑부 저, 동양자기치료비법, 성한출판사, 1990.
· 다께우찌 히도시·우메다 세이야 저, 원종관 역, 지구의 과학 I, 현대과학신서 35, 서울, 1979.
· 대학생물학교육연구회 역, 킴볼생물학, 탐구당, 서울, 1992.
· 대한전기협회, 초전도의 기초와 응용, 대한전기협회 출판부, 1993.
· 도노도시오 저, 임종삼 역, 고혈압과 치료, 둥지, 서울, 1993.
· 동아일보사, 과학에의 초대, 동아일보사 간, 서울, 1990.
· 마키노 노보루·이시이다케모치 공저, 전예측: 첨단과학기술의 미래,

- 미쯔비스종합연구소, 친구, 서울, 1992.
- 미국업연구회의 편저, 연세대자연과학연구소의역위원회, 과학과 기술, 대한 교과서 주식회사, 서울, 1985.
- 미루어 토시오 저, 장근오 옮김, 건강한 눈, 태웅출판, 서울, 1992.
- 민경덕 외 2인 공저, 응용지구물리학, 우성문화사, 1987.
- 민경옥 저, 요통, 현문사, 1991.
- 문국진 저, 물리과학, 학연사, 1983.
- 박병림 외 4인, 일측 마비환자의 전기자극에 의한 보행기능의 회복, 전자공학논지, 한국, 1992년.
- 박수성 외 5인공저, 진단방사선 원리, 대학서림, 1983.
- 박승제 저, 현대과학신서, 전파과학사, 서울, 1983.
- 박영일 외 3인공저, 자기공명영상학, 청구문화사, 1993.
- 박완서 옮김, 원적외선과 물, 한국원적외선 응용연구소, 1993.
- 백택규 저, 과학과 생활, 청우, 서울, 1986.
- 백찬문·유병춘 역, 전기·전자의 상식, 명지, 서울, 1992.
- 병야양삼, 지자기의 역전과 기후변동, 지학잡지, 일본, 1993.
- 사단법인 대한의무기록협회 박제윤, 의학용어, 수문사, 서울, 1992.
- 사미지기 다쓰오 지음, 한명수 옮김, 지구의 수호신 성층권 오존, 전파과학사, 1992.
- SASAKI, H., KATSUKI, T., 검도 타격 동작시 생체전기 현상, 전자·정보통신학회지, 일본, 1992.
- 생물교재편찬회 역, 존슨 생물학, 탐구당, 서울, 1991.
- 서림편집부 엮음, 변비의 예방과 치료, 서림문화사, 1992.
- 서울대의과대학 정형외과학교실, 골절학, 일조각, 서울, 1993.
- 성태현 역, 고운 초전도, 한국경제신문사, 1992.
- 송재관 저, 방사선기술과학, 학문사, 서울, 1989.
- 시카모토 가즈히사 저, 한국생활건강연구회 편역, 변비퇴치 식이요법, 태웅출판, 서울, 1992.
- 심양섭·서상문 공저, 초전도혁명, 전파과학사, 서울, 1989.
- 아이작 아시모프 저, 안희수·박택규 옮김, 아시모프의 지구과학화학,
- 야지(YAGI, H.), 플로우 방식에 의한 생체세포 계측법, 전자·정보통신학회지, 일본, 1992.

- 역무상차(力武常次), 지구와 자석(지구과학자의 모색), 옥천대학출판부, 소화 49년.
- 오니구니 히코저, 한국생활건강연구회 편역, 직장인을 위한 술건강·간장건강, 태웅출판, 1992.
- 이광웅 외 7인 공저, 생물학(생명의 과학), 을유문화사, 서울, 1993.
- 이기수 글, 현대병 다이제스트, 국민일보사, 서울, 1993.
- 이기수, 첨단의술의 주역55인, 99.9%에 도전한다, 국민일보사,
- 不明, 1992.
- 이경영 역, 암의 신비를 푼다, 고려원, 1993.
- 이병국 : 김남섭 저, 자석치료법, 현대침구원, 1991.
- 이상영, 최용준 공역, 콜레스트롤, 신광출판사, 1993.
- 이상택 지음, 성인병은 예고 없다 당신은 건강합니까, 성림, 서울, 1993.
- 이성우 외, 영양화학, 동명사, 1984.
- 이시다 히제베 저, 한국생활건강연구회 편역, 허리·목디스크 이렇게 치료한다, 태웅출판, 서울, 1992.
- 이재학 편저, 전기치료학(개정제3판), 대학서림, 1993.
- 이종남 지음, 어린이 성인병, 수도출판문화사, 서울, 1992.
- 이향순, 우리 태양계, 현암사, 1993.
- 임현숙 외, 인체영양학, 전남대출판부, 1992.
- 장광택 외 2인 공편저, 지구물리람사, 동명사, 1989.
- 정인명 편, 과학도해백과(上), 대한이공학사, 서울, 1973.
- 정진우 옮김, 척수신경의 검진, 대학서림, 1993.
- 죠시프 페레츠 저, 김현근 옮김, 이야기 물리 물리의 나라, 소학사, 1990.
- 중천소일 저, 이병권 역, 자기치료건강법, 명륜당, 서울, 1992.
- 초기연구회 역, 초전도와 그 응용, 기전연구사, 1991.
- 최차혜 저, 인체의 신비, 도서출판 둥지, 서울, 1992.
- 코스모스피어(Cosmosphere), (주) 코리아코스모스피어, 1993. 4.Vol.11.
- 태양계와 은하계, 계몽사, 1993.
- 태정학 저, 교양물리과학, 이화여자대학교 출판부, 서울, 1980.

- 폰바이츠재커 J윌프스 저, 문인형 역, 물리학이란 무엇인가?, 현대과학신서 12, 1974.
- 한국과학기술진흥재단, 건강과 과학, 한국과학기술진흥재단 출판부, 1991.
- 황근수 엮음, 이광태 옮김, 생활 속의 물리학, 이성과 현실, 서울, 1989.

II. 외국문헌
- Bassett, MD : pulsing Electromagnetic Fields : A New Approach to Surgical problem. in Metabolic Surgery, pp. 255~306, 1978.
- Becker, Ro : Effect of Magnetic Field upon Central Nervous System. New york, plenum press, Vol.2, pp.207~214, 1969.
- ――――, : Biological Effects of Magnetic Fields Survey. Med. Electron Biol. Eng. I : pp.293~303, 1963.
- Buffaloe, N.D.and J.B. throneberry : Principles of Biology, 2d ed., Prentice Hall Inc., New Jersey, 1967.
- Council on Food Nutrition : Malnutrition and hunger in the Unite States. JAMA., 213 : July 13, 1970.
- Dairy Council Digest : Nutrition in oral health : Research and practice. 40 : No.6, 1969.
- Daris, L.D : Bibliography of Biological Effects of Magnetic Fields, Fed. Proc. 21 Suppl, 12 : 1~38, September ~October.
- D.R.Lovely, J.F.Stolz, Nord, Jr. and E.J.P. Phillipsi Nature 330(1987) 252.
- Fraser D. : Clinial manifestations of magnetic aberrations of Calcium and phosphorus metabolism. JAMA., 176 : 281, 1961.
- Gershoff, S.N. : who is well nourished? Nutr. Rev., 19 : 321, 1961.

- Hoar, W.S. : General and Comparative Physiology, 2d ed., Prentice-Hall Inc., New Jersey, 1976.
- Hang, C.Z. : Magnetic Necklace : ITS Therapeutic Effectiveness on Neck and Shoulder pain. Archives of physical Medicine and Rehabilitation. 63 : 462, October, 1982.
- Hon, F.T : Photoelectric and magneto orientation effects in pigmented biological membranes. J.Colloid Interfact Sci., 58(3) : 471~497, 1977.
- Ingelfinger, F.J. : For want of an enzyme. Nutrition Today, 3 : 2, 1968.
- lshii, H. and Vsui, S., 이온전류모델을 이용한 신경세포 입력전류 측정법, 전자·정보통신학회지, 일본, J115D-II권, 12호, 1992.
- J.L. Kirschvink and M.M.Walker : proc. physics, Vol. 11(Springer, 1968) P.180.
- J.F.Stolz, S-B.R. Chang and J.L.Kischvink : Nature, 321 ; 849(1986).
- Jansen, G.R.and Howie, E.E. : world problems in protein nutrition. Am.J.Clin. Nutr., 15 : 262, 1964.
- Kamel, W. The Nature of Vitamin A Deficiency in Jnrdan and Bamgladesh. Vitamin Deficiency and Blindness prevention. American Foundation for the Overseas Blind, New york, May 1974.
- Kimball John W, Biology, Addison-Wesley publishing Company, Inc., 1965.
- Kimball, J.W. : Biology, 4thed,, Addison-wesley pub. co., Massachusetts, 1978.
- Kimura, N. : Magnetism and living bady, Japan, PP.54-59. 1978.
- Lutwak, L. : Nutritional aspects of Osteoporosis. J.Am. Geriat. Soc., 17 : 115, 1969.
- Nakagawa, K. : Magnetic field deficiency syndrome and magnetic treatment, Japan, Med. J.2745, PP 24~32, 1976.

- Noland, G.B. and W.C.Beaver : General Biology, 9th ed., C.V. Mosby Co., Saint Louis, 1975.
- Nordin, B.E. : Calcium balance and Calcium requirement in spinal Osteoporosis. Am J.Clin. Nutr., 10 : 384, 1962.
- Press/Siever, Earth, W.H.Preeman and Company San Francisco, 1974.
- Shiro Saito, M.D.,B.S., Magnetic Effects on Rabbit's Blood pressure, Blood Flow Volume and ECG by Magenetic Corsets, Nakayama, Japan.
- ─────, Antalgic Effects of Magnetic Corsets on Lumbago, Nakayama, Japan.
- S.Mann, N.H.C.Sparks, M.M. Walker and J.L.Kirsohvink : J.Exp. Biol. 140 : 35(1988).
- Starr, Cecie : Biology, Wadsworth, Inc., 1981.
- T.Matsunaga and S.Kamiya : in Biomagnetism '87, ed., K. Atsumi, et.
  (Tokyo Denki Vniv. Press, Tokyo, 1988) p.410.
- Walker, A.R.P. : Osteoporosis and Calcium deficiency. Am. J.Clin. Nutr., 16 : 327, 1965.
- Woebe, S.L. : Biology of the Cell, Wadsworth pub. Co., Inc., Belmont, 1972.

III. 간행물
- 가정의 벗, 대한가족계획협회, 1991.1~1993.4.
- 과학동아, 동아일보사, 1992.1~1993.3.
- 과학교육, 시청각교육사, 1992.1~1993.4.
- 과학과 기술, 한국과학기술단체총연합회, 1992.1~1993.3.
- 건강소식, 한국건강관리협회, 1990.1.~1993.4.
- 건강라이프, 도서출판 대화, 1993.1.~1993.4.
- 일본물리학회지, 일본물리학회, 일본, 1989. Vol.44. NO.10.
  1990. Vol.45. NO.1.
  1990. Vol.45. NO.2.

　　　　　　　　　　1990. Vol.45. NO. 9.
　　　　　　　　　　1991. Vol.46. NO. 9.
　　　　　　　　　　1991. Vol.46. NO.10.
　　　　　　　　　　1991. Vol.46. NO.12.
　　　　　　　　　　1992. Vol.47. NO. 2.
　　　　　　　　　　1992. Vol.47. NO. 5.
　　　　　　　　　　1992. Vol.47. NO.10.
- 사단법인 대한의용생체공학회, 의공학회지, 한국,
　　　　　　　　　1987. 12월.
　　　　　　　　　1988. 6월, 12월.
　　　　　　　　　1989. 6월, 9월 12월
　　　　　　　　　1990. 6월, 12월
　　　　　　　　　1991. 3월, 6월, 9월, 12월
　　　　　　　　　1992. 3월, 6월, 9월, 12월
　　　　　　　　　1993. 3월.
- 사이언스, 사이언스사, 서울, 1982.5. 창간호
- 성인병 예방, 대한의료보험협회, 건강문고 제11호, 1990.
- 임상영양, 의치약출판 주식회사, 일본, 1993. Vol. 82. NO.1.
- 자기의료기구, 월드건강뉴스사, 1991.9.10.
- 한일 과학과 건강 심포지움 '90(자기의 생체현상과 물리의학) 사단법인 대한전자공학회, 의용전자 및 생체공학연구회, 1990.

IV. 논문집
- 배상순, 지자기를 이용한 동물의 정위기제에 관한 물리학적 고찰, 서울대학교 대학원, 서울, 1987.
- 이인원, 자석의 자기량 및 지자기의 측정에 관한 연구, 영남대학교 교육대학원, 서울, 1986.
- 임준규, 자석편침의 효능에 대한 임상적 연구, 대전의학 한의학과, 1983.
- 임준규, 요통에 대한 자석요대의 치료효과, 대전대학 부속한방병원, 1984.

V. 신문
- 동아일보,   1991.3.10.
              1992.12.3.
              1993.3.13.
              1993.6.5.31면.
- 리빙뉴스,   1991.1.20.
- 서울신문,   1993.1.20.18면.
- 서울경제신문, 1991.5.18.
- 세계일보,   1991.1.23.
              1991.3.15.
              1993.3.14.
              1993.4.5.9면, 12면.
              1993.4.9.10면.
- 스포츠서울, 1990.6.11.
- 식량경제신보, 1987.12.14.
- 조선일보,   1990.3.7.
              1990.12.13.
              1991.2.27.22면.
              1993.6.16.31면.
              1993.6.18.9면.
- 중앙일보,   1989.4.10.
              1990.2.23.
              1991.1.11.
- 한국일보,   1987.12.14.
              1991.5.8.
              1992.5.18.15면.
              1993.3.16.

성인병과 자기요법

인쇄 · 1993년 9월 20일
발행 · 1993년 9월 25일
2쇄 발행 · 2000년 7월 15일

지은이 · 김선영
펴낸이 · 임종대
펴낸곳 · 미래문화사

등록일자 · 1976년 10월 19일
등록번화 · 제3-44호
주소 · 서울시 용산구 효창동 5-421
전화 · 715-4507/713-6647
팩시밀리 · 713-4805

정가 12,000원

기획 판매원:(주)I.N.T
02-473-8616
E-mail. SK 0515 @ Hanmail.net

· 잘못된 책은 바꾸어 드립니다.